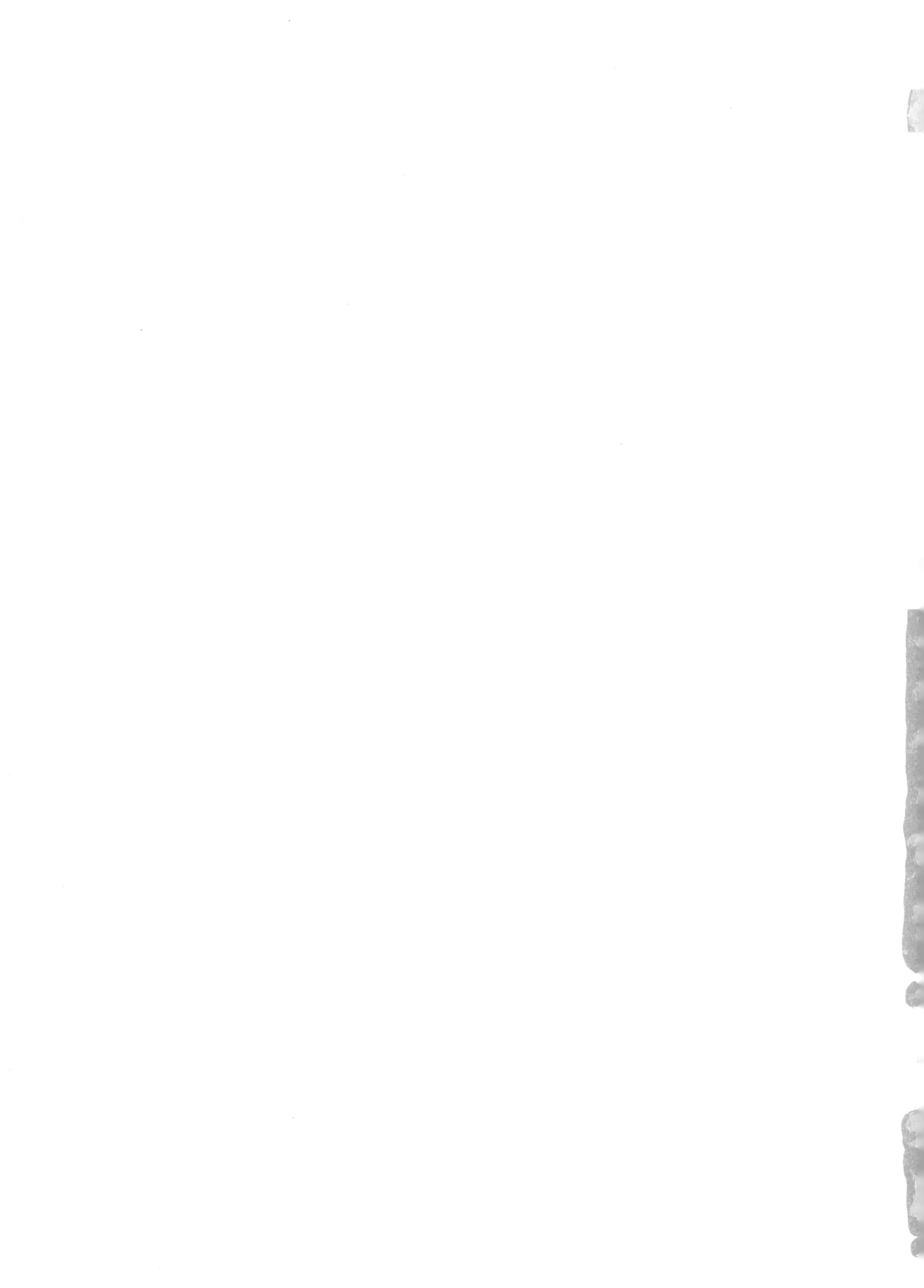

プレートによる乳歯列期からの咬合誘導

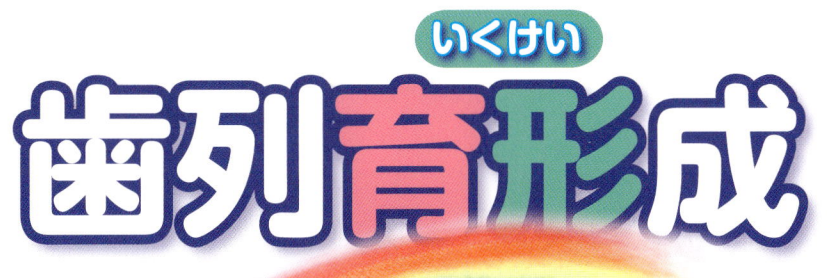

歯列育形成
いくけい
の実際

島田 朝晴 著
歯列育形成研究会

池田 理代子 挿絵

Denture Formation
with the Deciduous Teeth

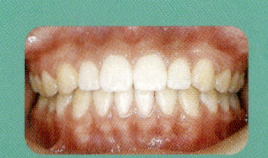

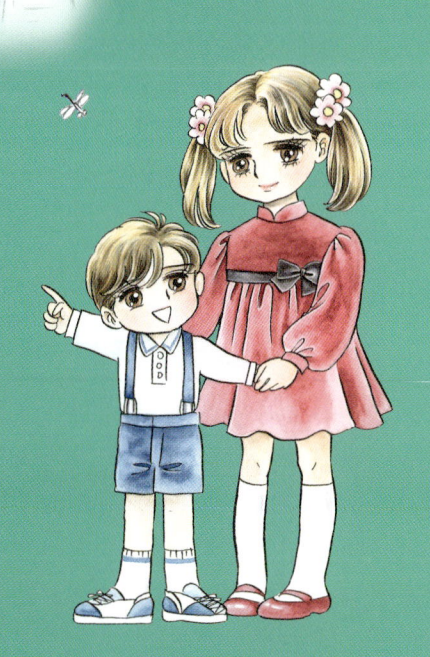

クインテッセンス出版株式会社　2012

Tokyo, Berlin, Chicago, London, Paris, Barcelona, Istanbul, Milano, São Paulo, Moscow, Prague, Warsaw,
Delhi, Beijing, Bucharest, and Singapore

クインテッセンス出版の書籍・雑誌は、歯学書専用通販サイト『**歯学書.COM**』にてご購入いただけます。

PCからのアクセスは…

歯学書　検索

携帯電話からのアクセスは…
QRコードからモバイルサイトへ

まえがき

ほとんど歯列育形成(咬合誘導)だけを行ってきた

　幼児の手足にふれてみると、なんとその骨の感じがやわらかいことか、成人とまったく異なった性質であることを観察できる。顎骨も当然やわらかく、骨の形を変えることは容易である。

　その骨の中にはいっている歯胚は丈夫な歯嚢に包まれているので、これを動かしてもこわれることはない。乳歯列の歯槽骨の形を変えるのに都合がよい。このことは、私の若い頃、故・松井隆弘先生(東京歯科大学名誉教授)の下で研究を行っていた時に、顕微鏡で歯芽(歯胚)の標本を見るたびに考えていた。しかも顎関節は未完成で関節窩は平坦に近く、下顎骨の位置決めは定まっていない。松井先生からはいろいろヒントをいただいた。

　ここまでは、前回1995年に出版した『歯列育形成』とほとんど同じ書き出しである。つまりその時と気持ちは変わっていない。

　私が院長を務めるジャーミィデント歯科では、ほとんどが歯列育形成(咬合誘導)の患者さんで、う蝕の治療、矯正歯科治療の患者さんが全くいない日のほうが多い。35年間歯列育形成を続けてきたことになる。この間、乳歯列から正常永久歯列への管理処置の条件と方法は集約されてきて、これが意外にも単純であることが、多くの症例の長年の経過を見ることで検証された、ということができると思う。

　そして私たち歯列育形成に関与している人間、および理解している方々の立場もはっきりしてきた。それによって自ずから使命感も出てくる。小児歯科の新しい道の扉が開かれ、未来の世界が見えてきている。

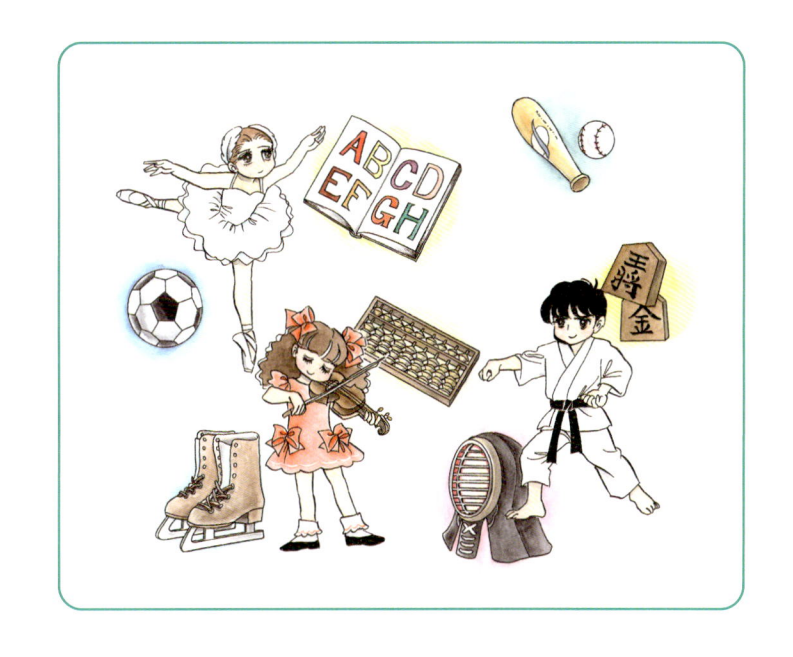

歯列育形成の需要

　子どもが少ないのにどうして歯並びに関心の高い患者さんが増加するのか？　これはもちろん生活の豊かさに伴う健康志向ということもあるが、各家庭に1人か2人の子どもは、低年齢のうちに親や祖父母からも強い期待を集めることが、根本的な原因となっている。大げさな表現かもしれないが、ある世界では、子どもは一家を表現する顔になっているような感じを受けることもある。

　今、日本の社会では構造改革が進展し、市場経済では競争原理が多く出現してきた。良否は別として、経済界以外の世界にも競争意識がよりはっきりと出てきているような感じを受ける。とくに両親が自分の小さな子に将来の夢をかけて、習い事をさせるのは普通になってしまっている。

　最近の習い事の種類の多さには驚くばかりで、たとえばスポーツでは、サッカー・野球・スケート・スノーボード・水泳・新体操はよくあるもので、卓球・劇団での練習・ダンス・フラダンス・柔道・剣道・空手・合気道・将棋。芸術では、ピアノ・バイオリン・その他楽器・バレエ・お絵かき・デザインなど造形に関するもの。勉強では、塾・パソコン・英会話・そろばんなどである。

　特に最近めずらしいのは、小学3年女児の患者さんで囲碁、別の女児は子ども歌舞伎、男児は能を真剣にやっているお話を伺う。

　低年齢のうちにすでに頭角を現わしてくる子もいる。その技量が大勢の中で評価される場面も出てくるわけであるが、さらに口元の格好がよければ一目置かれる存在になるだろう。幼児でも前突や反対咬合であったら残念であり、ガミースマイルや開咬でないほうがよい。きれいな配列の乳歯であればすばらしい、またとくに小学3～4年生頃の上下4切歯が生え揃う頃、それがきれいに配列し、標準経過態(P21参照)になって、形のよい口唇また整った形の顎

のさわやかな小学生であると、顔からの印象もより高く評価される。

もちろん幼小児からの歯並び管理が多く行われるようになると、歯科医師の需要も増加することになる。低年齢からの歯並び管理は、従来あまり行われていなかったからである。しかしここで一般矯正の需要を先取りしてしまうのではないか、という懸念を抱かれる方もおられるかもしれないが、心配無用である。かえって日本国内の歯並びと咬合に関する意識は高まり、もし低年齢から何らかの理由で歯並び管理を行わなかった子どもがいれば、その子が矯正歯科治療の年齢になってから、必ず歯並びを治さなければならない社会環境ができあがってくるであろう。

歯槽基底に変化を与える

筆者は小さい子を見ると、習性のように心の中で「この子をもっと美しくするには……」、という見方をしてしまう。読者にわかっていただくために極端な表現をしてしまったが、筆者が言いたいのは、低年齢で乳歯の骨植がよいうちは、歯槽基底も変化させることができ、顎骨の形をよい形に近づけることができるからである。

歯列育形成の公開講座が毎年6月頃行われ、すでに昨年（2011年）で11回目になった。筆者は毎回、人間の"眼は個性を表わし、口元は品性を表わす要素が多い"ということを話している。口元がきれいだったら当然その人の眼の個性は、さらに美しく表現される。

もっとも良好な状態に発育させるために、できるだけ低年齢のうちに上下顎の位置関係だけでなく、上下歯列弓の形を整え、その状態からの発育を期待する方法をとる。この乳歯列弓の形を整えるということは、discrepancyの解消を意味している（Ⅶ章の症例参照）。本書の症例で、乳歯列期からの歯列育形成を行ったものが、どのくらいdiscrepancyの解消に効果を示しているかを検証していただければ幸いである。

これから

価値観や考え方の多様化が許されるようになってから、それぞれの思想や主義が一部の人や所に限られ、人を引きつけるものがなくなってきたといえよう。人間対人間および人間の集団対集団において、集団意識の支配や指導がむずかしくなってきた。つまり、人間はこうあるべき、ということを押しつけられなくなってきている。

地球上では、未だに民族間の紛争が絶えることがない。そしてまた豊かで平和な生活とはほど遠い地域もある。一方、日本は敗戦後の絶えまない努力で科学技術の開発とインフラ整備は目覚ましい。平和国家としての位置づけも、時には他国からの圧迫や批判もあるが、しっかりしたものへと進みつつあると思う。これからの日本を築く人たちが、世界のどこの国の人たちも平和で、生きることの素晴らしさを感じ合えるように、どのようにして手をそえていくべきかが課題である。特にさまざまな事情から困窮にあえぐ人々に対しても、もっと力になってあげることができるのではないか、と筆者はいつも考えている。

前述のように"口元は品性を表わす要素が多い"と筆者は述べたが、もちろん品性については見た目だけでは駄目である。しかし、もともと日本では、歴史的にみて道徳的価値観が高いところにあると信じている。やはり人間社会にとって、品性は見た目のイメージによっても大きく左右されるということに留意しておかなかればならない。

低年齢から、歯列育形成を行ってきた子は、今、立派な大人へと成長している。もちろん歯並びがきれいでむし歯がないだけでなく、どの患者さんも顔が整って美しく、体の動きもきれいである。まだ学生が多いが、最近は外国に留学する学生が多いのが目立つ。皆優れた運動機能、優れた精神発達の持ち主であると感じるのは筆者のひいき目だろうか。

人類が助け合って生きるには、今述べたように思想や主義の押しつけは効果がない。そしてまた進歩した科学技術これだけで世界からの確かな信頼を受けるには不十分である。つきつめれば、これに加えて"品性"と"思いやり"が、人類社会を動かす動機や要因の多くを占めていると考える。

歯列育形成が、これからも日本に住む人たちをそれぞれの立場でもっと意義あるものにすることができると信じている。これからの日本の使命は、次世代へと託される。

2012年5月

著　者

本書の使い方

本書の目的

歯列育形成は、乳歯列期から永久歯列までの継続管理処置である。

乳歯列期の幼児の咬合を眺めてみよう。幼児の歯列は将来、永久歯列に発育する。

歯列育形成は、一般的な矯正歯科治療で治せるような咬合異常に関して、理論的にもすべて治すことができるという考え方で対処する。それが歯の位置の不正や機能性の不正要因があった場合、および骨格性の異常の症例であった場合も、異常がほんのわずかできわめて小さいものから大きなものまで、すべてが早期治療によって対処していくことが可能であると考えるからである。

そして実際の本書の継続管理・処置の経過をみても、そのとおりであることがうなづいていただけると思う。

永久歯列を治すより、乳歯列を治すことのメリット、すなわち「早期治療の利点」については、本文（P36、P116）に記載したとおりである。

乳歯列叢生または閉鎖型乳歯列、狭窄乳歯列、Ｖ字型乳歯列などは乳歯列弓の形を整えておくことが重要である。なぜならば、早期治療の最大の意義は歯列と顎のdiscrepancyの解消であるからである。これは乳歯列を側方拡大した場合、歯槽基底まで変化を与え、その状態から発育していくからである。もちろん、この場合パノラマエックス線像による永久歯歯胚の確認は必要である。「乳歯列弓の形」については、P52に記載したとおりである。

顎の位置関係についても同じことがいえる。早期に顎の位置関係を治して、その状態を維持し、継続管理を行い、良好な状態での発育を期待するわけである。顎の位置関係についてはP54に記載した。

また早期治療において問題となる成長パターンが、発育初期のうちにはっきり認められず、継続管理の経過中に発見されても、継続管理を行っていれば、余裕をもってその対処を行うことができる。

本書では術者が初めの治療方針を早めに立てられるように、また継続管理中にその時点の(乳)歯列弓の形と顎の位置関係の状況をいち早く把握、修正できるように工夫を行った(歯列育形成の対象外の症例についてはP28参照)。

臨床においては、目的とする必要なことを短時間で診ることができるように、理論的説明は最小限にとどめ、直ちに処置の参考となり得るようにした。

本書の特徴と利用について

歯列育形成を行っている経過中、すなわち継続管理の途中で、本書を開いて読むことが多いと思われる。

本書はどこから読み始めても、意味が通じやすいように構成され、拾い読みができるようになっている。そのため、同じような表現や説明が各所に重複している。この部分については初めから続けて読まれた方には、多少煩わしく感ぜられるかもしれないが、この点はご容赦されたい。

必ずしも歯列育形成の理論にそった咬合誘導でなくても、可撤式装置を使用する場合、本書に記載したテクニックを応用できるものもあると思われる。しかし、年齢が高く、ⅢAからの症例では効果が少なかったり、あるいは無理も生じることもあるので、ご理解いただきたい。

前述したように、歯列育形成は乳歯を利用する方法（P48）なので、乳歯の利用が不十分であったり、また開始時期が遅く、乳側方歯群の交換期や骨植が弱かったりする時期に開始してしまうと、標準経過態（P21、図Ⅰ-9）にすることができない。その結果、不完全な形の永久歯列が形成されてしまうこともあるので、注意が必要である。もちろん、乳歯列期から歯列育形成を開始し、標準経過態になった症例は、正しい永久歯咬合に形成できる確実性を得たことになる。

凡例について

　読者がすぐ利用できるように、なるべく説明は単純に、たとえばカーナビや家庭用電化製品などの使用説明のスタイルに近づけ、文頭で★印や●印を設け、わかりやすい紙面に工夫した。

★印は主に説明から構成している。
●印は主に処置方法を述べている。
●★印は処置方法であるが、説明も加えてある。

☆印は特に重要な説明。この見方・考え方は、正しい永久歯咬合形成にどうしても必要。
●印は特に重要な処置。正しい永久歯咬合形成のためには、必ず行わなければならない。

　すなわち「今、どのように処置すべきか？」について本書をみる場合、とりあえず●印のところをみれば、おおよその見当がつくようになっている。もちろん読者の症例に相当する本書の口腔内写真や図を選び出し、それをみることも必要である。

　上記以外に文中には以下の6種の但し書きを設けた。

詳説：本文の趣旨からやや外れることもあるが理解を深めていただくため、さらに詳しく説明。
参考：参考までに説明。
理由：そのわけを説明。
注意：注意していただかなければならないところ。
コツ：行うと便利な方法、考え方。
?：疑問に思われるであろうところの説明。

口腔内写真について

　症例写真は、初診時から順に上から下へ年齢を経るにしたがって並べた。

　通常ほぼ縦3列に並べられており、中央が（乳）前歯、左縦列が上顎、右縦列が下顎になっている。上顎の歯列弓の変化を見たい場合は左縦列、下顎歯列弓の変化を見たい場合は右縦列を眺めればよいようになっている。

　特に注目したい装置などについては、**例1**のようにイエローで囲み、その装置が装着された場合の口腔内写真も同様にイエローで囲んだ。

　標準経過態（説明はP21）になった時の歯列は、**例2**のようにグリーンで囲んだ。

　Ⅶ章 CASE17、29、30に掲載される母親の口腔内写真は、**例3**のようにピンクで囲んだ。

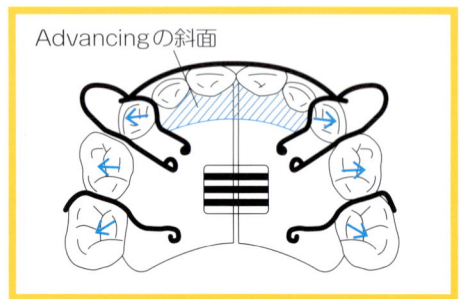

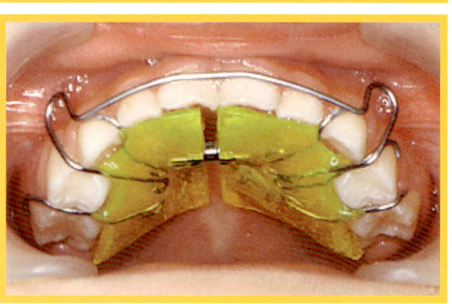

例1 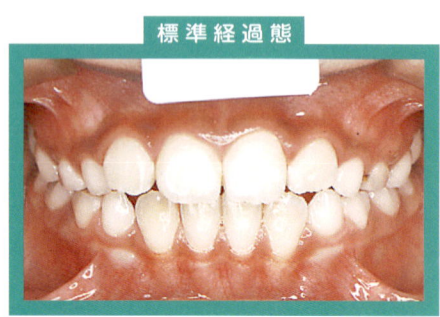
例2　標準経過態
例3　この症例の母親の口腔内写真

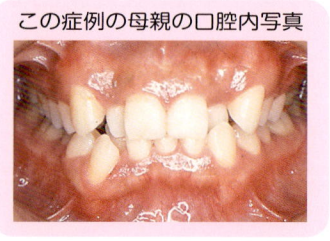

図中（乳歯・永久歯）について

乳歯はピンクで表し、外形を細線で描き、永久歯は白で表し、外形を太線で描いた（**例4～6**）。

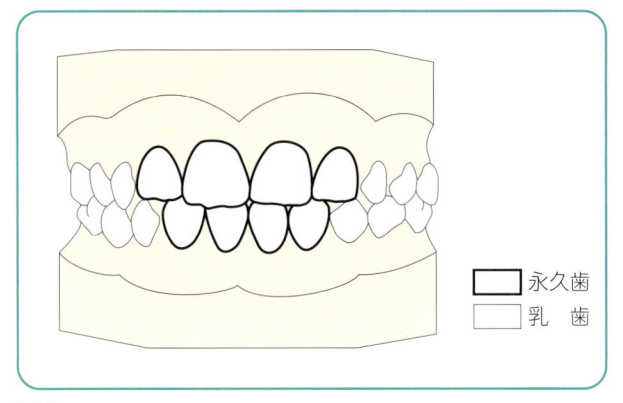

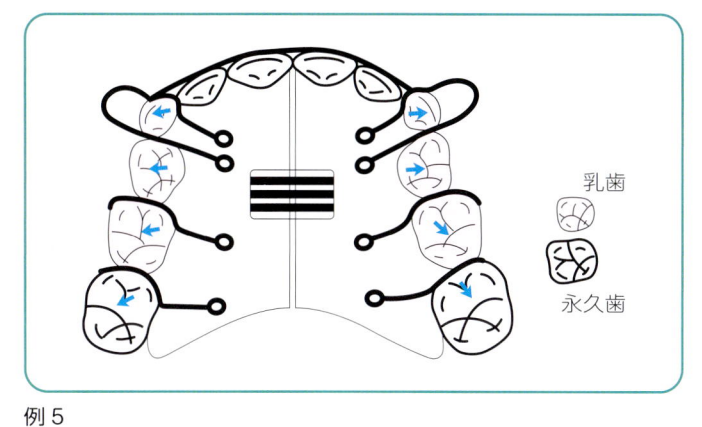

例4

例5

例6

歯牙の移動について

掲載症例の中に前歯を圧下するところがかなりあるが、特に圧下については萌出中・萌出直後は容易であり、萌出してから年月を多く経るにしたがって、困難度が増すことに留意されたい。永久切歯圧下の場合は、乳歯による保持が行われ、プレートの維持がしっかりしていなければならない。

乳側方歯群の骨植がよいうちに側方拡大すると、歯槽基底まで変化するが、永久歯に交換してからの歯牙の移動は、ほとんど歯槽基底にまで変化を与えることはない。

装置の特徴

プレートは適合がよくない状態になったら、なるべく早く作り換える。通常、永久歯咬合完成に近くなる頃までに、10数個以上作り換えることが多い。そのためプレートの形は単純で、早く作製できるように考えられている（永久歯列期になってからもときどき作り換える）。

接着性レジンの普及で、保持ポイントを簡単につくることができるので、複雑な形のアダムスのクラスプは不用になった（P 96）。

MFTや習癖の対応について

歯列育形成は、継続管理の中での形態や位置的関係に関する修正の考え方とテクニックが中心となっている。そのため、MFTや習癖の対応などについては本書には詳しく記載されていない。これらに関しては、それぞれの専門書を参考にされたい。

しかし、機能と形態の問題に関しては、発育期間の初期に近づくほど、形態優先となることに留意する必要がある。成長発育期の初期に近い頃の機能と形態の問題についてはP 16に記載した。

CONTENTS

まえがき　1
本書の使い方　3

I 歯列育形成の要点・概念

1 歯列育形成とは　14

1) 今、これからの小児歯科医療に求められるもの　14
❶ 歯列育形成とは　14
❷ これからは継続管理が重要視される　14
❸ 継続管理が行いやすくなってきた　15
❹ 歯列育形成による乳歯列期からの継続管理の advantage　15
❺ 少子化社会での親たちがわが子に求めるもの　16

2) 歯列育形成の基本的な考え方　18
❶ 歯列育形成では、乳歯列から永久歯列の咬合の成り立ちを単純に考える　18
❷ 継続管理を行えば、診断と治療方針は難しくなく、そして永久歯列への咬合の推移は複雑ではない　18
❸ 始めから正しい形態に近づけ、その状態から発育するようにする　19
❹ 歯列育形成は、健全な永久歯咬合と良好な配列への確実性を求める　20
❺ 将来、確実に正しい配列と咬合を形成させる指標としての標準経過態　21

3) 歯列育形成の対象　22
❶ 歯列育形成の対象は、普通の幼児のすべてであると考えてよい　22
❷ 歯列育形成を行う乳歯列　22
　Ⓐ 乳歯列間空隙の不足　22　　Ⓑ 乳歯列弓の狭窄　23　　Ⓒ 乳歯列期の反対咬合　24　　Ⓓ 乳前歯の前突　25
　Ⓔ 乳前歯の過蓋咬合　25　　Ⓕ 乳前歯の開咬　26　　Ⓖ 乳歯列期の交叉咬合　26
❸ 歯列育形成は、予防医学の範疇に入る　27

4) 歯列育形成の適応、不適応　28
❶ 歯列育形成は、対応が成功している幼児について行う　28
❷ 幼児の対応が成功していない場合、または精神発達が著しく遅れている幼児は、不適応である　28
❸ 全身的疾患や特別に大きな異常は、歯列育形成を行うのに不適応である　29
❹ 臨床経験の少ない歯科医は、異常が大きくない症例を行うべきである　29

2 歯列育形成と咬合誘導　30
❶ 歯列育形成は、咬合誘導の一種である　30
❷ 歯列育形成は、う蝕のない乳歯列を、正しい永久歯咬合に形成させる方法である　30
❸ 歯列育形成は、短期間に行うものではない　31

3 歯列育形成と矯正歯科治療との差異　32
❶ 歯列育形成が乳歯列期の治療を厳密に行うことは、矯正歯科治療と大きく異なっている　32
❷ 矯正歯科治療では、歯列不正がはっきり現われてから治療に入るが、歯列育形成は、不正がはっきり現われなくても管理処置を行う　33
❸ 2〜3歳の低年齢にプレートを使用することについて、歯列育形成は、矯正とはまったく異なった考え方をもっている　34

4 早期治療の意義　36

1) 早期治療の社会的意義　36
❶ 幼児にも幼児なりの自覚と誇りを持ってもらうことができる　37
❷ 形態的に整って美しいことが、学童期に小児の立場をよいものにする　37

2) 早期治療の生体に及ぼす意義　38
❶ 乳歯列期から歯列育形成を始めれば、標準経過態にする確実性がある　39
❷ discrepancy の解消を行うことができる　40
❸ 顎の位置関係をきわめて容易に正しくすることができる　41
❹ 顔を美しくすることができる　45

II 歯列育形成に必要な基礎的理論

1 乳歯列弓の形について―乳歯列弓の形を整える ……… 52

2 上下顎の前後的位置関係について―上下顎の位置的関係を正しくする ……… 54

1) 乳歯列からみた顎の位置関係の基本 ……… 55
2) 上下顎第二乳臼歯の前後的位置関係（$\frac{E}{E}$ 関係）の診断 ……… 56
3) 第一大臼歯が 初期咬合 時の $\frac{E}{E}$ 関係と $\frac{6}{6}$ 関係 ……… 57
4) 初期咬合 から 永久歯咬合 へ ……… 58
5) 下顎骨と上顎骨の前後的位置関係と過成長・劣成長 ……… 59
6) 上顎骨に対する下顎骨の前後的位置関係と機能性の偏位 ……… 60
7) 模型と顔貌からの顎骨の過成長・劣成長の推定と確認 ……… 60

III 歯列育形成のための診断および方針

1 乳歯列期の診断と治療方針の考え方 ……… 64

2 乳歯列弓の形と顎の前後的位置関係の診断およびその治療方針 ……… 66

1) 乳歯列弓の形の診断・治療方針 ……… 66
2) 顎の前後的位置関係の診断・治療方針 ……… 67

3 乳歯列期の discrepancy の推測 ……… 71

❶ パノラマエックス線像からの discrepancy の推測の基本　72
❷ 未萌出 $\frac{2|1|2}{2|1|2}$ の位置不正、歯軸角度不正、捻転の場合のパノラマエックス線像からの discrepancy の推測例　75
❸ discrepancy（スペース不足分）の年齢補正　76
❹ パノラマエックス線像による乳歯列期の discrepancy の推測例　76
❺ $\frac{1|1}{}$ が著しく捻転または位置が異常で、その大きさや形の見当がつかない場合　80
❻ 先天性欠如がある症例　80
❼ パノラマエックス線像から discrepancy の診断は正確ではないが、有用である　81

CONTENTS

IV 歯列育形成の手順

1 大きな流れ ……84
- ❶ 乳歯列弓の形を整える　84
- ❷ 乳歯列弓の上下の位置関係を正しくする　86
- ❸ 萌出した永久切歯を揃える　88
- ❹ 標準経過態以後の継続管理・処置　89

2 開始時期とプレートの継続 ……92
1) 歯列育形成の開始時期 ……92
2) 継続管理によるプレートの継続 ……93

V 歯列育形成に使用する装置

1 歯列育形成で使用する装置について ……96
1) プレートは単純な形のほうがよい ……96
2) プレートは常によい維持が必要 ……96
3) 幼小児が喜んでプレートをいれてくれるためには ……97

2 上顎および下顎プレートの基本設計 ……98
1) 乳歯列期（ⅡA期） ……98
2) 混合歯列前期（ⅡC、ⅢA前期） ……99

3 プレートに付属する装置 ……100
1) 唇側誘導線 ……100
2) クラスプおよびフック ……101
3) 弾線（スプリングまたは spring wire） ……102
4) クラスプや弾線の変化形 ……104
- ❶ 3|3 変形クラスプ　104
- ❷ 4|4 挙上ポイントと挙上スプリング　105
- ❸ 回転ポイントと回転スプリング　106
- ❹ アクロススプリング　106

4 圧下ポイント、挙上ポイント、保持ポイント、回転ポイント ……106

5 プレートレジン部の変化形 ... 108

1) Advancing plate ... 108
2) 下顎斜面板プレート ... 109
3) スライディングロック ... 109

6 その他の装置 ... 110

1) Activatior ... 110
2) Bionator ... 111

VI 歯列育形成に必要な動機づけ

1 なぜ動機づけが必要なのか？ ... 114

2 動機づけの方法 ... 115

3 動機づけの選択 ... 116

① 早期治療の利点　116
② う蝕予防に関すること　117
③ 歯周病になりにくい　118
④ 優れた運動機能が期待できる　118
⑤ 優れた精神発達が期待できる　119
⑥ 咬み合わせと健康　119
⑦ 歯列育形成を続けることで美しい顔になる　119
⑧ 年齢に応じた動機づけを行う　121

4 症例別にみた動機づけのポイント ... 124

① 乳歯列の前突　124
② 乳歯列期の反対咬合　125
③ 乳歯列期の交叉咬合　126
④ 乳歯列および混合歯列前期の過蓋咬合　126
⑤ 乳歯列期の開咬　127
⑥ 乳歯列期の叢生または閉鎖型乳歯列　128

5 動機づけの効果を確実なものにする ... 130

6 継続の動機づけ（経過中の継続の動機づけ） ... 132

CONTENTS

VII 歯列・咬合の継続管理の実際

1 乳歯列期から（反対咬合の一部に混合歯列期からの症例を含む）

CASE 1 乳歯列期（ⅠC）→混合歯列期（ⅢB）
乳歯列前突：乳歯列を側方拡大する ……………………………… 136

CASE 2 乳歯列期（ⅡA）→永久歯列期（ⅢC）
乳歯列前突：乳歯列を側方拡大する ……………………………… 138

CASE 3 乳歯列期（ⅡA）→混合歯列期（ⅢA）
乳歯列叢生：乳歯列の側方拡大と永久切歯萌出時の微調節 ……… 140

CASE 4 乳歯列期（ⅡA）→混合歯列期（ⅡC）
乳歯列開咬：乳切歯の挙上 ………………………………………… 142

CASE 5 乳歯列期（ⅡA）→永久歯列期（ⅢC）
乳歯列骨格性反対咬合：乳切歯の圧下、反対咬合の治療 ………… 144

CASE 6 乳歯列期（ⅡA）→永久歯列期（ⅢC）
乳歯列反対咬合：一般的な乳歯列反対咬合の治療 ………………… 147

CASE 7 乳歯列期（ⅡA）→永久歯列期（ⅢC）
乳歯列骨格性反対咬合：骨格性反対咬合の継続管理・処置 ……… 150

CASE 8 乳歯列期（ⅡA）→永久歯列期（ⅢC）
乳歯列反対咬合：反対咬合の治療と顔面の発育、継続管理・処置 … 153

CASE 9 乳歯列期（ⅡA）
乳歯列反対咬合：乳歯列反対咬合の治療と顔の発育、変化 ……… 157

CASE 9-1 乳歯列期（ⅡA）
乳歯列反対咬合：一般的な乳歯列反対咬合の治療と顔の発育、変化 … 158

CASE 9-2 乳歯列期（ⅡA）
乳歯列反対咬合：乳歯列反対咬合の治療と顔の発育、変化 ……… 160

CASE 9-3 乳歯列期（ⅡA）
乳歯列反対咬合：乳歯列反対咬合の治療と顔の発育、変化 ……… 161

CASE 9-4 乳歯列期（ⅡA）
乳歯列反対咬合：乳歯列反対咬合の治療と顔の発育、変化 ……… 162

CASE 9-5 乳歯列期（ⅡA）
乳歯列反対咬合：乳歯列反対咬合の治療と顔の発育、変化 ……… 162

CASE 9-6 乳歯列期（ⅡA）
乳歯列反対咬合：乳歯列反対咬合の治療と顔の発育、変化 ……… 163

CASE 9-7 乳歯列期（ⅡA）
乳歯列反対咬合：乳歯列反対咬合の治療と顔の発育、変化 ……… 163

CASE 10 混合歯列前期（ⅡC）
混合歯列前期の反対咬合：混合歯列前期の反対咬合の治療と顔面の発育、変化 … 164

CASE 10-1 混合歯列前期（ⅡC）
混合歯列前期の反対咬合：混合歯列前期の反対咬合の治療と顔面の発育、変化 … 164

CASE 10-2 混合歯列前期（ⅡC）
混合歯列前期の反対咬合：混合歯列前期の反対咬合の治療と顔面の発育、変化 … 165

CASE 10-3 混合歯列前期（ⅡC）
混合歯列前期の反対咬合：混合歯列前期の反対咬合の治療と顔面の発育、変化 … 165

CASE 11 乳歯列期（ⅡA）→永久歯列期（ⅢC）
乳歯列交叉咬合：乳歯列期に治す ………………………………… 166

CASE 12 乳歯列期（ⅡA）→永久歯列期（ⅢC）
上顎歯槽部突出ガミーフェイス：乳切歯部および永久切歯を
歯頸部誘導線で歯槽部を中へ入れる ………… 168

CASE 13 乳歯列期（ⅡA）→永久歯列期（ⅢC）
上顎歯槽部突出ガミーフェイス：乳前歯歯頸部誘導線と永久切歯萌出時の位置修正 … 170

CASE 14 乳歯列期（ⅡA）→永久歯列期（ⅢC）
乳歯列過蓋咬合：著しい過蓋咬合を永久歯咬合完成まで継続管理 ……… 171

CASE 15	乳歯列期（ⅡA）→永久歯列期（ⅢC） 乳歯列過蓋咬合：乳歯列過蓋咬合の治療と顔面の発育変化	173
CASE 15-1	著しい過蓋咬合ではないが、下顎遠心咬合になっている	173
CASE 15-2	著しい過蓋咬合で下顎遠心咬合前突感の強い症例	173
CASE 16	乳歯列期（ⅡA）→永久歯列期（ⅢB） 著しい過蓋咬合で空隙乳歯列：萌出中の永久切歯の圧下	174

❷ 混合歯列期から

CASE 17	混合歯列期（ⅡC）→永久歯列期（ⅢC） 萌出し始めの永久切歯が叢生：側方拡大（乳側方歯群）、永久切歯の位置修正、6͞6̲ 遠心移動	175
CASE 18	混合歯列期（ⅢA）→永久歯列期（ⅢC） 1͞1 前突：側方拡大とともに、2͞ の捻転を治す	178
CASE 19	混合歯列中期（ⅢA）→混合歯列後期（ⅢB） 2͞ 舌側転位：乳側方歯群側方拡大、2͞ を歯列にとりこむ、6͞6̲ 遠心移動	179
CASE 20	混合歯列前期（ⅡC）→永久歯列期（ⅢC） 永久切歯の開咬：永久切歯を挙上する	180
CASE 21	混合歯列期（ⅢA）→永久歯列期（ⅢC） 1͞1̲/2͞1̲1̲2̲ 前突：歯槽部突出を歯頸部誘導線で改善	181
CASE 22	混合歯列中期（ⅢA）→永久歯列期（ⅢC） Ⅱ級過蓋咬合前突・6͞6̲ 遠心移動（混合歯列期）	182
CASE 23	混合歯列中期（ⅢA）→永久歯列期（ⅢC） Ⅱ級過蓋咬合で強度の狭窄：開始時期が遅いので、プレートの使用時間を長くした	184
CASE 24	混合歯列前期（ⅢA）→永久歯列期（ⅢC） 萌出した永久切歯が叢生になった：C～C間距離を拡げる。その後の継続管理	185
CASE 25	混合歯列後期（ⅢB）→永久歯列期（ⅢC） 低位小臼歯：挙上ポイントと挙上スプリングで挙上	186
CASE 25-1	混合歯列後期（ⅢB）→永久歯列期（ⅢC） 低位小臼歯：4͞4̲ の低位と捻転を治す	186
CASE 25-2	混合歯列後期（ⅢB）→永久歯列期（ⅢC） 低位小臼歯：4͞ の挙上ポイントと挙上スプリング	186
CASE 25-3	永久歯列期（ⅢC） 低位小臼歯：4͞ の挙上ポイントと挙上スプリング	186
CASE 26	混合歯列前期（ⅡC）→永久歯列期（ⅢBよりの移行期） 萌出してきた 1͞1̲ の離開：正中離開を閉鎖	187
CASE 27	永久歯列期（ⅢBからの移行期）→永久歯列期（ⅢC） 3͞3̲ がわずか近心転位、頬側に傾斜萌出：挙上、遠心移動、舌側に傾斜させる	189
CASE 28	混合歯列中期（ⅢA）→混合歯列後期（ⅢB） 下顎切歯正中のズレ：上顎プレートにスライディングブロックを作り、わずかな下顎正中のズレを治す	190

❸ よくある乳歯列

CASE 29	乳歯萌出期（ⅠA～ⅠC）→永久歯列期（ⅢC） よくあるタイプの乳歯列：乳歯咬合完成前よりプレート使用、側方拡大、下顎骨前方移動、乳切歯の圧下、6͞6̲ 歯列周長縮小防止（遠心移動）	191
CASE 30	乳歯列期（ⅢA）→永久歯列期（ⅢC） よくあるタイプの乳歯列：永久歯列咬合完成まで継続管理・処置を行った	194

Q&A 197 ／参考文献 202 ／索　引 203 ／挿絵について 206 ／あとがき 207

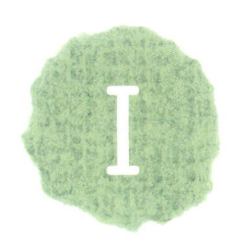

I
歯列育形成の要点・概念

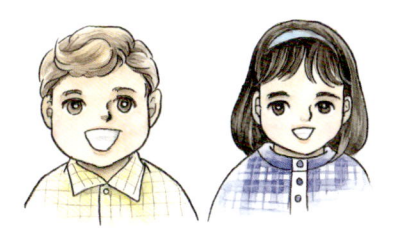

1 歯列育形成とは

1) 今、これからの小児歯科医療に求められるもの

1 歯列育形成とは

歯列育形成とは、乳歯列期から**継続管理**処置を行い、確実性をもって正しい永久歯咬合を育成および形成[※1]させることを目的とする考え方および方法である。

そして歯列育形成の特徴は、乳歯を利用することである。

臨床に携わっている歯科医師なら、自然に萌出した永久歯が、"むし歯がなく、正しい咬合できれいな排列であればすばらしい"と誰しもこのように思ったことがあるにちがいない。むし歯のない健康な歯で正しい咬合であれば、機能的にも優れるのは当然であるが、術者側の立場からも、もし何らかの処置を行わなければならない状態に至った場合、治療がスムーズに理想的に行えるからでもある。

> **参考** ※1 育成および形成
> 歯列育形成において、育成とは、成長発育の中で自然に発生した個性をある程度容認するものであり、形成とは、定められたルールが満足させられた状態に形作られることである。

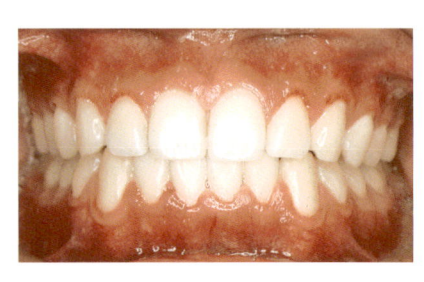

永久歯咬合が形成された時に、すでにむし歯がなく、正しい咬合に確実性をもって限りなく近づけるのが、歯列育形成である。

2 これからは継続管理が重要視される

かつて日本では、「むし歯の洪水」といわれた時代があったが、今は少子化とともにむし歯は激減した。そして継続管理を行えば、容易にむし歯予防が成功するようになった。継続管理を続けていれば、もしカリエスリスクが高い状態になった場合や、危険な部位があった場合には、これをいち早く察知することができるからである。そもそも健康な歯質は、何の予兆もなく急に2〜3週間で実質欠損を伴うカリエスにはなりにくい。実質欠損を伴わない、きわめて初期のカリエスになりかかった時は、歯冠修復を行わないで処置ができる。つまり理屈からいえば、継続管理を確実に行えば、カリエスはできないのである。

一方、歯並びのほうについてはどうであろうか？

歯列育形成も継続管理で処置を継続する方法である。つまり、治療期間が長くなるわけである。

従来の矯正歯科治療の考え方によると、技術面に関しては、いかにして治療期間を短くするかということが考えられていた傾向もある。早期治療に関しても"いたずらに長期間通院させるようなことがあってはならない"といわれていることもあった[44]。実際に今までの咬合誘導でも、短期間に行われるものが多かった。

従来の咬合誘導や矯正歯科治療は、早期治療（初期治療、または一期治療）の後で経過観察の時期があり、継続しないことが多い。これは"早期治療、初期治療は、最小限の介入[※2]をすべきである"という考え方[46]も要因のひとつになっていると思われる。

歯列育形成では、乳歯列期、混合歯列期前期では最良の状態に近づけて、その状態から発育するようにするという考え方が基盤となっている。そのため、早期治療は、最小限の介入であるようなことになってはならない。そして矯正歯科治療でいわれる一期治療に相当する時期のその後も重要で、いかなる場合も継続管理を行う。これは永久切歯、

図I-1 乳歯列期から歯列育形成による継続管理を行った症例。

21歳4か月、男性

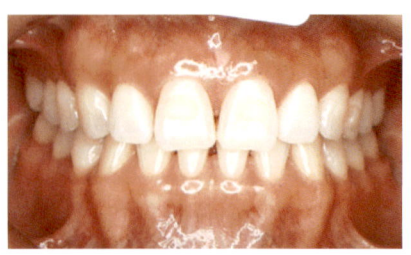

31歳9か月、女性

それからしばらく後の永久犬歯、小臼歯などの萌出中に位置を修正しなければならないからである。これによって、仕上げの本格矯正歯科治療（二期治療）は不要となる。

> **参考** ※2 介入
> 矯正では早期治療に入ることを**介入**という表現をすることがあるが、歯列育形成では、この言葉は使用しない。歯列育形成はその患者さんの歯列咬合の形成に関するすべてに責任をもって始めから対処しているので、**介入**という言葉は適当ではないからである。

③ 継続管理が行いやすくなってきた

長い期間の継続管理ができるのだろうか？　と疑問をもたれる歯科医がおられるかもしれない。著者はここで強く、臨床に携わる小児歯科医こそ、継続管理が行える立場にあることを唱えたい。

今の社会環境では、自然に無理のない状況で、継続管理ができるようになってきている。その要因は少子化と、人それぞれの考え方の違いがあるとはいえ、生活が豊かになったことである。

今日、日本は少子化で、ほとんどが子どもを1人か2人しか産まない家族が多くなった。そして長引く不況で家庭では消費を抑える傾向にあるにも関わらず、国内のインフラ整備とあいまって、家庭でも一部を除けば多くの人たちの生活レベルは少しずつ上がってきているといえる。ムダな消費はなるべく抑えて、子どもの将来に利とするものは労を厭わず、出費があってもよしとする気風もある。

子どもの将来に期待と夢を託す親は、わが子が心身ともに早い時期から最高の状態で発育させたいと思っている。習い事やスポーツのトレーニングなどの低年齢化は著しい。幼児の早期教育やトレーニングと、歯並びの早期治療は、相通じるところがある。

幼児期から継続管理を行えば、歯列育形成を行う期間は長くなるが、その間、前述のように予防にもさまざまな場面で可能な限りの対処ができるし、少子化のなかでは、患者さん側からは発育期間中、あるいはその後もずっと面倒をみてもらいたいという願望もある（P114参照）。

むし歯がなければ、それで健康というのは昔の話になってきた。咬合は全身のいろいろな機能に関わりをもっている。子どもの将来を見据え、その子が優れた運動機能を持ち、優れた精神発達を期待するには、できるだけ早い時期に骨組みの形を整え、咬み合わせも完全に正しいほうがよい。乳歯列期から継続管理を行うことについての情報は、受け入れやすくなってきている。また両親から理解を得やすい状況にもある。

早期からのよい形態とそれに適応して発育した正しい咬合機能は、顔も美しく整って品格のある表情を作り出す。咬合がその子の運命をも左右するといっても過言ではない。

④ 歯列育形成による乳歯列期からの継続管理のadvantage

患者さん側からみる歯列育形成の大きなメリットは、$\frac{21|12}{21|12}$が生えそろった小学生の時、すでにきれいな状態になっていることであろう（図I-2）。歯だけでなく、顔の下半分（眼窩から下）も整ってきれいである。$\frac{21|12}{21|12}$が萌出する以前からの継続管理によって、乳歯列弓と歯槽骨の形がよい形態になり、歯槽基底まで与えた変化（P52参照）は、上下顎骨の体部までよい形になっているからである。

低年齢から歯列育形成を始めて、早い時期に乳歯列弓がよい形で、そして顎の位置関係が正しくなっていれば、その後の成長発育はそれに応じたものとなる。上顎骨下顎骨の体部は、発育期の初めのうちからの（乳）歯列弓の形と、顎の位置関係に影響を受けて、総体的な形の形成が行われていくのである。

つまり骨組みがよければ、それに関わって機能する軟組織も、良好な動きになる。この早期からの骨格への取り組みは、よい機能は正しい形態から[※3]という成長発育期間の"初期のうちからの原則"にあてはまるのである。

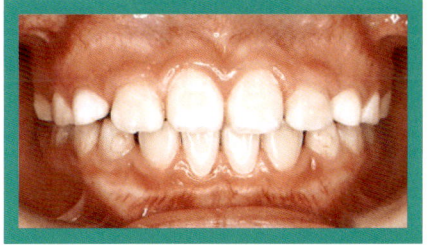

標準経過態
8歳1か月、女子

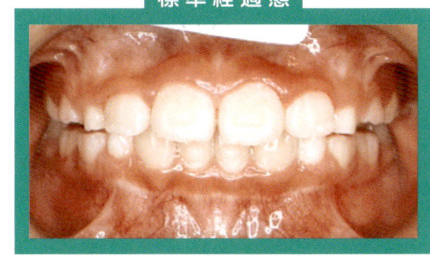

標準経過態
8歳9か月、女子

図I-2　低年齢から継続管理を行うと、上下4切歯が萌出した時点で標準経過態（P21）にすることができる。すなわち、小学生の時からきれいな状態でいることができる。$\underline{1|1}$唇面に付着している透明レジンは、挙上ポイント（P105参照）である。

I 歯列育形成の要点・概念

参考 ※3 機能と形態
　矯正歯科治療で形態的にみて不正咬合、たとえば顎の偏位のある反対咬合や上顎前突などを治した場合、機能の問題が残れば、予後によくない結果がでてくる。そのため筋機能療法が補助的に行われたり、動的処置後の咬合を安定させるために行われることがある[45]。
　成長発育期の終わりに近づく頃に矯正歯科治療を行えば、機能の問題が残るため、考慮する必要があるが、成長期の始めのうちに形態的に正しくなっていれば、その状態から形態的にも発育、その形態に適応して機能に関する組織も発育するので、機能の問題が残ることは少ない。
　つまり、歯列と咬合の治療に関しては、成長発育の終わりに近づくほど機能の問題が残りやすいため機能優先、成長発育の始めに行うほど形態優先という考えが適用される。

　早い段階から継続管理をしてきた子どもは、どの子も表情がきれいだと感じるのは著者だけではない。著者が院長を勤めるジャーミィデント歯科のスタッフも、また患者さんのご家族も、歯列育形成研究会の会員の先生方も、誰がみても認めるものであると思う（Ⅶ章-CASE 9、P 157参照）。わが子は、小学生の頃何らかの才能を発揮するチャンスもあるかもしれない。そして大勢に注目されるシーンがあった場合でも、わが子の顔の形が整って美しいほうがよい。

⑤ 少子化社会での親たちがわが子に求めるもの

　わが子の将来の輝かしい未来を作るため、幼児期からすでに早期教育や早期トレーニングが行われたりもする。あるいは、実際にこのような取り組みが行われなくても、幼い子どもは、その家族または一族の希望でもある。皆が期待している幼児の才能、すなわち実際の身体の機能、能力、そして顔や体のイメージは、優れていて美しく整っていてほしい。この願いにできる限り口腔に関する機能と形態の面から近づけるのが、発育期の継続管理といえよう。
　咬合と精神発達の関係は明らかでないところも多いが、たとえば歯列咬合の見た目が理想的と思われる人たちについて注目してみると、スポーツや芸能に限らず、社会進出している人たちの動きも爽やか、頭の回転もよい印象を受ける。
　「わが子の能力を最大限生かし、もっとも優れて美しい人間に育てたい」。そのために継続管理でずっと面倒をみてもらいたい、そして保証もほしい。両親としては、歯列育形成で継続管理されている子どもの将来に輝かしい道が開かれていること、それが約束されていることを求めている。これは将来有名大学に必ず入るために、あるいは社会にその才能を輝かせるために、子どもが小さいうちから準備するのと相通じるものがある。将来の保証を少しでも得ようとするからである。
　歯並びと咬合についても、将来、良好な状態になることに対しての確実性を求めているわけで、術者の説明は必ずよくなることを前提としていなければならない。歯列育形成によって乳歯列を将来の正しい永久歯咬合にできる確実性については、次項で解説する（他、これについての例外、すなわち完全に正しい咬合にすることができずに不十分な結果になる場合についても、次項でふれる）。
　今までの咬合誘導の考え方の中には、その成果について不確実性があり、患者さん側からみると、将来が不安定なまま過ごすことになる。また、一期治療の考え方で治療を行えば、問題を先送りしている感がある。一期治療では、遅かれ早かれ永久歯に生え変わってからの本格的な矯正歯科治療（二期治療）が待ち受けているのである。
　乳歯列から管理を続ける歯列育形成は、正常な永久歯列にする確実性がある。これは、まさに小児歯科医療の新しい時代を切り開くものといえる。初診の幼児の母親から「ずっと続けてくれば、必ずよい歯並びになるのでしょうか？」との問いに、「必ずよい歯並びになります」と答えることができるのである。
　歯科医側としては、"ずっと先まで責任をもって管理していきます"という姿勢が必要である。

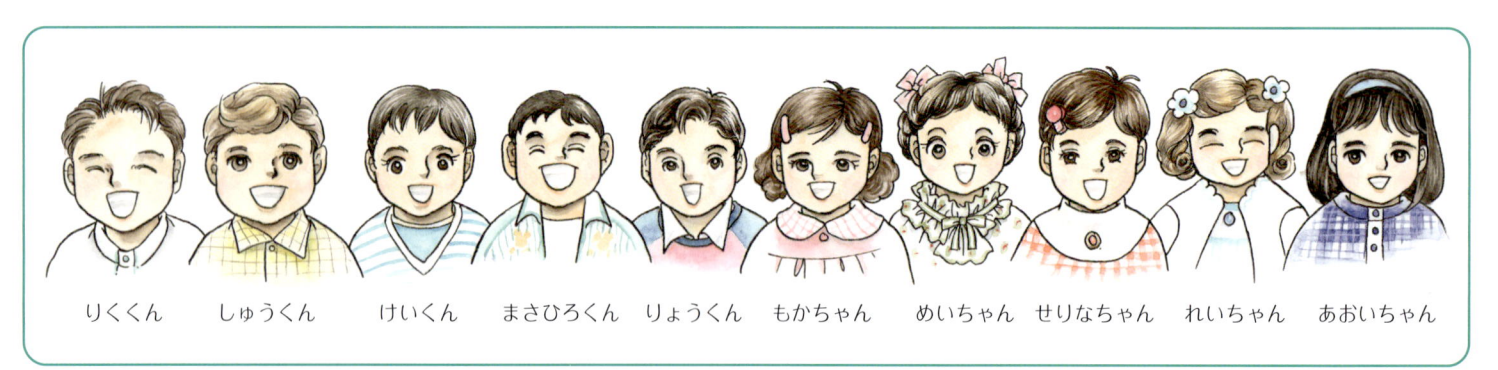

りくくん　しゅうくん　けいくん　まさひろくん　りょうくん　もかちゃん　めいちゃん　せりなちゃん　れいちゃん　あおいちゃん

図 I-3　整って美しく、将来もっと優れた機能（才能）ある人間に育てる。

❶歯列育形成とは

[症例1　2歳2か月　女子]　　　　　　　　　　　　　[症例2　6歳6か月　女子]

初診時口腔内　　　　　　　　　　　　　　　　　　　　初診時口腔内

標準経過態　　　　　　　　　　　　　　　　　　　　　標準経過態

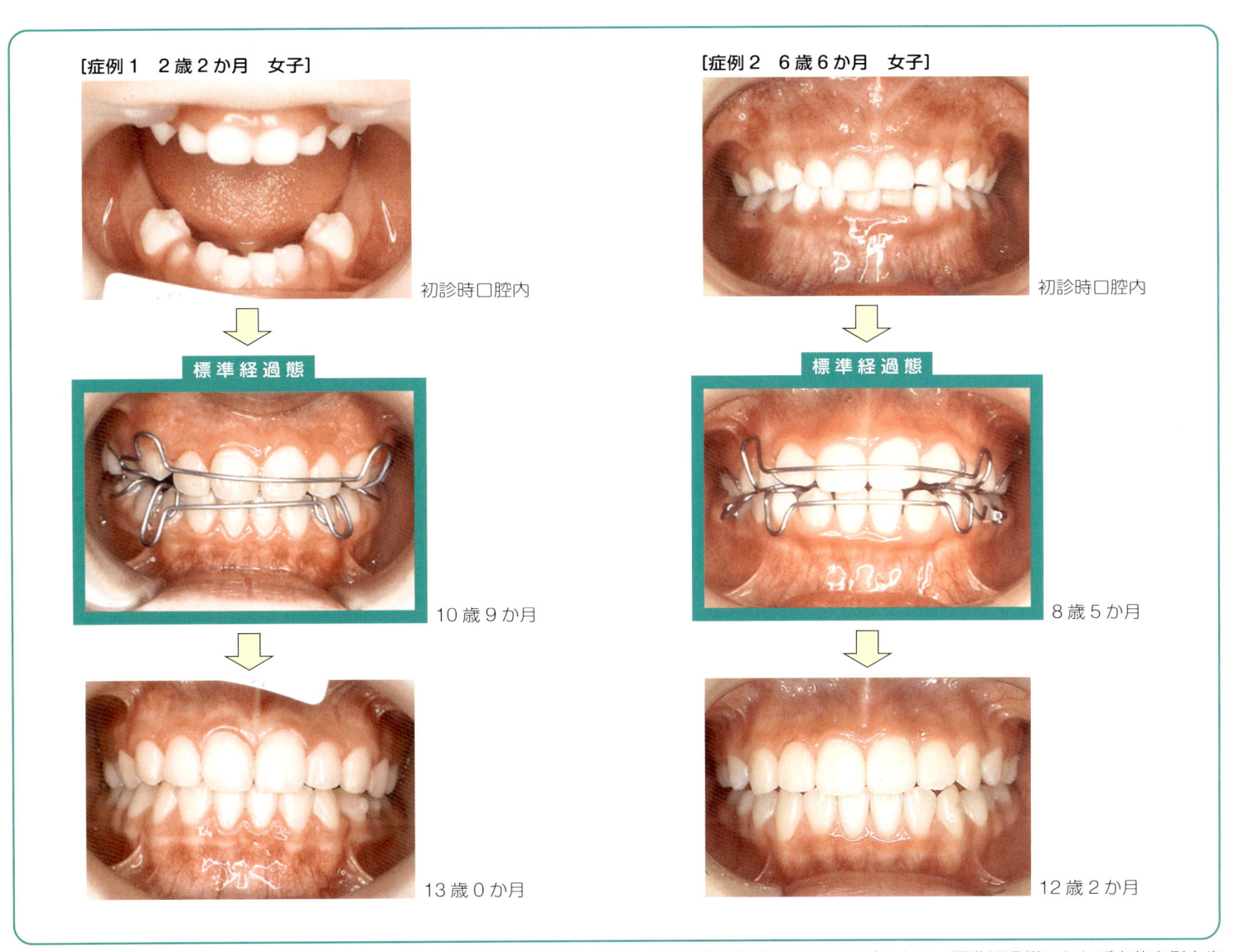

10歳9か月　　　　　　　　　　　　　　　　　　　　　8歳5か月

13歳0か月　　　　　　　　　　　　　　　　　　　　　12歳2か月

図 I-4　乳歯列期または混合歯列期の初期のうちに歯列育形成を始めれば、必ず標準経過態にすることができる。標準経過態になれば未萌出側方歯群に特別な異常がない限り、その後の継続管理処置によって、将来正しい永久歯咬合になることが約束される。

17

I 歯列育形成の要点・概念

2）歯列育形成の基本的な考え方

1　歯列育形成では、乳歯列から永久歯列の咬合の成り立ちを単純に考える

　上下顎乳歯列弓はアーチ形をしていて、それにはいろいろな形・状態があり、それが上下いろいろな状態に組み合わされて咬合ができると考えてよい。

　すなわち咬合ができるもとになるものは、乳歯列弓の**形態**に関する事項と、上下顎乳歯列弓の**位置的関係**に関する事項である。これだけで乳歯列から正しい永久歯列を形成させることができるのか、と疑問を抱く歯科医もおられると思うが、乳歯列の不正咬合の成り立ちについては、"その要因は単純な様相を示す"[1]という特徴がその答えとなる。

　なぜ単純に考えるだけでよいのか。この理由は発育期の初めの時期は、形態の保守性（拙者『歯列育形成』[1] P 49）が強く働くので、この乳歯列弓の形態と位置的関係の両者を満足させることで、将来の正しい永久歯咬合への方向を定めることができるからである。

　形態の保守性とは、一つの個体に対し、形態的に変化を受けるだけの力が加えられた時、その力に対して修復しながらの発育には、形態的にも機能的にもその個体の都合のよいように物理的に釣り合いがとれて、そして安定した形になろうとする傾向がみられることである。これは上下の乳歯列弓全体を一塊の器官としてみた時、それが頭蓋全体のスペースの中に占める位置的関係を常に一定の状態に保とうとする先天的性質でもある。

　形態の保守性をみるのに一例をあげれば、乳歯列弓全体を拡大[※4]しても、乳前歯の前突量はかなり少ないことがあげられる。頭蓋全体と乳歯列弓の位置的関係を一定に保とうとする性質によって、乳歯列弓全体が後方にも移動するからである。これに反して成人の場合は、歯列弓全体を拡大する時、歯列弓全体はほとんど後方（遠心）に移動することがなく、前歯が唇側移動してしまうので、これに関しては注意が必要となる。

　このように上下顎の乳歯列弓が、頭蓋全体に対してもっとも都合のよい位置に形成されていく形態の保守性に加えて、もうひとつ、顔面頭蓋のほうからみた場合について述べなければならない。

　発育の初期においては、残された成長量が多い[※5]ので、これから完成される要素も多く残っている。上下の乳歯列弓とそれらの位置的関係によって、乳歯咬合はできあがるが、上下顎骨とそれに関連している顔面骨は、この上下乳歯列弓の形と位置関係に適応して発育していく成分がかなり多いと考えてよい。つまり、乳歯列の形態的な要素に支配されながら、顎骨が発育形成されるところもある。

　これらのことから、先天的な成長パターンによって、顎骨の発育に著しい左右差があったり、はっきりした咬合平面の左右の傾きがある場合などを除き、低年齢から継続管理を行う場合、通常は前記のように乳歯列弓の形と、上下顎の位置関係をみていけばよいのである。

> **参考**
> ※4　乳歯列弓の拡大
> 乳歯列の叢生を拡大する場合、実際には乳歯を前方にはほとんど拡大することがないので、乳前歯を前方に出すことはほとんどない。もし前方拡大した場合には、これから萌出しようとする第一大臼歯が第二乳臼歯の遠心に接触していると、乳前歯の前突量は多くなる。
> ※5　Proffit[11]は、残された成長量の多い患者（Patients who have a significant amount of growth remainning）と言い表している。

2　継続管理を行えば、診断と治療方針は難しくなく、そして永久歯列への咬合の推移は複雑ではない

　今まで述べてきた歯列育形成の単純な考え方に対して従来の矯正歯科治療では、"どのような症例に対して、いつ、どのような治療を行ったらよいかの判断が非常に難しいとされている。その理由として、**成長の予測**が難しいことと、**永久歯列への咬合の推移**が複雑であることが考えられる"[44]

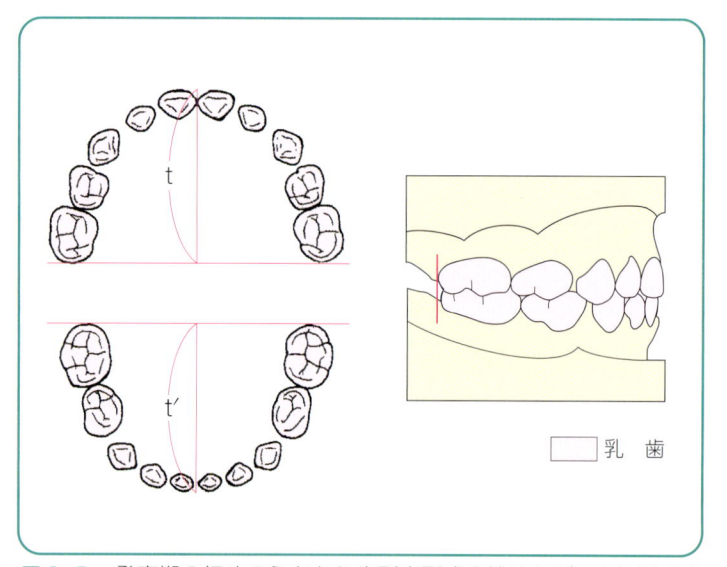

図 I-5　発育期の初めのうちから歯列育形成を始めれば、よい形の乳歯列弓と正しい顎の位置関係に適応して、上下顎骨は発育していく。

❶ 歯列育形成とは

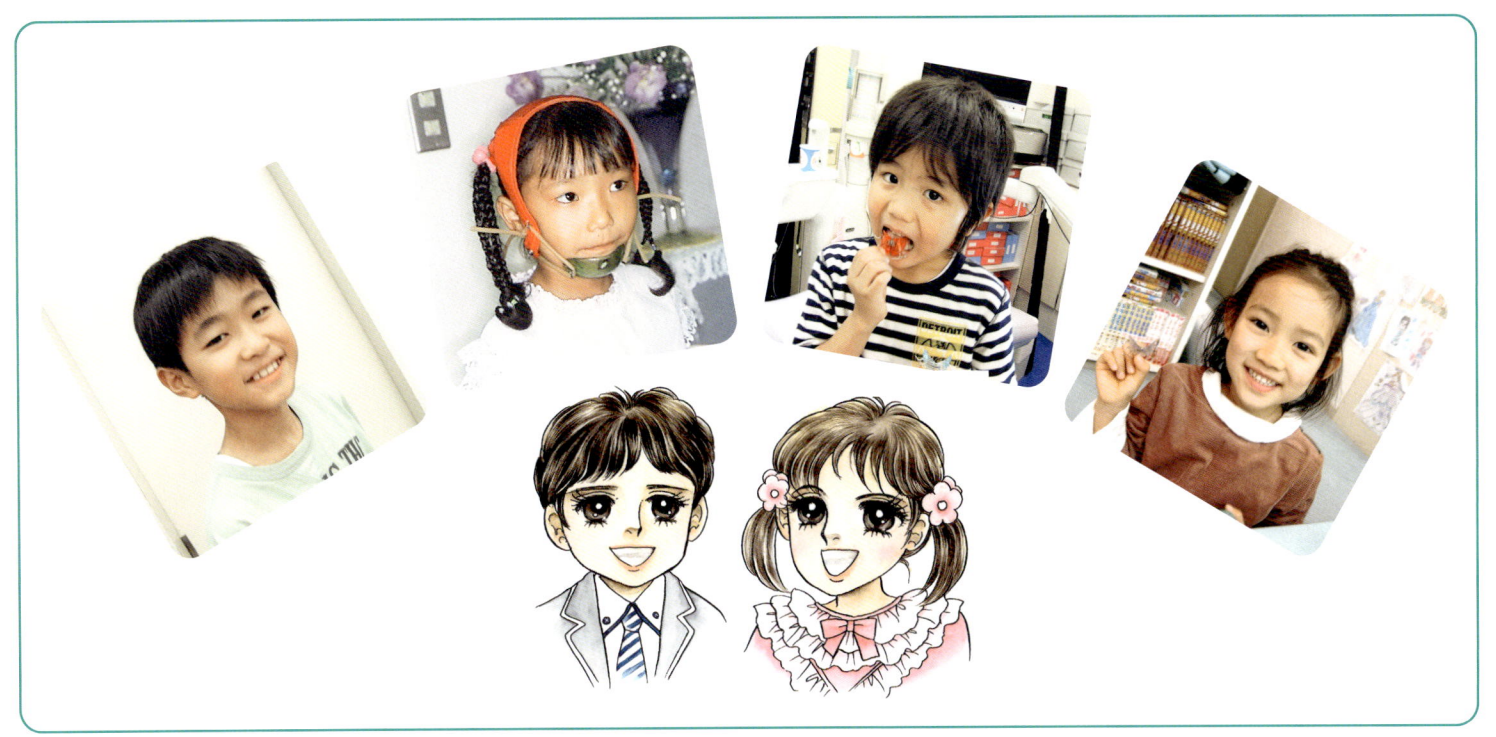

図 I-6　歯列育形成は小さい頃から骨格的によい形にする。だから顔はきれいに発育する。

ともいわれていた。

そのために矯正歯科治療でいう一期治療については、対象や治療範囲に制約があったようである。主に行うことは、前後的、水平的、垂直的の顎関係に大きなズレがあったら改善する[2,39,44,46]ことであるが、歯列育形成のように積極的に乳歯を動かして、永久歯のdiscrepancyの解消を行うことは、ほとんどなされていない状況であった。

これに対し、歯列育形成は乳歯列期の咬合の成り立ちを単純に考えることで、不正の要因も単純化して判断できる。それにより、診断を容易にし、乳歯列期の治療方針を定めることができる。そして、対象とする症例（P22）すべてに、直ちに処置を行える。

矯正歯科治療では乳歯列期における**成長の予測**が難しいといわれているが、残された成長量が多い時は、細かい数値的予測は不要である。たとえば、乳歯列期の時に永久歯列のdiscrepancy、すなわちスペース不足の予測を行うのに、細かい数値での予測は行わなくとも概略の推測でよいのである（P52）。$\overline{1|1}$萌出期、$\frac{2|1|1|2}{}$萌出期、$\overline{2|2}$萌出期にスペース不足の修正を行うことができるからである。あるいは上下顎の顎骨体部の成長についても傾向がわかればよいので、上顎または下顎の成長パターンをみながら継続管理を続ければよい。

乳歯列から**永久歯列への咬合の推移**の法則の基本は、Ⅱ章-2-1)～4)に明確に図示した。これによって顎の位置関係と基本的な成長パターンもみることができる。

❸ 始めから正しい形態に近づけ、その状態から発育するようにする

成長発育期間の始めの頃の時期、すなわち乳歯列期のうちに、咬合を形態的に正しい状態にして、それから後はずっと継続的に管理処置を行い、常に正しい状態に近づけながら発育するようにする。

ここでいう咬合の正しい状態とは、前述のように乳歯列期の咬合の成り立ちを単純に考えるものであり、形態的に正しい状態に近づける方針としては難しくない。乳歯列弓の**形態**に関する事項（P52）と、**位置的関係**に関する事項（P54）を正しい状態に近づけ、継続管理を行っていく。

乳歯列弓の**形態**については、標準乳歯列弓（P53）と照合して、その個体に合ったよい形の乳歯列弓の状態で、たとえば、前後的**位置関係**については、乳歯列Ⅰ級の状態になるように管理を行っていく。この乳歯列の配列と咬合に適応して歯槽骨や顎骨体部も成長発育する。

歯列育形成の考え方では、発育が行われるのは形態的によい形になった状態で行われなければならないので、理論的には成長発育の始めから、すなわち可能な限り早い時期から、よい形にすることが望ましい。そのため、幼児の歯並びについて処置を要望される患者さんが来院したら、後述の歯列育形成の対象外（P28）を除き、どのような場合でも「しばらく様子を見ましょう」ということは歯列育形成ではあり得ないことである。

始めからよい形態であるため、当然ながら小学生の頃は標準経過態（P21）になって、きれいな配列であるばかりで

19

I 歯列育形成の要点・概念

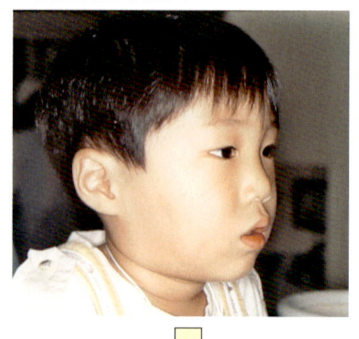

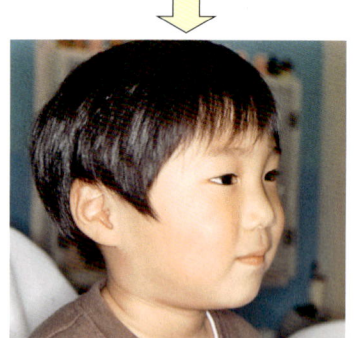

a. 乳歯列上顎前突　　b. 乳歯列反対咬合

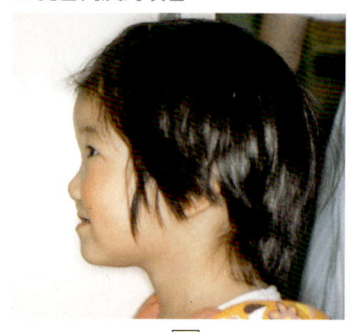

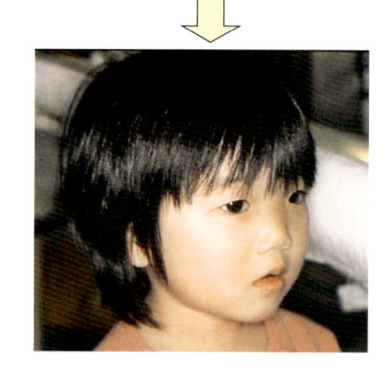

図Ⅰ-7　低年齢から上下乳歯列の形と位置関係を正しい状態にして、その状態から発育する。これらの症例はそれぞれⅦ章の（P138、P158）に掲載。

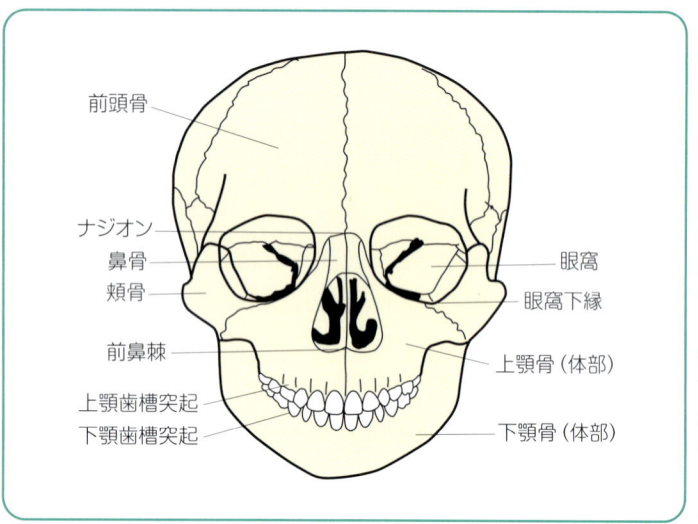

前頭骨
ナジオン
鼻骨
頬骨
前鼻棘
上顎歯槽突起
下顎歯槽突起
眼窩
眼窩下縁
上顎骨（体部）
下顎骨（体部）

図Ⅰ-8　乳歯列弓の形を変化させると、歯槽基底も変化する※6。それによって（乳）歯列弓の形と位置に適応して、上顎骨・下顎骨の体部の形成は続けられていく。そしてさらに顎骨体部の形と位置の変化で、顔面頭蓋を構成している骨も変わる。
6 21|12 6／6 21|12 6 萌出し、標準経過態（P21参照）になった頃の時期の歯列と顎骨および頬骨の概念的イメージ図を示した。

なく、上顎骨と下顎骨体部もよい形になっている。
　上顎骨・下顎骨と縫合によって結合されているそのほかの顔面頭蓋の骨も、上顎骨・下顎骨の形に支配されるところもある（図Ⅰ-8）。
　一般の矯正歯科治療のように永久歯が萌出して、発育が不正な状態で進み、不正咬合がはっきりできあがってから治すということは、咬合の再構築になる。

参考　※6　歯槽基底の変化
　上顎骨・下顎骨が体部まで変化するのは、歯槽基底まで変化を与えるからで、これについてはP52を参照。成人矯正では歯槽基底まで変化しにくいことになっている。

　これに対し、歯列育形成のように成長発育の始めに近い頃、すでに形態を正しくする処置を行い、その状態から発育した場合には、自然に形成された正常歯列・正常咬合に近いものとなる。

4　歯列育形成は、健全な永久歯咬合と良好な配列への確実性を求める

　歯列育形成は、乳歯列期から継続管理処置を行い、正しい永久歯咬合を育成および形成させることを目的とする。
　何より歯列育形成のもっとも有用である点は、乳歯列期から継続管理を行って、必ず正常な永久歯列を形成させる

❶ 歯列育形成とは

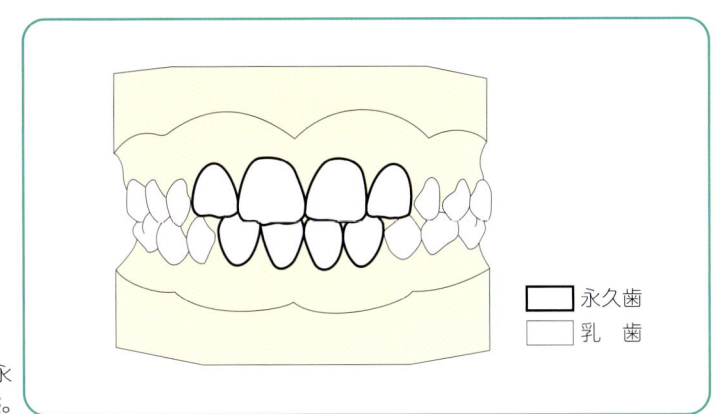

図Ⅰ-9 標準経過態。乳犬歯間に永久4切歯が正しい位置に配列した状態。

ことである。それは前述のように、成長発育の始めに近い頃から正しい形態での発育を促すため、形成された永久歯列は自然にできた要素が多く、美しいものである。

従来ともすれば"乳歯列期からの咬合誘導により、すべての症例において安定した良好な咬合が得られるわけではない"[45]、または"発育期に行われたさまざまな処置は、かならずしも将来の永久歯咬合での正常咬合を約束していない"[2]（それぞれ原文のまま）など、咬合誘導だけでは、必ずしも正しく美しい配列にはならないといわれていた。このように咬合誘導の効果に対しては、不確実性を拭いきれず、そして最終的には仕上げの矯正治療、あるいは二期治療が必要だという考え方もある。これに対して歯列育形成は、根本的に概念の相違がある。すなわち、将来的に必ず正常咬合が得られるという考えのもとに、始めから管理処置を続けるシステムである。

❺ 将来、確実に正しい配列と咬合を形成させる指標としての標準経過態

乳歯列期からの継続管理処置を行っている症例の途中経過で、上下4切歯が萌出した時期に"将来確実に正しい永久歯列にすることができる"という一つの指標として、歯列育形成では標準経過態（The Order Processing Position of Incisors）という配列の状態を定めている（図Ⅰ-9）。

標準経過態とは、その顎について4切歯が正しい位置に配列した状態である（Ⅶ章　症例写真参照）。

たとえば上顎であれば、上顎骨全体に対して、21|12が理想的な位置にならなければならない。21|12の配列は、顔面頭蓋に対しても、もっとも調和のとれたものである必要がある。この場合、切歯配列に必要とされる歯軸角度やそれぞれの歯牙の審美的配列については、臨床家は補綴処置と同じような感覚で行うことができる。これらはセファログラムの数値がなくても対処できる。

下顎についても上顎と同じように考える。

C|C間に21|12が配列、C|C間に21|12が配列し、それぞれ調和のとれた正しい位置にするためには、C|C間およびC|C間に永久切歯配列のスペース獲得がなされていなければならない。これは乳歯列期（ⅡA）から歯列育形成を行っていれば、ほとんどの症例は主に乳歯列の側方拡大によって達成することができる。もちろん、この側方拡大は前項でも述べたように、歯槽基底まで変化を与えるもので、このことによって将来の永久歯列のdiscrepancyは解消されていくことになる。

またC|C間およびC|C間に4切歯が配列された時、すなわち標準経過態になった時は、顎の位置関係も正しくなっていなければならない。

ⅡA、ⅡCの時期から歯列育形成を継続すれば、次項で述べる対象外の症例を除く、**すべての症例を標準経過態にすることができる**[※7]。このことは従来の咬合誘導の概念[32]を変えることになる。

すなわち、標準経過態になったことが確認できれば、discrepancyに関して正しい咬合を形成する確実性が得られる。もし歯列育形成の開始時期が遅く、継続管理の経過途中で、この標準経過態になるのがⅢA期の期間中に間に合わなかったら、正しい咬合に形成させることが困難となるか、または問題を残した咬合となってしまう可能性が大きい。

> **参考**　※7　歯列の関する処置と臨床的歯冠
> ⅡA、ⅡCから歯列育形成を継続、標準経過態を経由してできあがった永久歯列は、一般に歯頸部が露出するようなことはなく、臨床的歯冠長が短いのが特徴である。成人矯正の症例と比べるとよくわかる。

I 歯列育形成の要点・概念

3）歯列育形成の対象

1 歯列育形成の対象は、**普通**の幼児のすべてであると考えてよい

　見た目も美しく、そして理論的にまったく正しい咬合は、何かしら手を加えなければ、実際にはほとんど存在しないといってよい。自分のことをいって僭越かもしれないが、著者の経験では歯科医になって50数年の間、一時期大学の基礎系に所属していたとはいえ、長い開業医生活の間、一度もまったく非の打ちどころのない正しい排列と咬合に遭遇したことがない。

　一見まったく正常咬合と見られる歯列も、よく調べてみると、どこかに問題点が存在する。たとえば、内輪のことをいって申しわけないが、当院の主任衛生士の平岡君は一見正常咬合である。しかし、印象を採ると、やはりここはもうちょっと、という箇所があった。

　著者は今まで10年以上毎年1回、歯科医対象の歯列育形成の公開講座を行ってきたが、その席上受講者の先生方に「矯正をしていないのに、自分こそまったく問題点がなく、きれいな排列でまさに正しい咬合の人間であると思われる方がおいでになりましたら、どうか見せてください」となるべく言ってみるようにしている。しかし、我こそと名乗り出た人は1人もいなかった。

　つまり、理屈からいえば完全無欠の歯列があるはずであって、外観上、一般的には確かによい歯並びの人を見ることができるが、歯科医の目からみて少しの欠点もない歯列の持ち主は、なかなか存在しないのである。本書の冒頭に、歯列育形成は正しい咬合に確実性をもって限りなく近づけるものである、ということを記載した。このことから、理論的にはこれから歯列が作られるすべての幼児に対して歯列育形成を行う必要があると考えられる。

　実際には後述のようにmotivationの行いやすい、不正咬合がはっきり乳歯列に現われた症例に行うことが多い。しかし、歯列育形成の本来の考え方から、従来、不正咬合といわれないような症例も乳歯列期から歯列育形成を行うべきであると考える。

　このように、理論的にまったく正しい咬合が自然にできることはないことを説明したが、乳歯列期においても問題のない症例はほとんどないといってよい。つまり何も手を加えずに放置していたら、きれいな排列で、しかも完全な永久歯咬合になるとみられる症例は、かなり少ないとみてよい。

2 歯列育形成を行う乳歯列

　乳歯列に現われる不正咬合を次にあげる。

Ⓐ 乳歯列歯間空隙の不足

　標準乳歯列弓（P 84）に示されたような空隙は、ほとんどすべての乳歯列には必要であるが、最近はさらに乳歯歯幅が一般に大きくなってきているので、これ以上の空隙が必要であることが多い。空隙がほとんどないかまたは閉鎖型乳歯列でも、処置を行わなくても永久歯が排列することがある、と述べている著書もある。しかし、この場合の永久切歯の排列をみると、乳犬歯または永久犬歯より前方にかなり出た状態で排列していて、きれいな排列であるとはいえない。

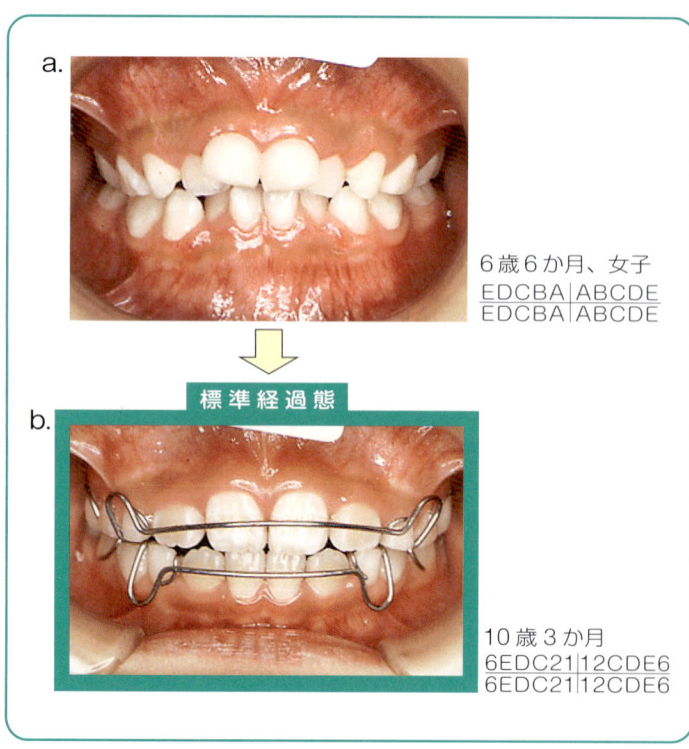

図 I-10　乳歯列歯間空隙の不足（a）。歯列育形成を行って、$\frac{2112}{2112}$ が正しく配列し、標準経過態となった（b）。

　乳歯の大きさと永久歯の大きさについては、いまの学術では一応相関がないことになってはいるが、乳歯列の空隙を診査することはdiscrepancyの診断を助けるものである。

Ⓑ乳歯列弓の狭窄

　かなりまれに狭窄していない乳歯列弓のケースもあるが、大部分の乳歯列弓は大なり小なり狭窄がある。幼児の顔は軟組織によって一般に丸みを帯びていて、乳歯列弓が狭窄していても、下顔面が細長い感じは出ない。幼児期に乳歯列弓が狭窄していれば、顎骨体部がそれに適応して発育していくので、青年期には下顔面が細い印象に変わる。

　幼児の時にすでに顔面頭蓋、特に顎骨の部分が左右に圧扁された状態が現われているような症例は、一般に標準乳歯列弓よりも余分に側方拡大しておく必要がある。余分に側方拡大すると、小学校低学年の時に一時、頬がふくらんだ感じが出ることがあるが、その後で次第に消失する。顎骨自体が著しく狭窄されている症例は、標準乳歯列弓よりもっと側方拡大されても、青年期にはやはり中顔面・下顔面が細くなる傾向がある。

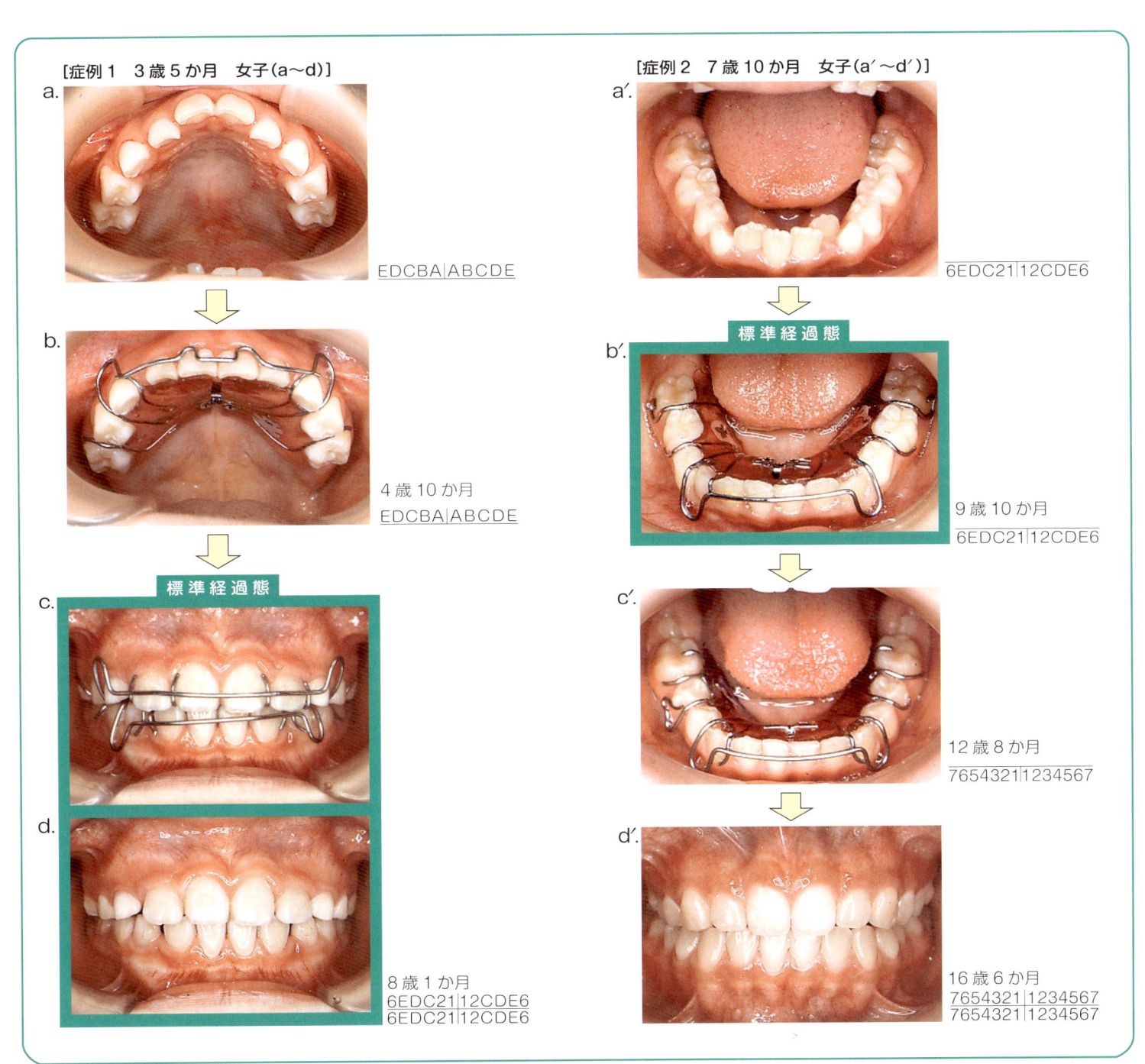

図Ⅰ-11　乳歯列弓の狭窄。
症例1の治療経過：乳歯列弓の狭窄（a）。乳歯列弓を側方拡大（b）、標準経過態（c, d）になった。
症例2の治療経過：乳歯列弓が狭窄していたため、萌出した2 1|1 2が叢生（a'）。乳側方歯群を側方拡大2 1|1 2が配列（b'）。すべて永久歯に交換（c'）。青年期もよい配列である（d'）。

Ⅰ 歯列育形成の要点・概念

ⓒ乳歯列期の反対咬合

乳歯列期の反対咬合は、後述の不適応の症例を除き、すべて治したほうがよい。その理由は、**普通**の幼児の反対咬合、すなわち歯性、機能性、そして骨格性の要因による乳歯列の反対咬合は、すべて数か月ないし10か月くらいで被蓋を改善することができるからである。ここでいう骨格性の反対咬合とは、一般に矯正で永久歯が萌出してから治すことができる反対咬合であって、よく見られる下顎過成長や上顎劣成長の症例を指している。

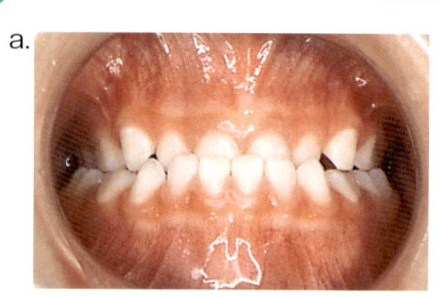

a.
2歳11か月、男子
EDCBA|ABCDE
EDCBA|ABCDE
骨格性乳歯列反対咬合

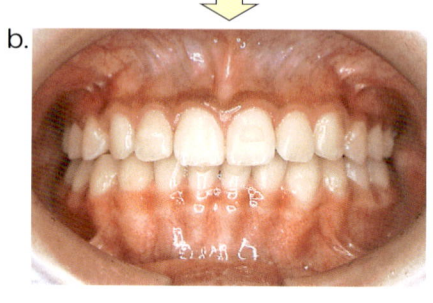

b.
11歳11か月
654321|123456
654321|123456

図Ⅰ-12 乳歯列期の反対咬合(a)。乳歯列期に反対咬合を治し、その後、継続管理処置を行い、永久歯列(b)になった。

乳歯列期は、顎関節の関節窩ができあがっていないので、その時期に顎の位置関係を正しくして、継続管理によってその状態を保ちながら発育させる意義は大きい。

乳歯列期の反対咬合の治療について、従来その可否はいろいろいわれているが、それらについてはⅥ章-4-②の乳歯列期の反対咬合(P125)を参照されたい。

> **注意** 矯正が専門ではない一般開業医院では、将来、外科的矯正歯科治療を必要とするほどの強度の下顎過成長の症例は、幼児期に来院することがかなり少ないと思われる。
> 仮にそのような疑いのある患者さんが来院して、下顎骨が著しく大きい状態が現われていたら、印象を採って注意して観察しなければならないが、幼児の顔や模型を見慣れている歯科医であれば、容易に著しい下顎過成長を判定することができる。この場合、患者さん側に、成長のパターンによっては将来外科的矯正歯科治療の可能性もまれにあり得る、ということを伝えておく。
> しかし、実際には幼児期から歯列育形成を行って、外科的矯正歯科治療が必要となった例は、ほとんどないといってよい。現時点では、低年齢の時期において、将来に外科的矯正歯科治療を必要とする場合の決定的な判定基準はない。

強度の下顎過成長で、将来、外科的矯正歯科治療を必要とするような成長パターンを有している症例も、乳歯列期に治療を開始することで、幼児期の顎顔面の成長が旺盛な頃とその直後に、下顎骨のコントロール期間を長く管理することができるため、外科的矯正歯科治療の必要性をかなり抑えられる。

> **注意** 下顎骨が過大であれば、下顎過成長であるわけだが、幼児期にはっきりこれが現われてきている症例はover correction(P162)し、その状態から発育するように対処する。
> 幼児期にすでに次に記載するような①～⑦の状態および顔面骨格に著しい特徴がある症例は、継続管理の間、顎の位置関係(P54)は特に厳密に見ていかなければならない。そして10代の成長がスパートする時期の始まりの頃には、下顎骨成長の抑制を積極的に行わなければならない。
> もちろん状況によっては、前記の外科的矯正歯科治療についての可能性も考えなければならない。
> 　①反対咬合が乳臼歯まで及んでいる
> 　②下顎乳前歯が著しく舌側傾斜している
> 　③印象を採ってみると、下顎歯槽骨の上下径が著しく大きい
> 　④Wits appraisal がマイナスで値が大きい
> 　⑤ANB がマイナス4°以下
> 　⑥long face タイプ（下顎角が著しく大きい）
> 　⑦オトガイや下顎骨体部の上下径が大きい
> 　歯列育形成を行うとする症例に、これらの一部が該当していても、必ずしも困難な症例になるとは限らない。乳歯列反対咬合の症例のほとんどが歯列育形成によって、外科的矯正歯科治療を行わなくてもすむことを銘記されたい。

> **参考** 乳歯列期および混合歯列期の初期における歯性反対咬合、機能性下顎前突および骨格性下顎前突の鑑別については、拙著『歯列育形成』（クインテッセンス出版、P81）を参照されたい。

Ⓓ乳前歯の前突

乳歯列の前突は、上顎乳切歯が前突になっている症例がもっとも多いが、時には下顎の乳中切歯のみ特に突出しているものがある。

上顎の乳前歯全体に突出感がある症例の多くは、下顎遠心咬合となっている。この場合は$\frac{E}{E}$関係は乳歯列Ⅱ級またはⅡ級傾向（P56）である。骨格的に下顎が劣成長であることもあるが、わずかな下顎遠心咬合で乳歯列Ⅱ級傾向の症例は、機能性のものも多い。

a.

2歳6か月、男子
DCBA|ABCD
DCBA|ABCD

b.

12歳11か月
654321|123456
654321|12 456

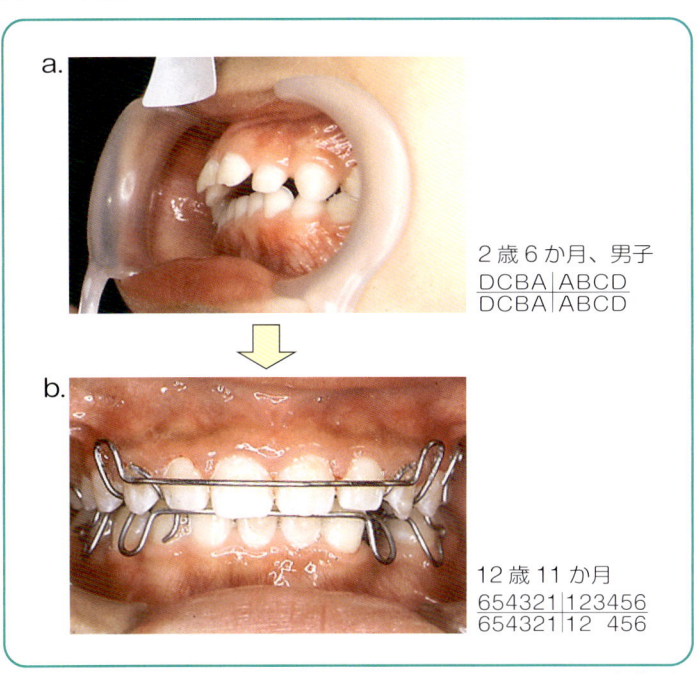

図Ⅰ-13　乳前歯の前突（a）。乳歯列期に前突を治し、ほとんどが永久歯列（b）になった。

上顎乳切歯または乳前歯が前突し、overjetが大きかったり、開咬になっている症例のほとんどは、指しゃぶりやおしゃぶりなどの影響によるもので、歯槽骨の変形、さらには顎骨体部まで変形させられているとみられる症例もある。これらの骨の変形に対する処置は、乳歯列に与える変化（P84）によって、形態的に整えることができる。

歯列育形成では、通常は無理に習癖を止めさせる対策をとらず、幼児の対応と動機づけ（P115）に力を注ぐ。幼児に適応した動機づけに成功すれば、明るい未来の目的のために、プレートをいれる意識が強くなる。そしてプレートをいれる時間を次第に増やしていけば、目的に向かってプレートを努力して使用することによって、指しゃぶりなどの習癖は自然に少しずつ忘れられていく。つまりプレートをいれることで、習癖がなくなるのであるが、この場合、動機づけとしては、プレートは習癖をなくすものではなく、あくまでも〇〇くんが格好よく優れた人間（幼児の場合は具体的な表現）、〇〇ちゃんがきれいで才能ある女性になるためのものなのである。

> **参考**　Ⅶ章の〈CASE 1〉は吸指癖前突、〈CASE 4〉はおしゃぶり開咬であるが、いずれもこれらを無理に止めさせることはしないで、プレートの時間を徐々に長くして対応した。このほかの症例も、歯列育形成では動機づけによって設定された目的のためにプレートをいれる方法をとっている。

Ⓔ乳前歯の過蓋咬合

従来、乳歯列期の過蓋咬合は、あまり問題にされなかったきらいもある。たとえば、幼児の歯科健診などでも、過蓋咬合が不正咬合とされないこともあったようである。乳歯列期の過蓋咬合は、不正咬合であり、乳歯列期にはっきりと過蓋咬合になっていると、混合歯列期に切歯が萌出する時にすでに被蓋が深くなる傾向があり、永久歯列でも過蓋咬合になってしまう。

a.

1歳8か月、男子
DCBA|ABCD
DCBA|ABCD
（￣AB癒合歯）

b.

10歳10か月
654321|123456
654321|123456

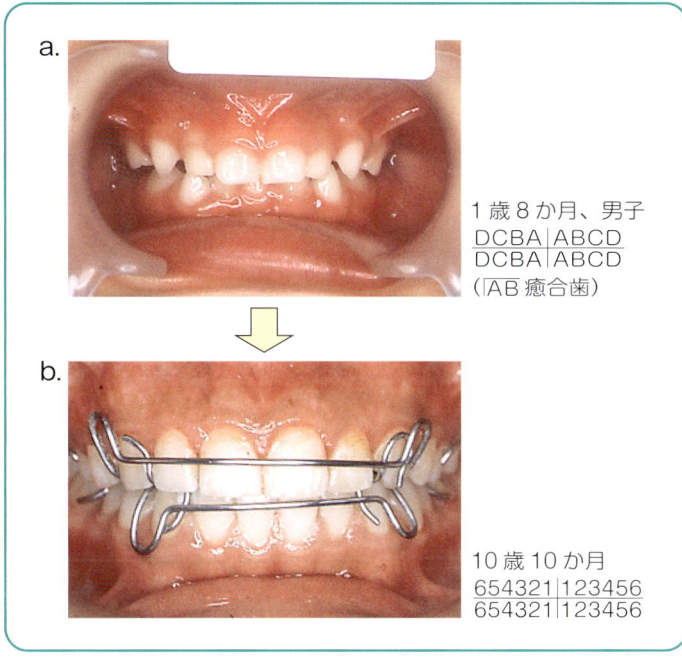

図Ⅰ-14　乳前歯の過蓋咬合（a）を治した。永久歯列（b）。

上顎乳前歯部の歯槽部の上下的発育成分が多い過蓋咬合は、ガミースマイルとなっているが、乳切歯の圧下、萌出中の永久前歯の萌出抑制、あるいは萌出直後の圧下は、歯列育形成の継続管理が効果を上げることができる。永久歯咬合完成後に圧下を行った場合は、ほとんど効果を現わさない。

過蓋咬合の顔貌は、前突や反対咬合のように単純な特徴は出ないが、よく観察すると顔の形が整わず、ひきしまった感じが出ないで、唇もよい形になっていないことが多い。過蓋咬合によって、前歯の被蓋が深いと、下顎の運動が制限を受け、それが咀嚼筋だけでなく、顔面筋にもわずかな変化を与え、表情にも影響を及ぼすと考えられる。

Ⅰ 歯列育形成の要点・概念

F 乳前歯の開咬

幼児の乳歯列期の開咬は、ほとんどが吸指癖とおしゃぶりの使用が原因であり、そのほかタオルやぬいぐるみ、ベビーカーのベルトを口にいれる、自分の足の親指を口にくわえるなどの症例もある。吸指癖やおしゃぶりなどによる開咬は、乳歯列期では骨格性の大きな異常は起こさないといわれ、吸指癖などがなくなれば、ほとんどの開咬は自然に治ると書かれている一般向けの本もある。しかし、成長が旺盛な幼児期では、吸指癖によって突出した歯槽骨に、成長の変化がまったく与えられていないということはないはずである。突出してしまった形態から、さらに成長が始まる部分もある。

a.

2歳9か月、女子
EDCBA|ABCDE
EDCBA|ABCDE

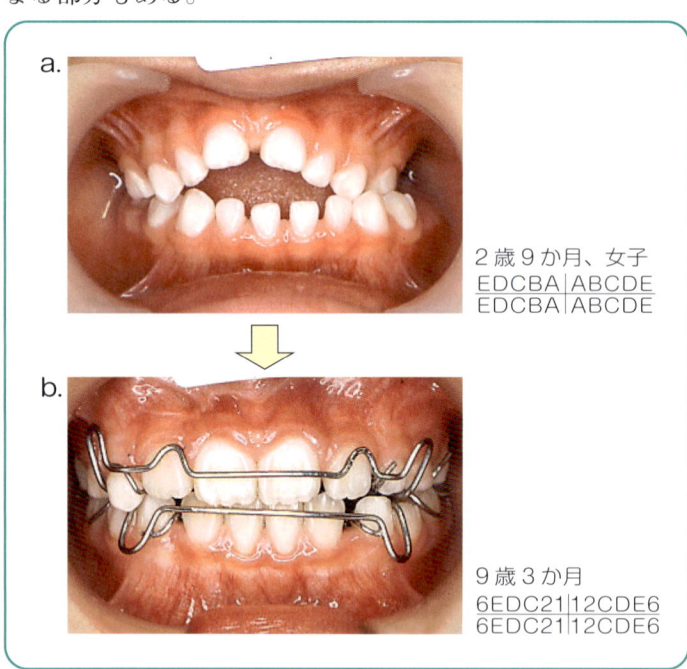

b.

9歳3か月
6EDC21|12CDE6
6EDC21|12CDE6

図Ⅰ-15 乳前歯の開咬(a)を治した。永久切歯に交換(b)。

前突している開咬の乳歯列の多くは、乳歯列弓の狭窄も伴っている。そして歯槽基底もそれに応じた形となっている。もし、乳歯列期の開咬を治療しないで放置した場合、この乳歯列弓は、歯槽基底ごと狭窄された状態からも自然の成長発育が行われる。つまり、乳歯列期の開咬は、顎骨体部まで影響を及ぼしているのである。

美しく機能的にも整った顔への発育を望むのであれば、乳歯列期の開咬はできるだけ早期に治し、その状態から発育していくようにしなければならない。開咬を治すためには乳臼歯部の咬合を低くする必要があり、これは狭窄した乳歯列を側方拡大して歯槽基底までよい形に変化を与えることで、目的の多くは叶えられる（P45）。

低年齢幼児の症例では口腔習癖などについて、プレートをいれることでほとんど解決するのは、前述のⒹ**乳前歯の前突**の場合と同じである。

G 乳歯列期の交叉咬合

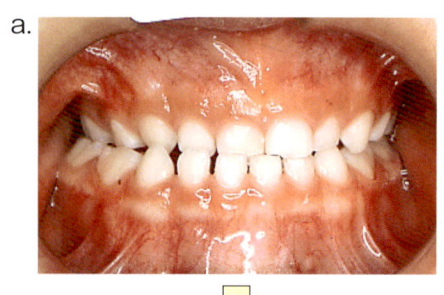

a.

4歳1か月、男子
EDCBA|ABCDE
EDCBA|ABCDE

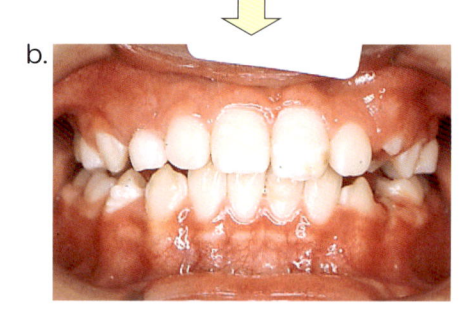

b.

11歳8か月
6E4C21|1234E6
6E4321|123 E6

図Ⅰ-16 乳歯列期の交叉咬合(a)を治した。永久歯列完成に近い(b)。

乳歯列期の交叉咬合は、片側性で、機能性の要因がある症例が多い。一般に片側性交叉咬合よりも両側性交叉咬合のほうが骨格性の要因が大きい。

すべての乳歯列交叉咬合は、永久歯列に影響を及ぼし、歯列、歯槽骨の形、顎骨体部、顔面の非対称性が強く出る可能性は大きい。成人になって交叉咬合の治療を行う時は、骨格的に完全な状態に治療することは望めないため、顎関節に困難な問題が生ずることがある。

一般に上顎乳歯列弓が下顎乳歯列弓より狭窄している場合に、乳歯列交叉咬合となっているので、上顎乳歯列を側方拡大すると、歯槽基底まで拡大され（P52）、顎骨体部もそれに応じてよい変化を与えられる。この処置によって乳歯列期の時に、すでに乳臼歯部が側方への偏位のない咬合に治してしまい、その後は継続管理を行い、その状態から発育していくようにする。乳歯列期に交叉咬合を治す場合も、毎回来院時に関節雑音の有無を診査することは大切である。

3 歯列育形成は、予防医学の範疇に入る

すべてが理想的な体型の人なんていない。歯並びだってまったく正しい永久歯列は自然にできることはほとんどない。

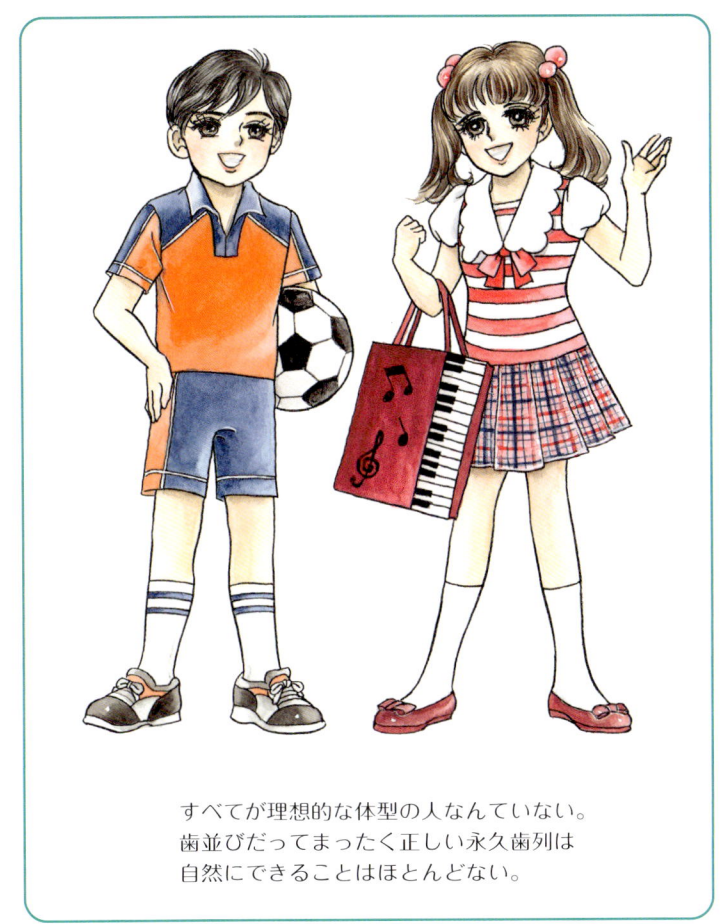

図Ⅰ-17　正しい永久歯列は、生涯を通して予防に有利。

　P22の始めに、歯列育形成はどの幼児もその対象となるものであり、その理由は、まったく正しい永久歯列は自然にはほとんどできることがないからである、ということを述べた。
　もうひとつの理由として、歯列育形成は予防医学の範疇に入る、ということも挙げられる。
　歯列育形成は、まだ生えていない永久歯の歯列が悪くならないようにするためのものであり、乳歯列期にある患者さんが、現在何の不都合がなくても、管理処置を行うこともあるので、これは明らかに予防的行為である。予防の対象は、必ず疾病にかかるとは限らない個体もなり得る。たとえば、むし歯になるとは限らない歯にも予防処置を行うのが最良の方法である。来院した患者さんのすべての乳歯列を正しい配列の永久歯列にするには、外見上、不正がはっきり現われない乳歯列も継続管理していかなければならない。そして前述のように、**健全な永久歯咬合を形成させるもの**でなければならない。

　外見上、完全に問題点のない乳歯列も甚だ少ないが、不正がはっきり現われていない乳歯列やわずかな問題点、たとえば空隙がやや少ない、あるいはやや狭窄しているなどの乳歯列も、パノラマエックス線像を撮ってみると、すべてがまったく正しい萌出状態であることはほとんどない。たとえ正しい状態で萌出しなくても、萌出後自然に治るものもあるという記載[2]もあるが、不正な排列のままになってしまう場合のほうが多い。歯列育形成は、P20で述べたように、正しい永久歯咬合への確実性が要求され、必ずよい配列にならなければならない。もちろん、何もしないで自然に治ることを期待しているようなことがあってはならない。

　歯列育形成の基本的コンセプトは、永久歯（特に前歯）が萌出したら、できるだけ早く正しい配列にすることである。その根拠は、周囲の軟組織がよい形に発育し、美しい表情を作るという条件上、萌出した永久前歯が直ちによい配列になることで、歯槽骨もよい形になっていくからである。

　本章の冒頭"小児歯科医療に求められるもの"の中で、わが子を必ずよい歯並びで正しい咬み合わせにしたい、という要望がでてくることを述べた。これは特に両親、またはそのいずれか片方に問題となる歯並び（必ずしも大きな不正咬合ではない）があったり、あるいは矯正や補綴で歯並びを治した経験がある親は「わが子は絶対に完全に正しい配列にしたい」と願うことがあるからである。

　前述のように人間の体は、予防しなくても疾病にかからないこともある。しかし目的とするところは、疾病にかかることなく、健康でいるための予防でなければならない。歯列育形成は、健康で正しい咬合を**確実に形成させる**ことを目的とする。

　冒頭で述べたように、初診時「ずっと続けて来れば、必ずよい歯並びになるのでしょうか？」という母親の問いに応えるために、まず予防的な意味からも目標として標準経過態（P21）を目指さなければならない。標準経過態にするためには、従来、正常乳歯列といわれていたような乳歯列の多くに、乳犬歯間にわずかなスペース不足があり、またはわずかな狭窄や $\frac{上}{下}$ 関係（P56）にわずかな問題点があることに留意すべきである。

参考　パノラマエックス線像に写る永久歯の状態は、必ずしも将来の永久歯排列を現わしていない。すなわち骨内にある未萌出歯牙は、萌出するまでに位置や様態を変化させるともいわれている。しかし、パノラマエックス線像に写る未萌出永久歯の様態は、萌出時の状態の参考になるものであって、100％の予測はできないが、将来の永久歯排列時に問題があれば、多くはその予兆を示している。

> I 歯列育形成の要点・概念

4) 歯列育形成の適応、不適応

1 歯列育形成は、対応が成功している幼児について行う

　歯列育形成の適応する幼児の対応については、幼児の完全管理[1]が望ましい。幼児が歯科医院を訪れたら、母親の監督下でなく、歯科医院のスタッフの管理下におくようにする。そのため来院した時に「お子さまのお世話はこちらでいたします」という説明が必要である。来院したら、なるべく早くお遊びに導き、それにのせるように努力する。お遊びをしている時は、幼児対応のスタッフ側にイニシアティブがなければならない。

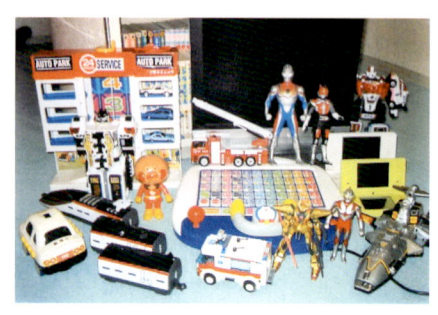

男の子のおもちゃ

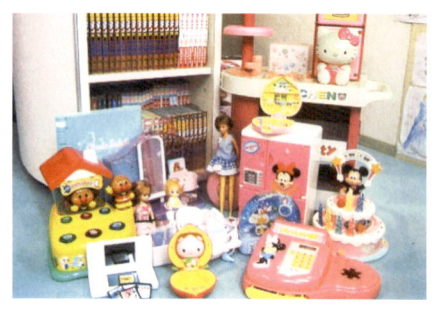

女の子のおもちゃ

図 I-18　幼児対応のための、いろいろな年齢に応じたお遊びの道具。一見して複雑な感じで、幼児がなにか働きかけなければ遊べないものがよい。

　年齢に応じたお勉強や、ぬり絵お絵かきなどをしていると、その時幼児自身も、新しい世界を発見し、イニシアティブの効果を上げることができる。待ち時間や治療の合間、治療椅子の上の少しの時間についてもいろいろな工夫をするとよい。
　スタッフ側のイニシアティブのため、幼児のめんどうはすべてスタッフがみる。このために幼児の対応に慣れていないスタッフに対しては、幼児の排泄のお世話やおもらし、嘔吐の対処についての練習が必要なこともある。幼児の下着、くつ下、替えの洋服なども取り揃えておくことで、母親の信頼を得て、歯科医院の繁栄につながる。

　このような幼児の完全管理を行わない場合でも、小児を扱っている家庭医的な小規模歯科医院では、かなり幼児の対応が成功している例が多いはずである。では、幼児の対応が成功したということは、どのような状態であろうか。それにはいろいろな形があると思われるが、どのような形でも幼児が歯科医院を訪れることを楽しみにしている状態であり、ほぼ幼児対応のイニシアティブがスタッフ側にあり、behavior management がある程度できていて、そして母親が歯科医院側を信頼してくれている状態である。このような状態は低年齢幼児には来院してすぐに望めないこともあるが、一般には何回かの説明やブラッシング、予防処置を行って、そのたびに幼児をほめてあげ、または母親にはその幼児の精神発達の優れている点や将来への期待などをお話ししてあげるなどして構築されてくるのもその例である。システムをもって理論的に行うには、予行治療[7]の方法をとるとよい。

2 幼児の対応が成功していない場合、または精神発達が著しく遅れている幼児は、不適応である

　幼児の対応が成功していない場合、あるいは強制診療を行っている幼児は、歯列育形成を行うのは適当でなく、みあわせるべきである。幼児の対応が成功していない時は、幼児の協力が得られないだけでなく、母親の信頼も不十分であることが多いからである。動機づけ（P121）を行うことが難しく、何か理由を告げられて早期に治療中止しなければならなくなるおそれがある。
　精神発達が著しく遅れている幼児は、全身的疾患があることが多い。歯列育形成は、基本的には全身的疾患がある幼児には行うことができない。しかし、全身的異常があっても幼児の対応を成功させることが可能なこともある。歯科的処置を継続していくことに支障がない場合、幼児の顎に関して変化を与えることに多く経験をもった歯科医であれば、形態的に幼児の顎のみの異常に対して、状況改善の目的で歯列育形成を行うことができる。
　発達障害児は、精神発達の遅れがその動作にも現われるが、正常な幼児でも、低年齢幼児にはその幼児独自の特異な動きも現われていることがあるので、これにも留意する。
　幼児の発育段階によって、その幼児の体の動き、あるいは話し方・知的機能・情緒・社会性が異なるので、術者は

日常においても幼児をみたら、これらを年齢とともによく覚えておき、来院した患者さんと比較するための訓練をしておくと、すばやく診断するのに役立つ。

> **参考** 幼児の年齢と精神発達の段階については、拙著『歯列育形成』（クインテッセンス出版、P103、104）を参考にされたい。

❸ 全身的疾患や特別に大きな異常は、歯列育形成を行うのに不適応である

　全身的疾患、心身障害児、歯科的治療の継続を困難とさせる先天的機能障害、顎顔面頭蓋の奇形やそれに準ずる症例などは、歯列育形成を行うのには不適応である。最近は各歯科大学病院や、歯科で心身障害の幼小児を扱う病院の整備も整い、一般開業医には歯科治療を困難とさせる幼小児は、ほとんど来院しなくなってきているようである。

　特別に大きな異常については、通常の矯正歯科治療の対象となり得ないような顎の著しい過成長や機能性の偏位、特別に大きなdiscrepancyの症例も歯列育形成では一応不適応である。

　歯牙の先天性欠如の症例については、1〜2歯の先天性欠如でも永久歯列を完全な配列にするには困難なことがあり、プレートの数を増やさないと仕上げがきれいにならない症例が多い。多数歯の先天性欠如の症例は、歯列育形成のコンセプトによって、永久歯列形成までをきれいな状態で経過させるため、仮の補綴を多く必要とするので、数倍の手間を予定しなければならない。

❹ 臨床経験の少ない歯科医は、異常が大きくない症例を行うべきである

　歯列育形成の本来の目的は、顎の大きな異常を治すというよりも、異常の少ない歯列を治して正しい歯列に育成形成させるところにあった。正確にいえば、一般に日本に住む人たちのほとんどに見られるような、わずかの歯列の不正にならないように予防するものである。これは美しい歯列を求めるだけでなく、機能的にも優れ、8020運動の趣旨に沿うものであり、人々の生活を豊かにする社会的意味は大きい。

　しかし、多くの歯科医師が歯列育形成を行うようになってきたことも起因して、治療の範囲が広くなり、乳歯列期から継続管理を行えばdiscrepancyの大きい症例、たとえば乳歯列の叢生や著しい歯列弓の狭窄、あるいは強度の下顎過成長の成長パターンのある症例も行うことが可能になってきた。もちろん、このような症例も確実に正しい永久歯列を形成させることを目的とするものである

　歯列育形成は、継続管理によって行われるものであるから、目的や将来の夢を抱いてプレートをいれてもらうために、動機づけ（motivation）（P114　Ⅵ章-1〜6）が必要である。特に異常がある程度大きいと診断した症例では、歯列育形成で良好な効果を上げるのに、動機づけが確実に行われることを前提とする。動機づけが不十分となるおそれのある症例は、不適応と見なければならない。

　強度の乳歯列Ⅲ級になっているだけでなく、乳歯列の時期に印象を採って石膏模型で見た時、すでに歯槽骨の高さが異常に高く、下顎骨全体が一般的乳歯列の石膏模型と比べ、はっきりと大きくしっかりした形をしているような症例は、一応は思春期性成長期の顎骨の成長量が多いとみなければならない。

> **注意** 下顎過成長の症例を継続管理していく場合、下記の点に留意する（P24　③乳歯列期の反対咬合も参照）。咬合誘導や矯正治療を行ったが、その後外科的矯正歯科治療を行わなければならないような状態に、下顎骨が過大になってしまった症例の共通点を述べる（歯列育形成以外の咬合誘導（咬合育成）、矯正などの著書内容の観察から）。
> ①乳歯列期または混合歯列期前期（初期）には、被蓋は改善されたが、$\frac{E}{E}$関係（P56）がまだ乳歯列Ⅲ級または乳歯列Ⅲ級傾向のままであって、その状態でその後も経過した。または一時乳歯列Ⅰ級になっていても、その後間もなく乳歯列Ⅲ級傾向になったまま経過した。
> ②乳歯列期、混合歯列前期に被蓋を改善、その後の経過観察はただ見続けるだけであった。そしてその間、継続管理処置を行わなかった。
> ③11歳男子、9歳女子の身長の伸びのスパートが始まる前後に、下顎骨発育抑制（主にChin capによる）の処置を全くとらなかった。または顎の位置関係（P58）をよく見れば、スパートが始まっている兆候が現われているのに放置した。

> **参考** 10代の身長の伸びのスパート、思春期性成長期の顎骨の成長についてはP69を参照されたい。スパート時期の始まりの個人差については、継続管理を行い、患者さんの全身的発育状況を眺めていれば、容易に判断することができる。

　顎骨に限らず、頭蓋に大きな異常があれば必ず顔に出ると考えてよい。すなわち、内部構造に形態的な異常があれば、顔貌にも大きな変化が現われることに留意すべきである。

　歯列育形成の理論自体は、これまで述べたように、単純でそれほど奥が深いものではない。しかし、実際、臨床を行う歯科医師は、乳歯列期からの継続管理の経過中、歯列育形成の理論の留意点に慣れていないといけないので、またある程度乳歯列期から混合歯列期へ歯列弓に変化を与えた経験が必要とされるものであり、最初から大きな異常の症例は行うべきではない。

　不適応とまでは言えないが、年齢が高く標準経過態（P21）に間に合わないと思われる症例も、臨床経験の少ない歯科医師は、一応、見合わせたほうがよい。開始時期の年齢が高ければ、歯の移動や骨に与える変化には限界があるからである。

2 歯列育形成と咬合誘導

1 歯列育形成は、咬合誘導の一種である

　歯列育形成は、咬合誘導でもあるが、なぜ咬合誘導とは別に、歯列育形成という名称を用いるかというと、従来の咬合誘導に対する概念として「咬合誘導により、すべての症例において安定した良好な咬合が得られるというわけではない」(亀田：歯科矯正学事典より)と位置づけられ、この考えで治療方針が行われている傾向があるからである。咬合誘導とよばれている手段を行った症例をみると、完全に正しい永久歯咬合が確立されないで、状況改善に留まっているものも多い。このため、二期治療(主に永久歯列期の矯正歯科治療)を予定して、二期治療を行いやすくするように一期治療(主に混合歯列期)を、なるべく短期間のうちに行うという考え方もある。

　これに対して歯列育形成は、低年齢より管理・処理を続けていき、正しい咬合に形成させる方法である。これによって二期治療は不要である。ただし、歯列育形成は乳歯を利用したテクニック(P48)であるため、もし開始年齢が高く、乳歯が利用できない場合は、この限りではない。乳歯列期からではなく、混合歯列前期から始めた場合の症例で、標準経過態(P21)に間に合えば、正しい永久歯の配列と咬合に形成させることができるが、間に合わなければ、正しい永久歯咬合にすることはきわめて困難となる。

　もとより咬合誘導は小児歯科の一分野である。小児歯科医あるいは幼小児を多く診ている家庭医としての一般開業医は、咬合誘導すなわち歯列育形成を行える立場にあり、そして行うのに適している。その理由は幼小児の対応に習熟していること、責任ある継続管理をmotivationとともに行うことができるからである。

2 歯列育形成はう蝕のない乳歯列を、正しい永久歯列咬合に形成させる方法である

　かつて小児歯科はう蝕の洪水との戦いの時代があったが、現在では乳歯のう蝕は、ほとんど見られなくなった。特に継続管理によるう蝕予防が功を奏するのはⅦ章の口腔内写真を見ていただくとわかる。初診時、すでに他医院で充填してきたものはやむを得ないが、歯列育形成の継続管理が始まってからは、すべての症例においてシーラント以外はほとんどう蝕の処置を行っていない状態であるのがご理解いただけるだろう。

　むし歯の多かった時代は、乳歯のう蝕によるスペースの問題に対する処置として、咬合誘導ではSpace maintainerやSpace regainerなどが用いられていた。乳歯のむし歯は永久歯の歯並びに影響がある、と盛んにいわれた時代もあったが、本来乳歯列にう蝕がなくても完全に正しい永久歯列になることはきわめてまれである。

　現在は、う蝕のない乳歯列を正しい咬合にする方法が問われているのである。歯列育形成では、乳歯列弓は標準的な形(P53)に、そして顎の位置関係は乳歯列期に正しくするのが基本である。混合歯列前期(初期)から始めた症例は、標準経過態(P21)に間に合うようにしなければならない。もちろん、標準経過態では、顎の位置関係は正しくなっていなければならない。

　歯列育形成の継続管理処置は、一般的なう蝕のない乳歯列期の咬合から、永久歯列咬合への基本的な推移(P55〜58)の形式の法則に沿うためのものである。

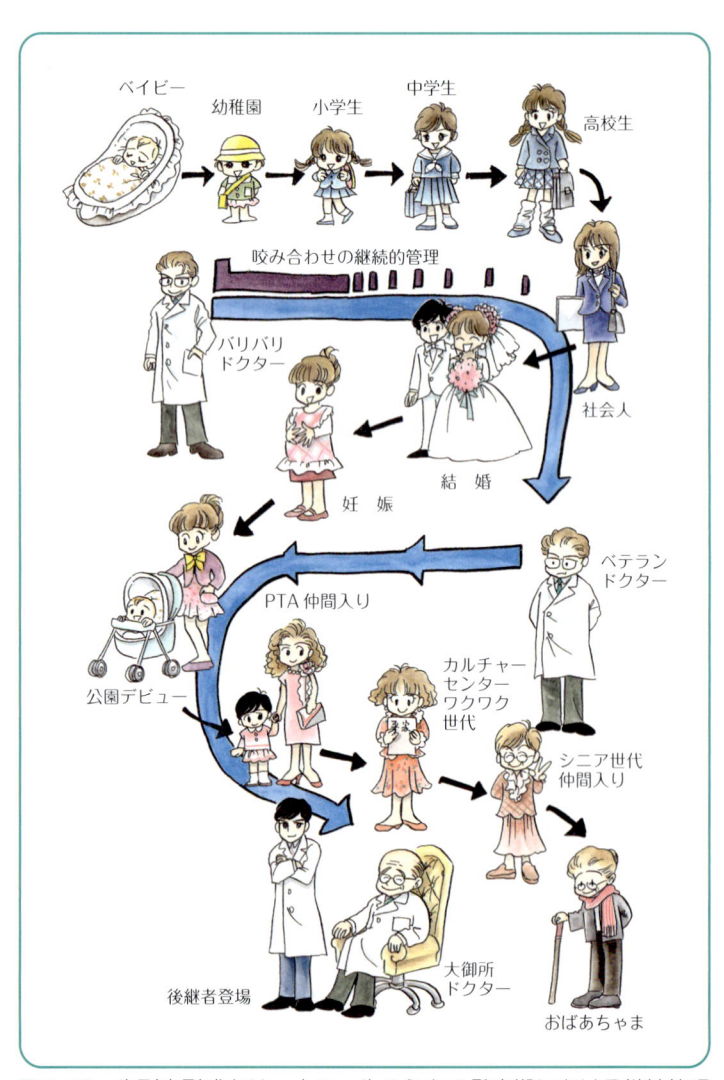

図Ⅰ-19　歯列育形成とは、人の一生のうちの発育期における継続管理なのである。そしてまた、予防医学の中に入る。

3 歯列育形成は、短期間に行うものではない

　少子化と豊かな生活の中で、子どもの将来にかける親の気持ちは、歯並びと咬み合わせへの関心をより強く持つようになってきている。正しい咬合を形成させることは、優れた人間形成への課題とも関連してくる。

　また、う蝕の減少は、小児歯科医にとっても、大がかりな乳歯の歯内療法や歯冠修復がほとんどなくなり、あとに残るのは主にう蝕予防と歯列の問題だけとなる。小児歯科の目的である「完全な総合咀嚼器官を**造型**し、子どもの健康に寄与する」[14]ことからみても、正しい咬合を形成させるためには、少なくとも成長期が終わるまで長期間の咬合の管理が必要である。

　一般的に矯正歯科治療では、治療期間は短いほうがよいことになっており、そして一期治療では「**いたずらに長期間通院させるようなことがあってはならない**」としている。いまの時点では、一般矯正歯科治療とこの点では相反することになるわけである。

　しかし、これからの幼小児を取り巻く社会環境が、さらに継続管理を必要とされる時代になってくるものと考えられる。これについては本章の冒頭に「いま、これからの小児歯科医療に求められるもの」について記載してあるので、いまこの項目から読まれた方は、そちらを参照されたい。

　どの幼児も乳歯列期から歯列育形成による長い期間の継続管理処置を行うことで、正しい永久歯列を形成させることができる。その間、う蝕予防も絶えず行うことができ、小児歯科の目的に沿うものであり、今後の小児歯科に大きな影響を与えることと考える。

　前述のように、小児歯科の一分野として咬合誘導および歯列育形成があるのであって、本来の咬合誘導の考え方からも、その継続管理が長期にわたることを、安易な視点によって否定するようなことがあってはならないと考えられる。

3 歯列育形成と矯正歯科治療との差異

1 歯列育形成が乳歯列期の治療を厳密に行うことは、矯正歯科治療と大きく異なっている

歯列矯正は**永久歯の歯列**について、正しい歯並びと咬合にする治療であることから出発している。

ところが同じ永久歯列でも、乳歯からの交換後萌出してから間もない永久歯列は、移動するのは容易であり、年齢が高くなるにしたがって歯牙移動の困難さは増してくる。そして矯正歯科治療は現在に至るまで子どもの社会環境、社会背景の変化にも影響され、次第に対象を低年齢にも向けるようになってきている。

歯科矯正学の先駆者であるAngle(1907年)の定義をみても、「歯の不正咬合の矯正が目的」であり、ここでふれる歯の不正咬合とは、もちろん永久歯であって、その後時代の変化とともに、矯正学では、その定義の中に不正状態の発生を予防する考え方が次第に入ってきている。

しかし現在、ほとんどの矯正専門家は、乳歯列期では処置を行わないか、行ってもきわめておおまかな考え方で行っているようである。

すなわち矯正歯科治療で乳歯列期に行うのは、主に顎の位置関係の大きな偏位[44]や被蓋[39]の改善のみで、ほかは咬合の機能的障害や不良習癖の除去である。

これと異なって歯列育形成では、「**上下の乳歯列弓の形を整える**」ことと「**顎の位置関係を厳密に正しくする**」方法をとる。

歯列育形成で「乳歯列弓の形を整える(P52)」のは、主に乳歯列弓の狭窄や左右非対称、空隙不足などの乳歯列弓の形の問題だけでなく、乳歯列弓の側方拡大とともに萌出してきた第一大臼歯の遠心移動によって、将来の永久歯列のdiscrepancyの解消に大きな効果が期待できるからである(図Ⅰ-20,21a)。

この乳歯列弓を側方拡大[※8]することによって、永久歯歯胚も側方拡大され、そしてこの場合は歯槽基底までの変化(P45)を与えられるので、顎骨体部までよい変化を与えることになる。そしてその状態からのさらなる発育が期待できるので、顔の表情もより美しくなる。萌出してきた第一大臼歯の遠心移動(P182)は、乳側方歯群のアンカレッジ[※9]で行う。

詳説　歯列育形成の特徴として、乳歯を利用することがあげられる。これには次のものがある。
※8 乳歯を動かすことで、永久歯歯胚の位置を変化させる連体移動
乳歯列弓を側方拡大すると、永久歯歯胚も側方拡大されるが、この場合、顎骨には歯槽基底(basal arch)まで変化を与える。

すなわち顎骨体部まで変化することになる(図Ⅰ-20)。これによりdiscrepancyの解消が行われる。さらにスペースが不足する時は、第一大臼歯の遠心移動を行う(図Ⅰ-21a)。

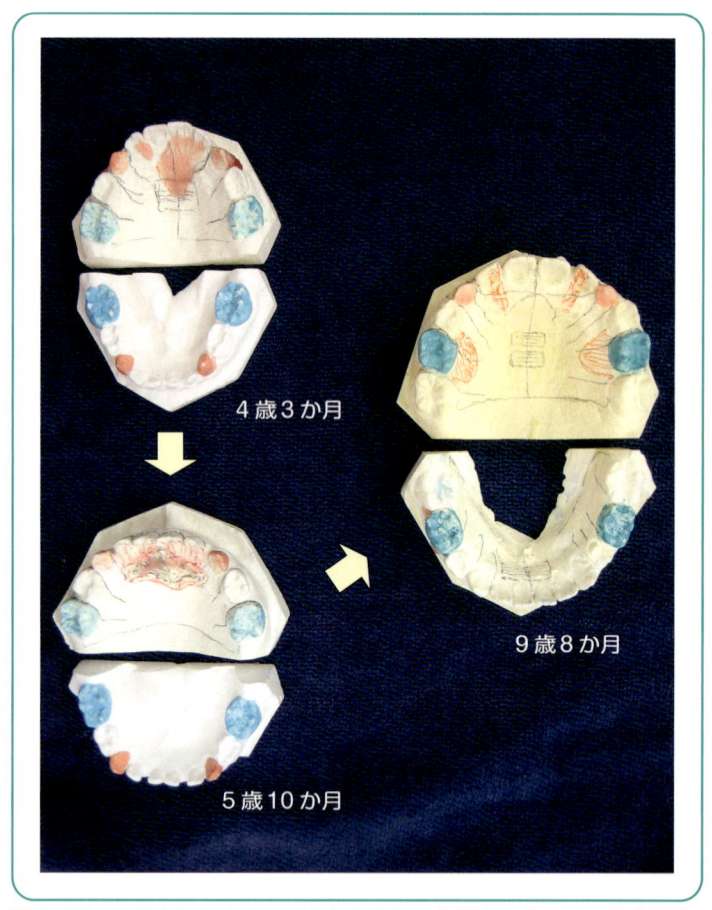

図Ⅰ-20　乳歯を動かすことで永久歯歯胚の位置を変化させる連体移動。乳歯列弓を側方拡大すると永久歯歯胚も側方拡大され、歯槽基底まで変化を与える。

詳説　※9 乳歯アンカレッジ(deciduous teeth anchorage)(P49)
乳歯列を固定源にして、永久歯(特に永久切歯および第一大臼歯)の移動や位置修正を行う方法である。
萌出間もない永久歯を固定源にすると、anchorage loss を起こしやすい。乳歯の骨植のよいうちは、萌出中・萌出直後の永久切歯を動かすのに、十分な固定効果を発揮する(図Ⅰ-21b,b')。また乳歯列期および混合歯列前期に、乳側方歯群を固定源として顎間固定することも可能である(図Ⅰ-21c)。

「顎の位置関係を厳密に正しくする」のは、継続管理中、常に、$\frac{E}{E}$関係(P55)を見ていかなければならない。なるべく乳歯列期のうちに、乳歯列Ⅱ級傾向あるいは乳歯列Ⅲ級傾向(P56)は、乳歯列Ⅰ級の状態にして、その状態から発育するようにする。

これに反して矯正歯科治療の一期治療は、最小限の介入

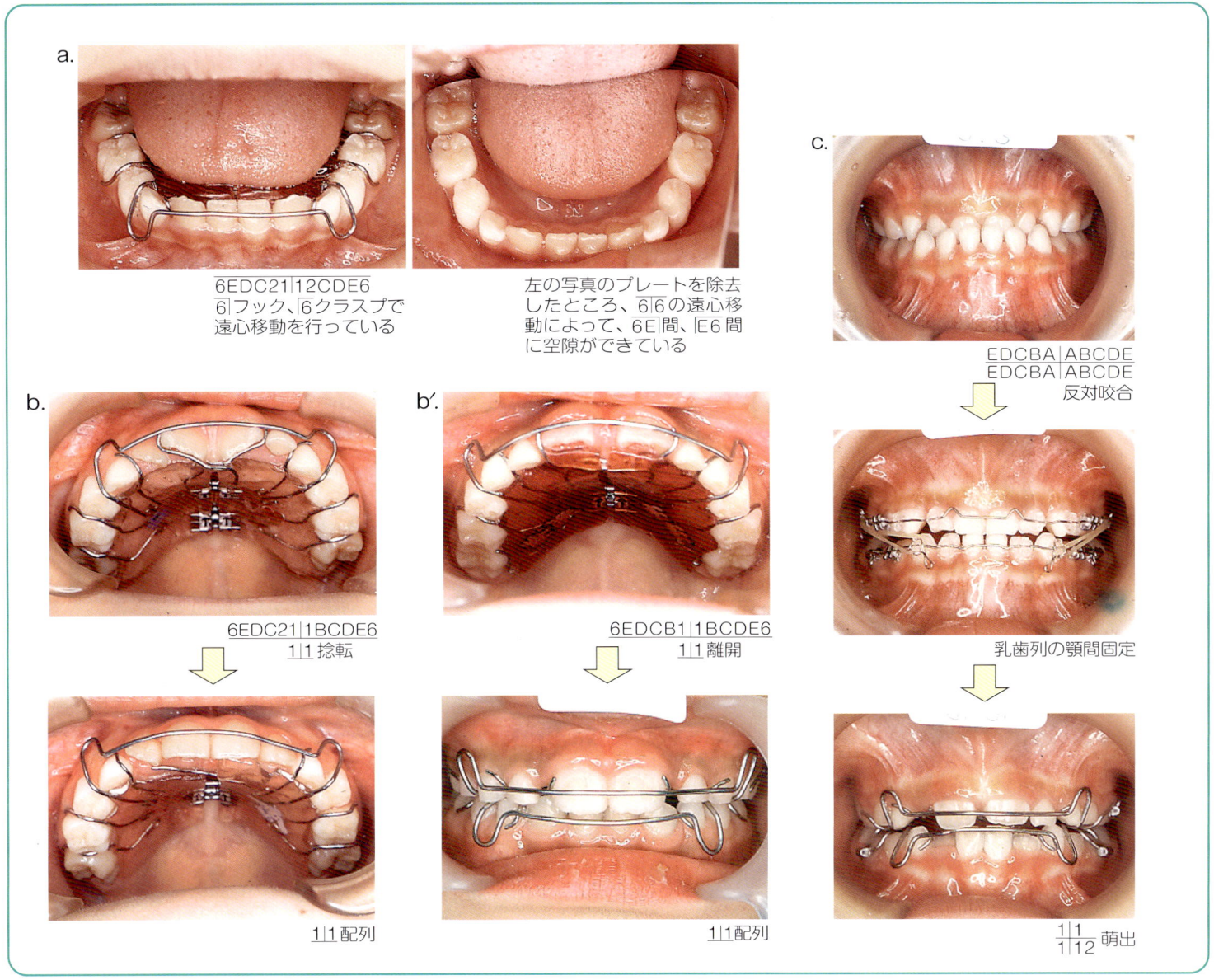

❸ 歯列育形成と矯正歯科治療との差異

図 I-21　乳歯アンカレッジ（deciduous teeth anchorage）。
a　固定を乳側方歯群に求めて、第一大臼歯の遠心移動を行っている
b, b'　乳側方歯群の固定で萌出中の永久切歯（1|1）の位置修正
c　乳歯列の顎間固定。乳側方歯群が固定源になっている

が原則[46]とされているので、根本的に歯列育形成とは考え方が異なっている。

また矯正歯科治療では、乳歯を利用するというような考え方もないので、必然的に乳歯列期・混合歯列前期の処置方針は異なっている。

❷ 矯正歯科治療では、歯列不正がはっきり現われてから治療に入るが、歯列育形成は、不正がはっきり現われなくても管理処置を行う

歯列育形成は乳歯列期からの継続管理である。永久歯列の萌出以前に、その不正がはっきり出ないうちに管理処置を行うのであるから、予防的色彩が濃い（P 27、P 31 参照）。そのため予防期間、すなわち管理期間は長いほうがよい（P 31、P 114）。

不正がはっきり現われない乳歯列でも、将来、永久歯列にわずかな不正が現われる可能性のある乳歯であって、従来、正常乳歯列といわれている乳歯列の多くはこの中に入る（P 22 参照）。これらの多くは、側方拡大が必要とされる乳歯列であり、そして大部分の乳歯列は、パノラマエックス線撮影によって、永久歯（特に切歯）萌出時には、問題点の可能性があるものである。

もちろん、パノラマエックス線像で見る未萌出永久歯の排列は、将来の永久歯の排列を正しく現わしているものではないが、エックス線写真診査によって永久歯萌出時の様態の傾向を知ることができる。

また一見正常な乳歯列でも、わずかな空隙の不足、狭窄、A|A の前突、乳歯列の過蓋咬合、乳歯列Ⅱ級傾向、乳歯列

Ⅲ級傾向など、たとえわずかな不正であってもすべて治さなければならない。

よくあるケースとしては、両親のいずれかが叢生であったり、矯正歯科治療の経験がある場合が多い（Ⅶ章-CASE 30）。このような場合についても、歯列育形成では確実性が求められる。初診の幼児の母親には、「必ずお子さまをよい歯並びにしてあげます」という姿勢を予め伝え、継続管理を続けることになる。

実際に永久切歯萌出時に、すべての永久切歯が完全に正しい位置と萌出様態で萌出することは、皆無といってよい。萌出した永久切歯は、なるべく萌出中か萌出直後に正しい位置と正しい配列に修正される。もちろんこの場合は、乳側方歯群が固定源になっているので、P30で述べたように健全な乳歯が必要となる。

詳説 かつて萌出中の歯牙を移動させると歯根吸収が起きる、といわれた時期があったが、よく見られる転位や捻転程度の萌出中の歯牙を移動させても、エックス線写真にでてくるほどの歯根吸収は生じない。これについて調べる場合は、拙書[53]を参照されたい。
固定式装置で長期間、咀嚼時反復動かされる（jiggling）ような力が加わると歯根吸収が起きる。

まず$\frac{1|1}{\ }$が萌出したら直ちに$\frac{1|1}{\ }$を揃え、やや舌側よりに配列、次に$\frac{2|1|1|2}{\ }$をやはり舌側よりに配列、$\frac{2|1|1|2}{2|1|1|2}$は通常矯正歯科治療で行われている前歯の歯列弓形態よりも舌側に配列する。通常$\frac{1|1}{\ }$は、ideal archといわれている歯列弓形態よりも、2〜3mm舌側に位置するようにする。

$\frac{2|1|1|2}{2|1|1|2}$配列後は、側方歯群の交換期となるが、これらの時期の歯列弓の形に次第に適応して顎骨も発育、男の子は整って品格のある顔貌となり、特に女の子については、口唇の形を美しく魅力的な形に発育させるためにこの配列は重要である。これによって歯列育形成により形成された永久歯列は、切歯の配列がやや平面的となるが、20代の頃の骨の改造現象や歯牙の生理的移動で平面的な感じは消失する。

参考 乳歯列期に強度の過蓋咬合であったり、ガミースマイルの幼児（Ⅶ章-CASE12）や乳歯列開咬（Ⅶ章-CASE 4）、乳歯列前突（Ⅶ章-CASE 1）であった幼児は、乳歯列および永久切歯萌出直後に正しい位置に修正されても、乳歯列期の口唇のよくない形がいくぶん残ってしまうことがある。このような症例には、標準経過態（P21）以後も口唇のトレーニングが必要である。

? 不正がはっきり現われていない乳歯列に、歯列や咬合に関する処置を継続することは、従来の一般矯正歯科治療の考え方からみると、納得できない読者もおられると思う。しかし、実際には、ほとんど不正がないと見られる乳歯列について、正しい咬合で、しかも美しい歯並びにすることを目的として継続管理してみると、必ず合点がいかれると思う。これについては100％理想的な美しい体型で、優れた機能をもつ人間は、まず存在しないということと同じ理屈である（P27参照）。

3 2〜3歳の低年齢にプレートを使用することについて、歯列育形成は、矯正とはまったく異なった考え方をもっている

矯正歯科治療では乳歯列期での可撤式装置（プレートなど）の治療を避けるようにしている[36]。このことは矯正専門医によって記載された文献や、矯正歯科医による小児歯科学会などの講演からもみることができる。これは乳歯列期の治療は意味がない、という矯正歯科医サイドからの考え方からもあるかもしれないが、幼児の対応システムが整っていないことが根本的な原因ではないかと考えられる。これによって低年齢からの咬合治療が不能になっているのである。もとより矯正歯科医は、2〜3歳の幼児の対応については、本来は不要なことであったからである。

実際に幼児の咬合治療を行う際に、患児自身を対象にしたインフォームドコンセントを得ることができない[36]、患児自身が矯正治療を希望することが少ない[48]なども、乳歯の咬合治療を行わない原因としてあげられるかもしれない。これらの対処についてはⅣ章の動機づけを参照されたい。

まずは幼児が可撤式装置（プレートなど）を入れるのを嫌がらないか？　という疑問は、低年齢幼児にプレートをいれた経験のない歯科医に起こるかもしれないが、この心配はほとんど無用であるといってよい。**幼児の対応が成功していて、身体に特別な疾患がない限りは、どの幼児も口腔内にプレートを継続的に装着することには、成人よりも抵抗がない。むしろ年齢が低いほど、生活習慣の中へ取り入れることが容易である。**

そして幼児期からプレートの使用を始めた症例は、それが生活習慣の一部に入ると、高年齢になるまでの継続的長期的プレートの使用が本人の負担にならない。このように幼児がプレートを入れることをつらいと思わない、という認識は、昨今低年齢から咬合誘導を行い始めている歯科医の間にも、行きわたっているようである。

詳説 幼児の対応が成功している状態とは？
これにはいろいろな形があると思われるが、どのような形でも幼児が歯科医院を訪れることを、それほどつらく思わず、むしろ楽しみにしている状態をさす。
また、ほぼ幼児対応のイニシアティブがスタッフ側にあり、behavior managementがある程度できていて、母親が歯科医院を信頼してくれている状態でもある。
このような状態は、低年齢幼児には来院してすぐには望めないことが多い。一般には何回かの指導や予防処置を行って、そのたびに帰りぎわに母親の前で幼児をほめることを繰り返すなどして、信頼関係ができてくる。家庭の環境やお出かけについての話、育児の話、困ったことなど、幼児の習いごとがあればそれらについて新しい発見、共感もし、Narrative Based Medicine[50]の実践が役立つ。
システムをもって、いろいろな処置を行うには予行治療[7]の方法をとるとよい。

> **参考** 幼児期からプレートを入れて歯列育形成を行い、正しい咬合になってからも生活習慣にして継続管理を続け、大学へ進学してからも、あるいはさらに社会に出て得意な分野に進出してからもプレートを入れている人が多い。この人たちはもちろん自分の意志でプレートを使用していて、まったくプレートの使用を負担に思っていない。むしろ自分の正しい咬み合わせで、きれいな配列であることを周囲の人たちに注目させ、暗に自分が機能的に勝れていることを誇示している気配もある。

　幼児期にプレートを初めて入れる場合は、プレートの着脱が上手にできないので、練習する必要がある。2歳児でも初めはスタッフや親が手伝ってあげると、着脱に慣れてくる。歯列育形成で最初に使用するプレートは、前段階のプレート(習慣づけプレート)と呼んでいるが、初めは1日2時間くらいからスタートし、次第に時間を多くして夜間も入れるようにする。継続してプレートを使用してもらうためには、動機づけ(motivation)が必要である。動機づけ(P121)は、幼児が将来美しい青年または少女になるという誇りをもって通院するように、そしてその幼児の顔や体と才能などに、将来性のある部分を見抜き、年齢に応じたスタイルでお話ししてあげることも重要である。両親に対しては、「Ⅵ章-4．症例別にみた動機づけのポイント」(P124)を参照されたい。

　乳歯列期に処置を行い、よい形の乳歯配列弓と顎の位置関係を正しくして、その後も継続管理を行うことによって形態的によい状態からの発育を期待することは、歯列育形成の基本コンセプトである。

　矯正歯科医の中には、実際に乳歯列期に可撤式装置を入れた経験がないことが多く、混合歯列中期からの症例の経過の経験的なものから、早期治療の評価を割り出している論文も多く見受けられる。

　たとえば、乳歯列期反対咬合を例にとってみると、これに対する処置としていろいろな考え、理論[30, 31, 37]がある。しかし乳歯列期になぜプレートを入れるのかの根拠をもっとも単純に考えても、乳歯列期の反対咬合は、すべて乳歯列期にとりあえず治すことができるという事実がいかに有用なことか、もう一度原点にもどってみてほしいと著者は考えている。

　幼児の対応ができる小児歯科医が乳歯列期からの継続管理を行える立場にある。小児歯科こそ低年齢からの正しい咬合を育成および形成させる場が与えられているのである。幼児へのプレート使用の浸透は、今後の咬合誘導に大きな進化をもたらすものと考えられる。

　歯列育形成は一般の矯正歯科治療とは別に、小児歯科の新しい分野として一般に切り開けてくるであろう。この際重要なことは、「幼児期から歯列育形成を行えば、確実に標準経過態(P21)に対することができる」ということである。

4 早期治療の意義

★早期治療、すなわち低年齢からの治療を行ったほうがよいのか、あるいは低年齢から治療しても意味がないのか、従来からいろいろ論じられてきた。これについては、これまで述べてきたように、そしてまた単純に考えても早期に治療を行い、良好な状態で発育したほうがよいのは当然のことである。

★それならば、なぜ早期治療に否定的な考えがあったのか？それを作り上げるもととなる見方や立場を上げれば、次の3つの主な原因からくるものが多いようである。それらはすべて解決対応できるものであり、本書の目的はこれを解明するためのものともいえる。本書に記載されたところから、それに対応する要領の大まかなものを次に記した。もちろん、ここにいま記載された文章のみでは、理解していただけないところもあると思われるが、本書全体をよく見ていただくこと、また実際に乳歯列期から継続管理処置を行っていただくことで、早期治療の優れた意味や価値、その効果を了解されると思う。

①乳歯列期では永久歯列の予測と診断ができない？

解決と対応 発育過程から見てよい咬合が形成されるもっとも中心となる条件とされるのは、「よい（乳）歯列弓の形態」（P53）と「正しい顎の位置関係」（P55）である。乳歯列弓の形は、将来の永久歯列弓の傾向を示唆するものであり、また顎の位置関係は顎の成長パターンも現わしている。まずは乳歯列弓の形を修正して、よい形にし、そして成長パターンの対処を続ける。発育の初期に近づくほど「乳歯列弓の形」と「上下顎の位置関係」に適応して、顎骨（体部も含む）および軟組織の発育が行われる傾向がある。そのため、発育の初期に近い頃が形態的には重要な意味をもつ。そして形態的に正しく良好な状態を、次の②で述べる継続管理で保っていく。その期間中ワンフレーズでいえば、治療方針は主に成長パターンを観察していけばよいわけで、完全な予測は不要なのである。discrepancyの診断、すなわちスペース不足の推測も、永久切歯の萌出期に数回修正ができるので、本書に記載したように大まかに行って十分に事足りる。乳歯列期から混合歯列期に向けての治療方針は、標準経過態（P21）を目指す。永久歯の歯胚の確認は重要である。

②低年齢児に治療を行っても、成長発育期間のうちに本来の成長パターンが出現してくるので、早期治療は意味がない？

解決と対応 早期治療で形態的によい形にしても、その後本来の成長パターンによって咬合が変化してしまうという現象を言っている。しかし、これは幼児期または混合歯列前期に歯列に関する処置を行って、そのまま放置された症例に起きるものである。これは本書に記載したように、継続管理で解決できる。咬合誘導に限らず、予防の意味も含めて継続管理は、現代およびこれからの歯科医療に要求される。また生活の豊かさが向上してきたことで、継続管理は行いやすくなってきている。特に小児歯科医は、幼小児についてNarrative dentistry[50]を行える立場にある。

早期治療に意味がないかあるかの判定は、本書の症例写真でも歴然としているところをつかみとっていただきたい。

③幼児の対応が得意でない？

解決と対応 もちろん小児歯科医は、幼児の対応を得意とするところである。また一般開業医でも得意とする先生もおられる。成人または青少年を対象とする矯正歯科医は、必ずしも幼児の対応の準備が十分であるとはいえないかもしれない。幼児にとって受診には努力を必要とするが、たとえば診療室は楽しいところであり、それ以上の楽しさと目的に向かわせる何かがなければならない。あるいはスタッフが幼児の排泄や嘔吐に対して、対処する訓練なども必要である（P28）。

★早期治療の有用性については、次に述べる"社会的意義"と"生体に及ぼす意義"の中でふれる。

1) 早期治療の社会的意義

★現在の小児歯科界において、乳歯列期および混合歯列前期の頃から歯並びの処置を行うことが、まだ一般的であるとはいえないのは非常に残念なことである。ここでいう歯並びの処置とは、矯正二期治療を行わなくても、正しい咬合に形成させるという意味からの継続管理に伴う処置である。

❹ 早期治療の意義

★たとえば、乳歯列期の時点で、すでに患者さんから乳歯列や咬合に関しての将来への不安や、将来永久歯列になった時の正しい咬合ときれいな歯並びの願い、そして患者さんの親からも要望があった場合、歯科医側から「しばらく様子を見ましょう」とあいまいな受け答えをしてはならない。必ず患者さん側の要望を叶えなければならない。

★この患者さんからの要望に歯科医師が応えることは、人類社会に対する小児歯科医界の位置づけにも関わる。

★低年齢時から歯列と咬合の対処を始めることは、早期によりよい形の乳歯列と正しい顎の位置関係にすることであり、その後も継続管理を行い、最良の発育を期待することが、将来の永久歯列の咬合や顎骨に、形態的にも機能的にも最良の状態での形成と発育を促すからである。

　また、その幼小児が歩んでいく上での社会的立場にも影響し、それが幼小児のその後の生い立ちの歴史と運命にも関わる条件の大きな部分を占めるものとなり得る。

★乳歯列期の状況で、一見はっきりとした大きな異常がなくても、歯列育形成の対象は、ほとんどすべての幼児である。従来の概観的な見方から、正常とみなされてしまっている乳歯列にも、歯列育形成を行って自然にできた要素の多い正しい永久歯咬合を形成させてこそ、歯列育形成の本当の効果を発揮する（後文P40参照）。

❶ 幼児にも幼児なりの自覚と誇りを持ってもらうことができる

🔴乳歯列期および混合歯列期の初期（ⅡC）から歯列育形成を開始すれば、小学校3・4年生ごろに標準経過態（P73）にすることは容易である。このことは、その患者さんにとって重要な意味が存在している。

★この重要な意味とは、早期治療によって標準経過態にすることができると、将来、正しい永久歯咬合を育成[※10]および形成[※11]させることに確実性を持たせることができるということである。

> **詳説**　標準経過態については、すでにP21に述べたとおりで本書のⅦ章では、実際の症例において、その経過中に標準経過態になったところで口腔内写真をグリーン枠で囲ってあるので、読者はこの部分を注目されたい。
> ※10　育成：成長発育の中で自然に発生した個性をある程度容認するものである。
> ※11　形成：定められたルールが満足させられた状態に形づくられることである。

★低年齢から歯列育形成を開始した幼児は、小学生になった時に標準経過態になる。つまり、小学生になった頃には自分はすでによい歯並びでいられる、という自覚と誇りを幼児なりに持つことができるのである。これについては低年齢の幼児でも、その年齢に応じたmotivationを行うことができる。幼児なりに"自分は優れた人間になる"という自覚を持てることは、将来の夢と今からの行動に自信と勇気を与える。

> **詳説**　継続管理には動機づけ（motivation）が必要である。特に歯列育形成のようにプレートを患者さんに使用してもらうためには動機づけの選択が必要で、もっともその患者さんに適した動機づけがなされていなければならない。動機づけは多く行わないで、選択肢を絞って相手のやる気を引き出したほうがよい。これについてはⅥ章でふれている。特に年齢に応じた動機づけの項（P121）も参照とされたい。

❷ 形態的に整って美しいことが、学童期に小児の立場をよいものにする

★就学児童の咬み合わせの大切さは、いまさらここでいうまでもない。乳歯列期から歯列育形成を行ってきた子どもは、前述のように「よい乳歯列弓の形態」と「正しい顎の位置関係」となっているので、歯列弓の狭窄はなく、叢生や上顎前突、反対咬合になっていない。永久切歯は萌出時に位置の修正[※12]を行い、小学校3～4年生のころは標準経過態になっている。

> **詳説**　※12　永久切歯萌出時の位置の修正
> 萌出中の歯牙を移動させても、歯根吸収は起きない[53]（P34参照）。咬合時反復歯牙が動かされ、それが長期間続くと歯根吸収が起きる。
> 永久切歯（$\frac{2|1|1|2}{2|1|1|2}$）の配列のために、歯牙の移動を行わなければならないが、この歯牙の移動の固定源は、乳側方歯群（$\frac{EDC|CDE}{EDC|CDE}$）である（P49）。

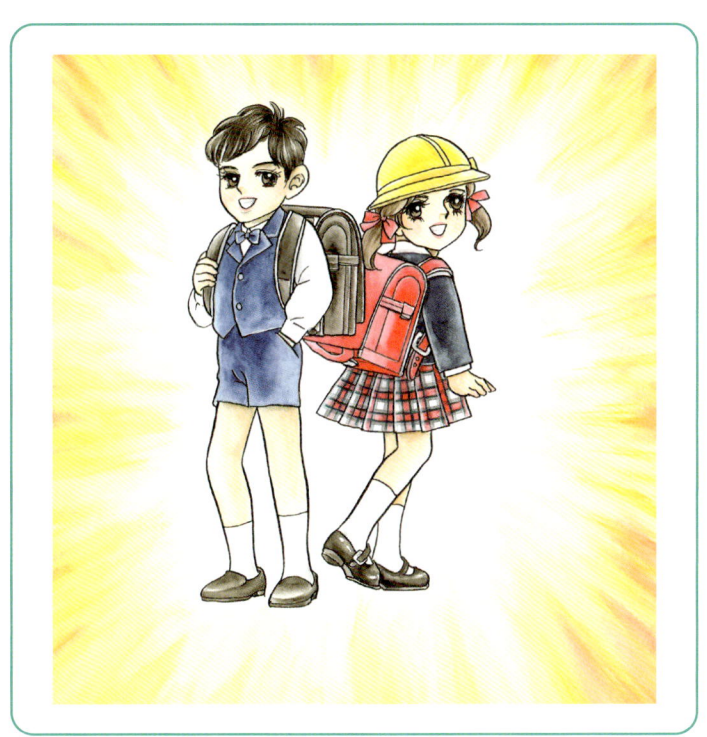

図Ⅰ-22　小学生の時も、きれいな歯並びのほうがいい。

I　歯列育形成の要点・概念

★すなわち上下4切歯（$\frac{21|12}{21|12}$）が萌出したら、直ちによい配列にするので、外観的にもきれいである。永久歯咬合が完成する前にも、永久切歯は整った状態で配列しているので、小学生の時もきれいで整った配列で過ごすことができる。

★歯並びがきれいになっているということのほか、もっと大きな変化がある。それは乳歯の排列に変化を与えると、歯槽基底まで変化することである（P40参照）。これについてよくある症例は、狭窄した乳歯列弓を側方拡大したり、歯槽骨とともに前突の乳歯列を治した場合などである。特に狭窄をした乳歯列弓を側方拡大すると、歯槽基底まで変化を与え、その結果、顎骨体部まで変わっていく（P45、46参照）。当然ながら顎骨体部に与える変化にはよい変化であるため、顔の骨格は美しく形成されていく。

★すなわち、発育初期に近い頃の上下顎骨の発育は、（乳）歯列弓の形に応じて行われる部分もある。

★発育の早期から骨格がよい形態に恵まれている子どもは、当然ながら機能的にも優れた状態で発育する。そのため、顔面筋のうち、口の周囲筋や咀嚼筋の動きが美しく表現され、顔が整っているだけでなく表情もきれいである。

参考　かつて情報伝達は文字や音声によって行われていたが、デジタル技術が発達し、映像や画像も多く使用されるようになった。テレビの影響は社会的に大きく、その他のメディアも画像によって人の心に訴える。昔の電話は音声だけの通信手段だったが、いまは携帯電話で家族や知人に画像や映像を送れる。パソコンにも画像があふれている。
人間の顔かたちからの視覚イメージが、現代社会にとって位置づけられる部分がかなり多くなってきたのは確かである。

★小学校低学年から正しい咬み合わせの子どもは、一般に体の動きに癖がなく、優れた運動機能も期待できる。

参考　矯正臨床では、不正咬合の治療の際、機能の問題が重要視され、機能優先の考えをとることがある。しかし、成長発育期間の初めのうちは当然ながら"正しい形態がよい機能を作る"という原則があてはめられる。すなわち、機能と形態の問題は、発育期間の初めに近づくほど形態優先ということになる。

★最近は、多くの小児歯科医や一般開業医が、乳歯列期から歯列の咬合の管理・処置を行うようになってきた。そして幼児およびその家族が、乳歯列期の咬合についての認識と乳歯列期からの咬合をよい状態に保つことで、子どもの社会的立場がどのように有利になってくるかという情報をはっきりと受けとめるようになりつつある。

詳説　乳歯列期からの管理・処置によって咬合育成および形成させることについて、顎の位置関係は厳密に行っていかなければならない。その理由は顎の位置関係を正しく保っていくことが、正しい咬合を形成させる中心的要素となるものがあるからである。そしてこれは継続的に観察・対処していく必要がある（「上下顎の前後的位置関係について」はP56を参照）。

2）早期治療の生体に及ぼす意義

★時代が変わっていく中、生活が豊かになるにつれて、医療の需要が次第にcureからcareへと移ってくる。病気になって治療するよりも、病気にならないように、あるいは症状が出ないように管理したほうがよい、ずっと健康がもっともよい。

　これには継続管理が必要である。歯科においても、これからの歯科医療は次第に継続管理が重要視され、歯科医療の中のいろいろな分野で行われるようになるであろう。

★歯列育形成も歯列・咬合の継続管理である。この歯列育形成による継続管理は、人間の発育期に行われるものである。他の分野の継続管理で、たとえば歯周病の継続管理をみると、実際にはほとんど成人の歯周病についてであり、発育期に継続管理を行う歯列育形成の歯列・咬合を"作り上げる"という概念とは、かなり状況が異なっているといえる。しかし、歯科医からの患者さんへの理解と患者さんからの歯科医への信頼を、ともに持続しながらおたがいに年齢を重ねていくことは、歯科医療の他の分野の継続管理と同じ状況である。

★咬合誘導は、一般に咬合に関して問題点がはっきりと現われてから治療を行うことになっているが、歯列育形成は問題点がはっきり現われなくても、完全に正しい咬合に近づけるために継続管理を続ける。すなわち広い意味からいえば予防の範疇に入る。

?　問題点がはっきり現われないのに、管理や処置を行う必要があるのだろうか？　という疑問に対しては、現在の少なくとも日本では、人為的に手を加えることなしに、完全に正しい排列で正しい咬合になった歯列、つまり生まれながらにして、まったく正しい歯列というものがほとんどないといってよい、ということから推量されたい。
実際に著者も歯科医師になって50年余り、40年くらい臨床に携わってきたが、自然に萌出してできあがった永久歯列の印象を採って、それが一点の非の打ちどころがない永久歯列に遭遇したことがない。見た目は一応よい歯並びであっても、印象を採って上下咬合させ、よく調べてみると、必ず問題点

❹ 早期治療の意義

があるものである。
著者の講演会（歯科医師やコ・デンタルスタッフ対象）では、なるべく受講者の方々に「もし"我こそ理論的にも正しい咬合の持ち主である"という方がいらしたら手を上げて下さい」とお聞きするが、いまだかつて名乗りでた方はいない。

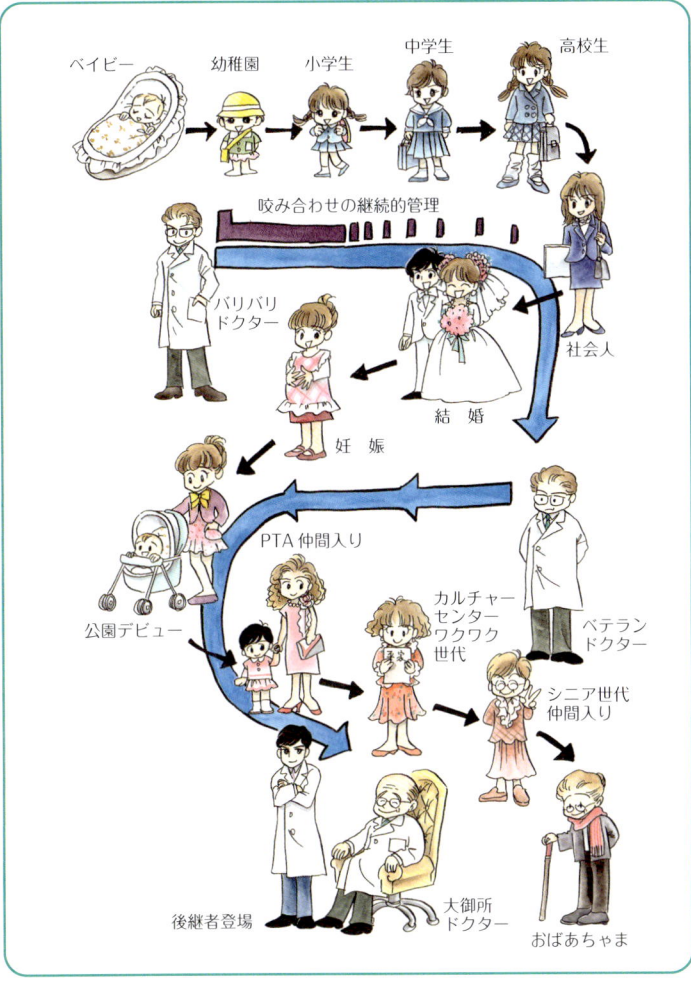

図Ⅰ-23 歯列育形成とは、人の一生のうちの発育期における継続管理である。そしてまた、予防医学の中に入る。

詳説 問題点がはっきり現われない症例とは、歯間空隙はあるが、それが十分でない※13または乳歯列弓がやや狭窄している※14、あるいはわずかな乳歯列Ⅱ級傾向、著しい過蓋咬合などが多い。このわずかな乳歯列Ⅱ級傾向は、永久歯列になってもⅡ級傾向である（P58参照）。著しい乳歯列の過蓋咬合は、永久歯列になっても過蓋咬合である（P174参照）。
このように従来の咬合誘導の感覚からでは不正咬合といわれないような症例に対して、歯列育形成を行うこともある。
上記の乳歯列の状態では、大きな問題点はないが、完全に正しい永久歯列にはならない。わずかな不正が生じる原因をもっているものに対して、歯列育形成を行う意味がある。
※13、※14 標準乳歯列弓と比較。乳歯列期の叢生または閉鎖型乳歯列P171参照。

★発育期の継続的予防管理の主なものは、う蝕予防と歯並び管理（咬合管理）である。この2つは並行して行われるべきものであり、片方のみ行われるとするとそれは不十分なものとなる。

参考 小児歯科学の目的は、完全な総合咀嚼器官を造型し、子どもの健康に寄与すること[14]となっている。これから考えても、う蝕予防だけでなく、歯列・咬合も完全な状態に近づけるべきである。

★発育期の始めに近いうちに、形態的によい形にしたほうがいいのは当然のことでもある。
次に、具体的には、早期治療が生体にどのような変化を与えるものであるか、その特徴となるところをあげる。

1. 乳歯列期から歯列育形成を始めれば、標準経過態にする確実性がある

★なぜ、乳歯列期から歯列に関する処置を行って継続管理するのか？ それはまず永久切歯（$\frac{21|12}{21|12}$）が正しく配列した状態の標準経過態に確実にすることができるからである。しかも動機づけ（motivation）がきちんと行われ、プレートを決められた時間装着しさえすれば、経過に無理がなく、術者にとって治療処置は容易なものとなる。

★もし歯列育形成を始める時期が遅く、すでにⅢAの頃になってしまい、永久切歯がほとんど萌出してから始めると、乳側方歯群（$\frac{EDC|CDE}{EDC|CDE}$）がしっかりしている間には、標準経過態にするのが間に合わなくなることがある。

すでにⅢAの時期で標準経過態に間に合わなくなり、$\frac{21|12}{21|12}$の配列にいまだ問題点が残っていた場合は、正しい永久歯の配列と咬合にするのに困難を伴うか、または問題点を残したまま永久歯列に移行するおそれがある。

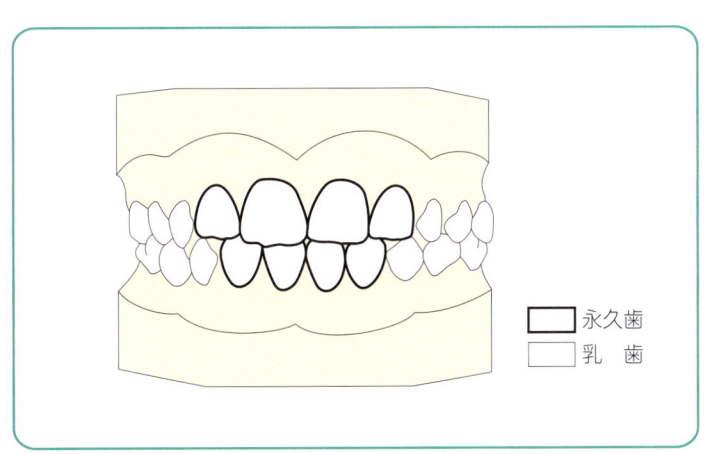

図Ⅰ-24 標準経過態（The Order Processing Position of Incisors）。

I 歯列育形成の要点・概念

★乳歯列期、あるいはおそくとも1|1の萌出始めのⅡCの時期に歯列育形成を始めれば、標準経過態にするのは容易である。つまり乳歯列期から歯列育形成を始めれば、確実に正常永久歯列に形成させることができるのである。しかもその配列は、萌出始めからよい配列で歯列を形成させることができるので、見た目も美しい。そしてこの歯列は、臨床的歯冠長が長くなっていないのが特徴である。

2 discrepancy の解消を行うことができる

★乳歯列を移動させることでもっともよく行われるのは、乳側方歯群の側方拡大である。乳側方歯群の骨植のよいうちに側方拡大が行われると、歯槽基底まで変化が与えられ、側方拡大される（図Ⅰ-25）。

当然ながら歯槽基底まで側方拡大されれば、上顎骨も下顎骨もその体部まで変化していくことになり、顎骨全体に与える影響は大きい。

★一般に骨植のよい乳歯列に矯正力が作用され、形態的によい形に整えられると、歯槽基底まで与えられた変化は顎骨体部に影響を及ぼすことになり、その状態から顎骨が発育していく。さらにそれは顔面頭蓋のほとんどの骨格に影響を及ぼすと考えられる。

このdiscrepancyの解消は、永久歯を移動させる一般の矯正歯科治療と比較すると、その効果は非常に大きなものである。乳歯列から歯列育形成を開始すれば、永久歯歯幅が異常に大きい症例を除き、その大部分の症例は便宜抜去の必要がなくなる。

> **参考** 乳歯列期および混合歯列前期における"discrepancyの解消"については、従来の矯正学においては、ほとんど無視されていた感がある。

●discrepancyが小さいと推測される症例も、乳歯列弓の形を整えたほうがよい。永久歯列になってから治すよりも、乳歯列期に乳歯列弓の形を整えたほうが、仕上げが自然できれいであることが期待されるからである。

> **理由** 軽度の叢生でも、永久歯咬合が完成されてから治す場合は、咬合の再構築となる。萌出完了までによい位置にして、そこから発育したほうが自然に萌出してできた咬合に近い。

★discrepancyが小さい症例でも、小学校3～4年生の時に標準経過態になっていることは、本人にとって大きな意義がある（P37参照）。

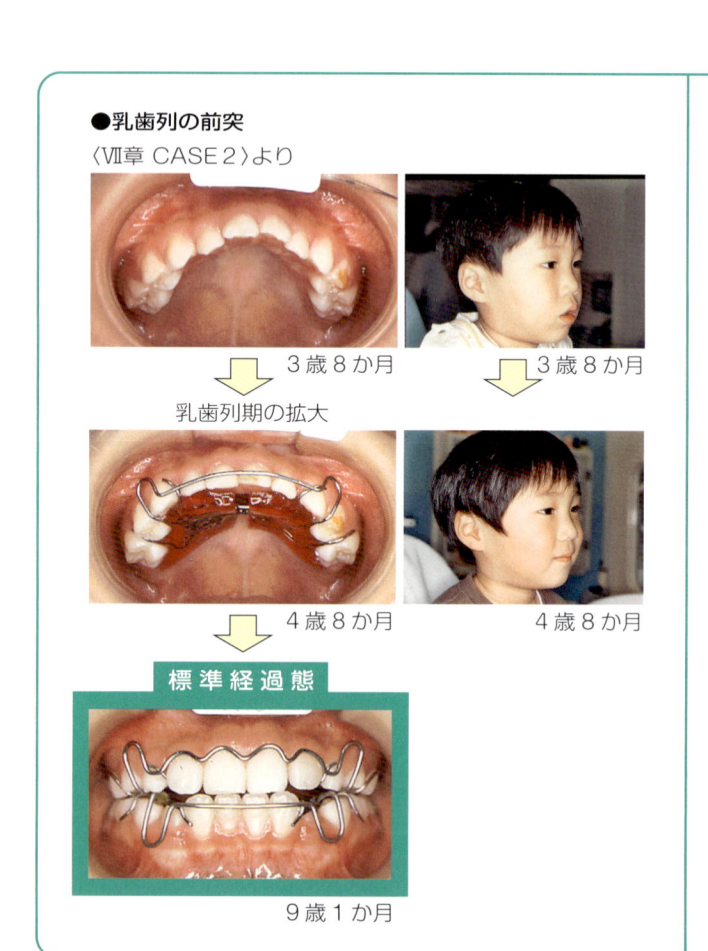

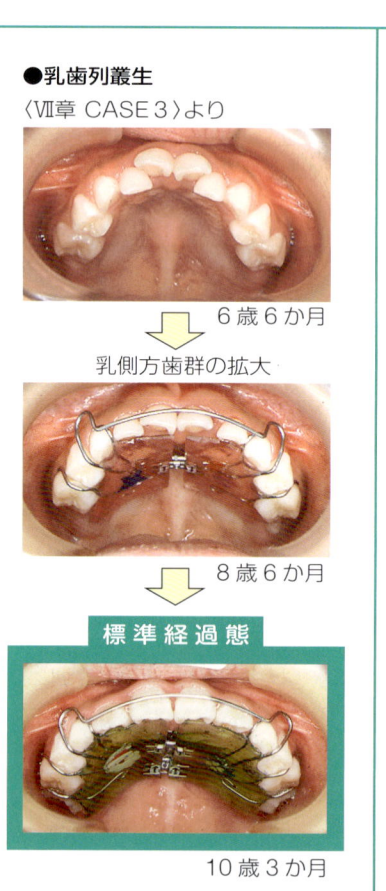

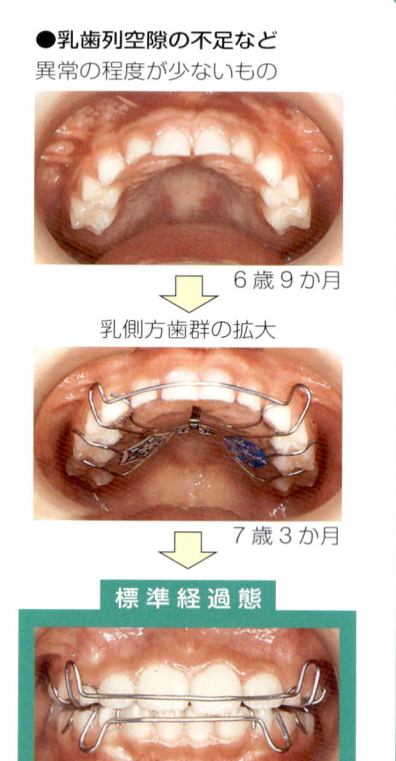

●乳歯列の前突 〈Ⅶ章 CASE 2〉より
3歳8か月 → 乳歯列期の拡大 → 4歳8か月 → 標準経過態 9歳1か月

●乳歯列叢生 〈Ⅶ章 CASE 3〉より
6歳6か月 → 乳側方歯群の拡大 → 8歳6か月 → 標準経過態 10歳3か月

●乳歯列空隙の不足など 異常の程度が少ないもの
6歳9か月 → 乳側方歯群の拡大 → 7歳3か月 → 標準経過態 8歳11か月

図Ⅰ-25 乳歯列弓の形を整える。側方拡大は乳歯列弓の形を整えるのと同時に、discrepancyの解消をも行っていることになる。

4 早期治療の意義

3 顎の位置関係をきわめて容易に正しくすることができる

★上下顎の位置関係に不正があり、それを改善しようとする場合、対象が低年齢であっても、幼児の対応に成功していれば、それに対応するどの装置でも確実に効果を現わす。

たとえば、上顎前突で乳歯列Ⅱ級の症例には、Advancing plateやBionatorなど、反対咬合で乳歯列Ⅲ級の症例には、下顎斜面板プレートやActivatorなどを装着し、さらにChin capを併用すると、通常3～10か月くらいのうちに上下顎の位置関係の不正が改善される。これにより上顎前突の前突感はまったくなくなり、反対咬合は正常被蓋となる。

詳説 強度の下顎過成長の成長パターンを有する症例は、乳歯列の固定式装置を用い、乳側方歯群を固定源とした顎間固定(P44)とChin capの併用で劇的な効果をあげることができる。

参考 乳側方歯群の顎間固定はⅦ章に示した〈CASE 9-4〉〈CASE 9-5〉〈CASE10-1〉〈CASE10-2〉などの症例にみられる。

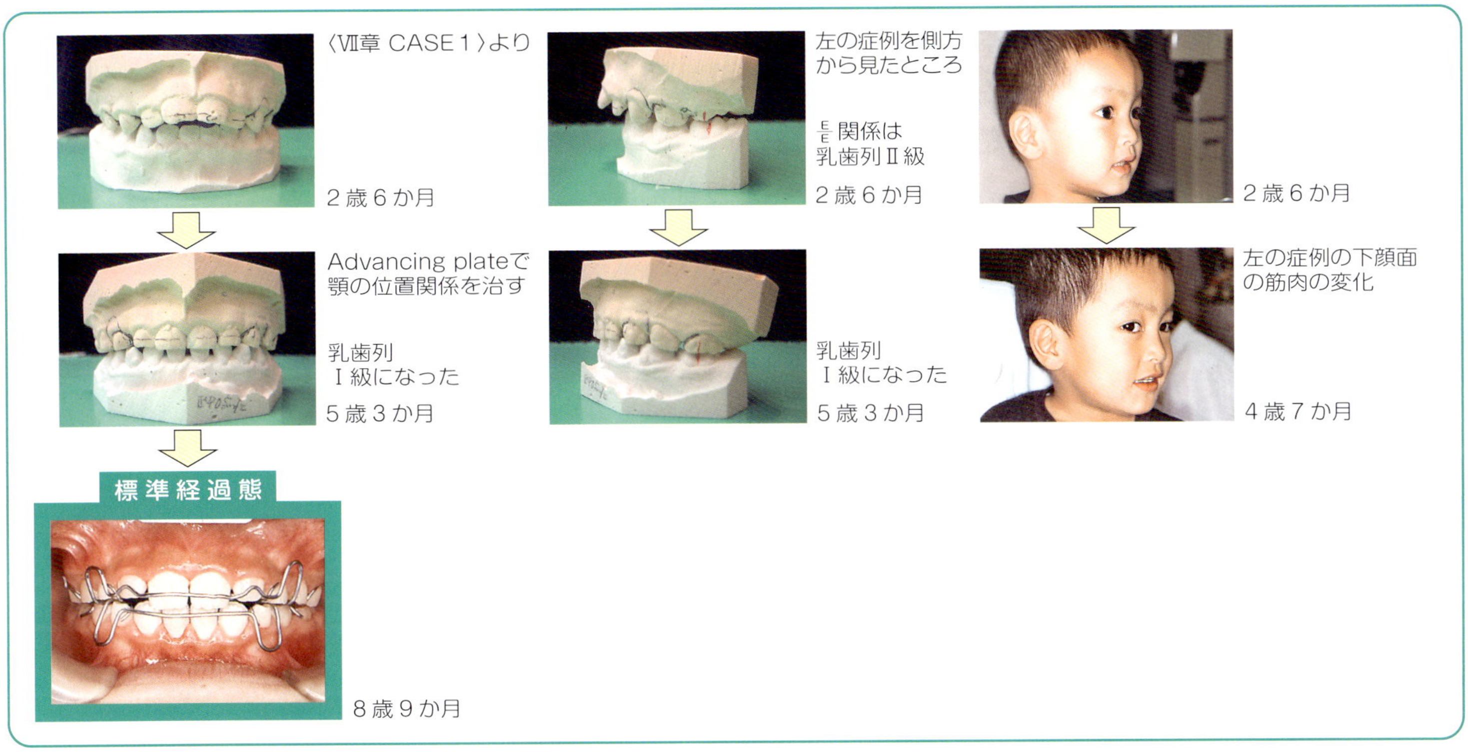

図Ⅰ-26 乳歯列Ⅱ級(下顎遠心咬合)の症例。

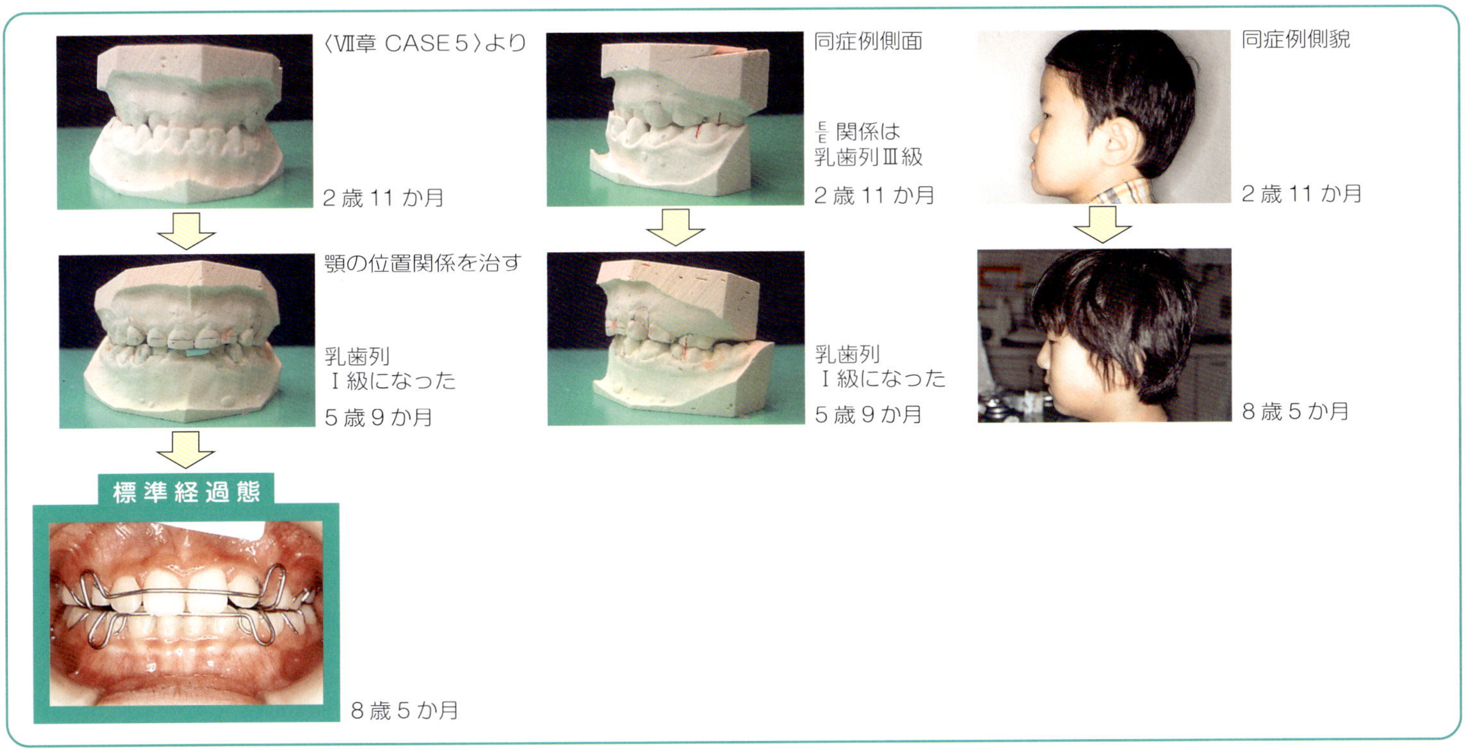

図Ⅰ-27 乳歯列Ⅲ級(強度の下顎過成長)の症例。

I 歯列育形成の要点・概念

- 年齢が低いほど残された成長量[※15]が多いため、効果的に顎の位置関係を正しくすることができる。幼児の場合、骨が軟らかく、その形成途中の顎骨の形態をコントロールする期間も長いので、その作用を強めることができる。

★ ここでいう形成途中とは、上顎骨・下顎骨全体の形態であるが、それとともに側頭骨の関節窩（下顎窩）と下顎骨の下顎頭からできる顎関節も含む。

詳説 ※15 残された成長量：a significant amount of growth remaining（Proffit,W.R.：Contemporary Orthodontics.より）

- 幼児期においては、顎関節は未完成で関節窩は平坦に近い。下顎頭にある軟骨は下顎骨の成長の中心である[49]。下顎頭の軟骨性骨化は、発育期が特に旺盛で、骨の形成がさかんに進められている。下顎の位置を正しくするためには、下顎頭の位置と形がそれに応じて変わっていかなければならない。発育期の初期に近づくほど、顎の位置の変化に適応して形成されるスピードも早い。すなわち人為的に顎の位置関係を変化させやすく、その後の継続管理（P14、15）でその状態からさらに発育させることができる。

★ 早期に顎の位置関係を正しくしてしまうことは、生体にどのような効果をもたらすものであろうか？

顎の位置関係が正しい状態で発育した個体は、当然ながら優れた運動機能を持つ人間として発育していく。ここでは「正しい形態は正しい機能をもつ」という原則があてはまる。

★ 一方、年齢が高くなって発育期の終わりに近づいた症例では、顎の形態はかなりできあがってしまっているので、これに変化を与えて治すことは咬合の再構築となり、機能は治療前の形態に適応してできあがった状態のまま残ってしまう部分もある。つまり、治療をしても治療前の名残りが骨の形態や筋肉の作用に存在するので、発育期でも高年齢の症例では、形態を治しても機能の問題が残ってしまう。このことから成人または発育期の終わり近い症例の治療方針は、機能優先ということがいわれる。

★ 成人または発育期でも成人に近い症例では、従来、上顎骨・下顎骨の過大あるいは発育不足に対して治療を行っても、正しい咬合形成のために要求される顎骨体部までの変化は、なかなか十分とはいえないことが多い。

- 乳歯列期から歯列育形成を始めることで、顎骨の形態をよりよい形にすることができる。
- 下顎骨の発育不全による骨格性の要因または機能性の要因による下顎遠心咬合（乳歯列Ⅱ級）は、従来いわれてきた[10]ように、下顎骨を前方位に位置させて機能させることで、下顎骨の形態的変化をきたし、下顎遠心の咬合が改善される。これは前述のように、顎関節が形成途中の発育期間中に行うことによって、効果が期待できる。

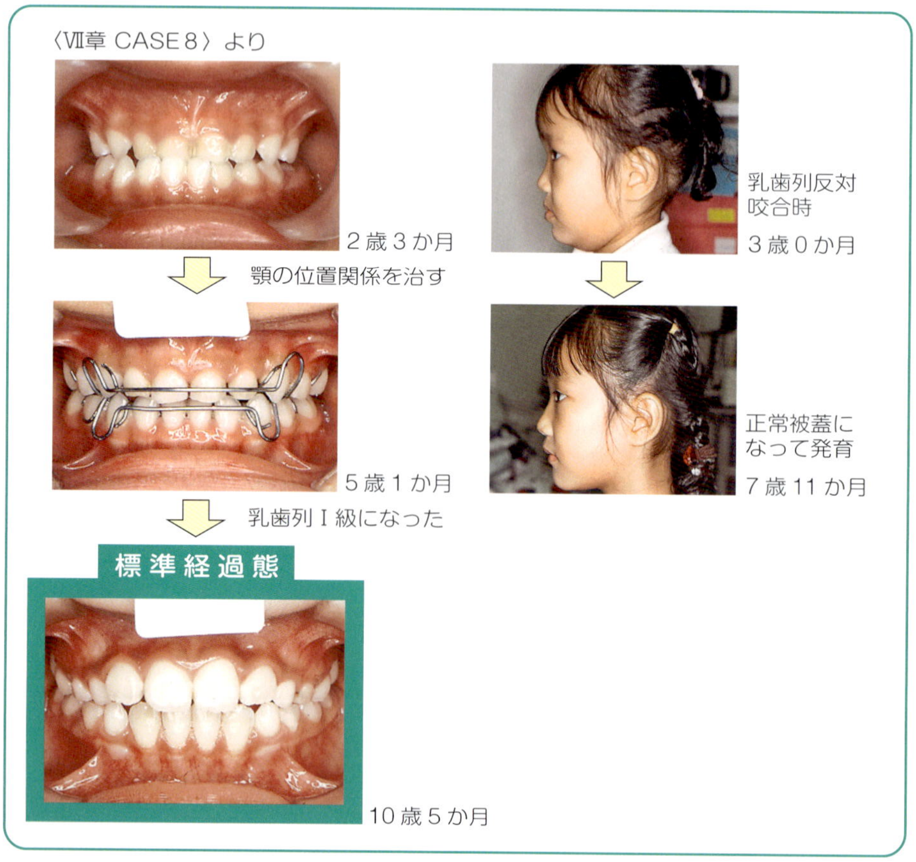

〈Ⅶ章 CASE 8〉より

2歳3か月
↓ 顎の位置関係を治す
5歳1か月
↓ 乳歯列Ⅰ級になった
標準経過態
10歳5か月

乳歯列反対咬合時 3歳0か月
↓
正常被蓋になって発育 7歳11か月

図 I-28　乳歯列Ⅲ級の症例（よくあるタイプの乳歯列反対咬合）。

4 早期治療の意義

●たとえば、乳歯列Ⅱ級で上顎骨がやや上下的に大きく、すでにガミースマイルの傾向がある症例などは、乳側方歯群を側方拡大することで、乳臼歯部の上下的発育成分を少なくし、前歯部は圧下ポイントで圧下（P 169〈CASE12〉）、さらにⅢA後期には側方拡大された乳側方歯群の上下接触するところ（咬頭など）を削り、咬合を低くする方法[※16]もとることができる。

●多くの上顎前突の乳歯列は、下顎遠心咬合を改善するとともに、側方拡大することで、乳前歯部を舌側に入れることができ、6|6の遠心移動は乳側方歯群の乳歯固定（P 183）で行うことができる。

参考　上顎骨の過大とみられる症例の多くは、狭窄を伴っており、多くのガミースマイルも乳前歯部の歯槽骨の発育がよいという要因がある。日本人には著しい上顎骨の過大、すなわち真の上顎過成長はかなり少ないといわれている。

参考　一般矯正歯科では対象年齢が歯列育形成よりも高いので、顎態の異常をどこまで改善できるかについてはもちろん完全さを要求できない。この不十分さを補う例としてSteiner分析などでは、矯正メカニクスでA点・B点の関係を改善できる治療を予測して、ANBをどのくらいまで理想値に近づけられるか、患者の値と理想値の中間をとってacceptable compromiseとして目標を決めている。
また矯正学的な歯の移動で、（抜歯の必要がある時も）顎態の異常はかなり残るが、咬合関係は改善されるという状況を、カムフラージュという言葉で表現している[10]。

参考　歯列育形成で行う萌出後間もない6|6の乳側歯群の固定による遠心移動は、ほとんど永久歯列になってから行う矯正のヘッドギアに相当する。歯列育形成ではヘッドギアは不要である。

注意　※16 咬合を低くするのは、乳歯が何歯か残っている時期までで、永久歯咬合が完成されてから、または完成に近くなってから行うことは、顎関節が完成されてきているため危険である。
乳歯を削り、咬合を低くする場合には、必ずその前後およびその後の経過について、関節雑音の有無を診査して行かなければならない。

■乳歯列Ⅲ級

★たとえば乳歯列Ⅲ級で乳歯列反対咬合の症例は、全身的な特別の疾患がない限り、前述のようにすべて容易に顎の位置関係を治すことができる。

★乳歯列期の反対咬合も永久歯列のものと同じように、骨格性の要因によるものと機能性の要因によるものがある。この鑑別は主に上顎骨に対して下顎骨が大きければ骨格性であるが、機能性とみられるものでもわずかに骨格性の要因が入っていることが多い。

参考　従来の発育期において機能性の反対咬合を放置して、下顎前方位のままで経過すれば、骨格性に変化するおそれがある、ということもいわれていた。この事態が現われるのは、もともとこの機能性の反対咬合の症例は、骨格性の要因もあったからで、前歯部の逆被蓋のため、下顎過成長の成長パターンがよりはっきり出現したにすぎない。

詳説　乳歯列期の歯性反対咬合、機能性下顎前突および骨格性下顎前突の鑑別診断については拙著『歯列育形成』（クインテッセンス出版、P 81）に詳細が記載されている。

●もちろん反対咬合の症例は、歯性・機能性・骨格性のいずれの場合も、できるだけ早い時期に治し、正しい顎の位置関係にして、その後も継続管理しなければならない。

理由　歯列咬合に形態的に不正またはよくない状態があるまま成長発育が行われると、機能的にそれに適応した周囲組織の形成発育が行われてしまう。
歯列育形成のコンセプトは、できるだけ早期に形態的によい形にして、正しい状態のまま発育させることにある。

●正しい咬合を形成させるには、その前提として上下顎の位置関係が正しくなっていなければならない。このために、わずかなⅡ級傾向、Ⅲ級傾向も早期に正しておかなければならない。このことから、前述のdiscrepancyの推測は大まかでよいが、顎の位置関係は厳密に治しておくのが、歯列育形成の基本である。

つまり反対咬合でなくても$\frac{E}{E}$関係（P 54）がわずかに乳歯列Ⅲ級傾向を示していれば、これをⅠ級の状態にして発育させるようにする。

詳説　比較的まれではあるが、$\frac{E}{E}$関係がわずかに乳歯列Ⅲ級になっているが、その後まったく変化を起こすことがなく、もちろん下顎が前方に偏位する気配もなく、この状態のまま経過する症例もある。このような症例は$\frac{E}{E}$および$\frac{E}{E}$部の歯性の問題、あるいは特性といった解釈で、顎の位置関係は治す必要のない場合もある。

参考　乳歯列反対咬合は自然に治るものもある。そのためしばらく様子を見る、ということがいわれたこともあった。しかし、これは間違った考え方であって、すべての乳歯列反対咬合は治すべきである。その理由は乳歯列反対咬合は容易に治すことができるし、たとえ放置して自然に治ったとしても、ほとんどの症例は$\frac{E}{E}$関係が乳歯列Ⅲ級のままであるからである。

●乳歯列反対咬合の症例は、すべて治すべきであるということを述べてきたが、強度の下顎過成長の成長パターンを有する症例はどうするか？　強度の下顎過成長の症例こそ、早期に被蓋改善しておかなければならない。そしてまた、下顎過成長の成長パターンが著しいほど、その後の継続管理が重要となってくる。

I 歯列育形成の要点・概念

理由 一般に強度の下顎過成長の成長パターンがある個体は、年齢が低いうちにより早く下顎骨が過大となって現われる。そのため少しでも現われ方が少ないうちに発育を抑制していかなければならない。
すでに大きくなった下顎骨を小さくすることについては、外科的方法を除けば、その対処はまったく存在しない。しかし、大きくならないようにすることは、継続管理処置によって可能である。

● 形態的によい状態にして、そこから発育させるという歯列育形成のコンセプトから、すべての強度の下顎過成長の成長パターンを有する症例について早期治療の方法がとられる。まず被蓋を改善、正常にして下顎骨の前方への偏位を治し、その後は継続的に下顎骨が発育過剰にならないようにコントロールしていく。

● 乳側方歯群がしっかりしているうちにover correctionし、顎の前後的位置関係については、わずかに乳歯列Ⅱ級になるように努力する。

■顎間固定

● ★強度の下顎過成長の成長パターンを有する症例では、乳歯列の固定式装置が用いられることがある。これは乳歯列の顎間固定（乳歯固定）であって、このときの乳側方歯群（$\frac{EDC|CDE}{EDC|CDE}$）は永久歯（たとえば$\frac{6|6}{6|6}$）に固定を求めるよりもはるかに強い固定源としての働きをすることができる（図Ⅰ-29）。

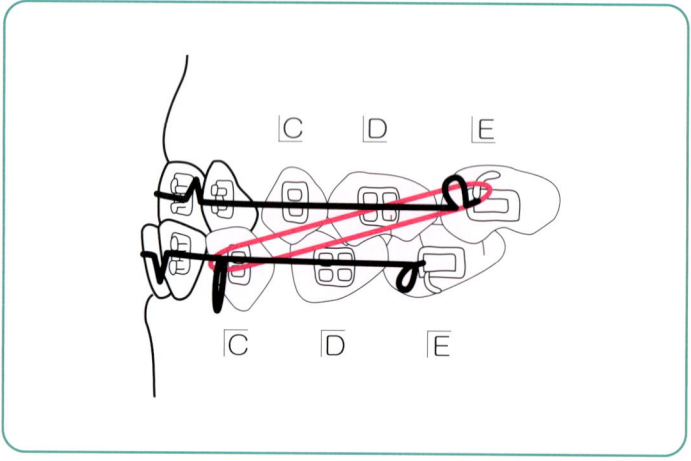

図Ⅰ-29 乳歯列の顎間固定。実際の口腔内写真についてはⅦ章の〈CASE9-4〉〈CASE9-5〉〈CASE10-1〉などを参照されたい。

■Chin cap

● 下顎骨の前方偏位によって起こる乳歯列Ⅲ級またはⅢ級

詳説 通常Chin capは口腔内装置と併用する。下顎斜面板プレート、ActivatorなどもChin cap併用でなければ、確実な効果をあげることは難しい。また固定式装置で乳側方歯群を固定源とした顎間固定（乳歯固定）とChin capの併用は、劇的な効果をあげることができる。

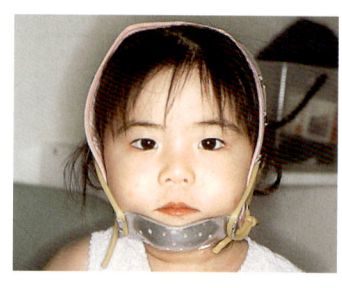

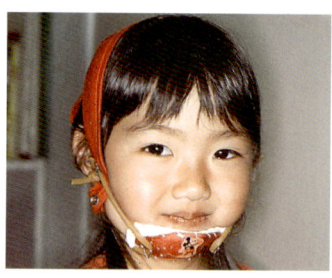

図Ⅰ-30 幼児のChin cap。
2歳10か月
4歳7か月

傾向（P56）の骨格性を含むすべての症例に、Chin capが使用される。すなわち、発育期間に少しでも下顎骨が前方に偏位している場合にChin capは有効である（図Ⅰ-30）。

● わずかな乳歯列Ⅲ級傾向があった場合でもChin capが使用されることは、歯列育形成の基本的なコンセプトである顎の位置関係を早期に正しくして、その状態から発育させるというところからきている。

参考 Chin capの使用期間については、理論的には発育期間中は使用しなければならないが、きわめてわずかな下顎骨の偏位あるいは機能性の偏位などは、発育期間中の一部に使用することもある。また反対咬合になっている場合であっても、低年齢のうちにover correctionし、わずかに乳歯列Ⅱ級傾向になって、4～7か月経過した症例はChin capは不要となることもある。この理由は乳歯列Ⅱ級、またはⅡ級傾向の症例は、ターミナルプレーンがdistal stepとなっているので、小児歯科学でもいわれているように、"distal stepは永久歯列になるとⅡ級になる"という原則にあてはまるからである。比較的強度の骨格性反対咬合は、長期間Chin capの使用が必要となるが、この場合はChin capを生活習慣にいれるようにする。これには両親および幼児への動機づけ（P125 Ⅵ-4-②、P119 Ⅵ-3-⑦、P121 Ⅵ-3-⑧）が重要である。

Chin capは前述のように、低年齢の症例ほど顎関節が未完成であるから、その効果が著明である。年齢が高くなり発育期の終わりに近づくにつれて、効果は小さくなる。

そのため、身長の伸びのピーク（男子の平均11歳～13歳、女子の平均9歳～11歳）になってしまってから、下顎骨を後退させるのは困難をきわめる。

■強度の下顎過成長

★従来の乳歯列期および混合歯列前期における反対咬合の咬合誘導や矯正の対処の中で、強度の下顎過成長の成長パターンがあると考えられる症例については、すぐ処置を行わないで、しばらく経過観察をする、という考え方もあった。下顎骨の発育を矯正力でコントロールしても、10代の身長の伸びが著しい時は、下顎骨の著しい過成長の勢いに抗しきれず、再び反対咬合になってしまうからである。

すぐ治療にとりかからないで、とりあえず経過観察するということは、下顎骨を過大に成長させておいてから治療を開始することを意味する。

●下顎骨の過成長を抑制できるのは、年齢が低いほど効果があがる。低年齢から管理処置を**継続**すれば、発育期において成長を抑制する期間が長い、ということは絶対的な効果をもたらす。

★早期に顎の位置関係が正しい状態となり、よい形の乳歯列弓となっていれば、それらに適応した顎骨体部および周囲組織の発育が行われていく。

? 継続管理そのものは、期間は長いことになる。これを患者さんが受け入れてくれるだろうか？ という疑問に対しては、I章-1.-1）、本書のまえがき、巻末のQ＆Aを参照されたい。

★強度の下顎過成長の成長パターンがある症例で、下顎骨の成長がかなり進んでから矯正治療をする、という方法をとるのは、下顎骨の過成長をコントロールする時期を逃してしまったことになる。発育期の終わり頃からでは、下顎骨は著しく大きくなってしまい、そしてその下顎骨を小さくすることはできない。

詳説 低年齢から下顎過成長の症例について、歯列育形成を継続していった場合、10代のスパートに対する対処は、P24、P29に説明してある。

④ 顔を美しくすることができる

★従来の矯正歯科治療においても、歯列不正を治すことで審美の面からの大きな目的もあった。

上顎と下顎の位置的な問題による顎骨の移動はさておき、それぞれの顎骨について歯科矯正学をみると、矯正力（orthodontic force）は、歯牙とその周囲の歯槽骨に加えられるものであり、その場合、歯槽基底（apical base）は矯正歯科治療によって大きさや形の変化を受けない、または受けにくいとされている。このことから、上顎骨下顎骨の体部の形の変化は起きにくい、と見なければならない。

参考 矯正歯科学において、上述の矯正力（orthodontic force）は狭義の矯正力で、広義の矯正力は顎骨の移動あるいは形態の変化を目的とする整形力（orthopedic force）も含まれる。前者が比較的弱い力により歯槽骨内での歯の移動を行うのに対し、後者は強い力を顎骨そのものに作用させるものである。整形力を作用させる例としてChin capがある。Chin capは歯列育形成でも使用するが、一般的な矯正歯科治療のほうが強い力を必要とする。これによって起こる顎関節の変化、すなわち下顎頭と下顎窩では、成人の場合、幼児の症例とは比較にならないほど組織的および形態的な変化は少ないと考えられる。

●歯列育形成は、無理のない力を作用させ、顎骨体部まで変化を与えるのが一般的な矯正歯科治療と異なるところである。

歯列育形成では、乳歯列弓の形をよい形にする。多くの症例で狭窄した乳歯列弓あるいはV字型乳歯列弓およびそのほかの問題ある乳歯列弓を、半円型の標準乳歯列弓（P84）に近づける方法を行う。

★乳歯列弓に与えられたよい変化は、歯槽基底（apical baseまたはbasal arch）まで影響を及ぼす。そのため乳歯列弓の形の変化を受けて顎骨体部も変化する。

歯列育形成を始めるまで、偏った個性を造り出してきた顎骨の形は、次第によい形へと発育していく。眼窩下縁は上顎骨であって、つまり顔の眼から下は主に顎骨で作られている。眼から下が整って、より高い品性が現われてきているのを見てとることができる。特に口唇は、きれいな形となる（図I-31）。

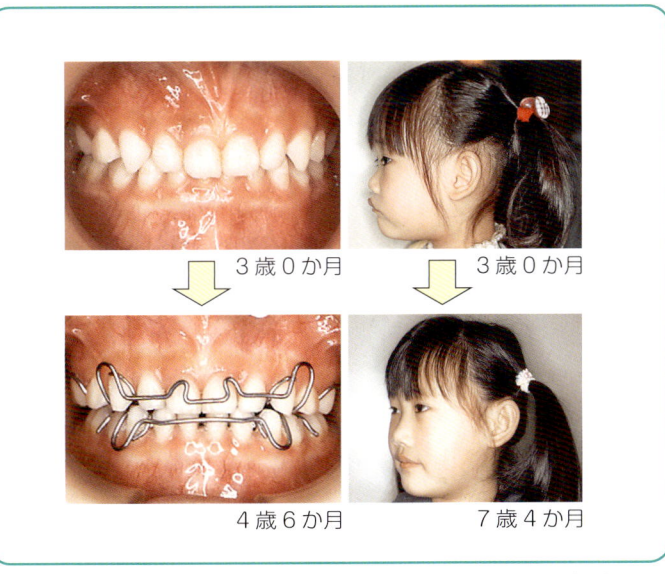

図I-31 乳歯列弓の形の変化と顔の変化。狭窄前突の乳歯列弓をよい形にした症例である。このあとに掲載した他の症例は、顎の位置関係を正しくして顔に変化を与えた症例であるが、同時に乳歯列弓の形もよい形にしているので、顔の変化はこの要因にも関係している。

I 歯列育形成の要点・概念

★図I-32の症例も、もし幼児期に何もせず様子だけ観察し、青年期に近づいてから歯列矯正を行ったとしたら、一応前突は治るが、顎骨には貧弱な感じが残ってしまうことが考えられる。理由は3歳8か月の状態から発育期の終わり頃に近づくまで、そのままの状態で発育が行われるからである。この症例は低年齢のうちに下顎遠心咬合を正常な位置関係（P55）にして、それと一緒に乳歯列弓をよい形にしたので、それに適応して顎骨も美しい形に成長発育した。

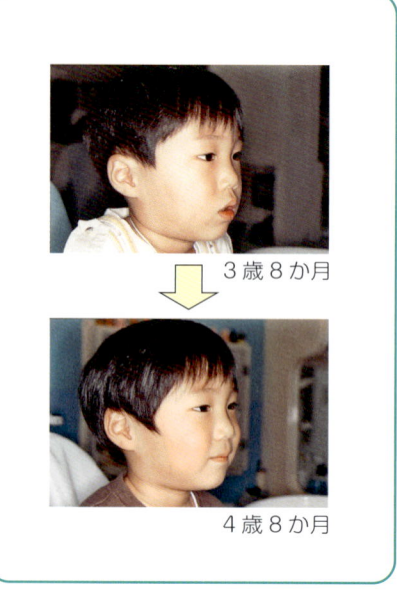

図I-32 顎の位置関係の異常を治し、乳歯列弓の形を変化させたことによる顔の変化。乳歯列II級をI級に治して、歯列弓の形も標準乳歯列弓（P84）に近づけた。詳細はVII章の〈CASE 2〉に掲載。

★機能性あるいは骨格性の要因によって、乳歯列III級となり、下顎近心咬合で乳前歯部の逆被蓋の症例も、できるだけ早い時期に治し、その良好な状態で発育するようにすると顔は美しくなる。乳歯列II級下顎遠心咬合の場合と同様に、軟組織のよい変化もはっきりと現れ、特に口唇の形はきれいになる。

★顎の偏位があり、上下顎の咬合関係に異常があるまま放置された場合、これに応じた形に骨と周囲組織の発育が進んでしまう。当然ながら機能も異常な咬合関係に呼応し、それに応じたものとなってしまう。発育期の終わりに近づいてから歯列咬合の治療を行った場合は、機能の問題が残り、多少なりとも顔のイメージにも特別な影響を与えてしまうことが考えられる。

●早期に正常な咬合関係にして、その後も継続管理を行い、その状態から発育させることは、美しい形態と優れた機能を持つことが期待され、その子にとって素晴らしい運命を引きよせることになる（図I-33）。

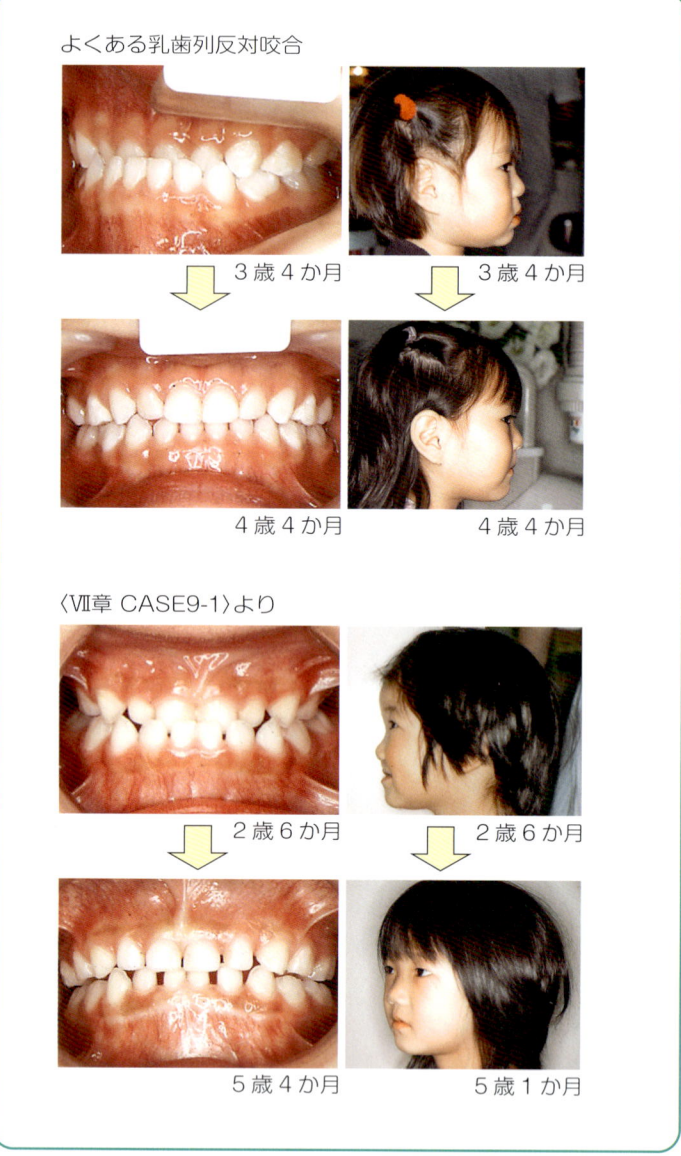

図I-33 幼児期の乳歯列反対咬合を治した症例。乳歯列期の反対咬合は、どの症例もよく治る。同時に顔の変化も著しいものがある。特に表情は美しくなる。正しい機能は美しさを呼ぶものであることを強く感じさせる。

4 早期治療の意義

■下顔面高

● 乳歯列期または混合歯列前期から歯列育形成を継続すると、下顔面高を高くしないようにすることができ、小顔に近づけることができる。

★ 早い時期に乳歯列弓の狭窄を治し、その状態から発育すると、上下的発育は大きくなりにくい。発育による骨の体積の増加は、大略定められたものとみられるからである。

★ また、発育期間中の長期間のプレート使用は、咬合が高くなることを抑制する傾向がある。

● 幼児期のガミーフェイスや過蓋咬合は、上顎乳前歯部の歯槽部が上下的によく発育していることが多い。多くは乳歯列Ⅱ級またはⅡ級傾向になっているが、Advancing plateで下顎を前方に位置させるとともに、乳前歯を圧下し、乳前歯部の歯槽骨の高さを低くすることができる。

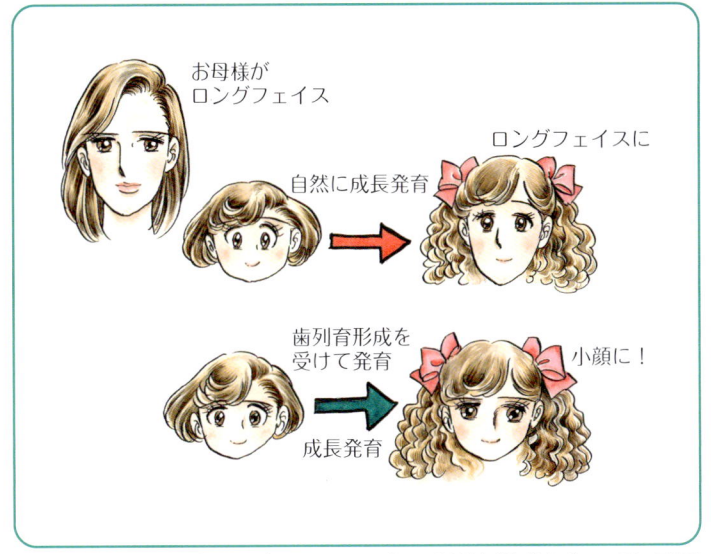

図 I-35 お母様がロングフェイスでも、歯列育形成をやっている子は下顎面高が高くならない。

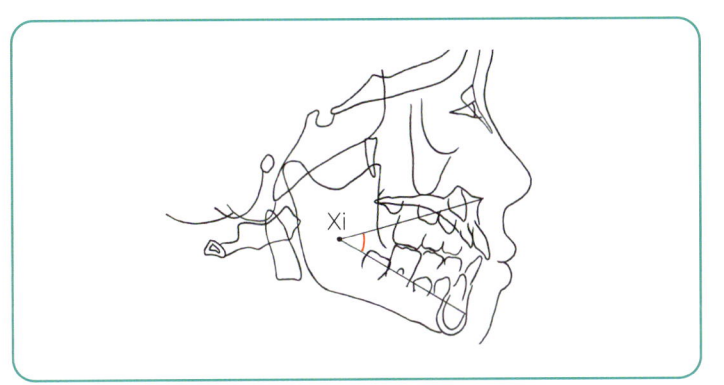

図 I-34 セファロによる下顔面高（Lower facial height）。矯正学の本には、セファロによる下顔面高は年齢が増加しても一定で、変化しないと書かれている。しかし誰しも幼児期の顔から次第に大人顔になっていくことを考えると、低年齢の時期には下顔面高は増加すると考えなければならない。

参考 成人矯正では、過蓋咬合の症例でoverbiteを少なくするためには、2̲1̲|̲1̲2̲または2̲1|̲1̲2̲を圧下することに頼らないで、反対に臼歯部の咬合を高くする方法をとることが多い。永久前歯の圧下が効果を現わしにくいからでもある。
そのため、下顔面高が高くなりやすいので、過蓋咬合の症例で、顔面高が高くなっているような治療後の顔面写真をよく見ることがある。
幼児期では乳前歯は圧下することができる。また永久切歯も萌出間もない状態であれば圧下できる。組織学的に歯周組織がまだ未完成だからである（図 I-36）。

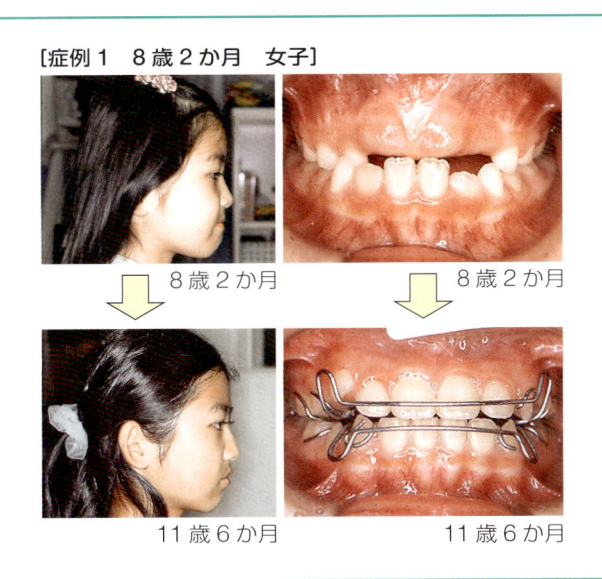

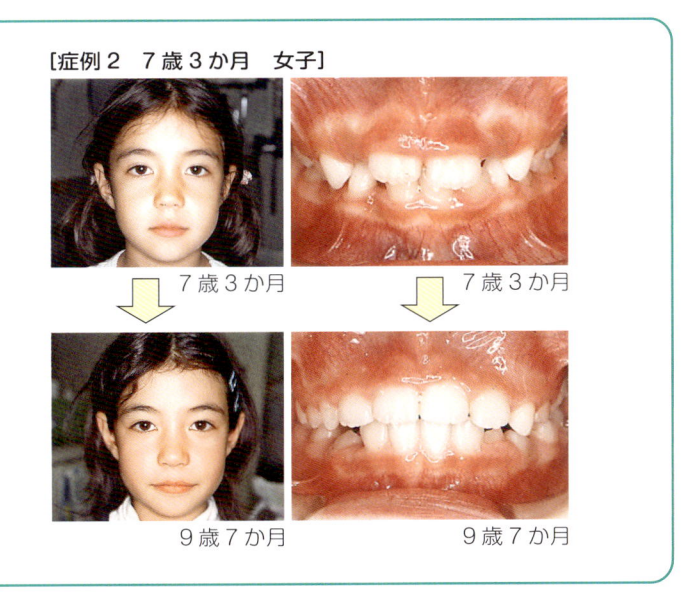

[症例1　8歳2か月　女子]　　　　　[症例2　7歳3か月　女子]

8歳2か月　　8歳2か月　　　　　7歳3か月　　7歳3か月

11歳6か月　11歳6か月　　　　　9歳7か月　　9歳7か月

図 I-36 顔面高が高くならない。いずれも萌出間もない永久切歯の圧下を行って、overbiteを少なくした。
症例1：永久切歯萌出期の反対咬合を治し、継続管理中。**症例2**：永久切歯萌出期の著しい歯列弓狭窄と過蓋咬合を治し、継続管理中。

I 歯列育形成の要点・概念

● 下顎骨に強度の過成長の成長パターンがある症例では、すでに乳歯列期で顔貌にその特徴が現われる。このような症例の多くは、歯槽骨をみると、すでに上下的にも過大になろうとする状態がみられる。この場合、前述（P44）のように、幼児期からのChin capは威力を発揮する。忠実にChin capを使用（昼4時間以上、就寝時は必ず）した場合、反対咬合が治るばかりでなく、確実に上下的な発育は抑制され、ロングフェイスになる傾向は現われない（図Ⅰ-36 症例1）。

● 早期から継続管理処置を行っていれば、さらに下顔面高が高くならないように、乳側方歯群（$\frac{EDC|CDE}{EDC|CDE}$）の咬合面・咬頭など上下接触する部分を何回かに分けて削り、咬合を低くする方法も行うことができる。$\frac{6|6}{6|6}$のみ上下当たるようになったら、咬みしめ訓練を行う。これには処置前後、毎回関節雑音の有無をみていかなければならない（図Ⅰ-36 症例2）。

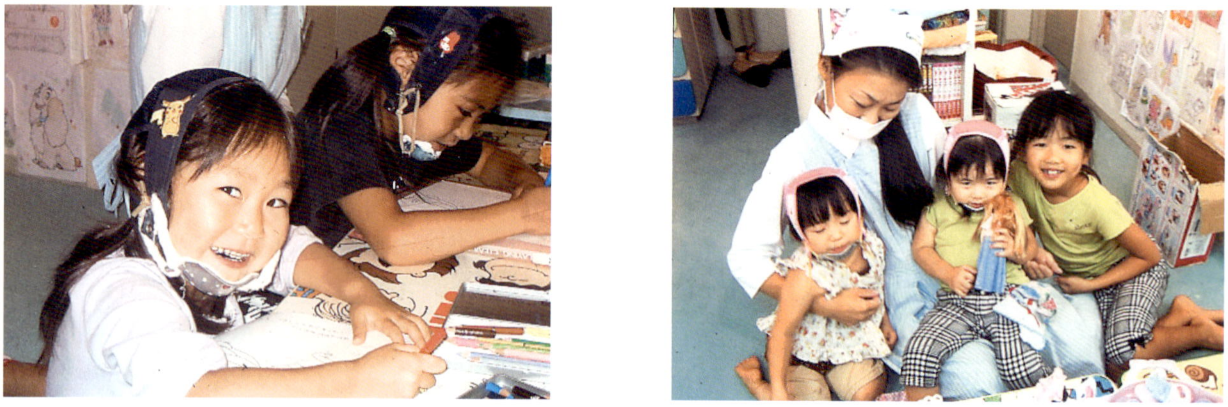

図Ⅰ-37　Chin capを装着している様子。歯列育形成では、少しでも$\frac{E}{E}$関係が乳歯列Ⅲ級またはⅢ級傾向を示す症例にChin capを使用する。

参考

ここまで、早期治療の意義について大略を述べた。早期治療を行った結果について、臨床的に主にその効果を説明したが、理論的なものについては、なるべく省略させていただいた。歯列育形成の特徴に関する理論的なことを特に深く追求しなくても、臨床においては、早期治療を行うことができるからである。

しかし、より理解を深めていただくために、歯列育形成の理論の主なものをとり上げ、次に簡単に記載する。

■歯列育形成は、乳歯を利用する方法である

乳歯を利用することによって、正しい永久歯列と咬合の形成に確実性を得ることにある。たとえば患者さんの年齢が高く、ⅢAの後期からⅢBに入った頃で、乳側方歯群の交換期が近づいて骨植が弱くなっていたり、う蝕で多数歯が歯冠崩壊していたり、欠損があったりすれば、乳歯を利用することができない。このような場合は正しい咬合を形成させる確実性が得られないこともある。

乳歯の利用ができなければ、その処置は歯列育形成とはいえない。ここでいう乳歯を利用するとは、具体的にどのようなことか？　その主なものを次に2つあげる。

■乳歯歯根を移動させることによる後継歯の連体移動

顎骨にdiscrepancyがあったり、乳歯列の狭窄があったりした場合は、大部分の乳歯列弓に対して拡大の必要が生ずる。また上下顎にズレがあり、劣成長・過成長や、顎の偏位があった場合には、乳前歯部の唇側または舌側移動が行われることもある。このように乳歯の位置を頬舌的（唇舌的）に移動させることによって、永久歯歯胚の位置や萌出方向を変化させることを、後継歯の"連体移動"と呼んでいる。

一般に乳前歯部より乳臼歯部のほうが、確実に連体移動の効果を期待できる。

乳臼歯部の側方拡大を行う場合は、3歳頃がもっとも効果がある。その頃はようやく永久歯の咬合面の形ができあがりかける時期でもあるが、永久歯歯胚は乳臼歯の歯根の間にあるからである。

乳臼歯は複根であり、その歯根の間に永久歯歯胚が不完全ではあるが入る形になっている。これに反して乳前歯は単根であるので、連体移動の効果は一定でない。

永久切歯歯胚は先行歯（乳歯）の舌側にあって、この状態は乳歯と永久歯の発生の始めから保たれている（詳細は拙著『歯列育形成』クインテッセンス出版、P43、44）。乳切歯萌出後も永久切歯歯胚は乳歯歯根の舌側にあるので、永久歯歯胚を唇側へ移動するよりも、舌側へ移動する連体移動のほうが効果があがる。

ガミーフェイスや過蓋咬合で乳前歯部の歯槽骨が高い症例に$\underline{BA|AB}$の圧下および舌側移動を行えば、将来の永久歯列でoverbiteが大きくなることを防ぐことができる（詳細は拙著『歯列育形成』クインテッセンス出版、P51〜53）。

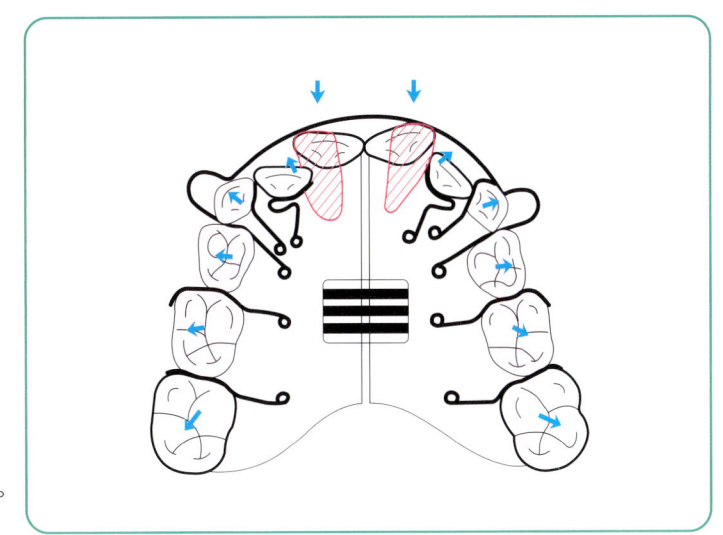

図 I-38　プレートによる 2 1|1 2 の位置修正、6|6 のわずかな遠心移動。これは乳歯側方歯群を固定源とした乳歯アンカレッジである。

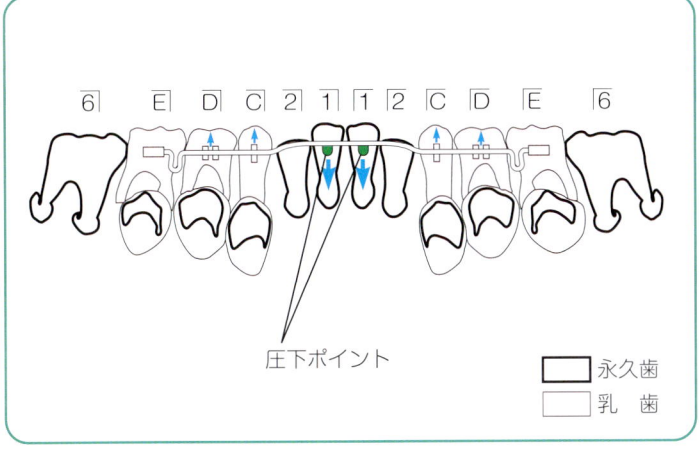

図 I-39　固定式装置の乳歯アンカレッジの例。1|1 を圧下している。上顎の場合、1|1 圧下についてもこれと同じ方法を行うことができる。

図 I-40　乳歯と永久歯の固定源の比較。
従来、固定源は永久歯（主に第一大臼歯）に求めていた。歯列育形成のように、乳歯に固定源を求めようという考え方はなかった。

■ 乳側方歯群を固定源とした 乳歯アンカレッジ

永久歯が萌出し始めた時、理想としてはすでに顎の位置関係および乳歯列弓の形がよい状態になっているほうがよい。しかしこれだけでは完全な永久歯列を望むことはできない。永久切歯萌出時には、目指す正しい位置に配列するように転移、捻転、傾斜の修正、それから圧下や挙上などを行わなければならない。これらはすべて乳側方歯群を固定源とした乳歯アンカレッジで行う点が歯列育形成の特徴である。第一大臼歯の遠心移動も乳側方歯群が固定源となっている。上顎であればプレートを装着して、2 1|1 2 の位置修正、6|6 の遠心移動をするのがこれに相当する（図 I-38）。

また、固定式装置で乳側方歯群を固定源として、1|1 や 2|2 の位置修正や圧下を行うこともある（図 I-39）。

このように乳歯アンカレッジは永久歯に矯正力を働かす場合、乳歯の交換期が近づきさえしなければ、十分な抵抗力を有し、anchorage loss の心配はない。

また III A 期、III A 前期に顎関固定で顎の移動を行う場合にも、乳側方歯群は強い固定源としての力を発揮する（図 I-40）。

II

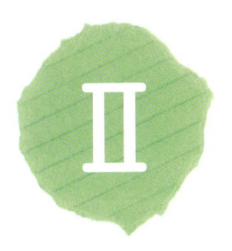

歯列育形成に必要な基礎的理論

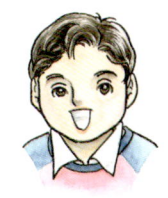

Ⅱ 歯列育形成に必要な基礎的理論

1 乳歯列弓の形について
――乳歯列弓の形を整える

★乳歯列期および混合歯列期のもっとも初期（ⅡC期）において、歯列に関する処置を行う場合、小児歯科学上の最大の意義はdiscrepancyを解消することである（P40　図Ⅰ-25）。

★その理由は、たとえば乳側方歯群をゆっくりと側方拡大すると、歯槽基底まで拡大され、顎骨体部まで変化を与えることができるからである。よい形へと変化を与えられた顎骨はその状態からさらに発育する。

●乳歯列を側方拡大する場合、ほとんどの症例はプレートなどの可撤式装置で行うことができる。

★すなわち乳歯列期の狭窄を治すことはdiscrepancyの解消を行っているわけである。日本で生まれた子どもたちの乳歯列弓は大なり小なり狭窄されていて、まったく狭窄されていない子はかなり少ないとみてよい。そしてまたdiscrepancyが皆無である子も少ない。

●歯列育形成を行う場合のdiscrepancyの診断については、discrepancyが著しく大きいのか、やや大きいのか、かなりわずかなのかがわかればよい。つまりdiscrepancyの大中小で十分で、細かい数値は不要である。

理由　実際の臨床においてdiscrepancyがあれば、その対処を行わなければならない。大きなdiscrepancyなら、標準経過態になるまで急いでスペースの獲得を行うが、discrepancyが小さい場合には、それほど急がなくてよい。
そしてまたスペースが足りているか、どのくらい不足しているかについては、1|1萌出後、2|2・1|1萌出時、2|2萌出時にそのときどきに修正することができるからである。
つまり乳歯列のdiscrepancyの診断については細かい数値は不要なのである。なおdiscrepancyの診断については、Ⅲ章-2、3に記載した。

★早期治療において、狭窄された乳歯列弓を治すことは重要であり、現在かなり一般化されてきてはいるが、10数年より以前では一部の歯科医しか行っていなかったのは、たいへん残念なことでもあった。もっと多くの子どもたちが乳歯列期から歯列の管理処置を行い、そして小学生で永久切歯が萌出した時には、すでによい配（排）列になっていると、現況よりもっと良好な状態であったかもしれない。

●乳歯列弓の狭窄を治すために側方拡大する場合、標準乳歯列弓（図Ⅱ-3）を一応基準とする。標準乳歯列弓は実物大に画かれており、実際にこれから診断を行おうとする症例とすばやく目視で比較できる。しかし、標準乳歯列弓は乳歯幅径などの個人差は考慮されていないので、一応の目安として比較するためのものである。

★慣れてくれば、毎回標準乳歯列弓を見なくても、ある程度状態がわかるように、上顎の標準乳歯列弓の幅径（歯列弓E|Eの外側の幅径）は5cmとされている。

●診査しようとする症例の乳歯の幅径が、標準乳歯列弓のものと比較して大きくなるに従い、空隙の総和量も増加させて考慮しなければならない。

参考　最近は乳歯歯幅がさらに大きくなってきたようである。ほとんどの症例は拡大された状態で比較することになる。
10数年以上前は図Ⅱ-3に掲載した標準乳歯列弓の大きさが、実際の症例と比較する上ではかなり理にかなったものであったが、現在はやや小さ過ぎる傾向がある。しかしE|E間の外側の歯列弓幅径がきりのよい5cmであって、全体を把握しやすいことなどから、現在もこれを使用している。

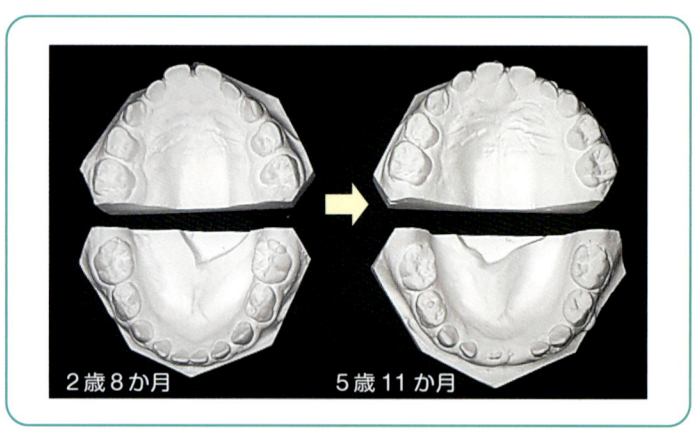

図Ⅱ-1　歯列育形成によって側方拡大された乳歯列。

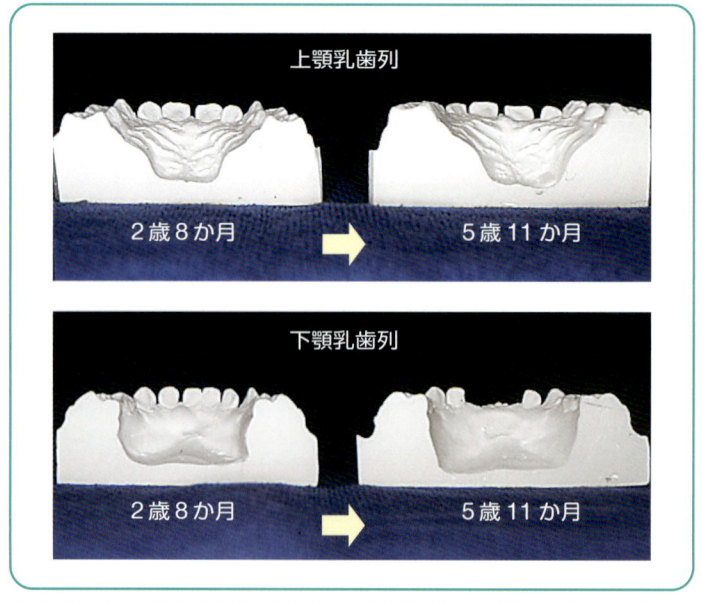

図Ⅱ-2　側方拡大前と側方拡大後の乳歯列の前頭断。図Ⅱ-1の模型を切断した。歯槽基底まで拡大されているのがわかる。

❶ 乳歯列弓の形について

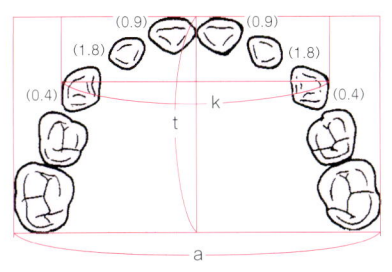

```
       (0.9)    (0.9)
  (1.8)            (1.8)       a=50.0
(0.4)                (0.4)     t=28.5
          k                    k=36.5
          t                    （ ）は歯間空隙
                               単位はmm
          a

          a′
          t′
                               a′=46.5
                               t′=27.5
   (1.1)            (1.1)      （ ）は歯間空隙
      (0.7)(0.2)(0.7)          単位はmm
```

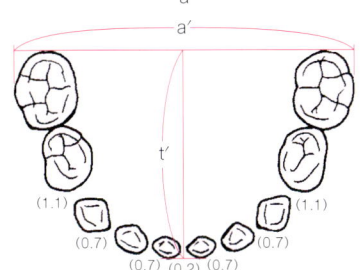

> 標準乳歯列弓は、乳切歯と永久切歯との歯幅の差（incisor liability）やleeway space、および乳歯列期・混合歯列期の（乳）歯列弓幅径の増加、乳歯列期の歯列弓長径の減少（$\frac{E}{E}$の生理的近心移動分も含む）、混合歯列期の歯列弓長径の増加（$\frac{6}{6}$の生理的近心移動分を差し引いたもの）や下顎骨全体の前方発育などを考慮して作られている。この標準乳歯列弓のような状態であれば、スペースも十分あり、歯列弓の形とそれによって形づくられる歯槽基底も良好な状態である、という一応の目安として定められたものである。これは歯幅や顔面頭蓋全体の大きさなどの個人差は考慮されていないことに注意して、各症例の乳歯列弓と比較する。
> スペース不足の推定は、乳歯列の空隙のほか、パントモグラムと近親者の口腔内の状態からも行う。

図Ⅱ-3　標準乳歯列弓（Standard arch）。

- 標準乳歯列弓の形は、おおまかにみて半円形に近い。よくある例として、たとえば診査する症例の乳歯列弓の前方部分が狭窄し、V字型の乳歯列弓であったら、この乳歯列弓はプレートを装着することで半円形にしなければならない。
- そのほか標準乳歯列弓と比較して、A|Aが前突していたり、左右の歪みがあったりしたら治さなければならない。ほとんどは側方拡大の必要があり、プレートでこれらを同時に治していく。
- 側方拡大は通常標準乳歯列弓より余分に行ったほうが、結果は良好であることが多い。万が一、側方拡大し過ぎたことによって、永久切歯萌出時にスペースが余ってしまうことがあっても、この対処は困難なことにはならない。
- 閉鎖型乳歯列が側方拡大とともにやや前方へも拡大され

> **参考**　スペースが余った場合、永久側方歯群の近心移動はきわめて容易に行うことができ、また同時に永久前歯を余分に舌側移動できるので、これによってより美しい顔になるケースが多い。

た場合、すなわち全体として乳歯列弓を拡大した場合、形態の保守性（P18）から、乳前歯が前突する量は少ない。
- 必要に応じて、E|EまたはE|Eのわずかな遠心移動も行うことができる。
★乳歯列弓を側方拡大するなど乳歯列弓の形を整えた場合、前述のように、歯槽基底まで変化を与えているということが特徴としてあげられる。つまり、上顎骨または下顎骨の骨体部までよい形に変化させられているということである。
★乳歯列弓が側方拡大されると、その後はその状態から発育が進むことになり、発育のパターンは変化させられることになる。発育による骨の体積の増加量はそれほど変化することはないので、顎骨の形が変化したことで、本来の咬合の高さより低くなることになる。上顎であれば口蓋は浅くなり、下顎をみれば歯槽骨の高さは低くなるわけである。
★つまり、乳歯列期に側方拡大を行えば、顔面高の減少につながり、小顔に近づくことになる。
★そしてまた乳歯列弓の形が変化すれば、顎骨や歯槽骨はその乳歯列弓の形に適応した状態で発育していく。
★乳歯列弓の狭窄といっても、全体的に狭窄されているものや、前方部分のみ狭窄されて乳歯列弓はV字形になっているもの、閉鎖型乳歯列弓で全体的に縮小している狭窄、さらには乳歯列叢生の状態になっているもの、その他いろいろと歪みがあるものがあるが、これらは顎骨の体部まで影響を及ぼしている（P138　Ⅶ章-CASE 2）。そしてまた上下の顎骨の位置関係に問題があった場合（P41）、このことも加わって、顔面によくない特徴を現わしていることが多い（Ⅶ章-CASE 5）。
- 乳歯列弓の形を整えることは顎骨体部の形を標準化する。そして次項で述べる顎骨の位置関係を正しくすることによって、顔面のよくない特徴をなくし、顔をより美しくさせることが、早期治療の特筆すべき意義とされるべきものである。

> **参考**　プレートなどによって側方拡大され、乳歯列弓の形がよい形になれば、多くの症例はC|C間およびC|C間に、$\frac{21|12}{21|12}$が配列されるスペースが獲得される。
> しかし、これらの永久切歯の萌出時には、正しい位置状態で萌出することはほとんどないといってよい。これらは先天的に定められた、それぞれの様態で萌出する。永久切歯の萌出時の様態を乳歯列期に予想することは、ある程度パノラマエックス線像で行うことができる。
> 永久切歯$\frac{21|12}{21|12}$は、なるべく萌出中に、あるいは萌出直後に、乳側方歯群の乳歯アンカレッジによって位置の修正が行われる。
> 21|12は下顎骨に対して、21|12は上顎骨に対して、正しい位置に配列されれば標準経過態（P21）となる。

2 上下顎の前後的位置関係について
――上下顎の位置的関係を正しくする

★標準経過態（P21）にするための歯列育形成の一般的手順は、①乳歯列弓の形を整える、②上下の乳歯列弓の位置的関係を治す、③ $\frac{2\,1|1\,2}{2\,1|1\,2}$ 萌出始めに正しい位置に配列する（標準経過態にする）、の３つの処置である（Ⅳ章　歯列育形成の手順参照）。

★②の上顎と下顎の乳歯列弓の位置的関係については、次の３つがある。

Ⓐ　前後的位置関係（図Ⅱ-4）
Ⓑ　側方（左右）の位置関係（図Ⅱ-5）
Ⓒ　上下的（垂直的）成分についての問題（図Ⅱ-6）

★ここではⒶの前後的位置関係についてのみ説明する。

★正しい咬合であるためには上下の乳歯列弓が咬み合わされるとき、上下の位置関係が正しくなる必要がある。

★上顎と下顎の位置関係のうち最優先して調べなければならないのは、E|とE|、|Eと|Eの前後的位置関係、すなわち $\frac{E}{E}$ 関係（イーイー関係）である。

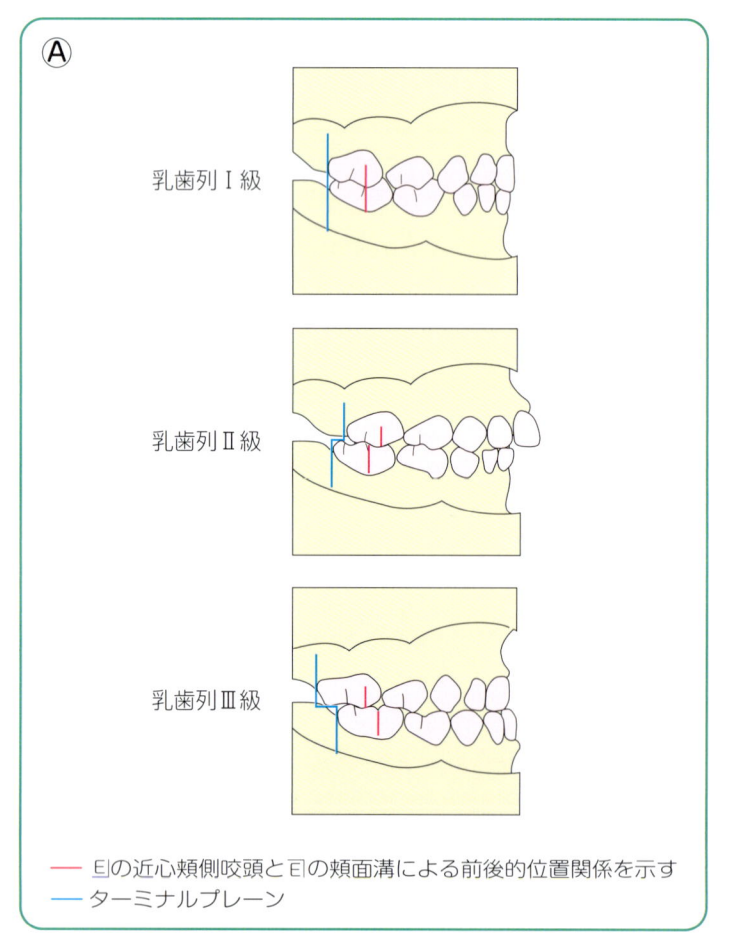

Ⓐ
乳歯列Ⅰ級
乳歯列Ⅱ級
乳歯列Ⅲ級

── E|の近心頬側咬頭とE|の頬面溝による前後的位置関係を示す
── ターミナルプレーン

図Ⅱ-4　Ⓐ前後的位置関係。

参考

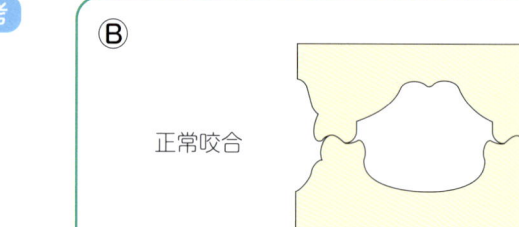

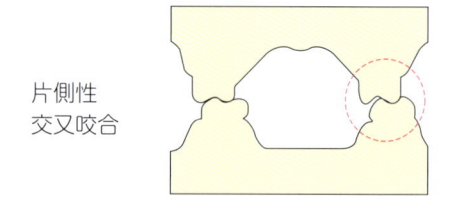

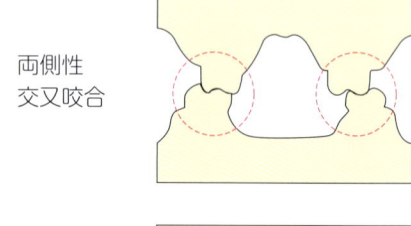

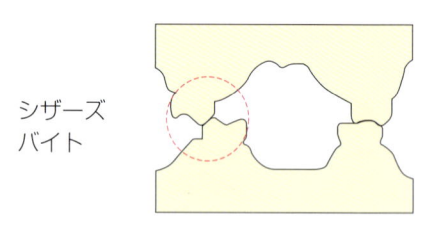

Ⓑ
正常咬合
片側性交又咬合
両側性交又咬合
シザーズバイト

図Ⅱ-5　Ⓑ側方の位置関係。

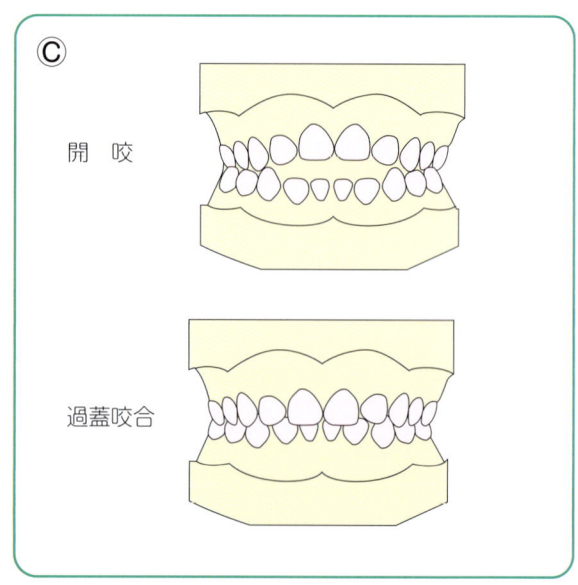

Ⓒ
開咬
過蓋咬合

図Ⅱ-6　Ⓒ上下的成分について。

1) 乳歯列からみた顎の位置関係の基本

★正常な $\frac{E}{E}$ 関係、すなわち上顎乳歯列弓と下顎乳歯列弓の前後的近遠心的位置関係が正しい場合は、図Ⅱ-7のようになっている。

☆正常な $\frac{E}{E}$ 関係の場合は、上顎第二乳臼歯の近心頬側咬頭頂と、下顎第二乳臼歯の近心頬面溝の前後的位置関係が一致した状態で、この状態を乳歯列Ⅰ級とする（図Ⅱ-7）。

☆正常な $\frac{E}{E}$ 関係すなわち乳歯列Ⅰ級の時は、ターミナルプレーンはvertical typeになっているか、またはかなりわずかにmesial step typeになっている。

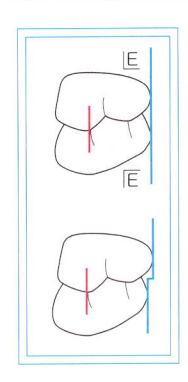

詳説 $\frac{E}{E}$ 関係は、上下の乳歯列弓の前後的位置関係であるが、この $\frac{E}{E}$ 関係以外に $\frac{C}{C}$ 関係をみることがある。
前述のように $\frac{E}{E}$ 関係は乳歯列弓の前後的位置関係とともに、上下顎骨全体の位置関係および成長パターンを診断するものであるが、$\frac{C}{C}$ 関係は乳歯列弓の前方に限局した上下の位置関係である。
通常 $\frac{C}{C}$ 関係は、$\frac{E}{E}$ 関係の参考としてみるか、あるいは乳歯の欠損などで $\frac{E}{E}$ 関係が本来の位置からズレている場合に $\frac{E}{E}$ 関係の代わりとしてみることが多い。
乳歯列弓の形が標準と異なっていると、$\frac{C}{C}$ 関係と $\frac{E}{E}$ 関係の診断結果も異なることがある。

図Ⅱ-7 正常な $\frac{E}{E}$ 関係（乳歯列Ⅰ級）。
　正常な $\frac{E}{E}$ 関係は上顎第二乳臼歯の近心頬側咬頭頂と下顎第二乳臼歯の近心頬面溝とが一致した状態である。この時、ターミナルプレーンはverticalかあるいはわずかなmesialになっている（前後的位置関係が正常な状態を示す場合には、青の二重線の枠を付した）。

参考 乳歯咬合の近遠心関係を評価するのに、従来は、上下第二乳臼歯の遠心面の関係によってその基準としている。その面をterminal planeと呼んでいる……Baumeは3つの型に分けて分類している（原文のまま）（菊地進．小児歯科資料集．東京：医歯薬出版，1977より）。

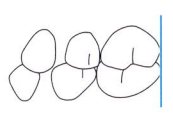

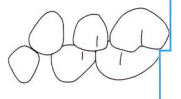

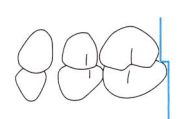

図Ⅱ-9 正常な $\frac{C}{C}$ 関係。
　正常な $\frac{C}{C}$ 関係は、$\overline{C}$ の歯冠の遠心4分の1に $\underline{C}$ の歯軸がある。この状態より $\overline{C}$ が遠心にあるか、あるいは近心にあるかをみて、乳前歯部の前後的位置関係を診断する。
　幼児期に下顎過成長の成長パターンがはっきりと出ている症例は、$\overline{C}$ の遠心3分の1を基準としたほうがよいこともある。

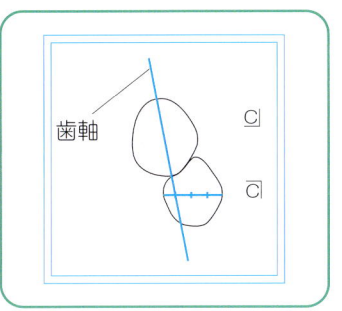

図Ⅱ-8 ターミナルプレーン。
vertical type（垂直型）　mesial step type（近心型）　distal step type（遠心型）

2) 上下顎第二乳臼歯の前後的位置関係（$\frac{E}{E}$関係）の診断

- 顎の前後的なズレを調べるのに、$\underline{E}$と$\overline{E}$または$\underline{E}$と$\overline{E}$の位置関係をみる。すなわち$\frac{E}{E}$関係をみるわけである。
- $\frac{E}{E}$関係をみた時、乳歯列Ⅰ級の状態を基準にして、$\underline{E}$より$\overline{E}$、または$\underline{E}$より$\overline{E}$が遠心にあれば乳歯列Ⅱ級（傾向）、近心にあれば乳歯列Ⅲ級（傾向）である（図Ⅱ-10）。
- $\underline{E}$より$\overline{E}$が遠心にあれば乳歯列Ⅱ級、近心にあればⅢ級となるが、咬頭をとび越えるまでにいたっていない場合、つまりわずかな乳歯列Ⅱ級および乳歯列Ⅲ級を、それぞれ乳歯列Ⅱ級**傾向**、乳歯列Ⅲ級**傾向**としている。
- すなわち、$\overline{E}$が$\underline{E}$に対して、半咬頭分以下の下顎遠心咬合であった場合は、乳歯列Ⅱ級**傾向**であり、半咬頭分以下の下顎近心咬合の場合は乳歯列Ⅲ級**傾向**といい、比較的大きなズレの乳歯列Ⅱ級、乳歯列Ⅲ級と区別する。

コツ $\frac{E}{E}$関係をみる時は、前述のように上顎第二乳臼歯の近心頬側咬頭頂と下顎第二乳臼歯の近心頬面溝の位置関係をみるわけであるが、上顎第二乳臼歯の咬頭頂が咬耗していて、位置がはっきりしない場合がある。その時は上顎第二乳臼歯の近心頬側三角隆線から近心頬側咬頭頂を推定する。

参考 上顎骨に対して下顎骨が前方にズレているか後方にズレているかをみるのに、永久歯列では$\frac{6}{6}$関係をみる。

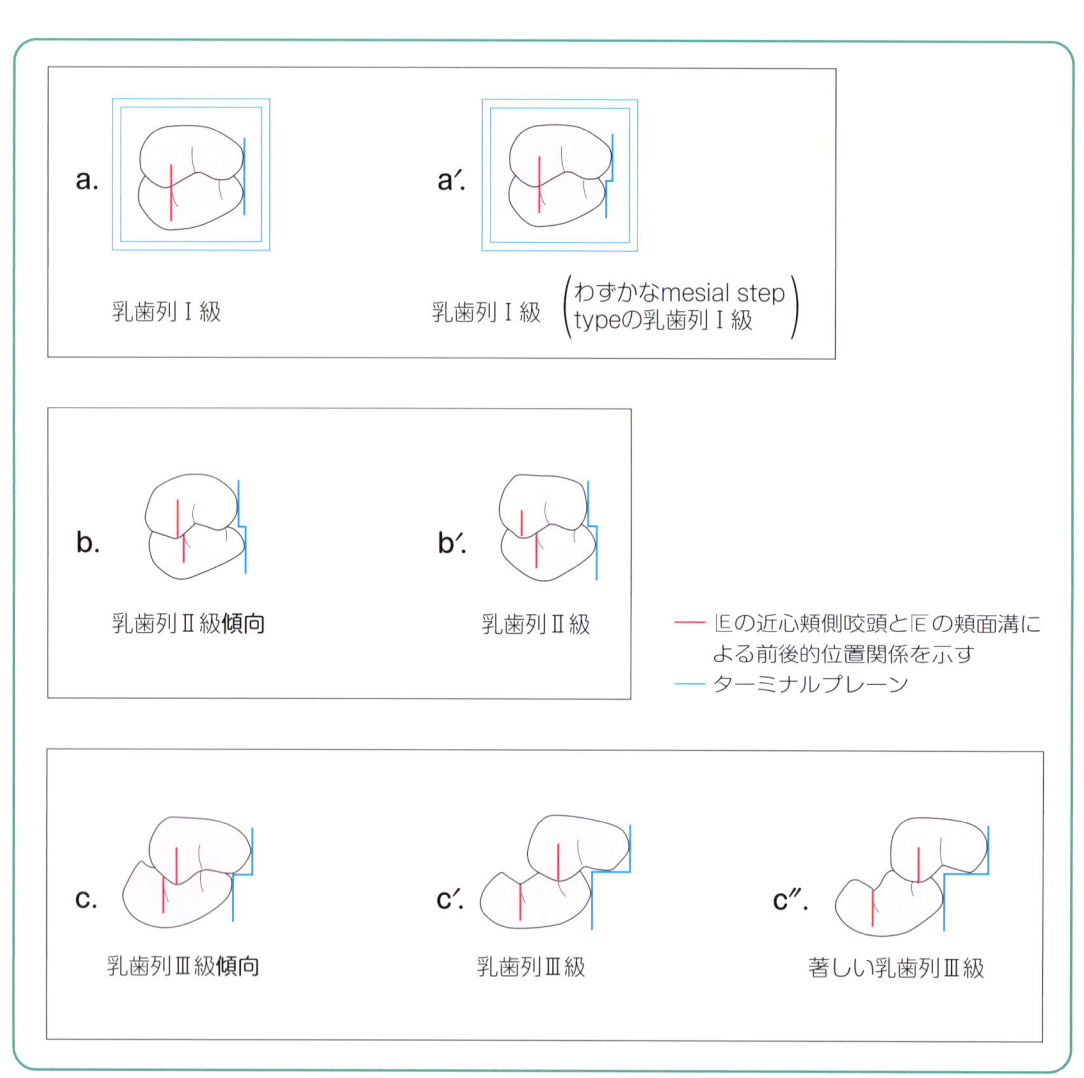

図Ⅱ-10 乳歯列Ⅰ級、乳歯列Ⅱ級傾向と乳歯列Ⅱ級、乳歯列Ⅲ級傾向と乳歯列Ⅲ級（青の二重線枠は正常な前後的位置関係を示す）。

a. 乳歯列Ⅰ級
a′. 乳歯列Ⅰ級（わずかなmesial step typeの乳歯列Ⅰ級）
b. 乳歯列Ⅱ級傾向
b′. 乳歯列Ⅱ級
c. 乳歯列Ⅲ級傾向
c′. 乳歯列Ⅲ級
c″. 著しい乳歯列Ⅲ級

― $\underline{E}$の近心頬側咬頭と$\overline{E}$の頬面溝による前後的位置関係を示す
― ターミナルプレーン

3) 第一大臼歯が 初期咬合 時の $\frac{E}{E}$ 関係と $\frac{6}{6}$ 関係

★乳歯列が前後的に位置関係が正しい場合は、$\frac{E}{E}$関係は乳歯列Ⅰ級である（図Ⅱ-11a, a'）。この乳歯列Ⅰ級の咬合関係にある第二乳臼歯の後に萌出してくる上下第一大臼歯は、咬頭対咬頭cusp to cuspになる。

●★もし乳歯列Ⅱ級の$\frac{E}{E}$関係の場合、その後に萌出してくる$\frac{6}{6}$は、咬頭対咬頭よりも$\overline{6}$が遠心にある（図Ⅱ-11b, b'）。
●★もし乳歯列Ⅲ級の$\frac{E}{E}$関係の場合、その後に萌出してくる$\frac{6}{6}$は、咬頭対咬頭よりも$\overline{6}$が近心にある（図Ⅱ-11c, c', c''）。

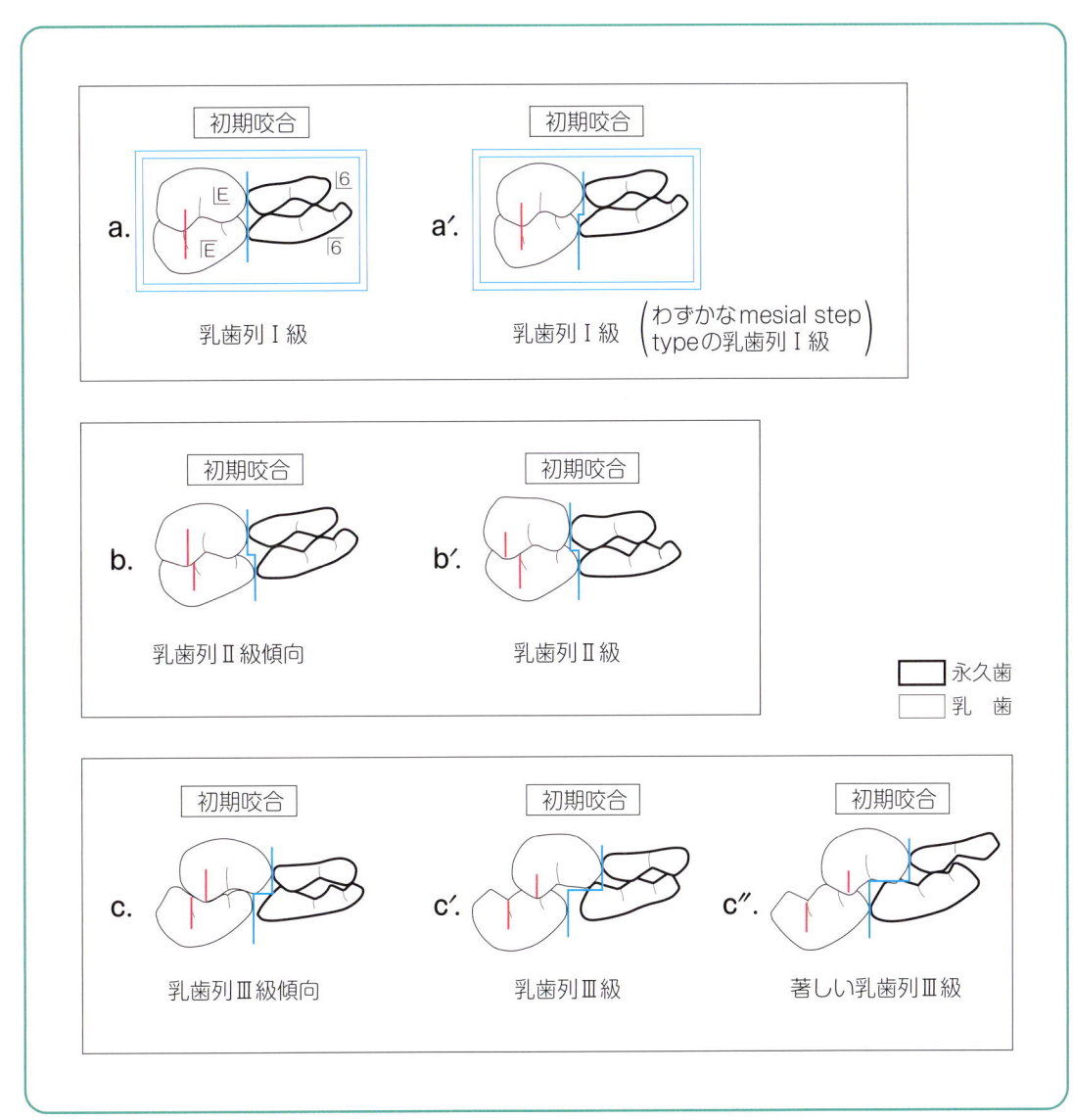

図Ⅱ-11 第一大臼歯が 初期咬合 時の $\frac{E}{E}$ 関係と $\frac{6}{6}$ 関係（青の二重線枠は正常な前後的位置関係を示す）。

4) 初期咬合 から 永久歯咬合 へ

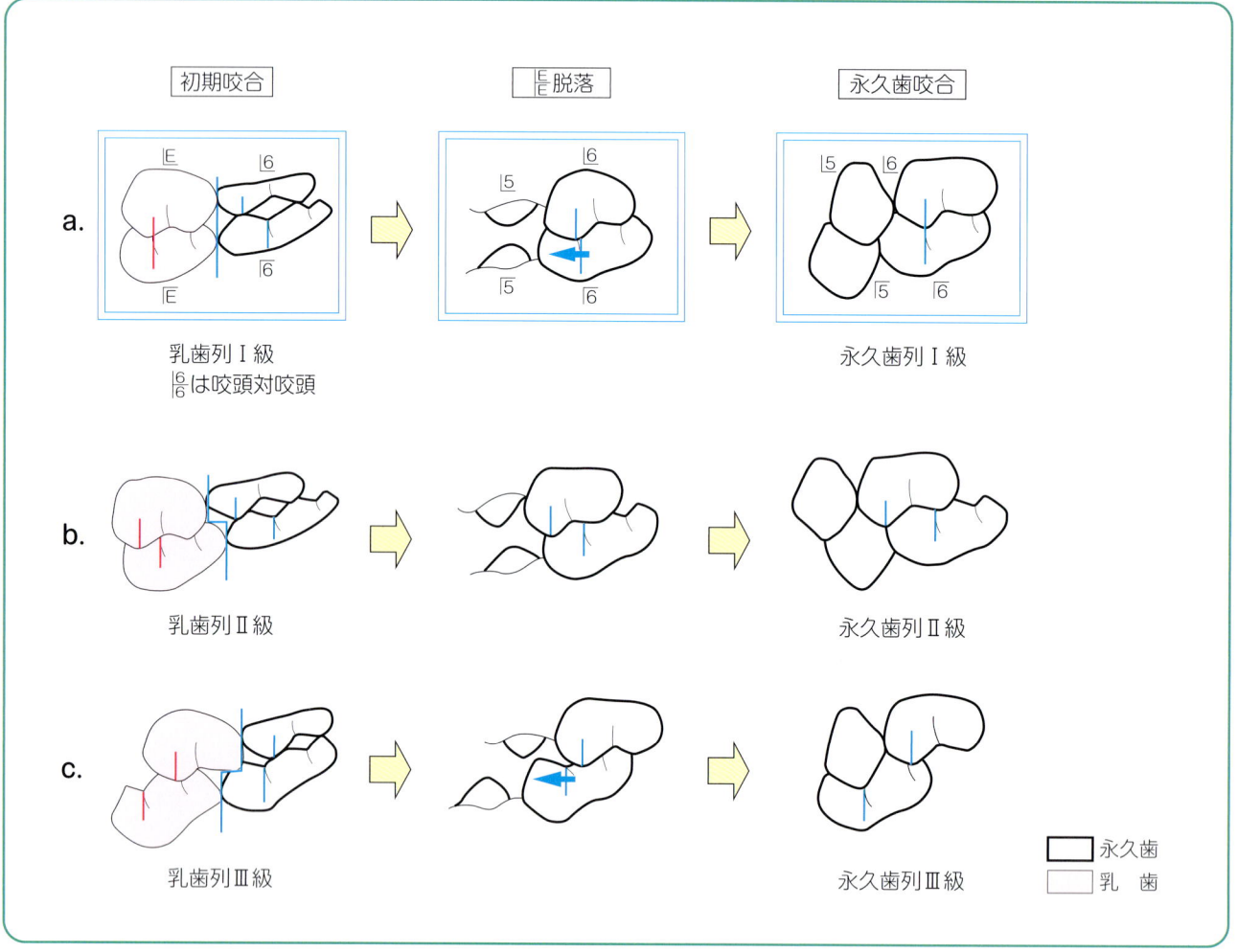

図Ⅱ-12 乳歯列Ⅰ級、乳歯列Ⅱ級、乳歯列Ⅲ級がそれぞれ永久歯列Ⅰ級、永久歯列Ⅱ級、永久歯列Ⅲ級に推移する状態（青の二重線枠は正常な前後的位置関係を示す）。

☆ **E|E関係が乳歯列Ⅰ級の時**、その後方に萌出してくる6|6は、咬頭対咬頭になる。その後下顎骨体部の前方への発育と、リーウェイスペースの上下の差によってE|E脱落後、6|より|6のほうがより多くの生理的近心移動が行われるので、永久歯列完成近くになると、6|6関係はⅠ級となる（図Ⅱ-12a）。

☆ **E|E関係が乳歯列Ⅱ級の時**、その後方に萌出した6|6は、咬頭対咬頭の関係よりも|6が遠心に位置し、将来Ⅱ級の永久歯列となる（図Ⅱ-12b）。

理由 　一般にターミナルプレーンの状態によって6|6関係が決まる。乳歯列Ⅱ級の時は、ターミナルプレーンはdistal stepである（図Ⅱ-11b'）。
ターミナルプレーンがdistalの時、6|6関係は咬頭対咬頭よりも|6が遠心に位置する（図Ⅱ-12b）。

詳説 　乳歯列Ⅱ級の症例は、下顎骨が前方に発育する量が少ない成長パターンを有するか、あるいは咬合干渉や習癖、生活習慣などの原因によって下顎骨が後方に偏位しているため、E よりE̲のほうが後方に位置するのである。つまり、骨格性の要因と機能的要因がある（P49）。これらの原因は1つだけでなく、複数が関係して下顎骨を後方へ偏位させる原因となっていることが多い。
乳歯列Ⅱ級の場合、ターミナルプレーンはdistal stepになっている（図Ⅱ-11b'）。従来の小児歯科学の成書[17]では「ターミナルプレーンがdistal stepになっている症例は永久歯列になって100%Ⅱ級の咬合になる」と書かれている。
つまり乳歯列Ⅱ級の症例（図Ⅱ-4-Ⓐ乳歯列Ⅱ級参照）は、すべて永久歯列になるとⅡ級の咬合になるというわけである。

※17　町田幸雄．咬合誘導の基礎と臨床．東京：デンタルダイヤモンド，1988．

❷ 上下顎の前後的位置関係について

★ $\frac{E}{E}$関係が乳歯列Ⅲ級の時、その後方に萌出した$\frac{6}{6}$は、咬頭対咬頭の関係よりも、$\overline{6}$が近心に位置するようになっている。このような場合、程度の差によって、将来わずかのⅢ級傾向から、強度のⅢ級までいろいろな状態の永久歯列の咬合となる（図Ⅱ-12c）。

理由 $\frac{E}{E}$が乳歯列Ⅲ級の時、ターミナルプレーンはmesial stepとなる。ターミナルプレーンがmesialの時は、$\frac{6}{6}$関係は咬頭対咬頭よりも$\overline{6}$は近心に位置する（図Ⅱ-11c′,c″）。

詳説 乳歯列Ⅲ級の症例は、$\overline{E}$より$\underline{E}$のほうが前方に位置している症例である。この原因は上顎骨より下顎骨のほうが過成長であることによって起こるもの、すなわち下顎骨が大きいから$\underline{E}$が前方に位置する骨格性の場合と、顎骨の大きさには関係なく上顎骨に対して下顎骨が前方に偏位している機能性の場合がある。

5) 下顎骨と上顎骨の前後的位置関係と過成長・劣成長

★ 正しい咬合は、上下の乳歯列弓が位置的に正しくなっていなければならない。そのためには上顎骨と下顎骨の大きさも釣り合っていなければならない。

理由 歯列弓を作っている歯牙の歯根は歯槽突起の中に埋まっている。歯槽突起は歯槽基底をベースにして顎骨の体部と連結しているのである。下顎骨または上顎骨体部の大きさは歯槽基底の形を決定するものである。下顎骨や上顎骨の体部が大きいか小さいかによって、上下の歯列弓の大きさや位置的な関係が決まる。

★ 発育期において、もし下顎骨または上顎骨が過成長の成長パターンであれば、顎骨の形が大きくなりすぎてしまう。あるいは劣成長の成長パターンであれば、その形は小さすぎるままの状態となる。

★ この顎骨の過成長・劣成長は遺伝的な要因によって支配されることが多い。

★ 上下顎とも過成長・劣成長の特異な成長パターンがなく、ほぼ正常発育で顎の前後的位置関係に著しい異常がない場合、$\frac{E}{E}$関係は乳歯列Ⅰ級の状態となる。

★ 上下顎とも劣成長でも乳歯列Ⅰ級となる（図Ⅱ-13a′）。大きい歯幅に対して上下顎とも劣成長で発育がよくないと、いわゆるdiscrepancyの大きい症例となる。また上下顎とも過成長で発育がよく、形が大きい場合でも、上下釣り合っていれば、乳歯列Ⅰ級となる（図Ⅱ-13a″）。

参考 上下の過成長が著しければ、乳歯列Ⅰ級でも上下前突または上顎のみ前突になる可能性は大きくなる。乳歯列Ⅰ級の上顎のみの前突は、上顎の狭窄と下顎が空隙が少ないかまたは叢生の状態によっても起こり得る。

★ 通常、下顎劣成長の場合、$\frac{E}{E}$関係をみると乳歯列Ⅱ級となる。下顎劣成長でなくても上顎が過成長であれば、理論的には乳歯列Ⅱ級となるが、日本人の場合（あるいはMongoloid）は、真の上顎過成長はかなり少ないとされている。

★ 通常、下顎過成長の場合は、$\frac{E}{E}$関係をみた時、乳歯列Ⅲ級となっている。下顎過成長でなくても、上顎が劣成長であれば乳歯列Ⅲ級となる（図Ⅱ-13c′）。

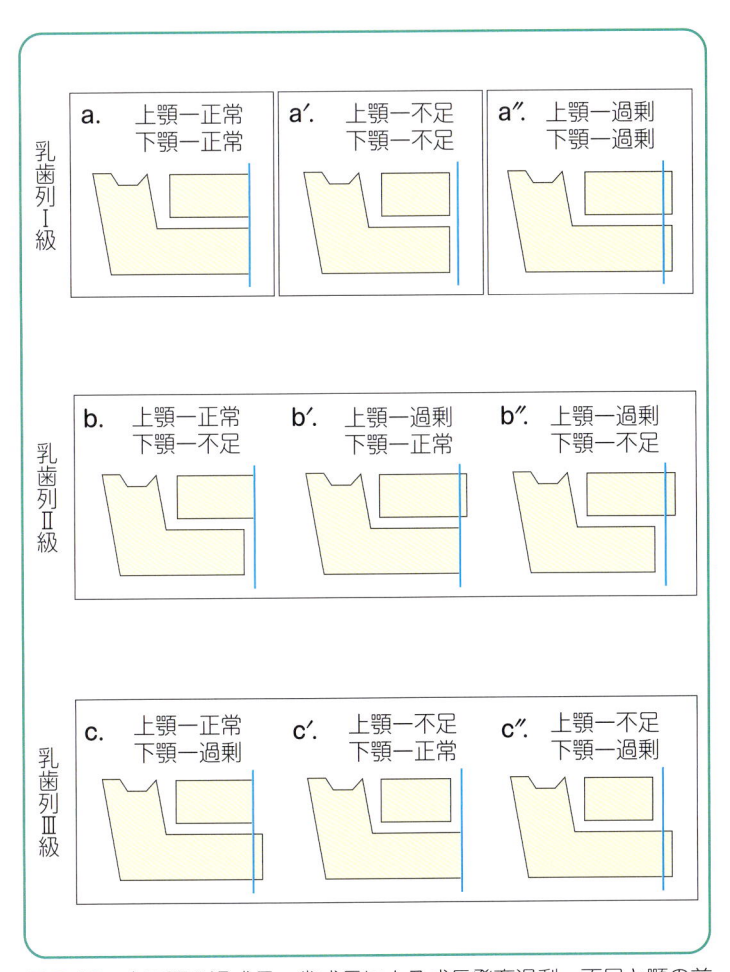

図Ⅱ-13　上下顎の過成長・劣成長による成長発育過剰・不足と顎の前後的位置の関係。

6) 上顎骨に対する下顎骨の前後的位置関係と機能性の偏位

★上顎（骨）に対して下顎（骨）が後方にズレている場合、$\frac{E}{E}$関係は乳歯列Ⅱ級（P56　図Ⅱ-10 b'）となる。

★同様に上顎（骨）に対して下顎（骨）が前方にズレている場合、$\frac{E}{E}$関係は乳歯列Ⅲ級（P56　図Ⅱ-10 c',c"）となる。

理由　上顎骨に対して下顎骨が後方にズレると同時に、下顎乳歯列弓も上顎乳歯列弓に対し前方にズレるからである。

★上顎（骨）に対し下顎（骨）が後方にズレた咬合を下顎遠心咬合、前方にズレた咬合を下顎近心咬合とよぶことがある。

★これらの下顎遠心咬合、下顎近心咬合の要因としては、前頁の図Ⅱ-13に記載したように顎骨の大小による骨格性のものがあるが、このほかに骨の大小に関係なく顎の偏位がある場合もある。たとえば下顎骨が劣成長でなくても、下顎遠心咬合（下顎後退）になり、下顎骨が過成長でなくても下顎近心咬合（下顎前突）になることがある。

このように骨の過成長・劣成長に関係のない顎の偏位を機能性の偏位（変位）といっている。機能性の下顎遠心咬合は、下顎頭は関節窩に対して遠心にあり、機能性の下顎近心咬合は、下顎頭は近心にあることになる（図Ⅱ-14）。

★またこのように骨の大きさに関係なく、下顎骨全体の位置がズレて、下顎遠心咬合や下顎近心咬合になった場合、主な原因から、機能的要因の下顎遠心咬合、または機能的要因の下顎近心咬合ともいう。

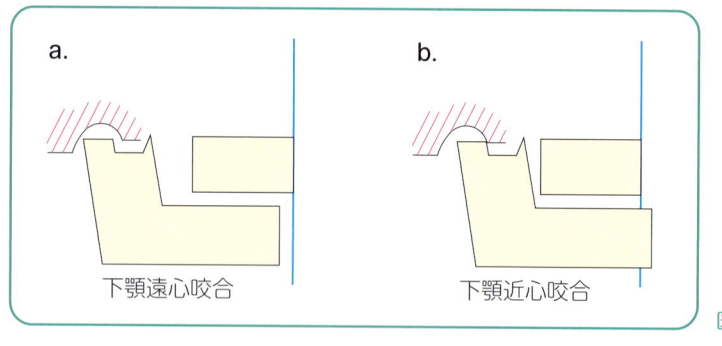

a. 下顎遠心咬合
b. 下顎近心咬合

図Ⅱ-14　機能性の偏位による下顎頭の位置の概念図。

7) 模型と顔貌からの顎骨の過成長・劣成長の推定と確認

●顎骨の過成長・劣成長は歯列による$\frac{E}{E}$関係のほか、模型全体の形から推定、顔貌からも確認する。

●模型からの過劣成長を推定するには、主に歯列弓歯槽部の全体の形と歯槽骨の高さ、口蓋の深さをみる。過成長の症例は、全体の形は模型でも大きく、歯槽骨の高さは高く、口蓋の深さは深い傾向にある。

劣成長の症例は全体の形は小さめで、歯槽骨の高さは低く、口蓋の深さは浅い傾向にある。

注意　この全体の形、歯槽骨の高さ、口蓋の深さをみるのは、その症例の年齢や発育時期に適応して観察しなければならない。すなわち発育に伴って全体の形は大きくなり、歯槽骨の高さは高くなり、口蓋は深くなっていく。

コツ　全体の形、歯槽骨の高さなどを発育時期に適応して観察するには、それぞれの時期の模型を比較してみるとよくわかる。たとえば、乳歯列期の模型のうち、$\frac{E}{E}$関係が乳歯列Ⅰ級となっていて、過成長・劣成長の成長パターンがないと思われる症例でdiscrepancyが大きくないものを選び、とりあえずこれを基準とする。そして次の新しい症例をみる時は、このとりあえずの基準の模型と比較する。この一時的な基準の模型は例数を重ねるうち、別の症例の模型に取り替えることもあり得る。また慣れれば当然基準の模型はなくてもわかるようになる。

乳歯列期から後の時期のもっと発育が進んだ頃の基準の模型については、混合歯列期前期のものが1つあればよい。

❷ 上下顎の前後的位置関係について

★どのくらい大きいと顎は過成長とするのか、また反対にどのくらい小さければ劣成長とするのかは、はっきり決められていない。一般に顎骨の大小が、顎の位置関係の不正や乳歯列弓の形の問題を起こし、discrepancyの要因となる場合には、過成長・劣成長を厳密に判定される傾向がある。しかし、不正咬合の要因にあまり影響を及ぼさない状態である場合には、多少の過成長・劣成長は問題にされないことが多い。

たとえば上顎骨または下顎骨のいずれかに過成長の成長パターンがあり、ほとんど上下的にのみ発育過剰で、しかもそれがわずかなものである場合、顎の位置関係から前後的あるいは側方的にほとんど影響を及ぼさないので、過成長ということにはされない。

★顔貌にも上顎骨下顎骨の位置関係は現われてくる。上顎骨が前方に出ているか後退しているか、あるいは下顎骨が前方に出ているか後退しているかを診断する1つの基準となる。

★下顎骨が上顎骨に対して前方に出ているか後退しているかは、骨格性の要因または機能的要因および乳歯列弓の形によって顔貌に現われてくる。

上顎骨は下顎骨のように頭蓋と分離されて動くことがないので、診断の際には機能的要因は考えなくてよい。上顎骨が前方に出ているか後退しているかは、骨格性の要因と乳歯列弓の形による。

詳説
骨格性の要因：下顎骨または上顎骨が大きいか小さいかによる。
機能的要因：顎骨の大きさに関係なく、下顎骨が上顎骨に対して偏位している。
歯列弓の形：(乳)歯列弓が狭窄していると、その分前歯は前方に出る。特に上顎の狭窄は前突の原因となる。狭窄されていても(乳)前歯部にスペースの縮小状態があれば前突しない。スペースの縮小状態とは永久歯列においては叢生、乳歯列では叢生、閉鎖型乳歯列、歯間空隙不足などの状態として現われる。たとえば上下狭窄し、下顎のほうがより著しい叢生となっていれば上顎前突となる。

●★側貌のシルエットをみて凸型・直型・凹型に分けることができる(図Ⅱ-15)。

★凸型は骨格性の要因によるものと、機能的要因によるものがある。骨格性の要因によるものは、上顎骨過成長か下顎骨劣成長の症例である。しかし日本人の場合、真の上顎骨過成長がかなり少ないので、著しい凸型の多くは下顎骨劣成長の要因で下顎が後退している。また機能的要因によるものもあり、下顎骨が劣成長でなくても下顎が後退するので凸型になっていることがある。

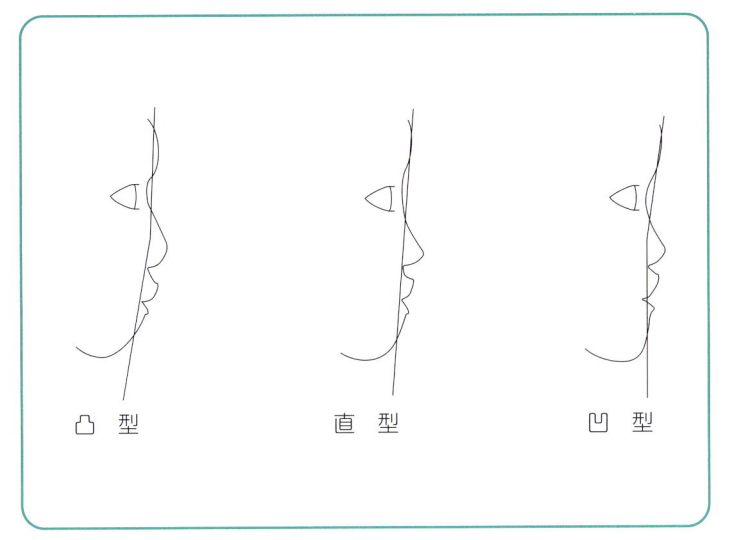

図Ⅱ-15　目視による側貌の分類。
凸型　　直型　　凹型

★直型は上下顎の前後的位置関係をみると、ほぼ正しいものが多いが、$\frac{E}{E}$関係(図Ⅱ-10c)をみると、かすかに乳歯列Ⅲ級傾向を示すものがかなりある。かすかな乳歯列Ⅲ級傾向はその後も位置関係の変化がないものと、次第にⅢ級傾向が強く出てきて、明らかに下顎過成長の成長パターンがあるものもある。

位置関係の変化がないものは、上顎がわずかな発育不足であって、下顎過成長の成長パターンがない場合、あるいは$\frac{C}{C}$関係が正常であるにも関わらず$\frac{E}{E}$関係は、かすかにⅢ級傾向であるような、その個体の個性ともいえる状態である場合もある。

参考　$\frac{E}{E}$関係は上下顎骨全体の前後的位置関係としてみることがほとんどであるが、$\frac{E}{E}$関係を上下顎骨の後方部分の状態と、$\frac{C}{C}$関係は前方部分の状態としてみることもある。

★また直型には機能性の反対咬合、歯性の反対咬合になっている場合がある(骨格性の反対咬合で、はっきりした下顎過成長の成長パターンがある症例は凹型になる)。直型で機能性反対咬合の場合は、下顎の前方へのズレはわずかで(乳)前歯全部が反対になっていない症例も多く、排列そのものも不揃いとなっている。歯性の反対咬合も(乳)前歯の部分的な反対咬合が多く、排列は不揃いである。

これらの機能性または歯性の反対咬合は、要因として骨格性とはいえないものであるが、厳密にいえばほとんどが骨格性の素因もあるとみることができる。

●★前述の直型であって、かすかな乳歯列Ⅲ級傾向であっても、それが少しずつ強くなるおそれがある症例は、増齢とともにオトガイが出てくるので、歯列育形成の継続中は注意が必要である。

注意	かすかな乳歯列Ⅲ級傾向が、次第に強く出てくるかどうかは、継続管理を行っていないと、見きわめることができない。継続管理を行っていない場合は、これを"歯列育形成"と呼ぶことはできない（P14参照）。

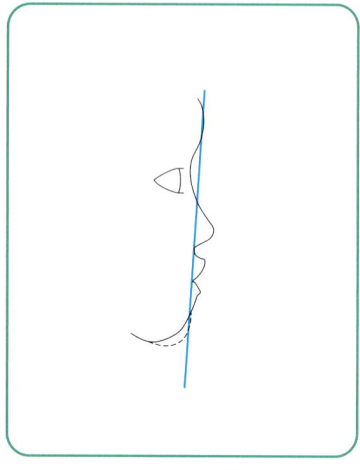

図Ⅱ-16 直型の側貌 E/E 関係は大まかにみると、乳歯列Ⅰ級の場合がかなりあるが、わずかに乳歯列Ⅲ級傾向になっていないか、よく調べる必要がある。乳歯列Ⅲ級傾向の症例は、オトガイがよく発育していることが多い。

●乳歯列Ⅲ級傾向が強く出てくる気配があった場合、また強く出てきた場合、低年齢（ⅡA期）では、Chin capまたはChin capと可撤式装置（Activatorまたは下顎斜面板プレート）で確実な効果を上げることができるが、やや年齢が高い症例（ⅡC、ⅢA前期）では、乳側方歯群を固定源（アンカレッジ）にした固定式装置（F. app.）による顎間固定が必要なこともある。

参考	乳側方歯群の骨植がよい時期（ⅡA～ⅢA前期）に、この顎間固定（Ⅲ級ゴム）とChin cap併用を行うと、確実に下顎骨の後方移動を行うことができる。そしてその変化は劇的であり、顎の前後的位置関係については over correction することができる（Ⅶ章 CASE 9-4）。

注意	Chin cap、顎間固定、斜面つきプレートなどを使用する場合、当然ながら使用前から使用中来院ごとに関節雑音の有無を診ていかなければならない。

参考	臨床において、幼小児の間接雑音の有無を簡単に調べるのに、指で触診する方法がある。左右の外耳孔の前下方5mm（10代後半では1cm）に指を当て、大きく開口させ、スムースに顎関節の運動が行われているか触診する。幼児の場合は関節雑音がある症例は少ない。片側性の交叉咬合を伴う乳歯列Ⅲ級症例は、注意を要する。

III

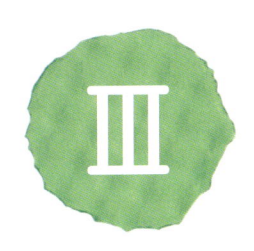

歯列育形成のための
診断および方針

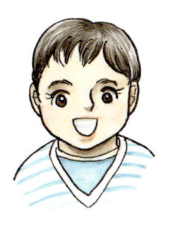

Ⅲ 歯列育形成のための診断および方針

1 乳歯列期の診断と治療方針の考え方

★小児歯科で行われる幼小児の歯列や咬合に関する治療では、咬合誘導があり、一方成人も含まれる治療は、矯正学によるものである。

歯科矯正学の立場からの咬合誘導に対する見方として、「咬合誘導により、すべての症例において安定した良好な咬合が得られるというわけではない」と位置づけている傾向がある（P30　Ⅰ章-2参照）。

★すなわち現在の矯正家の多くが、咬合誘導だけでは正常咬合することができない、という考え方を持っているようである。

★一般の矯正歯科治療の考え方としては、低年齢時の乳歯列期および混合歯列期に行う咬合誘導を一期治療として、その後の仕上げの矯正歯科治療を二期治療といっている。

★歯列育形成も広義の咬合誘導の中にはいる。しかし、歯列育形成は咬合誘導の一種であるとはいえ、低年齢から**継続管理**処置を行う方法により"完全な咬合に近づける"ことができる（P14　Ⅰ章-1.-1)、3)参照）。

★すなわち、乳歯列期または混合歯列前期のうちの初期から歯列育形成を始めて、その後継続管理および処置を行った症例は、二期治療は不要である。

| 参考 | 歯列育形成の方法を行うだけで、美しい永久歯列が完成するということは、後述Ⅶ章の多くの症例を見ていただくことで、確認されることと思う。 |

★従来の乳歯列期および混合歯列前期の矯正歯科治療、すなわち一期治療といわれるものと、歯列育形成のシステム上の大きな違いは、歯列育形成は継続管理であり、予防的な意味があることである。

メカニクスとしての主な違いは、乳歯を利用することである。そして歯列育形成を行うことによって、確実に正常咬合を形成させるものである。

★歯列育形成のテクニックにおいて、乳歯を利用することによる大きな効果として、discrepancyの解消（P40参照）、また乳歯を固定源として萌出中の永久切歯の位置の修正を行ったり、上下顎の位置関係の改善（P54参照）を行うことができる。

| 詳説 | discrepancyの解消：主に行われるのは、狭窄している乳側方歯群（EDC\|CDE / EDC\|CDE）の側方拡大である。骨植がしっかりしている乳歯列を側方拡大すると、歯槽基底まで変化を与える。また早期に乳歯列弓がよい形になり、その後の継続管理によって、その乳歯列弓の形に応じた骨体部の発育が期待できる。 |

| 詳説 | 乳歯固定（乳歯アンカレッジ）：萌出中および萌出直後の永久切歯は、移動がきわめて容易である。その理由は、萌出中・萌出直後の永久切歯は歯周組織がまだ未完成だからである。プレートの維持を乳側方歯群に求めて、萌出中の永久切歯を移動させるのは、乳歯アンカレッジによる永久切歯の位置修正ということになる。
上下顎の前後的な位置の不正を治すために、Advancing plate、Activator、Bionatorを使用、または固定式装置で顎間固定を行う場合も、乳側方歯群が固定源となっている（P44）。 |

| 参考 | 萌出中の歯牙を移動させると歯根吸収の原因となるということも従来いわれることもあった。歯根吸収が起こるのは、長期間咬合時に反復動かされる(jiggling)場合である。歯列育形成では長時間の固定式装置を使用することはないので、萌出中の歯牙の移動時に歯根吸収を心配する必要はない。これについては、巻末文献53を参照されたい。もちろんプレートに付属した弾線による歯牙の移動は単純な一方向への力の作用であるため、歯根吸収が起こることはほとんどない、といってよい。 |

★従来の矯正学では、乳歯列期および混合歯列前期の矯正歯科治療、すなわち矯正家による一期治療は、具体的な治療方針を立てるのが難しい[44]、とされてきたこともあった。

| 理由 | この理由として、この時期は成長の予測が難しい、ということと、乳歯列が永久歯列へ推移する機序が複雑である、ということがあげられている[44]。 |

| 注意 | 乳歯列期で治療方針を立てるのは、実は複雑ではないことを、この項で説明していることに注目されたい。 |

| 詳説 | 乳歯列期の治療について、矯正家は顎に大きなズレがあった時に改善し、そのほかは切歯の唇側傾斜によって口唇閉鎖機能に問題があった場合に、歯や歯槽骨を移動させたり、外傷性咬合があった場合のとりあえずの対処や、習癖の除去などにとどまっている。
もちろん、前述の乳歯列に変化を与えてdiscrepancyの解消、および乳歯アンカレッジによる顎間固定などは、一期治療では行われない。 |

●歯列育形成における乳歯列期の診断については、後述のようなことから単純に考えることができる。

| 注意 | 奇形またはそれに準ずる状態にある場合、多数歯の先天性欠如、口腔領域に特殊な疾患がある場合、日常生活に変化を及ぼす全身的な疾患がある場合は、いまのところ歯列育形成の対象ではない。これらの症例については、咬合異常の要因を単純に考えることができない場合があるからである。 |

★単純に考える理由は、上下顎乳歯列弓には、いろいろな形・状態があり、それが上下いろいろな状態に組み合わされて咬合ができていると考えるからである。

★つまり、主として乳歯列弓の形態に関する事項と、上下乳歯列弓の位置的関係に関する事項から治療方針を立てる。

詳説　**乳歯列弓の形態に関する事項**：歯の形の大きさ、乳歯列弓の形、歯間空隙の状態、discrepancyの大きさ、歯槽骨の高さと厚さ、などである。歯の大きさを除き、その特徴は永久歯列に移行する。個々の永久歯の萌出様態の傾向については、パノラマエックス線像から推定する。
上下乳歯列弓の位置的関係に関する事項：$\frac{E}{E}$の前後的位置関係(ターミナルプレーン)、顎の前後的位置関係、成長のパターン、上下顎の正中線、overbite、overjet、上下乳歯列弓の側方への位置関係、顔面形態の垂直的な成分にもとづいた問題、発育の方向などである。

●前述の 注意 に記載した歯列育形成の対象外の症例を除いては、一般に乳歯列期の不正要因は、永久歯列の異常よりも単純な様相を示すことがほとんどである。このため、歯列についての処置方針は定めやすいといえる。

理由　永久歯列の異常についてみてみると、その骨格型は遺伝的に定められたものだけでなく、その表現型はいろいろな環境によって支配され、そのうえ習慣性要因や機能的要因からも多かれ少なかれ影響されている。
機能的要因では、不正咬合のさらなる影響からの機能的変化で、歯牙の排列は周囲組織を含めて複雑な形となってくる。
そして乳歯から永久歯に交換した時は、個々の歯牙について二次的に位置、傾斜などの異常も惹起されていて、それがまた全体の永久歯列の咬合に複雑な変化を与えているのである。これに対し、乳歯列の異常の多くは、単純な異常であるということができる。乳歯列の異常については、前述のように上下の乳歯列のいろいろな形態があって、そしてこのいろいろな形態の上下の乳歯列弓が変化した位置的関係に置かれることによって、不正な咬合ができているという単純な概念を用いることができる。

●よい形の乳歯列弓と正しい上下顎の位置関係になっていれば、正しい咬合であるという考え方である。

理由　よい形の乳歯列弓と正しい上下顎の位置関係があれば、その後の発育はそれに応じた骨の形成があり、その場合の骨の形態は理想に近い状態に成長発育することが期待できるからである。

●以上のことをふまえて、乳歯列弓の形(discrepancyの診査を含む)と顎の位置関係を診査することによって治療の方針が定められる。

●乳歯列弓の形については、Ⅱ章-1.乳歯列弓の形について、乳歯列期および混合歯列前期の顎の位置関係については、Ⅱ章-2.上下顎の前後的位置関係についてを参照されたい。

参考　乳歯列期の咬合の診査は、「乳歯列の形と位置関係だけでよいのか？」という疑問については、Ⅰ章-1.-2)（P18）を参照されたい。

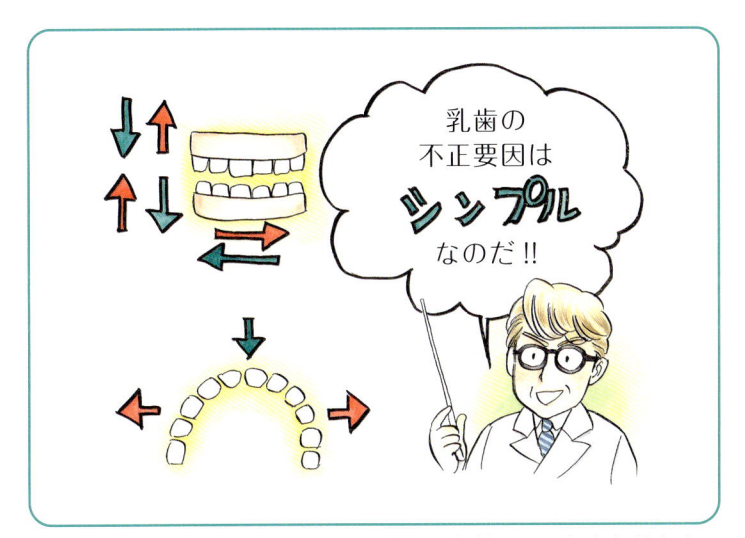

図Ⅲ-1　矯正歯科治療では、乳歯列期の患者さんの治療方針を立てることについて、"いつ、どのような治療を行ったらよいかを判断することが非常に難しい[44](原文のまま)"とされている。しかし、歯列育形成では単純に、乳歯列弓の形と上下乳歯列弓の位置的関係から治療方針を立てる。

Ⅲ 歯列育形成のための診断および方針

2 乳歯列弓の形と顎の前後的位置関係の診断およびその治療方針

1) 乳歯列弓の形の診断・治療方針

● 継続管理によって、標準経過態にするまで、顎の位置関係はつねに厳密に診て、その状態に応じて対処していく。これだけでなく、主として中心となって見なければならないのは、**乳歯列弓の形**であって、ほとんどの乳歯列弓は形態を修正する必要があるものである。同時におおまかな **discrepancy** の推定もする。

● 乳歯列弓の形はよい形にしなければならない。ほとんどの乳歯列弓は多少とも狭窄している。狭窄している乳歯列弓や閉鎖型乳歯列弓またはそれに近いもの、左右の歪みなども治すようにする。乳歯列弓の形や**歯間空隙**などの一応の目安として標準乳歯列弓（図Ⅲ-2）と比較する。

詳説 標準乳歯列弓は歯の形の大きさ（歯幅）などの個人差は考慮されていないので、これから診断を行う症例の歯幅が大きければ、標準乳歯列弓全体もその割合だけ大きくして比較しなければならない。
実際、臨床において、乳歯列弓幅径を計測しなくても、目視で比較できる。標準乳歯列弓の形は、おおまかに見て半円形に近い形である。そして標準乳歯列弓の歯列弓の幅径（乳歯列弓 E|E の外側の幅径）は5cmになっているが、最近は多くの症例の乳歯歯幅が大きくなってきているので、5.4cm〜5.8cmにしなければならないことが多い。

● 乳歯の形の大きさ（歯幅）は、永久歯の大きさ（歯幅）と相関がないということになっているが、実際の臨床では、乳歯歯幅が著しく大きい時は、永久歯歯幅も大きいことがしばしばある。このため乳歯歯幅が著しく大きい時は、一応永久歯歯幅も大きいことがあり得る、ということも念頭において、とりあえずその分だけ多く側方拡大しておく、などの対処を行ったほうがよい。

理由 もし永久歯の歯幅がそれほど大きくなかった場合、拡大しすぎでスペースにかなり余剰ができてしまっても、永久歯咬合が完成する前であったら、空隙を閉鎖することはきわめて容易で、無理なく行うことができる。しかもスペースに余裕があった場合には、平均的な前歯と歯槽部の位置よりもいくぶん前歯歯槽部を中へ入れるなどして、より美しいシルエットを出すことなども可能である。

● 乳歯列期に行う永久歯列期のdiscrepancyの推定は、すでに説明してきたようにおおまかでよい。これは後述のように、推定されたdiscrepancyは $\overline{1|1}$ 萌出時、$\frac{1}{2}|\frac{1}{2}$ 萌出時、$\overline{2|2}$ 萌出時に修正されるからである。

参考 discrepancyは、乳歯列弓の狭窄の程度と歯間空隙にも関わってくる。同時に、乳歯列弓の形の一部として観察しdiscrepancyの問題も含めて、乳歯列弓の形を評価する。

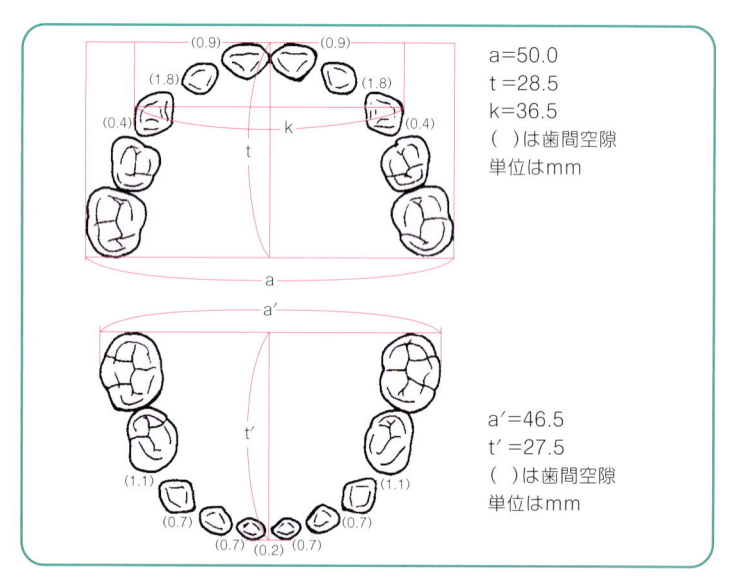

```
a=50.0
t=28.5
k=36.5
( )は歯間空隙
単位はmm

a'=46.5
t'=27.5
( )は歯間空隙
単位はmm
```

図Ⅲ-2 標準乳歯列弓（Standard arch）。
歯幅や顔面頭蓋全体の大きさなどの個人差は考慮されていないことに注意して、標準乳歯列弓と各症例の乳歯列弓とを比較する。「目安」であるため、これだけではdiscrepancyの推定はできない。スペース不足の推定は、乳歯列の空隙のほかパノラマエックス線像と家族の口腔内の状態からも行う。狭窄されていたり、閉鎖型乳歯列弓のように全体として縮小されている状態の乳歯列弓は、継続管理を行って標準経過態にするまでに標準乳歯列弓以上の形に側方拡大していなければならない。乳歯列の狭窄が著しい症例や、正貌の下顔面あるいは中顔面まで細い症例では、さらに4mm〜6mmくらい余分に側方拡大を行ったほうが、症例の顔のシルエットは美しくなる。

参考 標準乳歯列弓（Standard arch）基準値。 単位：mm

歯列弓の形	歯幅	歯間空隙
上顎 乳歯列弓幅径 a=50.0 乳歯列弓長径 t=28.5 乳犬歯部歯列弓幅径 k=36.5	A 6.7 B 5.5 C 6.8 D 7.3 E 9.4	B|A間、A|B間 0.9 C|B間、B|C間 1.8 D|C間、C|D間 0.4 E|D間、D|E間 0.0 《空隙総和 6.2》
下顎 乳歯列弓幅径 a'=46.5 乳歯列弓長径 t'=27.5	A̲ 4.3 B̲ 4.8 C̲ 5.9 D̲ 8.5 E̲ 10.4	A̲|A̲間、0.2（正中線まで0.1） B̲|A̲間、A̲|B̲間 0.7 C̲|B̲間、B̲|C̲間 0.7 D̲|C̲間、C̲|D̲間 1.1 E̲|D̲間、D̲|E̲間 0.0 《空隙総和 5.2》

2）顎の前後的位置関係の診断・治療方針

●すでに述べたように歯列育形成の継続管理では、**乳歯列弓の形の診断（discrepancyの推定も含む）**については、おおまかに行っていく。

しかし**上下顎の位置関係**については、つねに厳密に診査し、そして状態に応じて対処していかなければならない。

●すなわち顎の位置関係については、なるべく早い時期に正しい状態にして、その状態から発育するようにしなければならない。

> 詳説　上下顎の位置関係については、この前後的位置関係のほか、側方（左右）の位置関係、上下的（垂直的）成分についての問題がある。これらの概略についてはP54（Ⅱ章-2）を参照されたい。

★ここで顎の成長発育の根本的な原理について述べなければならない。それは乳歯列Ⅲ級になろうとする症例は、成長期間中、Ⅲ級へと向かっていく性質がある。すなわち下顎過成長の症例は、ずっとその成長パターンが続くのである。乳歯列Ⅱ級症例は、もし何もしなければ永久歯列はⅡ級となる。すなわちターミナルプレーンがdistal stepであると、その症例は100％永久歯列ではⅡ級になるといわれていることもその裏づけとなっているわけである（P58参照）。

つまり**成長のパターンは基本的には変化しない**のである。

●そのため成長発育期間中は、その個体の持つ成長パターンによって支配されるので、低年齢のうちに顎の位置関係を正しくした後も、継続管理によってつねに厳密に診査し、その状態に応じて対処していく。

●継続管理を行っていくことによって、乳歯列期から永久歯列に変化していく**それぞれの過程の時期**において、上下顎の前後的位置関係がつねに（乳歯列）Ⅰ級になるように対処していかなければならない。

★☆**それぞれの過程の時期**については、"Ⅱ章-2.上下顎の前後的位置関係について"の項の
1）乳歯列からみた顎の位置関係の基本（P55）
2）上下顎第二乳臼歯の前後的位置関係（$\frac{E}{E}$関係）の診断（P56）
3）第一大臼歯が 初期咬合 時の$\frac{E}{E}$関係と$\frac{6}{6}$関係（P57）
4）初期咬合 から 永久歯咬合 へ（P58）

をそれぞれ参照されたい。

●乳歯列期から次の混合歯列期に移行する初めの段階の時期（ⅡC期）では、$\overline{1|1}$萌出とともに$\frac{E|E}{E|E}$の後方に第一大臼歯が萌出してくる。

乳歯列Ⅰ級の症例では、$\frac{6}{6}$または$\frac{|6}{|6}$の萌出後、初期咬合になった時の$\frac{6}{6}$の位置関係は咬頭対咬頭になることに注意しなければならない。

★乳歯列Ⅰ級の咬合は、上下顎の乳歯列弓の前後的（近遠心的）位置関係が正常とみられる場合で、この乳歯列Ⅰ級の$\frac{E}{E}$関係が成長発育中も継続されていれば、将来の永久歯咬合はAngleの分類ClassⅠとなる。

> 注意　Angle ClassⅠの$\frac{6}{6}$関係は、$\overline{6}$の近心頬側咬頭と$\underline{6}$の頬面溝が一致している状態であるが、この咬合関係は、混合歯列前期の初期咬合時には、咬頭対咬頭になっていることに注意（下、図Ⅲ-3参照）。すなわち乳歯列Ⅰ級の初期咬合時の$\frac{6}{6}$関係はあたかも Angle ClassⅡのような状態になっているので、ClassⅡとまちがわないようにしなければならない。

$\frac{6}{6}$初期咬合	$\frac{E}{E}$脱落	永久歯咬合
乳歯列Ⅰ級の時$\frac{6}{6}$は咬頭対咬頭	$\overline{6}$の生理的近心移動	$\frac{6}{6}$関係はClassⅠとなる

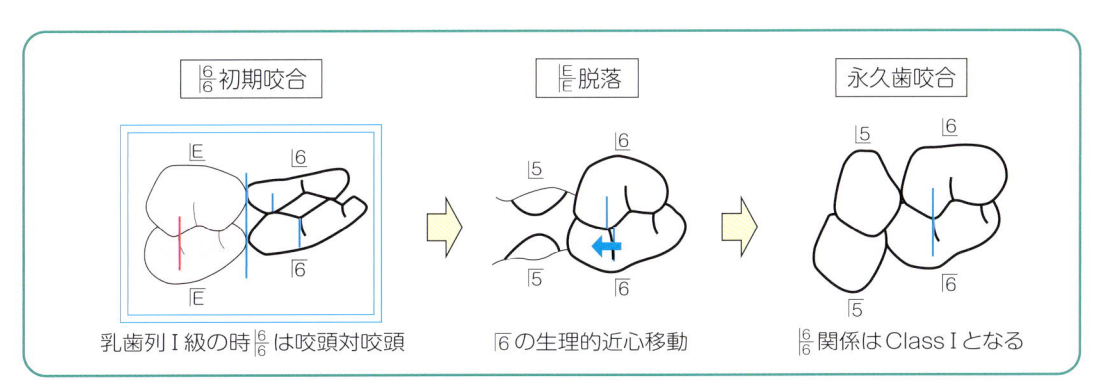

図Ⅲ-3　乳歯列Ⅰ級の初期咬合から永久歯咬合へ。
　乳歯列期に顎の前後的位置関係が正しく、$\frac{E}{E}$関係が乳歯列Ⅰ級の時は、その後に萌出してくる$\frac{6}{6}$は咬頭対咬頭になる。その後、下顎骨体部の前方への発育と、リーウェイスペースの上下の差によって、$\frac{E}{E}$脱落後、$\overline{6}$より$\overline{6}$のほうがより多くの生理的近心移動が行われるので、永久歯列完成が近くなると、$\frac{6}{6}$関係はClassⅠとなる。

|Ⅲ| 歯列育形成のための診断および方針

★乳歯列Ⅰ級（前頁、図Ⅲ-3）の $\frac{E}{E}$ 関係よりも、$\frac{E}{E}$ が多少とも近心にあれば乳歯列Ⅲ級または乳歯列Ⅲ級傾向であり、$\frac{E}{E}$ が遠心にあれば、乳歯列Ⅱ級または乳歯列Ⅱ級傾向である（Ⅲ級傾向、Ⅱ級傾向については、P 56 参照）。

● 乳歯列Ⅲ級または乳歯列Ⅲ級傾向の症例でよく用いられる装置は、次のものがある。

　Chin cap（P 44、P 48）、下顎斜面板プレート（P 109）、Activator（P 110）、固定式装置による顎間固定（乳側方歯群を固定源にしたもの（P 44）。

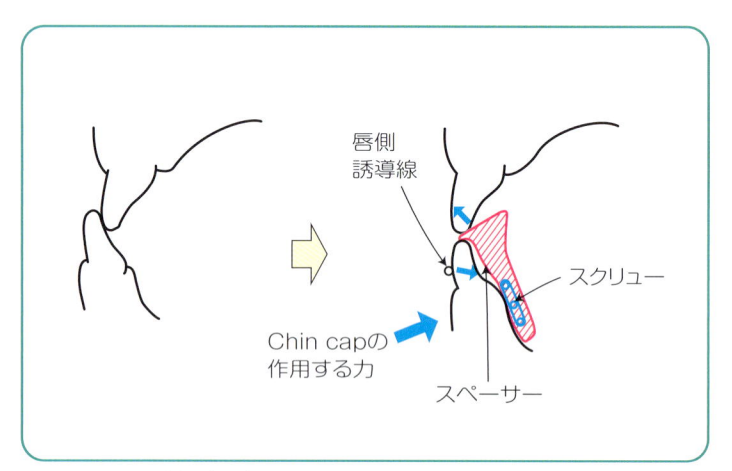

図Ⅲ-4　下顎斜面板プレート。

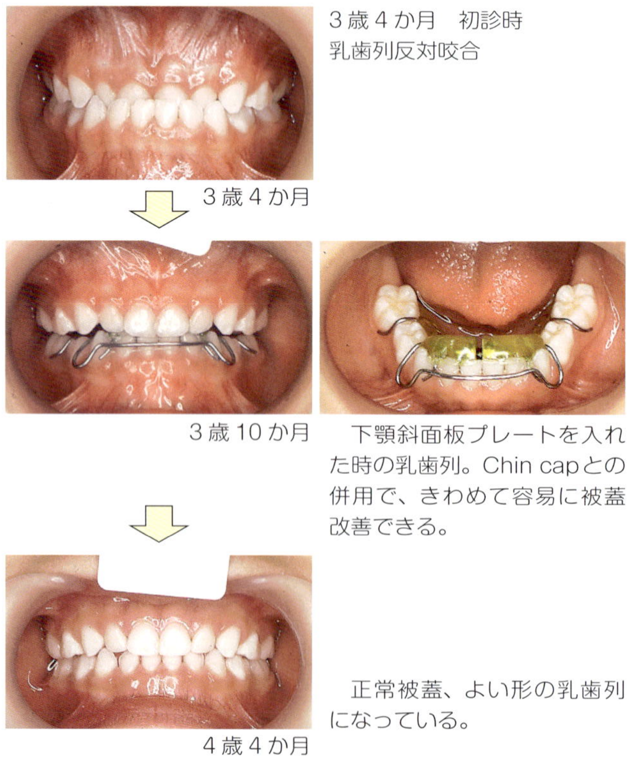

図Ⅲ-5　乳歯列Ⅲ級、反対咬合に下顎斜面板プレートをいれる。

3歳4か月　初診時　乳歯列反対咬合

3歳4か月

3歳10か月　下顎斜面板プレートを入れた時の乳歯列。Chin capとの併用で、きわめて容易に被蓋改善できる。

4歳4か月　正常被蓋、よい形の乳歯列になっている。

● 乳歯列Ⅲ級または乳歯列Ⅲ級傾向で、そして特に反対咬合の場合、低年齢（ⅡA、ⅡC期）では、前述のどの装置もよく奏功する。すなわち動機づけ（P 125）が上手に行われ、幼小児がきちんとプレートをいれ、Chin capを使用する習慣づけがなされれば、乳歯列の反対咬合は、確実に治すことができるのである。

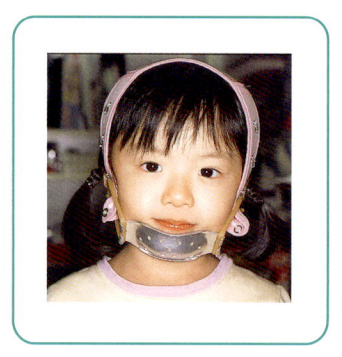

図Ⅲ-6　乳歯列期のChin cap。オトガイ部分は既成のChin cap使用。

参考　Chin capの効果については、従来も多く議論されているところではあるが、ここではChin capの効果は低年齢（ⅡA、ⅡC）では、確実に下顎骨の成長のコントロールができることだけを述べたい。

注意　Chin capは、特別に低い年齢（1歳半～2歳頃）の症例は、Chin capだけ単純に使用することがあるが、通常（3歳児やそれ以上の幼小児）では、他の装置と併用する。たとえば反対咬合で3歳初診の幼児は、初めのプレート（前段階のプレート）に下顎斜面板プレート（P 109）を使用し、それとChin capを併用するなどである。乳歯列Ⅲ級症例のActivatorもChin cap併用でなければ効果をあげることがむずかしい。特に乳側方歯群を固定源（乳歯アンカレッジ）にした顎間固定は、Chin capを併用で劇的な効果をあげ、顎の位置関係は容易にover correctionできる（P 157）。

● はっきり乳歯列Ⅲ級になっていなくても、少しでもⅢ級傾向があり、そしてオトガイがやや前方に出ている顔貌の時は、下顎骨の後方移動を行わなければならない。すなわち、わずかの乳歯列Ⅲ級傾向でもChin capを使用する。

理由　オトガイ部分の突出への対処としては、Chin capがもっとも優れているからである。すなわちChin capの使用は将来の美しく整った顔のシルエットのためである。
ほとんどの口腔内に使用する可撤式装置や固定式装置は、その結果として顎の移動に歯性および歯槽性の変化も加わっているが、Chin capは下顎骨体部と顎関節に直接後上方への力が作用する。

参考　通常、低年齢から始めた歯列育形成の全症例の3分の1以上は、Chin cap使用の症例となる。

❷ 乳歯列弓の形と顎の前後的位置関係の診断およびその治療方針

図Ⅲ-7 乳歯列Ⅰ級と乳歯列Ⅲ級（注：前掲図Ⅲ-3は、左側 E|E および 6|6 の図であるが、この図は右側 E|E および 6|6 を図示してある）。

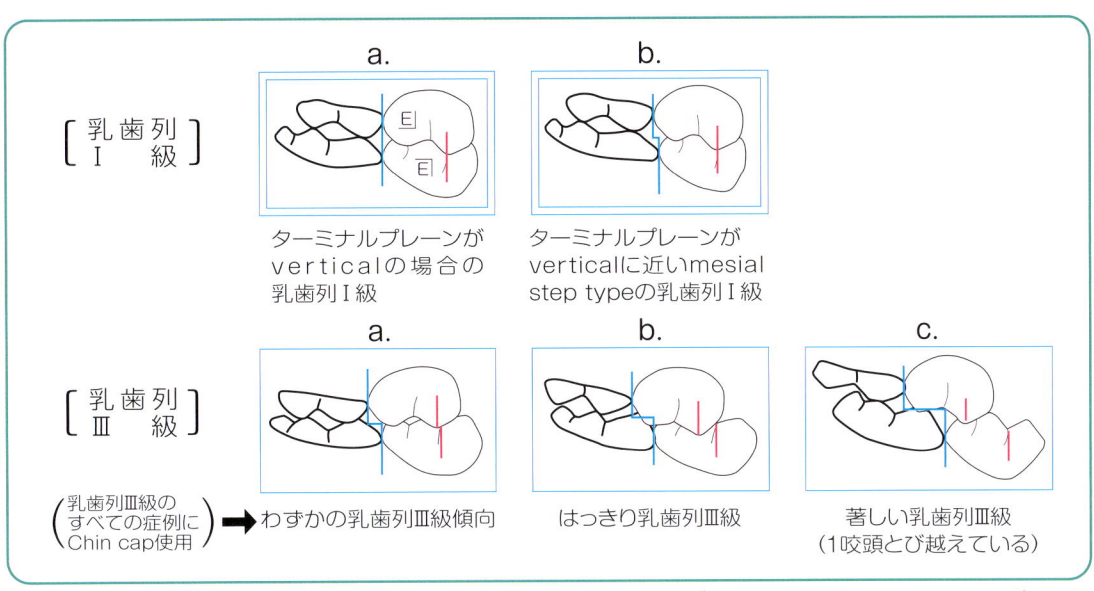

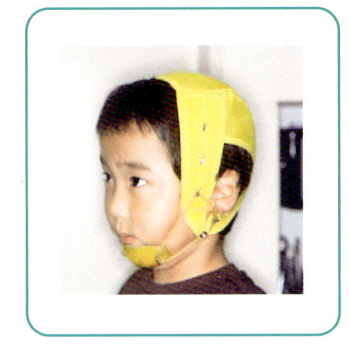

図Ⅲ-8 小学校低学年にChin cap使用。オトガイ部は印象を採り、レジンで各個製作した。

注意　Chin cap使用の症例は、初診時と毎回来院時に必ず関節雑音の有無を診査しなければならない。幼児で治療開始前にすでに関節雑音がある場合はかなり稀ではあるが、この場合は院内Chin capで牽引力を弱くするなど、院内Chin capの装着回数を多くし、関節雑音の変化をみる。
通常幼児の場合、Chin cap使用によって関節雑音が出ることはほとんどないが、長期間側方へズレた力が加わった場合は関節雑音が出るおそれもあり得るので、2歳～4歳半ば頃までの幼児は、しばらくは昼間のみ使用するのが望ましい。状況がよく把握できるようになったら、就寝時も使用する。

●★Chin capの効果は、低年齢の症例には効果が著明で、増齢とともにその結果は著しく減少する。すなわち、乳歯咬合完成前（ⅠC期）の頃は、Chin cap単独でも効果を現わし、乳歯列期（ⅡA期）では口腔内の装置と併用で、すべての乳歯列反対咬合の症例または乳歯列Ⅲ級症例に確実な効果が認められる。小学校低学年のⅡC期からⅢA期の乳側方歯群の骨植がしっかりしている頃には、可撤式装置との併用ではまったく効果がなくなるわけではないが、かなり効果はおちてくる。しかし乳側方歯群がしっかりしていれば、これを固定源（乳歯アンカレッジ）にした固定式装置の顎間固定（P32、P165）とChin cap併用で、劇的な効果を現わし、over correctionも可能である。

注意　乳側方歯群（EDC|CDE / EDC|CDE）の交換期が近づき、この乳側方歯群の一部がわずかに動揺し始めた頃から下顎の後方（遠心）移動を始めるような場合、術者の期待する効果が得られないことが多い。しかし動機づけが成功した症例の場合や患者さん側が非常に熱心で、食事以外はすべて顎間ゴムまたはその他の装置を使用、Chin capも就寝時はもちろん昼間長時間使用した場合、明確に下顎骨の後方（遠心）移動が認められ、前突したオトガイがよい形になることもある（P165）。

注意　乳側方歯群の交換期が近づいた頃、または 543|345 / 543|345 が一部および全部の萌出時期の口腔内装置による下顎歯列弓の後方（遠心）移動は、歯性の移動[27]によるところも多いのを認識していなければならない。すなわちオトガイが前方に出た顔貌が残ることが多い。

●乳歯列Ⅲ級の症例では、将来10代の身長の伸びのスパート、特にそのピークの時期の直前および直後には、E|E 関係が over correction され、かすかにでも乳歯列Ⅱ級になっていることが望ましい（P160、P164）。

★10代の身長の伸びのスパートは以下のとおりである。
　男子　10～16歳、ピーク **11～13歳**
　女子　8.5～13歳、ピーク **9～11歳**

参考　もちろん、この身長の伸びのスパートの時期には、個人差がある。しかし、歯列育形成の継続管理（P15参照）を行っている子どもの全身を眺めていれば、スパートが始まりかけた時を判断することができる。スパート開始が遅れたり、早かったりするのが確かに一部の子どもにあるが、大部分がほぼ上記の年齢にスパートが始まるとみてよい。

詳説　乳歯列Ⅲ級の咬合を改善およびover correctionし、その後スパートの時期まで維持するのは、一見たいへんなようにも聞こえるが、低年齢の時期に顎の位置関係の改善を行っておけば、その後の継続管理はきれいな配列の状態で行えるので、継続の動機づけ（P132）がうまく行われていれば、困難なことではない。
小学校3～4年生の頃は、上下4切歯が正しい位置に配列、小児は正しい咬み合わせと、きれいな配列に誇りをもって継続管理のために通院する。将来、さらに美しく整って、優れた人間になる条件を備えるためである。

69

III 歯列育形成のための診断および方針

★乳歯列Ⅰ級（図Ⅲ-7）の $\frac{E}{E}$ 関係よりも、$\overline{E}$ が多少とも遠心にあれば、乳歯列Ⅱ級または乳歯列Ⅱ級傾向である。

●乳歯列Ⅱ級またはⅡ級傾向の症例でよく用いられる装置は、次のものがある。

　Advancing plate（P108、P136）、BionatorまたはActivator（P110）。

★$\frac{E}{E}$ 関係が乳歯列Ⅱ級またはⅡ級傾向の症例は、ターミナルプレーンをみるとdistal step typeとなっている。小児歯科学では、ターミナルプレーンがdistal stepの症例は、それが永久歯列になった時100％の確率でAngleの分類ClassⅡになる、とされている（Ⅶ章-CASE 1、CASE 2参照）。

つまり、乳歯列Ⅱ級またはⅡ級傾向で前突あるいは前突感のある症例は、なにもしなければ永久歯列になってもやはり前突なのである。そして乳歯列Ⅱ級は、基本的に発育期を通じてClassⅡになろうとする成長パターンがあるとみなければならない。骨格性の要因によるもの（大部分は下顎骨劣成長）は、特にこの傾向がある。

●しかし、発育期に下顎骨がいつも前方位にあれば、下顎骨の前方への発育は促進されると考えてよい。すなわち、下顎頭が前方に位置していると、その状態で顎関節が形成されていくからである。Proffit, W.R.の著書[10]にも"下顎骨がたえず前突状態にあると成長が加速される"、と記載されている。

●上記のAdvancing plateは咬合時下顎が前進される可撤式装置であり、Bionatorは装着すると下顎が前進されるように構成咬合を採得した可撤式装置である。

> **注意** ほとんどの乳歯列Ⅱ級（傾向）の幼児はAdvancing plateから始めることが多い。しかし就寝時では、上下しっかり咬み合わせていないことが多いので、Advancing plateは就寝時効果が少ないこともある。一般にⅡ級の程度が強い症例では、Advancing plateに慣れてきたら、Bionator（Activator）を就寝時に使用することが多い。

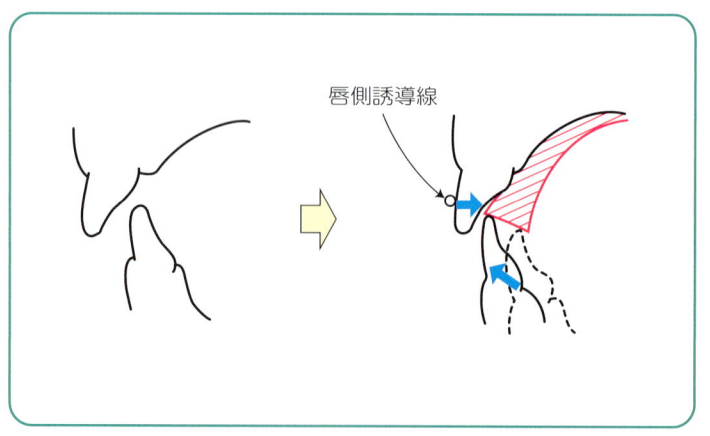

4歳3か月　初診時

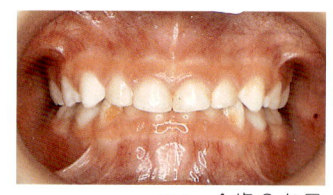

4歳3か月

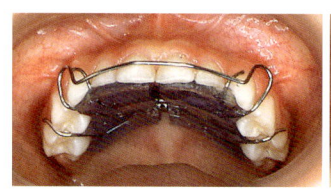

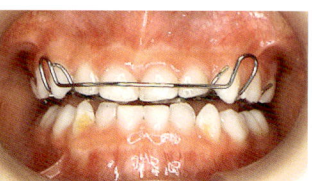

4歳4か月　Advancing plateを入れた時の乳歯列。

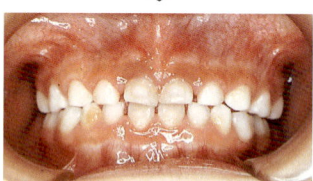

よい形の乳歯列になっている（$\overline{1|1}$ が萌出）。

7歳0か月

図Ⅲ-10　乳歯列Ⅱ級症例にAdvancing plateをいれる。

> **詳説** 機能性の要因がある乳歯列Ⅱ級症例は、その原因がなくなれば、その分だけⅡ級へと向かおうとする成長パターンは減少する。その原因とは、指しゃぶりなどの習癖がほとんどであるが、幼小児の肘をつく癖は、下顎骨を後方だけでなく側方への偏位を起こし、乳歯列の交叉咬合となる（乳歯列期交叉咬合は、乳歯列Ⅱ級よりも乳歯列Ⅲ級で下顎近心咬合を伴っているものが多い）。また原因がはっきりわからない機能性の乳歯列Ⅲ級もある。

●★一般に下顎劣成長が特に著しいものでなければ、乳歯列Ⅱ級症例は、乳歯列期に乳歯列弓の形がよい形（P52）になり、そして顎の位置関係が正しく（乳歯列Ⅰ級）になっていれば、その後の継続管理できわめて無理なくⅠ級の状態を維持、成長発育させることができる。そして顎の位置関係が正しいⅠ級の永久歯列を確実に形成させることができる。

唇側誘導線

図Ⅲ-9　Advancing plateの図。

③ 乳歯列期のdiscrepancyの推測

● 乳歯列期のdiscrepancy（将来の永久歯排列のスペース不足）の推定は、次の方法によって行う。
　① パノラマエックス線撮影からの推測
　② 乳歯列弓の歯間空隙からの推定（標準乳歯列弓　P66と比べる）
　③ 肉親（両親、兄弟姉妹、祖父母）からの推定

★このうち本書では①パノラマエックス線像からの推測についてのみ、その概略を説明する。

● 日頃から、歯間空隙が十分にある乳歯列と、閉鎖型乳歯列および叢生の乳歯列の患者さんのパノラマエックス線像を見くらべておく必要がある。フィルム上に写る未萌出永久歯（歯胚）の状態をそれぞれ見比べ、前歯部の未萌出永久歯の重なり具合や、フィルム上の乳歯と永久歯の大きさの比較を感覚的にもよく習熟しておく必要がある。

　特に歯牙が大きく写ったり、小さく写ったりする原因をつかむことにも、慣れる必要がある（P75）。

● さらに年齢が近い症例のパノラマエックス線像と模型があれば、それを相互に比較、歯間空隙の状態、その他の乳歯列の状態との関連をみる。

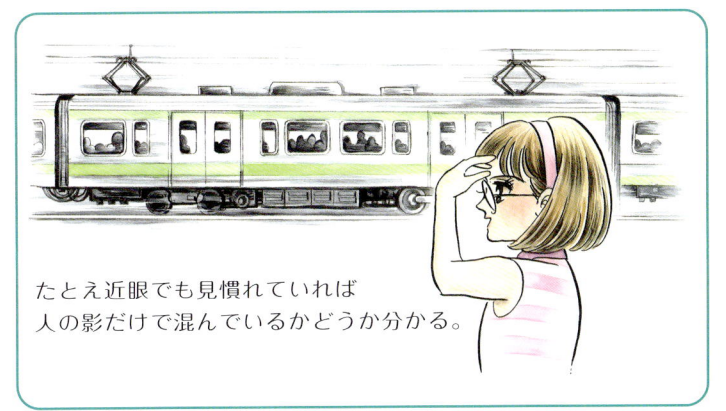

たとえ近眼でも見慣れていれば人の影だけで混んでいるかどうか分かる。

図Ⅲ-11　幼小児のパノラマエックス線像を症例別および年齢別に比較してみると、実際の臨床では、目測で大体の状態を判断できるようになる。

● パノラマエックス線像からおおよそスペース不足分を診る方法は、未萌出永久歯の重なりや、すでに萌出している乳歯根との重なり、未萌出永久歯間の空隙によって推定する。

? パノラマエックス線像は被写体の位置によって、また患者さんが動いたら、歯幅が変化してしまうので、大きさや距離は不正確になるのでは？　という疑問を持たれるかもしれない。
しかし、全体にまたは局所的に大小の写り方の変化があっても、重なりは重なりとして写り、空隙はやはり空隙として写り、大まかに見ればその程度についてフィルム上ではあまり大きな変化がないとの見方を用いている。つまり大きな重なりは大きな重なりとして写り、小さな重なりは小さな重なりとして写る。

★● 図Ⅲ-12に、パノラマエックス線像からdiscrepancyの推測するイメージ図が図示されている。これは5歳0か月を中心として**4歳6か月～5歳4か月**くらいの症例のパノラマエックス線像についての1̲|2̲付近のスペース不足分を推測する一例である。

　年齢が大きく異なる場合は、後述の年齢補正（P76）を行う。

参考

3歳1か月のパノラマエックス線像のトレース図

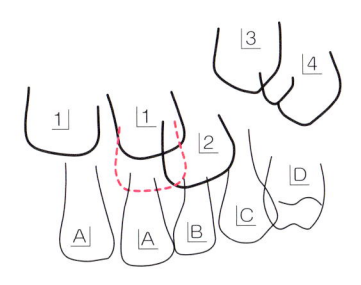

7歳0か月のパノラマエックス線像のトレース図（永久切歯部のみ図示）

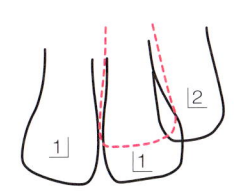

1̲|と|2̲の切縁の高さが揃っていない。それで1̲|と|2̲の重なりをみるのが不便。また|2̲と|4̲の高さも揃っていないので、|2̲と|4̲の間の距離（間隙）もみにくい（|2̲と|4̲の間隙については、P73に記載）。

図Ⅲ-12　1̲|2̲の切縁が揃っていないとき。
|2̲切縁の位置まで1̲|をずらして、1̲|と|2̲の重なりをみる。一般に低年齢ほど、2̲|2̲に対して1̲|1̲は深い位置（低位）にあるが、5歳くらいでも2̲|2̲切縁に対して、1̲|1̲は深位置にある場合がかなりある（P77）。

理由　**4歳6か月～5歳4か月くらいのパノラマエックス線像を標準的なものにした理由：** 2̲|2̲より1̲|1̲のほうが先に萌出するが、これに対して5歳より年齢が低いと、2̲|2̲より1̲|1̲のほうが逆に深い位置にある。5歳頃になってくると未萌出1̲|1̲と2̲|2̲の切縁の高さが揃うようになる。5歳より年齢が高いと、1̲|1̲萌出時期が近づいて、1̲|1̲のほうが浅い位置、すなわち高位になってくる。

1̲|2̲の重なりの状態をみるには、1̲|と|2̲の切縁の高さが揃っていたほうが都合がよい。そのため4歳6か月～5歳4か月の頃をとりあえず標準として比較できるように定められている。

III 歯列育形成のための診断および方針

● 4歳6か月〜5歳4か月以外の症例、たとえば3歳1か月の場合は、5歳0か月になった頃の状態を想定して、目測で診断する。

★ discrepancyを表わすのに、一般にスペースの不足分で表示している。

1 パノラマエックス線像からのdiscrepancyの推測の基本

★ 以下の図III-13〜20の図はパノラマエックス線像から必要な部分だけ抜き書きしたものである。また図は左側のみ記載しているが、右側も同様に診断する。

● 1̲と2̲の関係をみる

1̲の歯冠の4分の1までは重なりが許され、スペース不足がないとみる。図III-13aのようになっていれば、この部位のdiscrepancyはない状態とみることができる。

詳説　1̲歯幅は平均8.59mm（男子）、8.24mm（女子）ということになっている。実際は9mm、または9mm弱のことが多い。すなわちパノラマエックス線像上では、1̲の歯幅4分の1まで重なってもdiscrepancyはないこととするので、パノラマエックス線像では2mm強分重なってもよいことになる。

● 1̲の歯幅の半分まで重なっていたら、discrepancyは2mm強あるとみる（図III-13b）。

理由　1̲と2̲の重なりが許されるのは、1̲の歯幅の4分の1であり、この4分の1部分は上述のように2mm強、そして2分の1重なっている場合は、スペース不足は2mm強となる。

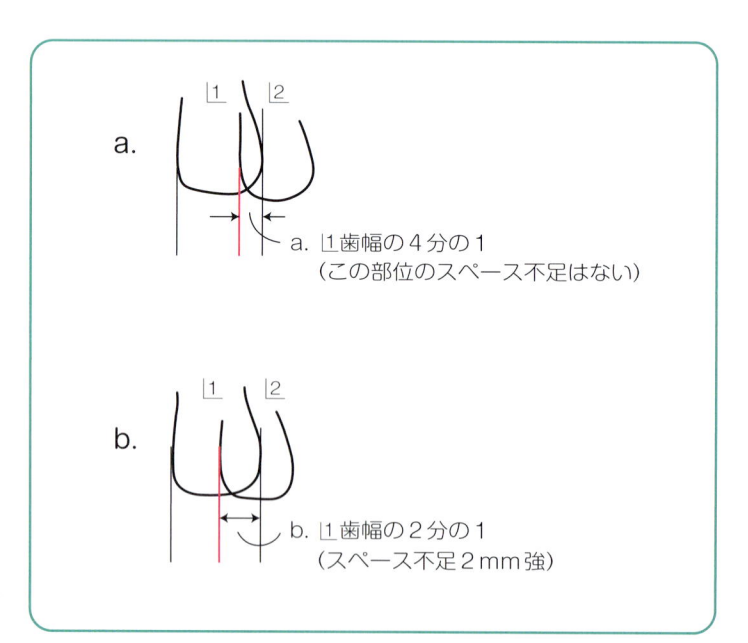

● 2̲とC̲の関係をみる

2̲がC̲の歯根の根管壁までかかっていたらdiscrepancyは2mmとする（図III-14a）。

理由　パノラマエックス線像上に写るC̲の根管壁から歯根外側までの硬組織の厚さを2mmくらいとみる（解剖学的には、これほど厚くない）。

● 2̲がC̲の根管までかかっていたらdiscrepancyは3.5mm（図III-14b）。

理由　パノラマエックス線像上の写るC̲の根管幅径を1.5mmくらいとみる。

注意　根管壁がぼけていたら、おおよその内側を根管壁とする。

参考　この2̲とC̲の関係は、次に述べる2̲と4̲の関係の補正の意味がある。すなわち永久歯だけのスペースをみていると、パノラマエックス線像の写り具合で誤差がでてくるからである。たとえばパノラマエックス線像に写る歯牙はフィルムに近いほう（唇側あるいは頬側にあるとき）が形は小さく写る。小さく写ればスペース不足分は少なく推定されてしまうおそれもあるので、これを補正するため乳歯との関係をみるわけである。

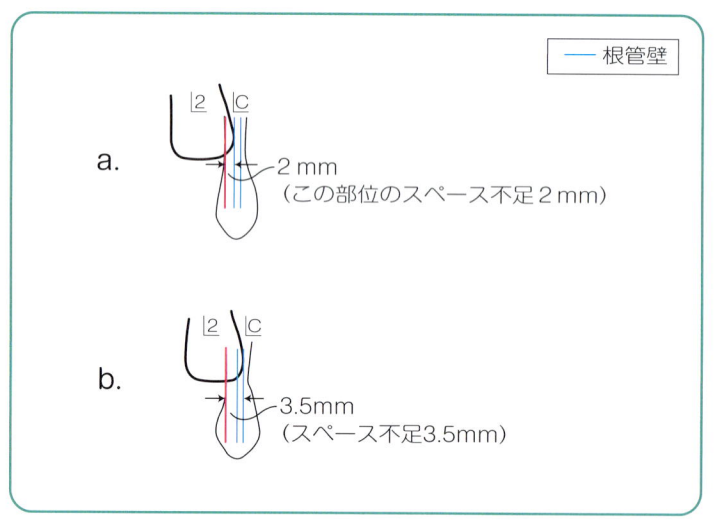

図III-14　2̲とC̲の関係。

図III-13　1̲と2̲の関係。

❸ 乳歯列期のdiscrepancyの推測

● |2 と |4 の間隙をみる

形成中の|4歯冠と未萌出|2の遠心隣接面の距離は2mmくらいまで許され、それ以下になった分だけdiscrepancyとなる。

形成中の|2|4は舌側にあることが多いので、パノラマエックス線像にはやや大きく写って輪郭がぼけることが多いが、もっともぼけている外郭を外形とする。

注意 この|2|4の距離2mmは、フィルム上の距離ではなく、実際の|2と|4の歯牙を推定しての|2と|4の間の距離である。

図Ⅲ-15bの状態となっていたら、|2と|4の間隙が0.5mmくらいであるので、この部分のdiscrepancyは1.5mmとなる。

図Ⅲ-15cの4歳未満では、|4の位置が上のほうにあることが多いので、|Cの歯軸に沿って下方に移し|2との関係をみる。

3歳未満では、|4の歯冠の形成不十分で観察しにくいが、歯囊や咬頭の形から、|4の歯冠の形を推定する。

● |2 と |4 の間隙をみる

形成中|4の近心隣接面と未萌出|2の遠心隣接面の距離が、パノラマエックス線像に写った|2の歯幅の2分の1以上あればdiscrepancyはないものとし、その距離が2分の1に満たなかった場合、その分スペースが不足しているとみる。

図Ⅲ-16aの場合はdiscrepancyがあっても0.5mmくらいである。

図Ⅲ-16bの場合はdiscrepancyは3mm～3.5mmくらいである。

理由 |2の歯幅は平均6mmくらいであるが、この2分の1は3mmとなり、このことからスペース不足分を推定する。

|1と|2が重なっている分だけ|2を左へ移し、|2と|4の間隙をみる。

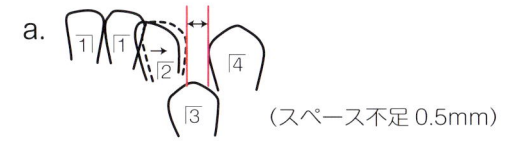

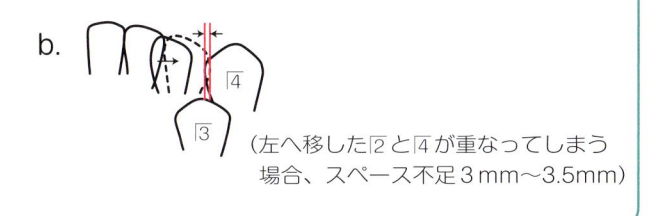

a. （スペース不足0.5mm）

b. （左へ移した|2と|4が重なってしまう場合、スペース不足3mm～3.5mm）

図Ⅲ-16 |2と|4の間隙。

a. 2mm （この部位のスペース不足はない）

b. 0.5mm （スペース不足1.5mm）

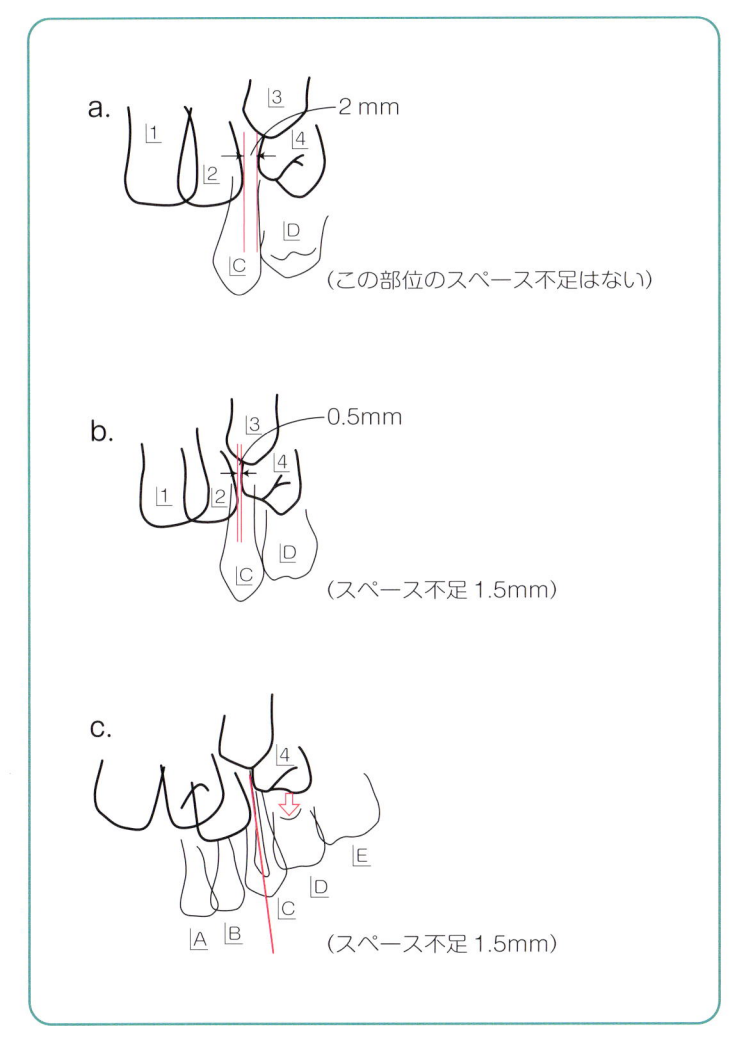

c. （スペース不足1.5mm）

図Ⅲ-15 |2と|4の間隙。

III 歯列育形成のための診断および方針

● |2 と |C の関係をみる

未萌出 |2 の遠心が、|C の歯根の遠心根管壁より遠心にはみ出したら、その分 discrepancy があるとみる。

図III-17a の場合は、この部位に discrepancy がない場合。

図III-17b は |2 が |C の根管を通りこし、|C の歯根の遠心にかかっている場合で、この部位に1.5mmくらいの discrepancy があるとする（図III-17b の |2 は、捻転を修正した点線で表わしてある）。

理由 パノラマエックス線像上に写る |C の根管壁から歯根外側までの硬組織の厚さを1.5mmくらいとみる。

● 図III-17c は |2 が |C の歯根よりさらにはみ出していた場合で、上記の根管壁硬組織の厚さ1.5mmに加え、はみ出した分1mmを足して、この部分の discrepancy とする。

注意 この付近の |C の歯根は不鮮明なことが多いので、歯根だけから判断しにくい場合は、|C 歯冠全体の幅径を6mmとして、|C 根管からはみ出した量を推定する。

参考 この |2 と |C の関係は、前項で述べた |2 と |4 の関係（間隙）を補っている。永久歯歯胚は、唇舌的位置の転位によって大きさが異なってパノラマエックス線像に写り、誤差がでてくるので、これをも補正する意味がある（上顎の |2 と |C の関係 P72 と同じ）。

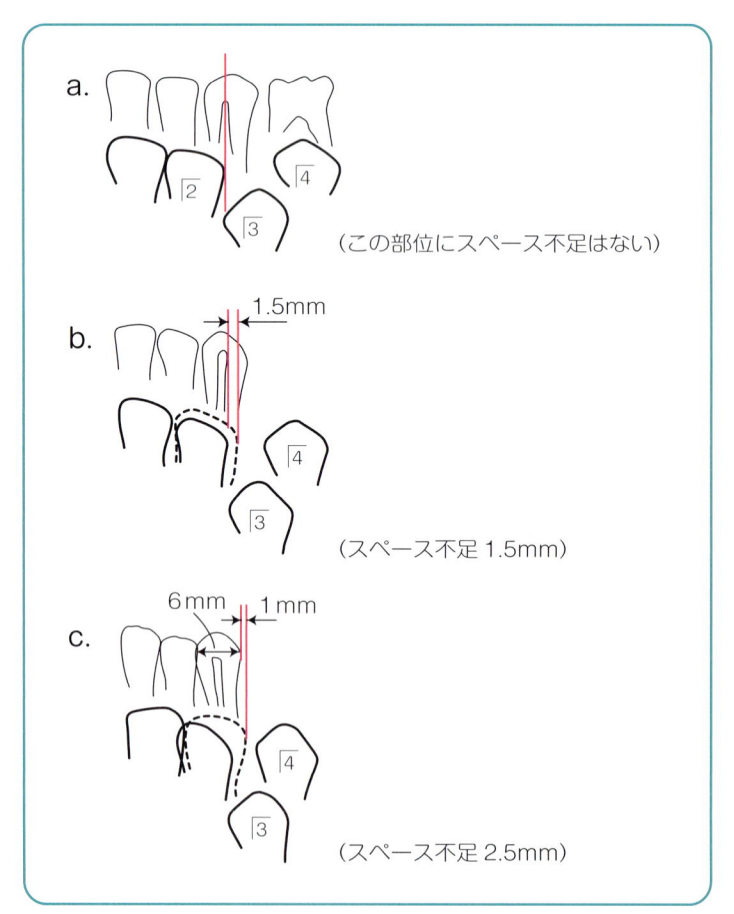

参考 上顎の場合は |2 と |4 の関係よりも |2 と |C が先に記載されているが、下顎の場合は |2 と |4 のほうが |2 と |C よりも discrepancy を現わす状態が多く、また |2 と |C の関係は信頼性が |2 と |4 に比べやや少ないので、|2 と |4 を優先し、先に記載した。

★ 乳歯列期の症例では、残された成長量（Patients who have a significant amount of growth remaining）が多いので、乳歯列期に discrepancy の推測（スペース不足の推測）を行った後、その後も継続管理を続ける期間が長い。この間 discrepancy の見直しを行い、軌道修正が許される。すなわち永久切歯の萌出始め、永久切歯の萌出期に、discrepancy の見直しを行い、これに対応した処置を行っていく。

もし discrepancy の推定にいくぶん見まちがいがあっても十分に対処できる。

★ そのため乳歯列期の discrepancy の推定は、おおまかなものでよいことになる。

詳説 discrepancy（スペース不足）の見直しは 1|1 萌出期、$\frac{1}{2}|\frac{1}{2}$ 萌出期、2|2 萌出期にそれぞれ行うことができ、永久切歯萌出スペースの再確認を行う。

● 基本的には乳歯列期または混合歯列前期の discrepancy が「わずか」か「やや大きい」、「著しく大きい」のようにおおまかに推測する程度でも、それが大きなまちがいがなければ、歯列育形成を行っていくことができるのである。すなわち、必ずしも数値で表わさなくても対応できる。

● discrepancy の推定を数値で表わすには、通常0.5mm単位で行ってよい。

〈例〉 discrepancy 右 $\frac{4mm}{3.5mm}|\frac{3.5mm}{3mm}$ 左

★ discrepancy の推測の基準について、以上述べたのは、前述のように4歳5か月〜5歳4か月の年齢を基準としてある。そして $\frac{21|12}{21|12}$ の歯胚が唇舌的にほぼよい位置にあって、捻転がない状態が基準となっている。

参考 たとえば下顎左側永久歯については、|2 と |4 で discrepancy も決めている。図III-16は未萌出 |2 と |4 の間隙であるが、この間隙の距離を決めるのに、|12 間の重なりをなくした状態を仮定して距離を決めている。|4 に関するこの値は、|12 付近の discrepancy も含まれていることになる。

● $\frac{21|12}{21|12}$ の位置や歯軸角度に問題があったり、捻転している場合は、これらを修正した位置に置き変えて、discrepancy を推定する（図III-18を参照）。

図III-17 |2 と |C の関係。

a.（この部位にスペース不足はない）
b. 1.5mm（スペース不足 1.5mm）
c. 6mm 1mm（スペース不足 2.5mm）

❸ 乳歯列期のdiscrepancyの推測

❷ 未萌出 $\frac{21|12}{21|12}$ の位置不正、歯軸角度不正、捻転の場合のパノラマエックス線像からのdiscrepancyの推測例

● $1|1$ が扇形離開、あるいは平行離開していたら、正しい位置に修正、$|2$ の重なりをみる（図Ⅲ-13参照）。

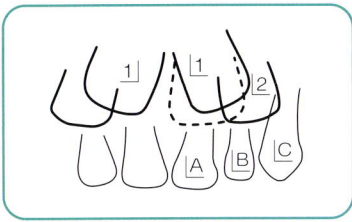

図Ⅲ-18　$1|1$ の位置が正しくないとき（歯軸角度）。

● $1|1$ が捻転している場合は、捻転を修正した状態で $|2$ の重なりをみる（図Ⅲ-13参照）。

● $1|1$ の捻転が著しいと、$1|1$ の幅径がどのくらいあるか判断がつきにくい。

この場合は、$1|1$ の歯冠の長さから、解剖学的形態を推定して $|2$ の重なりをみる。

あるいは、パノラマエックス線像上では $\overline{1}$ の歯幅×1.5がおおよその 1 の歯幅であることも参考にしてよい（P80参照）。

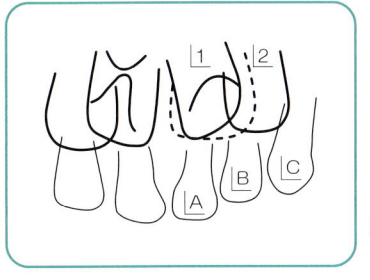

図Ⅲ-19　$1|1$ が捻転しているとき。

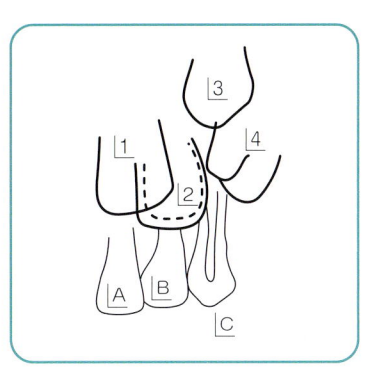

図Ⅲ-20　$|2$ が舌側転位しているとき。

★舌側転位している歯牙は大きく写る。

理由　被写体がフィルムから遠いほうが像は大きくなり、ぼやけて写る。パノラマエックス線像は舌側にあるほどフィルムから遠ざかる。

参考　普通のデンタルエックス線像では、歯牙が舌側にあるほどフィルムに近いので、舌側にあるほうがシャープに写り、頰側にあるほうがぼやけて大きく写る。

●舌側転位している歯牙（図Ⅲ-20）は他の部位の歯牙と比較して本来の大きさを推定し、discrepancyをみる。

注意　デンタルエックス線像とは逆に、パノラマエックス線像は、歯牙が唇側にある場合は小さく写る。たとえばパノラマエックス線撮影時に、上顎が前方に位置するような姿勢であった場合や、顎の位置関係で上顎が前方にあった場合など、上顎前歯全体が小さめに写る。下顎の場合も同様で、下顎が前方に位置する姿勢や、反対咬合の場合も下顎前歯全体が小さめに写る。

●上記は上顎について記載したが、下顎の場合も上顎 $21|12$ に準じて $\overline{21|12}$ の歯冠の位置角度を修正し、discrepancyの推測をする。

Ⅲ 歯列育形成のための診断および方針

3 discrepancy（スペース不足分）の年齢補正

● パノラマエックス線撮影による乳歯列期のスペース不足分の推測は、前述のように5歳0か月を中心として4歳6か月～5歳4か月の年齢を基準としてある。診断を行う症例が、この年齢と大きく異なっていたら、算出された不足分の数値にさらに年齢による補正を行う必要がある。

理由 未萌出永久切歯またはその歯胚は、その先行歯である乳歯の舌側にある。一般に年齢が低いほど、すなわち永久歯の歯牙の形成状態が初期のものであるほど舌側にある。そして萌出時期が近づくにしたがい、少しずつ唇側に移動して乳歯歯冠の位置に近づいてくる。
パノラマエックス線像に写っている歯牙または歯胚は、舌側にあるほど大きく写り、唇側にあるほど実際の大きさに近づいて小さくなる。大きく写った場合はdiscrepancyが大きいように写ってしまうことになるので、これを補正する必要がある。

詳説 発生学的にみると、どの場合も乳歯の後に萌出する後継永久歯の歯胚は、必ず先行乳歯の舌側に形成される。『歯列育形成』のP38 図3-4b、P39 図3-5、P40 図3-8、P41 図3-10、P43 図3-13、図3-14 を参照されたい。文章はP40のところを参照されたい。

★ 一般にパノラマエックス線像に写った歯牙は、総体的に実際よりやや大きく写る。そしてまた4歳6か月より年齢が低い症例の場合は、上記 **理由** によって、その増加量はさらに大きくなる。そのため、パノラマエックス線像を目で眺めて決定されたスペース不足の推測値は、5歳0か月を中心とした基準値よりも大きすぎることになる。

● この補正は、年齢が4歳6か月より低いため生ずる増加分について、通常10か月ごとに片側0.5mmくらい差引く。

★ 5歳4か月より6～10か月くらい、またはそれ以上年齢が高い症例の場合は、基準の5歳0か月よりも未萌出永久歯は小さく写る。そのためスペース不足分推測値は実際よりも少なすぎることになる。

● この年齢が高い場合の補正は、5歳4か月を約4か月遡って、5歳0か月より高い分について、通常10か月に対し、片側0.5mmくらい加算する。

注意 未萌出歯牙の発育については、通常の発育よりも遅く、歯牙の形成が著しく遅れている症例や、また著しく早い症例もある。
パノラマエックス線像からの推測の基準となる4歳6か月‒5歳0か月‒5歳4か月の頃の状態をよく把握し、「年齢補正」は手加減しなければならない。

コツ 一般にdiscrepancyの推測値は、事実より少なく推定してしまうほうが困るので、実際に行うには、「年齢補正」はたとえば5歳0か月より10か月未満の年齢が高い場合でも0.5mm加算、またたとえば4歳6か月より15か月くらい年齢が低い症例でも少なめに差引いて、0.5mmだけ差引くことが多い。

4 パノラマエックス線像による乳歯列期のdiscrepancyの推測例

★ 実際にパノラマエックス線像を見て推測するのは、目測で行う。次に掲載する症例では、歯牙の位置を修正、あるいはずらして目測する場合、読者がみてわかりやすいようにそれを点線で描いている。

● 未萌出 $\frac{4\ 2 1|1 2\ 4}{4\ 2 1|1 2\ 4}$ の位置や歯軸角度に問題があったり、捻転の場合を前述のように修正して推測することは、術者の見方によって個人差がでてしまうことは当然である。少しくらいの誤差はあまり問題とならない。

● discrepancyの状況をおおまかに察知すれば、目的を達することができる。

● 見方によっては、discrepancyを大・やや大・小・ほとんどなしのように観察しても、目的を達することができる。

理由 乳歯列期の症例では、残された成長量（Patients who have a significant amount of growth remainning）が多いので、このあとの継続管理処置の間のうちに軌道修正が許されるからである。すなわちⅡC期、ⅢA期、ⅢA期後期にもdiscrepancyの見直しと修正を行うことができる。

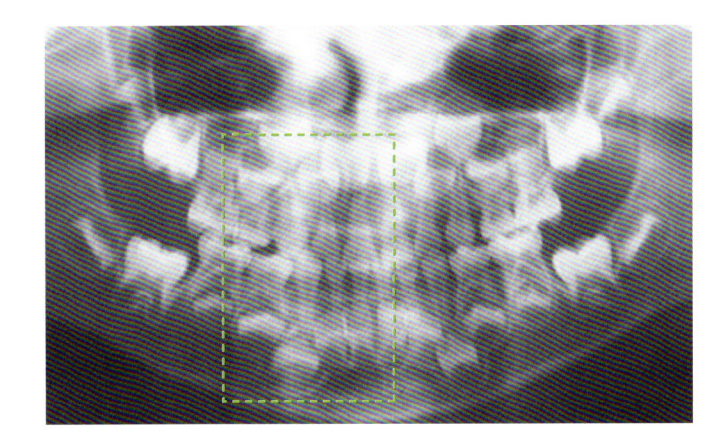

❸ 乳歯列期のdiscrepancyの推測

右側乳前歯部と第一乳臼歯の上下顎はパノラマエックス線像の原寸大でトレースし、下に掲載。乳歯は細線、永久歯は太線で現わしてある。

この症例の右側トレースした部位のdiscrepancy（スペース不足分）は、次の通りである。

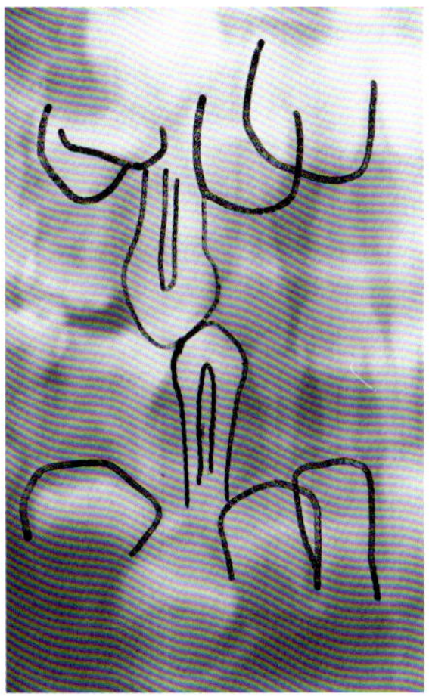

（○の中はスペース不足推測部位）
単位：mm

右側

④②	C②	②①
0	0.5	2.0
0	1.0	
C②	④②	

左側は

①②	②C	②④
0	2.0	0.5
1.0	0	
②④	②C	

この症例の全体のdiscrepancy（スペース不足分）は

右 $\frac{2.5 | 2.5}{1.0 | 1.0}$ 左

図Ⅲ-21 discrepancyがやや小さい症例（4歳4か月）のパノラマエックス線像。

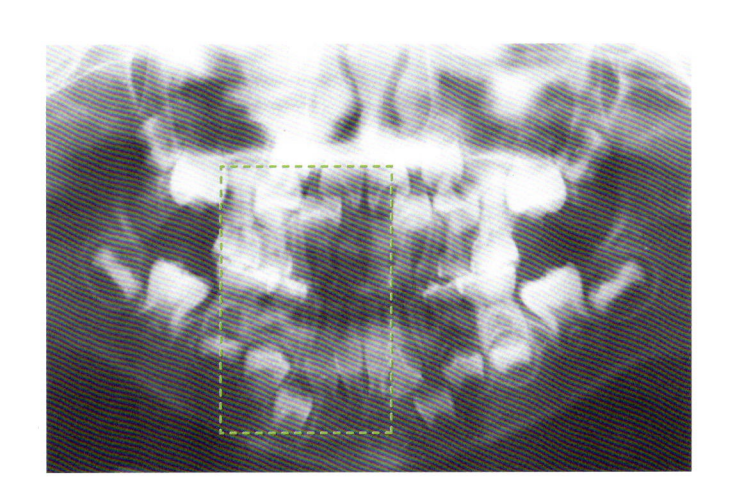

右側乳前歯部と第一乳臼歯の上下顎はパノラマエックス線像の原寸大でトレースし、下に掲載。乳歯は細線、永久歯は太線で現わしてある。

この症例の右側トレースした部位のdiscrepancy（スペース不足分）は、次の通りである。

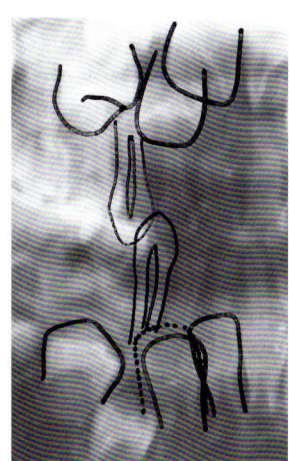

（○の中はスペース不足推測部位）
単位：mm

右側

④②	C②	②①
2.0	1.5	2.5
2.0	2.5	
C②	④②	

左側は

①②	②C	②④
2.0	1.0	2.0
2.5	1.0	
②④	②C	

この症例の全体のdiscrepancy（スペース不足分）は

右 $\frac{6.0 | 5.0}{4.5 | 3.5}$ 左

図Ⅲ-22 discrepancyが大きい症例（5歳7か月）のパノラマエックス線像。

77

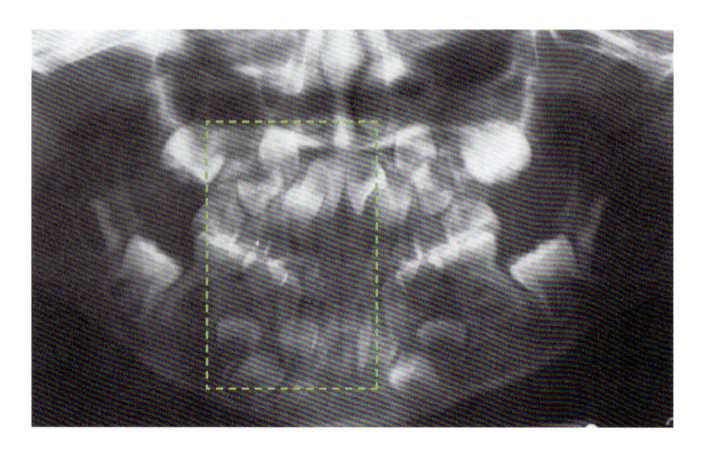

III 歯列育形成のための診断および方針

下はパノラマエックス線像の原寸大。乳歯は細線、永久歯は太線、捻転は点線でなおしてある。
この症例の右側トレースした部分のdiscrepancy（スペース不足分）は、次の通りである。

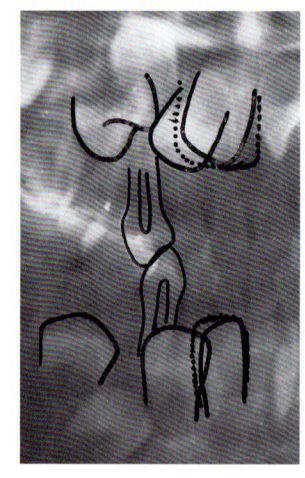

（○の中はスペース不足推測部位）
単位：mm

	④2⃣	C2	②1⃣
右側	2.0	1.5	4.0
		2.5	3.0
	C2	④2⃣	

	1⃣2	2C	2⃣④
左側は	2.0	3.5	2.0
	3.0	2.5	
	2⃣④	2C	

この症例の全体のdiscrepancy（スペース不足分）は

右	7.5	7.5	左
	5.5	5.5

図III-23 1̄|1̄ が捻転、discrepancyが著しく大きい症例（5歳8か月）。

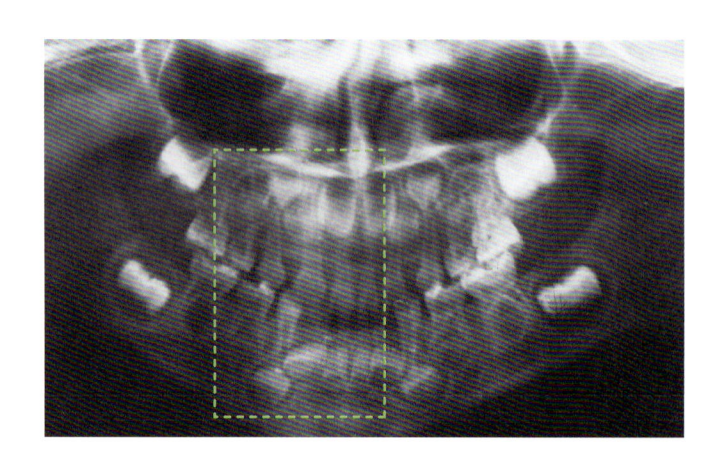

下はパノラマエックス線像の原寸大。乳歯は細線、永久歯は太線、1| はやや捻転、唇側転位のため小さく写っているので点線で修正。2| は舌側転位のため大きく写っているので小さく修正。|1 はわずかな捻転を修正。
この症例の右側トレースした部位のdiscrepancy（スペース不足分）は、次の通りである。

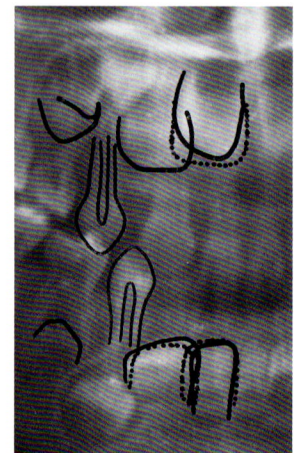

（○の中はスペース不足推測部位）
単位：mm

	④2⃣	C2	②1⃣
右側	0	0.5	0.5
		0.5	1.0
	C2	④2⃣	

	1⃣2	2C	2⃣④
左側は	0.5	0	0
	1.0	1.0	
	2⃣④	2C	

年齢補正：片側0.5mm差引く

この症例の全体のdiscrepancy（スペース不足分）は

右	0.5	0	左
	1.0	1.5

図III-24 4歳6か月より年齢が低い症例でdiscrepancyが小さい症例（3歳4か月）。

❸ 乳歯列期のdiscrepancyの推測

Q 幼児のパノラマエックス線像で、未萌出2̲1̅|1̲2̲の幅径が著しく大きく写る場合があるが、この場合はどうすればよいか？

A 1) 他の部位に比較して、部分的に著しく大きく写った場合、次の原因が考えられる。

(1) 未萌出2̲1̅|1̲2̲のどれかが、著しく舌側に転位している場合は、その部位のみ大きく写る。全体として舌側にあることは少ないが、この場合は上顎の著しい劣成長で、上顎切歯がすべて舌側に転位しているためであるが、このような症例は模型で判断できる。

全部舌側に転位していない症例は、比較的転位の少ない歯を基準にして、他の歯牙の大きさを推定する。もちろんこの場合も、捻転を直して歯の形を推定する。

(2) 舌側転位以外にパノラマエックス線撮影時に、幼児が動いても幅径は大きく写る。

パノラマエックス線撮影装置をみると、フィルムドラムのスリットから、フィルムドラム内にセットされたフィルムにエックス線束が入って撮影される。このフィルムドラムは、患者さんの顔の右側から左側へ回転し、歯牙と顎骨を縦に細く作られたドラムのスリットからエックス線束を入れて写す。そしてまたフィルムドラム内にセットされたフィルムも自転し、フィルムの右側（R側）からドラムスリットを通して感光していく。

右側の一番奥のほうから次第に（乳）前歯に移り、そして左側の（乳）臼歯部を写していくわけであるが、たとえば|1̲を通る時に被写体が動けば、|1̲は大きく写る。顎はチンレストで固定されているので、上下には動くことは少ないはずである。上下的に動くことは少ないので、上下的に大きくなって写ることはほとんどない。

被写体が左右に動くことがほとんどであるが、ドラムの回転する方向、すなわち左へ動いた場合、ちょうどその時点で写されていた部位は、横に大きく写る。つまり左側へ動いた場合は、幅径が大きく写る。逆に右側に動いた場合は、その時点で写されていた部位の幅径は、小さく写るが左右にぶれて動いたような時は、ただ大きくぼやけて写る。

以上のように、パノラマエックス線撮影は、左右に顔が動いた時は、幅径が大きく写ることのほうが多いが、この場合、通常上顎のある部位だけ大きく写ると、その下方の下顎も大きく写る。すなわち上下的にある部分のみ大きく写ったり、ぼやけて写ったりする。

しかし下顎は、チンレストで固定されているので、顔を傾けることもある。この場合は上顎のほうが動きが大きく、上顎のほうが幅径が大きくなっている部分の範囲が広いこともある。

撮影時の幼児の動きが比較的わずかな場合は、(1) の場合と同じように他の部位の歯牙から不明瞭の部位を推定する。

撮影時の幼児の動きが多く、部分的に大小やねじれがかなりあった場合は、もう一度撮り直してみると、右から左の部位へと撮影中に、幼児が同じ部位で動くとは限らないので、1回目の撮影で不明瞭であった部位は、たいていの場合、正常に近く写される。

2) **上顎前歯部分のみ全体として幅径が大きく、ぼやけて写っている場合。**

この場合は、撮影時、頭蓋全体が後に傾いていたということが考えられる。つまりあおむけになって写った時である。

このとき、歯は横に大きくなっているのであるが、C̲|C̲間距離ものびて写っているので、極端に像がぼやけていなければ、この状態でもdiscrepancyの推定は可能である。

3) **上下とも切歯がぼやけて大きく写った場合。**

この場合の多くは、上下とも後退した状態で撮影されたときである。すなわち撮影時頭蓋全体が後方にズレて位置した状態で撮影されると、切歯部は大きく写る。この場合は、被写体の姿勢をみると、チンレストの上に下顎はのってはいるが、顎の先の部分を少しだけチンレストの上にのせた状態で、オトガイが「止め」のところまで到達するように、顔を十分に出ていない状態となっており、この状態で撮影されると、上下とも後退した位置で写されることになる。

この状態でのdiscrepancyの求め方は、基本的には前項 2) と同じように、C̲|C̲間とC̅|C̅間距離ものびているので、このままである程度行えるが、あまり後方にズレた状態で写されたものは、チンレストの上に正しく顎をのせた状態で撮影し直したほうがよいことが多いと考えられる。

その理由は歯列弓全体があまり後退した位置になると、C̲|C̲付近よりもA̲|A̲（未萌出1̲|1̲）付近のほうがよりフィルムから遠ざかってしまうからである。つまりA̲|A̲（未萌出1̲|1̲）付近は著しく大きく写るが、C̲|C̲付近はいくら後退してもフィルムの移動軌跡から、ある拡大量以上あまり大きく写らなくなるからである。

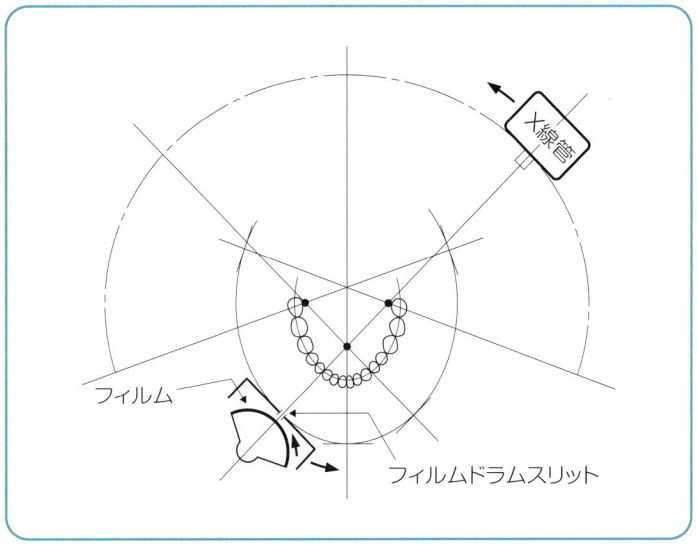

図Ⅲ-25 パノラマエックス線像の原理。
パノラマエックス線像はエックス線断層撮影の原理を応用したものである。エックス線発生器のスリットから放射されたエックス線束は、フィルムドラムのスリットから入り、フィルムドラム内にセットされた自転するフィルムに撮影される。回転駆動するフィルムとエックス線管を結ぶエックス線束は、常に歯列弓の接線に対し直角に照準しながら移動する（長田電機工業KK：パントリアⅢ型取扱説明書より転写）。（『歯列育形成』P134、図6-19より転載）。

Ⅲ 歯列育形成のための診断および方針

5　1|1 が著しく捻転または位置が異常で、その大きさや形の見当がつかない場合

★パノラマエックス線像で、1|1 が捻転となって写っていたり、または位置異常で、その大きさや形の見当がまったくつかめない場合には、パノラマエックス線像上の 1̄|1̄ から 1|1 の幅径や外形を推定することができる。

理由　通常 1|1 が大きく捻転している症例でも、1̄ または 1̄ はその形態がパノラマエックス線像上で、きれいに出ていることが多くみられる。あるいは 1̄ と 1̄ の両方とも捻転していても、総体的な観察から、1̄|1̄ の本来の形を推定することができることもある。このような時は、1̄ または 1̄ の形から、パノラマエックス線像上の 1|1 の形態を推定することができる。

★パノラマエックス線像上の 1̄|1̄ から、パノラマエックス線像上の 1|1 の形を推定する方法

P1̄：パノラマエックス線像上の 1̄ の幅径　　1̄：実際（解剖学的）の 1̄ の幅径

P1：パノラマエックス線像上の 1 の幅径　　1：実際（解剖学的）の 1 の幅径

パノラマエックス線像に写る 1 の歯幅 P1 は実際（解剖学的）の歯幅の約1.2倍の大きさに写る。

それで P1 ＝ 1 × 1.2 ……①

またパノラマエックス線像に写る 1̄ の幅径 P1̄ は実際の幅径の約1.3倍くらいの大きさに写る。

それで P1̄ ＝ 1̄ × 1.3　　$1̄ = \dfrac{P1̄}{1.3}$ ……②

そして実際の（解剖学的の）1 の幅径の大きさは、1̄ の大きさの約1.6倍である。

すなわち 1 ＝ 1̄ × 1.6 ……③

①より　P1 ＝ 1 × 1.2　　③を代入　P1 ＝ (1̄ × 1.6) × 1.2

②を代入　$P1 = \dfrac{P1̄}{1.3} × 1.6 × 1.2 ≒ P1̄ × 1.48$

●以上のことから

パノラマエックス線像上の 1̄ の幅径 P1̄ の約1.5倍弱が、パノラマエックス線像上の 1 の幅径 P1 ということができる。

注意　捻転以外に、1|1 の位置異常や撮影時の体位（P79　?　の項参照、後文にも体位について説明）によっても、1|1 の幅径が変化するので、これらを加味する必要がある。また年齢差の補正（P76）も必要である。

参考　1|1 の捻転、位置異常、撮影時の体位不正があれば、当然ながらdiscrepancyの推定の不確実性は大きくなる。
しかし基本的には乳歯列期のdiscrepancyの推測はおおまかでよいので、discrepancyが大・やや大・小・ほとんどなしのような観察の方法になってかまわない。

6　先天性欠如がある症例

★永久歯の先天性欠如が少数歯の症例は、先欠部位のスペースを確保していき、将来永久歯列と咬合が完成してから補綴するようにする場合と、先欠部分をつめて永久歯を配列するようにする場合がある。

●先欠部位のスペースを確保して配列する場合は、先天的にその部位に歯がなくても、歯があると仮定してスペース不足分を計算しなければならない。

●先欠部分をつめて配列する場合は、その先欠歯牙の幅径分だけスペースに余裕があることになり、スペースは不足しないで、逆に余ることもあり得る。

参考　先欠部位のスペースを確保して配列する場合は、歯列育形成の処置により先欠部位のスペースが空いてきたら、プレートなどの装置に人工歯を組みいれることもある。そしてまた、先欠部位にほぼ予定通りのスペースが獲得できたら、接着性の仮ブリッジなどをやや長期間装着し、全体的に咬合が安定するのを待って、最終補綴を行う。

参考　先欠部分をつめて配列する場合は、永久歯列完成後上下顎の歯牙の嵌合する状態は、正常な状態とは違った位置関係になることに留意する。たとえば、2| 先天性欠如の症例をつめて配列すると、1| 歯冠中央が正中となり、たとえば小臼歯部の咬頭嵌合の状態をみると、通常より 5̄ が３mmほど近心にきてしまうので、5̄ の咬頭は 54| 間に入らないで、4| の遠心小窩の近心よりに嵌合することになる。つまり全体的に咬合がやや不安定な状態となることは避けられない。

7 パノラマエックス線像からのdiscrepancyの診断は正確ではないが、有用である

★パノラマエックス線像に写る歯幅については、歯牙の位置と状況によって、本来の大きさよりも増減があり、その原因についてもこれまで主なものを述べてきた。これ以外の歯牙の写り方についてのすべての場面を説明することは、かえって読者に煩雑感を与えることを危惧し、あとは診断する人による歯牙とその影像の状況判断を洞察する力に頼ることにする。

とはいうものの、実際には、パノラマエックス線像上で歯幅を増減させる原因はかなり多くあり、パノラマエックス線像を見ることに慣れている人でも、すべてを読み取ることはむずかしい。たとえば変化した形がパノラマエックス線像上で出現した場合、なぜこのような形になって写るのか、が一部未解決のままになってしまうこともあり得る。

つまりパノラマエックス線像からのdiscrepancyの診断の数値そのものは、正確なものではない。

★しかしながら、パノラマエックス線像からのdiscrepancyを推測することは、かなり有用である。その理由は、とにかくdiscrepancyが著しく大きいのか、やや大きいのか、それともわずかなのか、がわかるからである。すなわち何もわからないまま、継続管理をするのと比べれば、雲泥の差があるからである。

★かつては乳歯列期においては、"将来の永久歯列の予測がむずかしい"といわれてきたこともあった。この1つに、乳歯列期では、永久歯列のdiscrepancyの予測がはっきりしない、ということもあったのである。これについては、数値で示されなくても、今後の傾向がわかればよいわけで、たとえばスペース不足が著しく多い症例では、とりあえずスペースの獲得を積極的に行う必要がある。あまりスペース不足がない症例では、スペース獲得には急いで力をそそぐ必要がないわけである。つまり数値の大まかな意味をとることが有用であり、数値の細かい差によって、処置の方法が違ってくることはない。

●乳歯列期では、残された成長量が多いので、発育の初めのうちは、スペース不足のおおまかな判断でよいのである。

参考 乳歯列期あるいは混合歯列前期から始める歯列育形成の、永久歯列完成まで継続管理処置を行っていく経過途中の1つのゴールが、標準経過態(P21)である。$\frac{21|12}{21|12}$が萌出完了近くなった頃は、目視でスペース不足を正確に判定できる。

Ⅳ 歯列育形成の手順

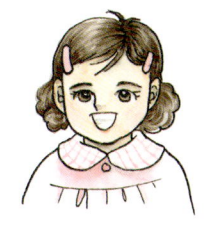

Ⅳ 歯列育形成の手順

1 大きな流れ

●乳歯列期から継続管理および処置を行い、正しい永久歯列を形成させるためには、通常図Ⅳ-2のような手順となる。

1. 乳歯列弓の形を整える
2. この乳歯列弓の上下の位置関係を正しくする
3. $\frac{21|12}{21|12}$ 萌出始めから正しい位置に配列する（標準経過態にする）
4. 標準経過態以後も継続して管理処置を行う

●乳歯列期からの継続は、プレートを生活習慣にいれて継続することによって行われる。プレートの継続については、Ⅳ章-2.開始時期とプレートの継続を参照されたい。

1 乳歯列弓の形を整える

●ほとんどの乳歯列弓は、形態を**修正**する必要がある。従来、正常乳歯列といわれていたその多くは、何らかの問題点を有している。治さなければならないのは、乳歯列弓の狭窄、V字形の乳歯列弓の形態、乳犬歯間に将来永久切歯配列するためのスペース不足、乳切歯部の前突、乳切歯部の舌側転位、乳切歯部の舌側傾斜、左右の歪、その他である。

●標準乳歯列弓（図Ⅳ-1）を一応の目安として、各症例の乳歯列弓と比較する。標準乳歯列弓は、歯幅や顔面頭蓋全体の大きさなどの個人差は考慮されていないので、対象とする乳歯列の乳歯幅径が大きい場合は、標準乳歯列弓の歯列弓幅径の50mmよりも大きくしなければならない。

> **注意** 最近は永久歯歯幅が大きくなってきているが、乳歯歯幅も大きくなってきている。そのためほとんどの症例は拡大された状態で比較することになる。標準乳歯列弓の乳歯列弓幅径を4〜8mm拡大して比較することが多い。本来は現代に適応した標準乳歯列弓に修正すべきかもしれないが、著者らが過去30年これを使用した経緯もあり、歯列育形成研究会の全員のデータなどもこれに関わっているので、ただちに修正することができない状況になっている。近いうちに、これの対処を行う予定である。

★狭窄された乳歯列弓、あるいは空隙不足の乳歯列弓を側方拡大する最大の意義は、discrepancyを解消することにある（P38 Ⅰ章-4.-2）早期治療の生体に及ぼす意義、P52 Ⅱ章-1.乳歯列弓の形について）。

●ほとんどの乳歯列弓は、側方拡大の必要があるものである。

★乳歯列弓をよい形態にすれば、それに応じて次第に歯槽基底まで変化を与えることになり（P45）、さらには上下顎骨の体部までよい形態に発育する。これは歯列育形成を行っている幼小児の成長発育に伴って、骨の形成が行われるものであり、このことから成長発育期間のうちにできるだけ早い時期から乳歯列の形を整えたほうが効果が大きい。

●側方拡大は、通常余分に行う。特に狭窄乳歯列弓は、側方拡大を多めに行ったほうがよい。

●乳歯列弓の形については、（P52 Ⅱ章-1.乳歯列弓の形について）も参照されたい。

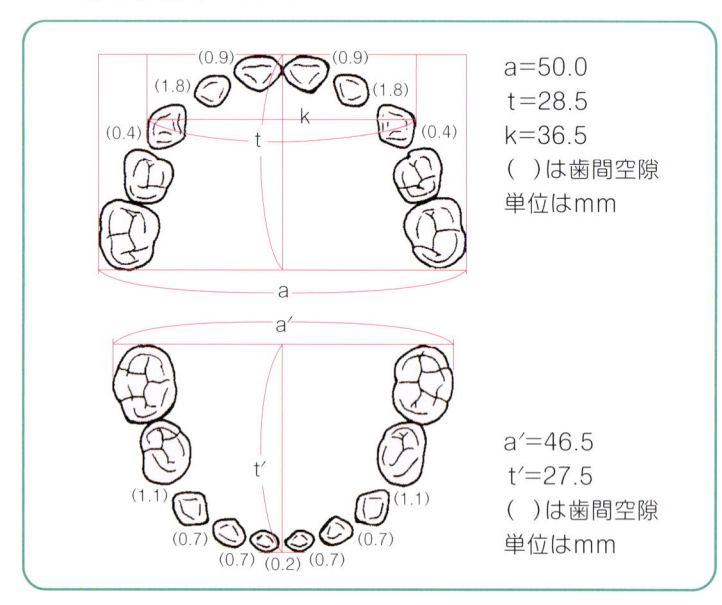

a=50.0
t=28.5
k=36.5
（　）は歯間空隙
単位はmm

a'=46.5
t'=27.5
（　）は歯間空隙
単位はmm

図Ⅳ-1 標準乳歯列弓（Standard arch）。

乳切歯と永久歯との歯幅の差（incisor liability）やリーウェイスペース、および乳歯列期・混合歯列期の（乳）歯列弓幅径の増加、乳歯列期の歯列弓長径の減少（$\frac{E}{E}$の生理的近心移動分に含む）、混合歯列期の歯列弓長径の増加（$\frac{6}{6}$の生理的近心移動を差し引いたもの）、下顎骨全体の前方発育などを考慮して定めた。標準乳歯列弓の状態であれば、スペース不足もそれほど大きくなく、歯列弓の形とそれによって形作られる歯槽基底も良好な状態である、という目安となる。

歯幅や顔面頭蓋全体の大きさなどの個人差は考慮されていないことに注意して、標準乳歯列弓と各症例の乳歯列弓とを比較する。あくまでも「目安」であるため、これだけではdiscrepancyの推定はできない。スペース不足の推定は、乳歯列の空隙のほかパノラマエックス線像と近親の口腔内の状態からも行う。ここでこの推定は、乳歯列期では残された成長量が多いので、おおまかなものでよい。たとえば、discrepancyが「著しく大きい」、「大きい」、「やや大きい」、「少ない」、「ほとんどない」といった推定でも十分に歯列育形成は開始できる。その理由は、永久歯切歯萌出始めから数回にわたり修正できるからである。ある程度の数値はパノラマエックス線像からも推定できる。

表Ⅳ-1 標準乳歯列弓（Standard arch）基準値。　　単位：mm

歯列弓の形	歯幅	歯間空隙
上顎　乳歯列弓幅径 a=50.0　乳歯列弓長径 t=28.5　乳犬歯部歯列弓幅径 k=36.5	A 6.7 B 5.5 C 6.8 D 7.3 E 9.4	B|A間、A|B間　0.9 C|B間、B|C間　1.8 D|C間、C|D間　0.4 E|D間、D|E間　0.0 《空隙総和6.2》
下顎　乳歯列弓幅径 a'=46.5　乳歯列弓長径 t'=27.5	A 4.3 B 4.8 C 5.9 D 8.5 E 10.4	A|A間、0.2（正中線まで0.1） B|A間、A|B間　0.7 C|B間、B|C間　0.7 D|C間、C|D間　1.1 E|D間、D|E間　0.0 《空隙総和5.2》

❶ 大きな流れ

❶ 乳歯列弓の形を整える

狭窄された乳歯列は標準の形に直す

閉鎖型乳歯列は標準の形に直す

❷ 上顎と下顎の前後的位置関係を合わせるまたは側方の位置関係を修正する

上顎と下顎の前後的位置関係を正しくする

永久切歯萌出

❸ 萌出した永久切歯を揃える

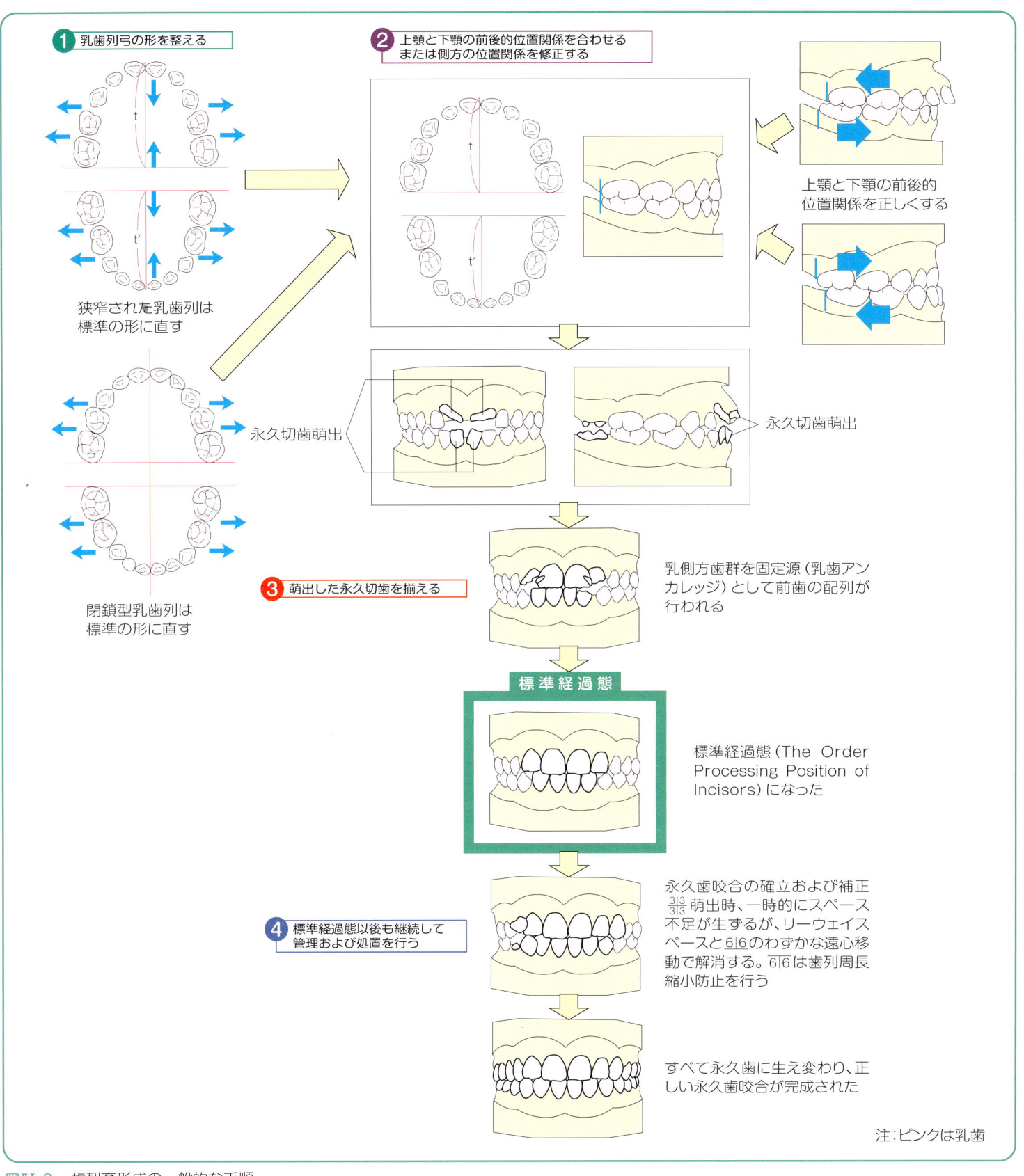

乳側方歯群を固定源（乳歯アンカレッジ）として前歯の配列が行われる

標準経過態

標準経過態（The Order Processing Position of Incisors）になった

❹ 標準経過態以後も継続して管理および処置を行う

永久歯咬合の確立および補正 3|3/3|3 萌出時、一時的にスペース不足が生ずるが、リーウェイスペースと 6|6 のわずかな遠心移動で解消する。6|6 は歯列周長縮小防止を行う

すべて永久歯に生え変わり、正しい永久歯咬合が完成された

注：ピンクは乳歯

図Ⅳ-2　歯列育形成の一般的な手順。
　❶、❷、❸の順序は、1つのステップが完了してから次のステップに移るというのではなく、1つのステップを行いながら次のステップに移り、行っていくことが多い。すなわちほとんどの手順が重複されて行われる。　❷について、ここでは顎の前後的位置関係のみを図示しているが、顎の位置関係には、このほかに上下顎の側方（左右）の位置関係と上下的（垂直的）成分に基づいた問題がある。　❸については、必ずしもこの図にあるような中切歯の離開だけとは限らない。いろいろな不正な切歯の排列がある。
　3|3/3|3 の萌出様態には、このほかにいろいろなパターンがあるが、特別な場合を除き、ほとんどが可撤式装置で対処できる。

85

Ⅳ 歯列育形成の手順

❷ 乳歯列弓の上下の位置関係を正しくする

★ 上下顎の乳歯列の位置関係は、主に前後的位置関係に関するものであるが、側方（左右）の位置関係、さらに上下的（垂直的）成分についての問題がある（P54参照）。

● これらの位置関係の問題点の対処は、「❶乳歯列弓の形を整える」ことに伴って行われる。装置には❶の作用と並行して❷の作用を持たせるようにする。

☆ すなわち、よい形の乳歯列とこの乳歯列の上下の位置関係が正しくなった状態で、その後はそれに応じて次第に顎骨体部の発育も行われていくことを期待するわけである。

● 「❸の萌出した永久切歯を揃える」時期も、たえず厳密に顎の位置関係（主に乳歯列の前後的位置関係、側方の位置関係）をみていく。

注意 歯列育形成では、discrepancyの診断（P71〜81）は、おおまかでよいが、顎の位置関係は厳密にみて、必要があれば、たえずこれに対処していかなければならない。

● ここでは顎の前後的位置関係に問題点があった場合についての、よくある対処と、よく使用される装置を記載する。

■下顎遠心咬合（乳歯列Ⅱ級）（P56）
● $\frac{E}{E}$関係で、少しでも乳歯列Ⅱ級傾向があったら、これに対処して行かなければならない。つまり顎の位置関係は厳密にみていく。

　　主な装置：Advancing plate、Bionator

★ 幼児期の下顎遠心咬合の症例は、下顎の後退でオトガイに後退感のあることが多い。多くは機能性の要因によるものであるが、それに下顎の劣成長の成長パターンがあることが多少とも加わっていることもある。もちろん主に骨格性の要因によって、下顎に後退感がある場合もある。

★ 日本人の多くは、下顎遠心咬合であっても真の上顎過成長によるものは少ない。著しい上顎過成長になってはいないが、乳歯列弓が狭窄し、上下的発育成分が多いほうであれば、ガミースマイルの傾向となる。

★ 乳歯列期の下顎遠心咬合は、ターミナルプレーンがdistal step typeである。もし何もしなければ、乳歯列期のdistal stepの症例は、将来の永久歯咬合になった時、100％Ⅱ級になってしまう[3]。

● しかし、乳歯列期にdistal stepの症例を、下顎を前方位においた状態で5か月以上経過すると、下顎遠心咬合でなくなる。発育期、特にその初期のほうでは、初診時に顎位が下顎遠心であっても、下顎を前方位にしておけば、その状態に適応して顎関節が形成されていくからである。この時、乳歯列Ⅱ級は乳歯列Ⅰ級または乳歯列Ⅲ級傾向となり、ターミナルプレーンはdistalでなくなって、verticalか

乳歯列下顎遠心咬合（乳歯列Ⅱ級）。

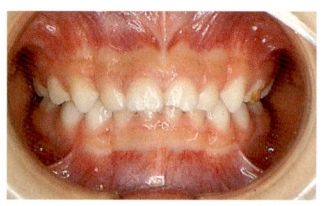

↓ 3歳8か月

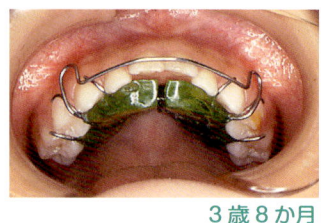

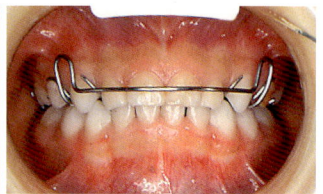

スクリューのついたAdvancing plateを装着。　3歳8か月　3歳8か月

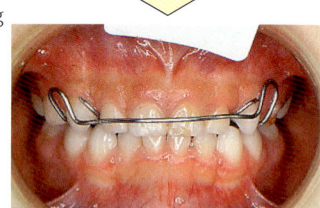

↓

4歳3か月

唇側誘導線

Advancing plateの作用

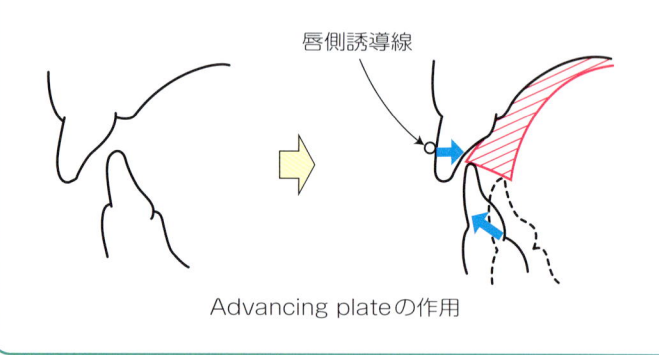

図Ⅳ-3　乳歯列期の下顎遠心咬合にAdvancing plateを使用。乳歯列Ⅱ級が乳歯列Ⅰ級になった。この症例のこの後の経過は、Ⅶ章の〈CASE 2〉に記載されている。

mesialとなっている。

■下顎近心咬合（乳歯列Ⅲ級）（P56）
★ 乳歯列期に下顎近心咬合であって、反対咬合になっている症例の歯性、機能性および骨格性の鑑別については、拙著『歯列育形成』（P81、クインテッセンス出版）を参照していただきたい。

● $\frac{E}{E}$関係で、少しでも乳歯列Ⅲ級傾向があって、下顎過成長の成長パターンによるものである時、または継続管理中それが出現してきた時も、これに対処して行かなければならない。つまり顎の位置関係は厳密にみていく。

　　主な装置：Chin cap（P44）、下顎斜面板プレート（P109）、
　　　　　　Activator（P110）、乳歯列Ⅲ級の程度が著しい
　　　　　　症例では、固定式装置の乳歯列顎間固定（P44）

❶ 大きな流れ

乳歯列反対咬合 ①初診時　②〜⑩は、主な装置

上顎

①初診時
被蓋が深い場合にも以下の方法を適応

斜面板プレート：Activatorおよびプレートにはスクリューを入れ、必ず側方拡大の機能を持たせることが重要。もし側方拡大なしで顎の位置関係だけを改善した場合、ほとんどの症例はdiscrepancyの解消が不十分となり、標準経過態の達成に間に合わなくなる。

③必要に応じて**上顎プレート**装着。舌側弾線でBA|AB唇側移動

③ （上顎プレート、舌側弾線、スペーサー、下顎プレート、唇側誘導線）

↓ 再作製

⑥**上顎プレート**余分に側方拡大する

⑧**上顎プレート**切歯萌出時に位置修正を行う

就寝時

②初めに使用するプレート（前段階プレート）は、**下顎斜面板プレート**であることがもっとも多い。

② （下顎プレート、スペーサー、スクリュー、唇側誘導線）

④主に就寝時の**Activator**：できるだけ下顎を後方に咬ませた構成咬合をとる。切端は上下接触するくらいでよい。乳臼歯部は1〜3mmくらいの間隙がよい。

④ （スクリュー、Activator、スクリュー、唇側誘導線、Chin cap）

④′Activatorの口蓋前壁部にストッピングを軟化し付着、強く咬ませる。ストッピングでなくレジンを使用する場合、半硬化の時、強く咬ませる。

④′（あふれたストッピングまたはレジンをとる、スクリュー、添加したストッピング（またはレジン）、Activator、スクリュー、唇側誘導線、Chin cap）

↓ 再作製

⑤**乳歯列固定式装置**で顎間固定
上下（3〜6か月）必ずしも必要ではない

⑩主に保定用 **Activator**

下顎

②′下顎乳切歯切縁上にまでレジンを盛る。切縁を合わせることができるようになったら、いつも切端咬合で咬んでいるように指示する。

②′（下顎プレート、スペーサー、スクリュー、唇側誘導線、Chin cap）

↓ 再作製

斜面なしのプレートにしてもよい

⑦**下顎プレート**余分に側方拡大する

⑨**下顎プレート**切歯萌出時に位置修正を行う

オトガイ

Chin cap

乳歯列固定式装置とChin cap併用

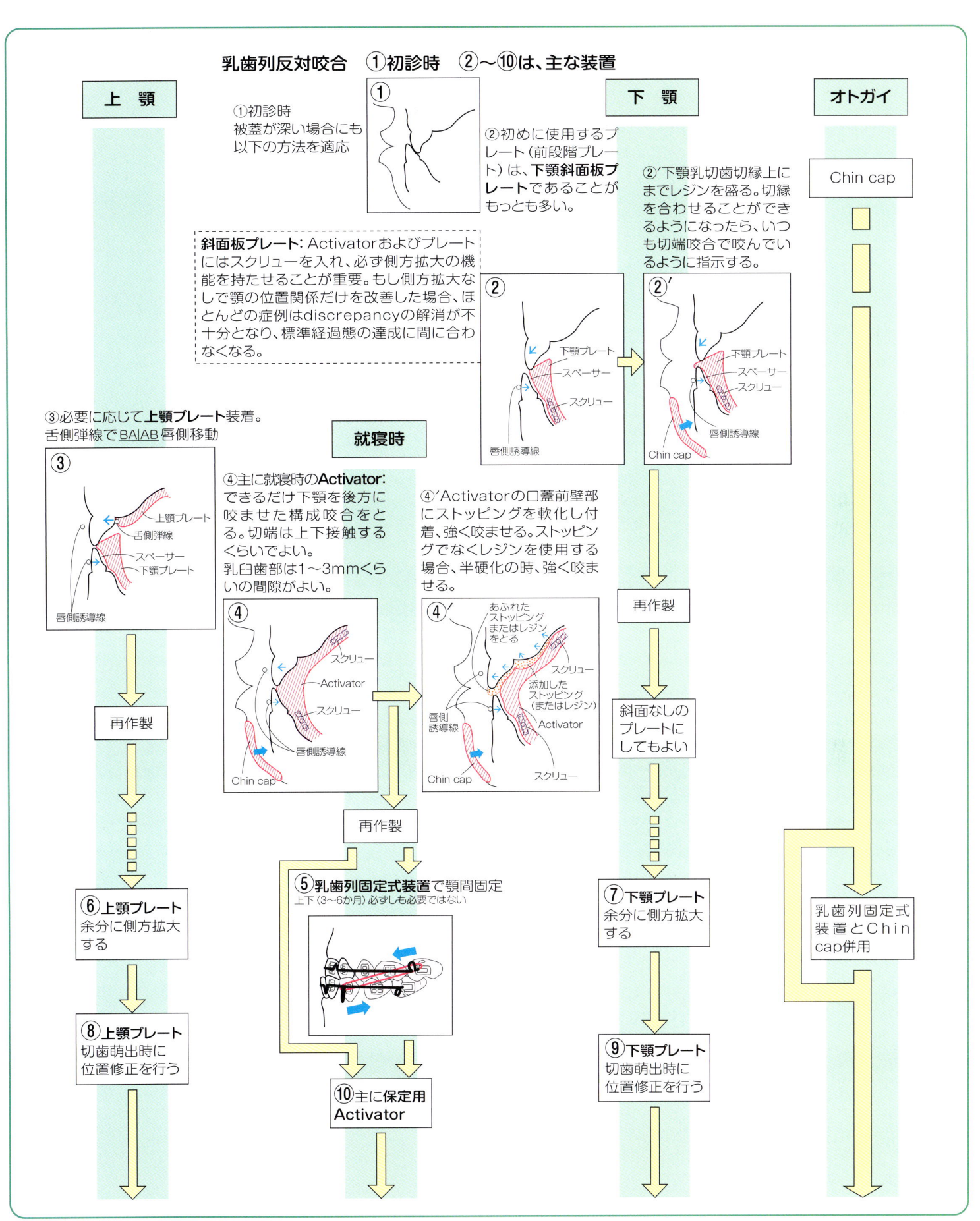

図Ⅳ-4　乳歯列反対咬合の治療の一般的手順（機能性・骨格性に適応）。

Ⅳ 歯列育形成の手順

> **注意** $\overline{6|6}$萌出前後に、(未萌出)$\overline{6|6}$が$\overline{E|E}$を後方より押してくる場合がある。これは$\overline{E|E}$の生理的近心移動であって、下顎過成長の成長パターンによるものではないこともある。これは、主にパノラマエックス線像で判断できる。

> **参考** 上顎劣成長を伴っている乳歯列Ⅲ級は、通常上顎前方牽引装置は使用しない。上顎乳歯列弓を側方に拡大するとともに、前方にも拡大することによって、それに応じた骨の発育を期待する。

> **注意** 乳歯列反対咬合で、強度の下顎過成長の成長パターンを有する症例に関することについては、P24、P29に記載した。

● 乳歯列反対咬合で、下顎過成長の成長パターンを有する症例は、$\frac{E}{E}$関係は乳歯列Ⅲ級になっているが、乳歯列Ⅱ級傾向になるまでover correctionしておくのが望ましい。乳歯列Ⅱ級または乳歯列Ⅱ級傾向の症例は、ターミナルプレーンがdistal stepになっているので、乳歯列Ⅱ級傾向の状態が4か月以上継続できれば、再びⅢ級傾向にはきわめてなりにくいからである（P58参照）。

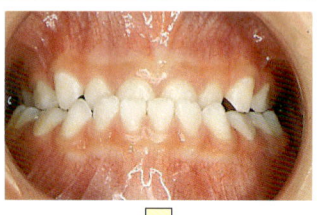

2歳11か月
初診時。乳歯列反対咬合。

4歳3か月
下顎斜面板プレート。
（図Ⅳ-4 乳歯列反対咬合の治療の一般的手順参照）

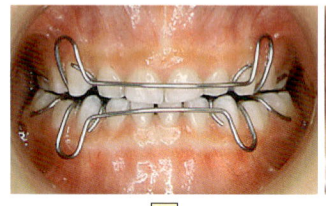

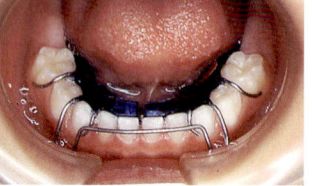

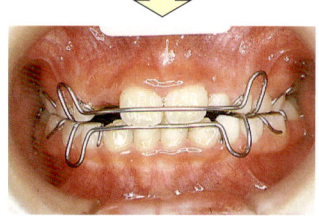

7歳8か月
被蓋改善。

Ⅶ章の〈CASE 5〉につづく

図Ⅳ-5 乳歯列期の反対咬合に下顎斜面板プレートをいれる。Chin capとの併用が必要である。これによって被蓋は容易に改善されるが、乳歯列Ⅲ級傾向は残ることが多い。Ⅱ級傾向にover correctionにするためには、Activatorあるいは乳側方歯群に固定源を求めた固定式装置の顎外固定が必要であることもある。

　Discrepancy解消のため、上顎には拡大の装置を使用するが、下顎にも当然側方拡大のスクリューが必要である。

　この症例のこの後の経過は、Ⅶ章の〈CASE 5〉に記載されている。

❸ 萌出した永久切歯を揃える

●★乳歯列期の終わりには、$\frac{6|6}{6|6}$の萌出が始まるのとともに、$\overline{1|1}$から永久切歯の萌出が始まる。❶の乳歯列弓の形を整えることによって、$\overline{C|C}$間に$\overline{21|12}$が正しい位置に配列されるスペースが獲得されなければならない。

● もしスペース不足が残るようであったら、$\overline{6|6}$のわずかな遠心移動も必要となる。

●★上顎についても、$\underline{C|C}$間に$\underline{21|12}$が理想的な位置に配列されるスペースが必要である。

● 状況によって、$\underline{6|6}$の遠心移動が必要である。

● $\overline{1|1}$萌出時、$\overline{2|2}$萌出時、$\underline{1|1}$萌出時にdiscrepancy（スペース不足分）がまだ残っているかについて、初診時の診断の修正を行うことができる。

● 萌出し始めた永久切歯は、なるべく萌出完了までに正しい位置に修正する。

> **詳説** 萌出中の歯牙を移動しても、歯根吸収はおきない（P34）。そしてまた萌出中の歯牙の歯周組織は、組織学的に未完成なので、萌出中の歯牙の移動はきわめて容易である。

★永久切歯（$\frac{21|12}{21|12}$）が正しい位置に配列され、❷の顎の位置関係が正しくなっていれば、標準経過態の状態である。

● 永久切歯（$\frac{21|12}{21|12}$）を$\underline{C|C}$間および$\overline{C|C}$間に理想的な位置に配列させるためには、乳歯列弓の形を整えることによって、配列されるスペースが獲得されていなければならない。

● 最初に萌出する永久切歯$\overline{1|1}$の配列では、唇面の位置は$\overline{C|C}$の前縁を連ねた線より1.5〜2.5mmくらい唇側にあるのがよい（図Ⅳ-6では2mmで記載）。

● $\underline{1|1}$萌出時の配列については、$\underline{1|1}$唇面の位置は、$\underline{C|C}$の前縁を連ねた線からの位置が7.2mm以下になるようにしなければならない。通常4〜6mmくらいにすることが多い（図Ⅳ-6では5mmで記載）。

★実際に顔面頭蓋に対しての調和をみると、$\underline{21|12}$の配列は、理論的にわりだした数値[18]よりも、もっと舌側にいれて配列したほうが、軟組織は美しく発育、顔の表情はきれいになる。

★$\underline{21|12}$を平均よりも舌側にいれて配列すると、とりあえずは平面的に見える配列になってしまうが、発育期このような配列にしておいたほうが、口唇は美しい形に発育する。

> **理由** [18] 標準乳歯列弓（図Ⅳ-1）の$\underline{A|A}$の唇面は、$\underline{C|C}$前縁を連ねた線より、6.2mm前方にある。また$\underline{1|1}$は、$\underline{A|A}$から交換後、日本人の平均では$\underline{A|A}$より2mm位前方に萌出する（拙著『歯列育形成』P132）。しかし実際に$\underline{1|1}$を配列するには、$\underline{A|A}$より2mm前方でなく、1mmくらい、もしくはもっと舌側に配列したほうが、周囲との調和がとれ美しく発育する。そのため$\underline{1|1}$唇面の位置は、$\underline{C|C}$より7.2mm前方にある状態より舌側に配列しなければならない。4〜6mmくらいにすることが多い。

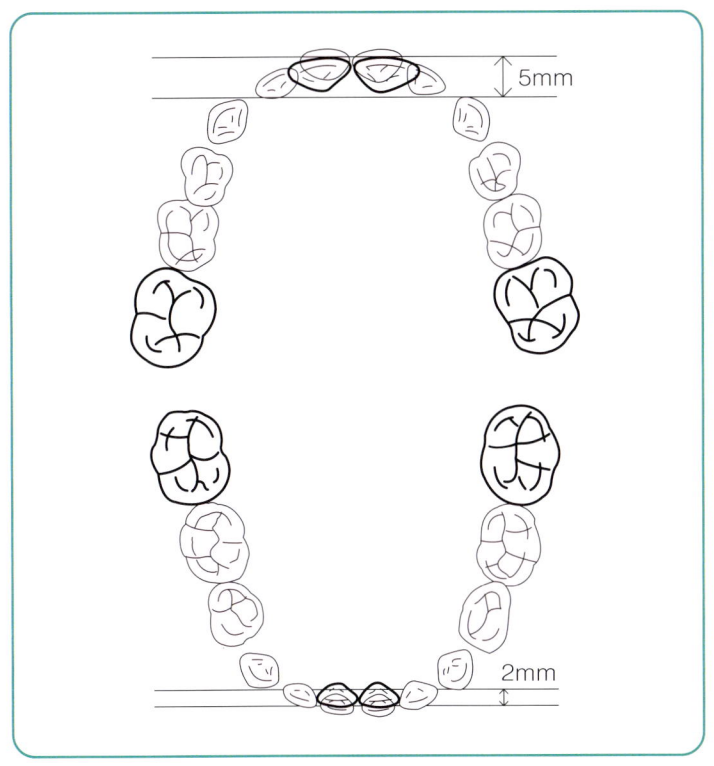

図Ⅳ-6　1̄|1̄ および 1|1 萌出時の配列。

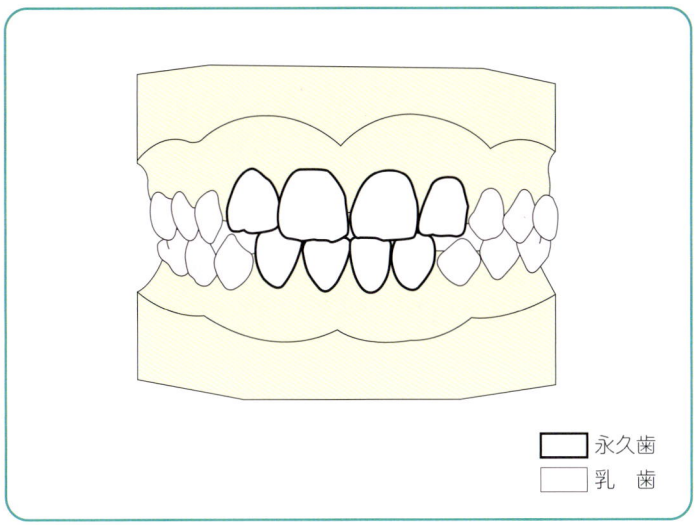

図Ⅳ-7　標準経過態。標準経過態については、P21　Ⅰ章-1.-2)-⑤参照。

★ 21|12 を舌側にいれて配列すると、発育期では平面的な感じを受けるが、青年期以後には、平面的な感じは自然に消え、美しい配列となる。
● C|C の前縁から 1|1 がどのくらい前方にあればよいか、すなわち 1|1 の突出度はどのくらいかを定めるのは、術者が顔貌と歯槽骨の状態や萌出中の前歯の傾斜度を目視で見て定めればよい。もちろんセファログラムも参考としてよいが、目視がもっとも大切である。

4　標準経過態以後の継続管理・処置

● 21|12 / 2̄1̄|1̄2̄ が正しい位置に配列し、その時すでに顎の位置関係が正しくなっていれば、標準経過態である。
★ 標準経過態になれば、その症例のdiscrepancyは解消されたとみてよい。
★ 乳歯列期あるいは混合歯列期の初期から始めた、歯列育形成の継続管理の経過途中で、将来正しい咬合が形成されるための1つの指標として、標準経過態(The Order Processing Position of Incisors)という状態を定めている。
★ 標準経過態になったことが確認できれば、正しい咬合への育成および形成(P21)の確実性が得られる。
★ もし継続管理の経過途中で、この標準経過態になるのがⅢA期の期間中に間に合わなかったら、正しい咬合に形成させることが困難となるか、または問題を残した咬合となってしまう可能性が大きい。

★ 標準経過態が確認できないと、その後たとえ一見正しい咬合に形成させられた場合でも、歯槽基底に与える変化(P45、52)が不十分であることが多い。いわゆる後戻りのしやすい状態となる。
● 標準経過態になった後の継続管理は重要である。必ずプレートその他の装置は、生活習慣にいれて継続しなければならない。(乳歯列)Ⅲ級症例は、Chin capを継続しなければならない。

注意　標準経過態になると、将来正しい永久歯咬合になる確実性が得られるわけであるが、未萌出の永久側方歯群に大きな異常または特別な状況がある場合には、これらの対処を行わなければならないこともある。側方歯群に大きな異常がある症例は少ないが、これについて主なものを次に列挙する。
　①ときどき見られるものに、3|3 または 3̄|3̄ の近心方向への萌出、3|3 の唇側への萌出
3|3 が未萌出の時期に、異常を疑わせるパノラマエックス線像を見ることがあるが、多くは修正されて萌出する。その例を次項図Ⅳ-8、9に掲載した。
　② 5|5 および 5̄|5̄ の1歯～4歯の先天性欠如
これらはほとんど可撤式装置で対処できるが、時には固定式装置が必要であることもある。
　③ 3|3 の唇舌的に水平に近い埋伏、第一小臼歯の遠心へ萌出
　④ 6|6 または 7|7 の、または 7̄6̄|6̄7̄ の著しい(水平に近い)近心傾斜
　⑤ 7̄|7̄ または 7|7 の先天性欠如
　③、④は対処が困難であることが多い。
以上は、すべてパノラマエックス線像で診断できる。側方歯群に異常があった場合、初診時以後、変化を見るために数回撮影の必要がある。7|7 / 7̄|7̄ は、3歳頃には歯胚の存在の確認はできるが、歯軸の方向がはっきりしないことが多い。

Ⅳ 歯列育形成の手順

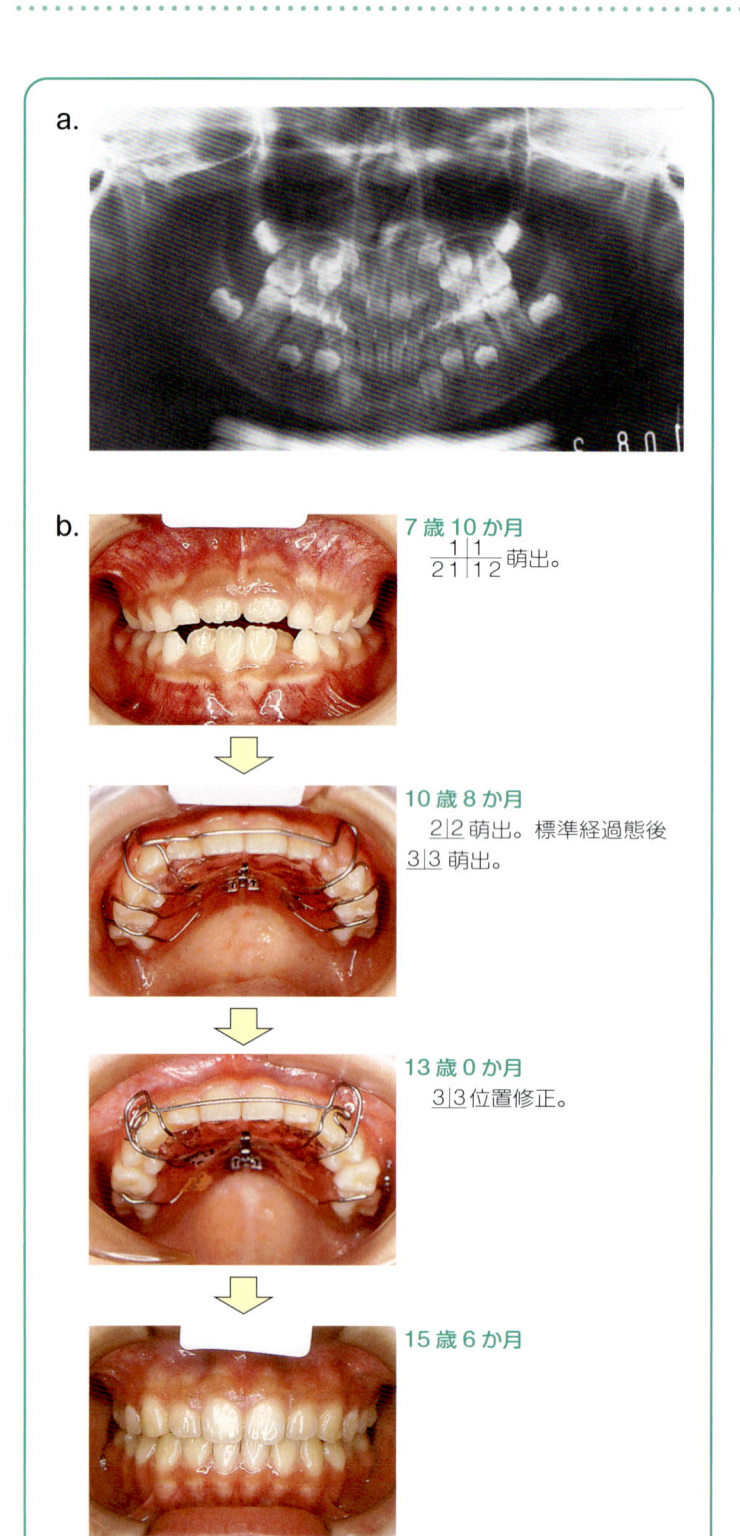

図Ⅳ-8　7歳10か月　女子。a．前述の 注意 の①に述べた 3|3 が唇側転位し、近心への萌出が推測される時のパノラマエックス線像。この程度の 3|3 の近心傾斜の症例は、ときどき見られるが、多くは修正されて萌出、または近心転位してもプレートで位置修正できる。b．同症例とその後の口腔内写真。

7歳10か月
1|1
2 1|1 2 萌出。

10歳8か月
2|2 萌出。標準経過態後 3|3 萌出。

13歳0か月
3|3 位置修正。

15歳6か月

8歳5か月
2 1|1 2 萌出。

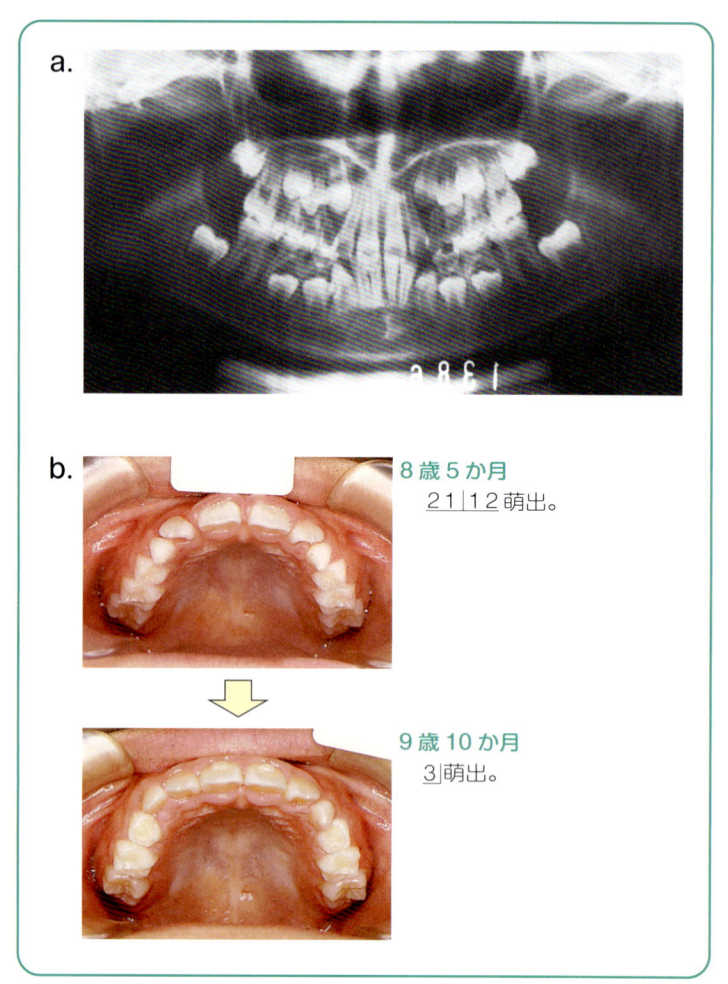

9歳10か月
3| 萌出。

図Ⅳ-9　8歳5か月　女子。a．前述の 注意 の①に述べた 3|3 近心への萌出が、2|2 の歯根を押してしまうと推測される時のパノラマエックス線像。2 1|1 2 が萌出ずみの時期であるが、未萌出 3|3 によって、2|2 歯根が近心に押され、いわゆるUgly dacklingの形になっている。b．同症例とその後の口腔内写真。乳側方歯群および 6|6 は、歯列育形成を継続することでプレートで側方拡大された。2 1|1 2 の排列は自然の改善をまたないで、プレートで人為的にもっとも美しい形に向けて配列した。このほうが口唇が美しい形に発育することが期待できるからである。

❶ 大きな流れ

★標準経過態になるためには、$\frac{E}{E}$関係が乳歯列Ⅰ級になっていなければならない。$\frac{E}{E}$関係が乳歯列Ⅰ級の状態であれば、将来の永久歯咬合はⅠ級になる。

★しかしこの時より前の時期で、$\frac{6|6}{6|6}$が萌出して間もなく初期咬合の状態であった頃は、$\frac{6|6}{6|6}$関係は咬頭対咬頭であった（P57 Ⅱ章-2.-3）第一大臼歯が 初期咬合 時の$\frac{E}{E}$関係と$\frac{6|6}{6|6}$関係を参照）。

標準経過態以後、側方歯群の交換時になると、$\frac{6|6}{6|6}$関係は修正されていき、$\overline{6}$の生理的近心移動により$\frac{6|6}{6|6}$関係は、Ⅰ級になる（P58 Ⅱ章-2.-4） 初期咬合 から 永久歯咬合 へを参照）。

★標準経過態の頃は、$\frac{E}{E}$関係は乳歯列Ⅰ級になっているわけであるが、標準経過態直後からこの$\overline{6}$の生理的近心移動がすでに始まっていることもあり、$\frac{E}{E}$関係は見かけ上、やや乳歯列Ⅲ級傾向になっている場合もある。

> **詳説** 継続管理で、プレートを使用している実際の状況をもう少し詳しく見てみると、下顎プレートには$\overline{6|6}$の近心移動を防ぐ目的で、$\overline{6|6}$近心にフックをつけている。それでも下顎骨の前方への発育があるのと、フックをつけても未萌出$\overline{7|7}$に押されることなどにより、$\overline{6|6}$はわずかに近心移動の傾向がある。（$\overline{6|6}$の近心移動は、上下のリーウェイスペースの差も関係している）。また$\underline{6}$は$\overline{6}$に比べて、フックで容易に遠心移動しやすいので、プレートを使用していても、自然な形でⅠ級になっていく。

●ほとんど標準経過態になってはいるが、かなりわずかにスペース不足があるような状態であることは、よくあるケースである。たとえば$\overline{C2|}$あるいは$\overline{|2C}$にわずかの重なりがあったり、$\overline{21|12}$間に少しの捻転、わずかの重なりがあるなど、大体は標準経過態ともみられるが、よくみるとやや問題点があるような場合である。このような時は、ほとんどの症例はさらに側方拡大を続けるとともに、微調節を行っていかなければならない。上顎も同様である。

● $\frac{C|C}{C|C}$は、次第に脱落するが、$\underline{3|3}$または$\overline{3|3}$の捻転は、ほとんどが舌側弾線と唇側誘導線で治すことができる。

●乳歯列を側方拡大すると、$\overline{54|45}$が捻転して萌出することがある（詳しくは拙著『歯列育形成』P253、254）。上顎についても起こり得るが、程度は少ない。

プレート使用の時は、回転ポイントと回転スプリングで捻転を治すことができる（P106）。

●完全に正しい永久歯咬合ときれいな配列にするためには、標準経過態以後も、切歯および萌出してきた側方歯群の継続的な微調節が必要である。

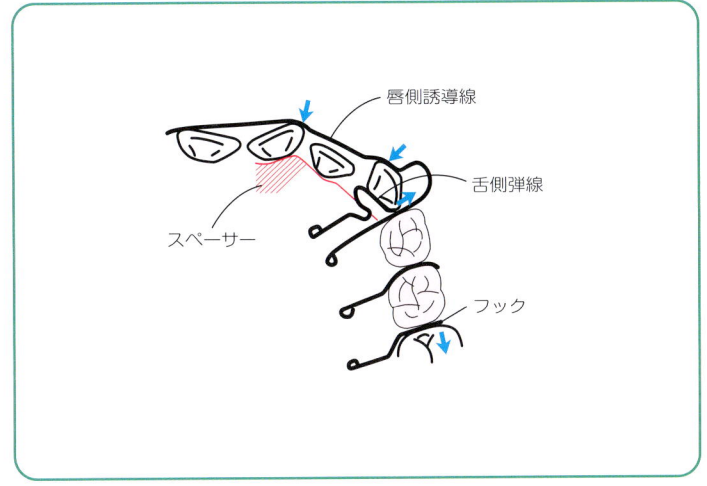

図Ⅳ-10　$\underline{1|}$のわずかな捻転は、唇側誘導線と舌面および舌側歯槽部のスペーサーで、$\underline{|3}$の捻転は、唇側誘導線と舌側弾線で、それぞれ治している。多くはスペース不足も伴っているので、歯列弓の側方拡大と$\underline{6}$の遠心移動と一緒に行う。

Ⅳ 歯列育形成の手順

2 開始時期とプレートの継続

1) 歯列育形成の開始時期

○歯列育形成は、乳歯列期から継続管理および処置を行って、正しい永久歯列を育成および形成させる方法である。乳歯列期より少し高い年齢の混合歯列前期のうちの初期の頃からでも行うことができるが、乳歯列期から行ったほうが無理なく、安全、確実に正しい咬合から育成および形成の効果をあげることができる。

★乳歯列期のような低年齢で、**発育期間の初めのうちから歯列育形成を行ったほうが効果が上げられる理由**は、次の①〜④のような事柄を挙げることができる。

★①**発育形間の始めの頃から、正しい形態に近づけ、その状態から発育することを期待する**（P 19）**ので、理論的には年齢が低いほうがよい。**

しかし実際には第二乳臼歯が萌出して、乳歯咬合ができかかるのが3歳であるから、少し前の2歳半頃から、継続管理にとりかかるのがよい。しかし幼児対応の問題[1]もあり、多くは3歳以後の幼児期から行うことになる。

詳説 成長パターンに大きな問題が推定された症例は、Proffitの成長の一時変異（growth modification）[10]を奏効させるという考え方で、2歳代から始めることもある。

（乳）歯列弓がよい形をしていて、顎の位置関係が正しければ、それに応じた顎骨の形成が行われ、理想に近づける顎骨体部の発育が期待できる。

★②**年齢が低いほうが、骨が軟らかく、形態的変化を与えやすい。**

プレートを拡げて側方拡大する方向に歯牙の位置変化を与えた時、骨が軟らかいので、乳側方歯群にわずかではあるが、歯槽骨にもたわみを与えている。骨に与えるたわみでは、学童期・青年期に比べて、幼児期は弾力があり、その差は著しい。高年齢の子どもの場合、成長期の終わりの頃の歯牙の1回の移動では、ほとんどその作用は歯周組織にのみ限られていることが考えられる。

参考 2〜3歳の幼児の手に石鹸をつけて洗ってあげると、その骨がいかに軟らかいか、そして関節の動きが自由で、成人とはまったく異なるのがわかる。

最初は、このたわみによる骨の形の変化であるが、しばらく経過するにしたがい、拡大された（乳）歯列弓の形に応じた顎骨の形成と発育が行われるので、歯槽基底にまで変化を与える（P 52）。

★③**幼児期では、顎関節が形態的に完成されていないので、顎関係の改善が行いやすい。**

顎関節の関節窩は、成人のものと比較して平坦に近いので、弱い力でも乳歯列Ⅲ級の症例では、下顎を一時的に後方に位置させることができる。また乳歯列Ⅱ級症例では、下顎を前方に位置させるAdvancing plateの効果は大きい。幼児に下顎位をわずか変化させると、その位置の変化に適応して、下顎頭における骨形成が行われるとみてよい。

参考 たとえば通常よくみられる顎骨の過劣成長による乳歯列反対咬合は、乳歯列期に治せば、すべて被蓋改善できる。

★④**年齢が低いほど、プレートに慣れやすい。**

低年齢幼児に可撤式装置（プレートなど）を用いた経験がない歯科医には、幼児がプレートをいれるのをいやがらないか、という疑問があるかもしれないが、その心配は無用であるといってもよい。身体に特別な疾患がない限りは、どの幼児も口腔内にプレートを継続的に装着することには、成人さらには思春期、学童期の頃よりも抵抗がない。

幼児の対応に成功してさえいれば、年齢が低いほど、プレートを生活習慣にいれることが容易である。このことは最近では低年齢から咬合誘導を行っている歯科医の間にも、情報が行きわたってきているようである。

しかし低年齢幼児では、初めは着脱が上手にできないので、練習する必要がある。2歳児でも初めは、歯科衛生士がみてあげたり、母親が手伝ってあげると、着脱に慣れるようになってくる。

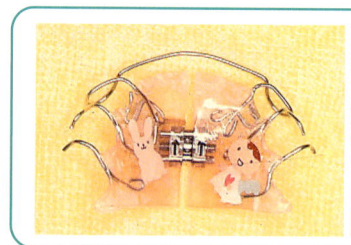

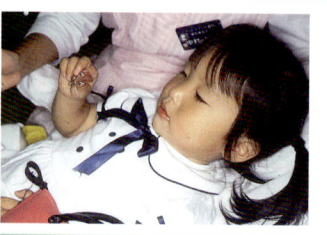

図Ⅳ-11 初めて幼児にプレートを使用するときは、前段階のプレート（習慣づけプレート）と呼んでいる。歯列に変化を与えることは、ときとしては後まわしでもよい（拙著『歯列育形成』[1]より引用）。プレートの形は、基本設計のままのものが多い。

| 詳説 | 最初に使用するプレートは、前段階のプレート(習慣づけプレート)と呼んでいるが、初めは1日2時間くらいから、次第に4時間以上、慣れてきたら夜間もいれるようにする。 |

| 注意 | 継続してプレートを使用してもらうためには、もちろん幼小児にうまく適応した動機づけが必要である(Ⅵ章　動機づけ参照)。それには、幼児が美しく才能のある青年または少女になるという誇りをもって、通院させるためで、その幼児の顔と体と才能などに将来性のある部分を見抜き、その幼児の生活背景や環境に応じて説明してあげることも必要である。 |

2) 継続管理によるプレートの継続

★低年齢から歯列育形成を始め、永久歯咬合完成までの継続管理の期間は長くなる。従来は期間が長くなることが不利であると思われてきたが、今の社会は継続管理が患者さん側の要求に応えるものとなってきた。

| 詳説 | 継続管理の期間が長いほうが、患者さんの求められるものに応えることが多くなってきたことについては、Ⅰ章-1.-1)(P14)に記載されている。 |

●前項で述べたように、低年齢からプレートを使用することでプレートに慣れやすく、生活習慣に容易にいれることができる。そしてその後、年齢に応じた動機づけ(P121)が、生活習慣、生活環境に応じて行われる(Ⅵ章-3.-①〜⑦)ことが、半永久的な生活習慣を築くことができる。

| 参考 | たとえばスケートに夢を託し、あるいはバレエに一生けんめい努力している幼い子どもや、目的をもって毎日塾の勉強をしている小学4〜5年の受験生、将来外国へ留学しようとしている子どもたちの、いろいろな夢に耳を傾け、歯科医もスタッフも一緒になってその子の成果を期待するのも、Narrative Based Medicine[50]の姿勢をもって行う継続管理である。 |

★継続管理の途中でプレートを中止した期間があると、次にプレートを使用し始めた時はすでに、開始年齢は高いことになり、生活習慣にいれることがむずかしくなる。

●低年齢からの継続管理をしていれば、永久切歯萌出期には、ただちに配列修正を行うので、小学生の時にはとにかくよい配列にすることができる(Ⅰ章-4.-1)-②参照)。そして学年が上がるとともに、その学童に応じた動機づけで、さらに自分の将来に可能性を抱き、誇りをもってプレートをいれるようになる。

●Ⅲ級症例の場合は、継続管理、処置を続けていくことで、思春期成長の直前からの対処、およびその後の処置も行うことができる。

| 詳説 | 下顎過成長の症例を継続して行く場合の留意点については、Ⅰ章-1.-4)-④に記載されている。 |

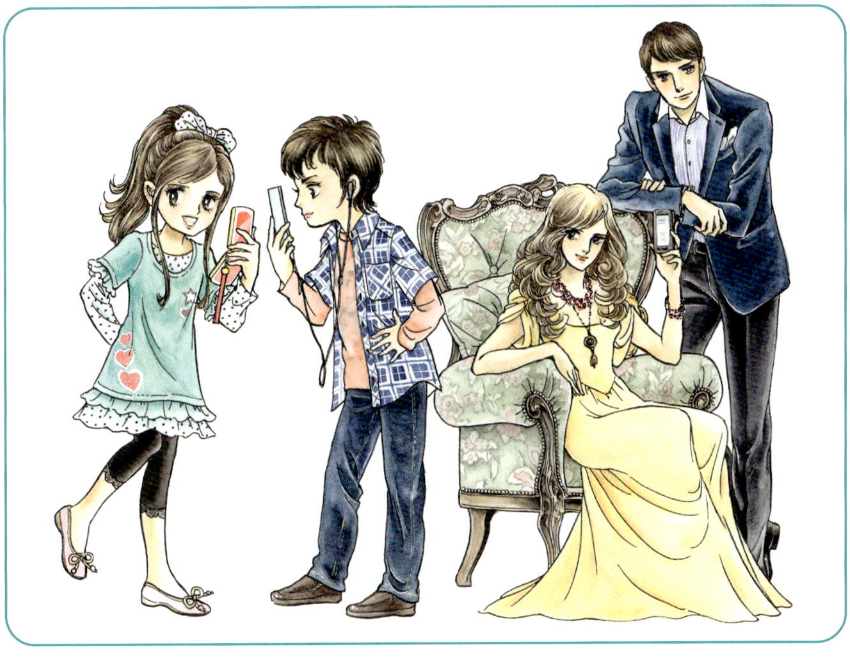

図Ⅳ-12　かっこいい青年、美しい少女に成長してもまだプレートをいれている。美しさと才能のステイタスを誇っている感じ!!

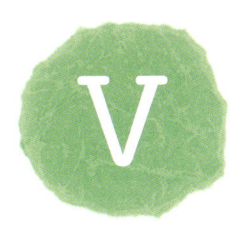

V 歯列育形成に使用する装置

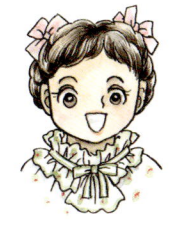

Ⅴ 歯列育形成に使用する装置

1 歯列育形成で使用する装置について

★歯列育形成で使用されている装置は、ほとんどが可撤式装置である。そしてこの装置の大部分はプレートと呼ばれており、この基本設計については次項Ⅴ章-2に記載した。

注意 プレートについては特に目新しいものではなく、歯列に関する処置で古くから使用されているものである。しかし歯列育形成で使用するプレートは、設計様式がいくぶん異なっているところもある。そしてまたこのプレートに相当する可撤式装置に対して、歯列育形成以外のテクニックでは、床という用語が使用されることもあるが、歯列育形成では床という言葉を使用していない。すべて**プレート**という用語を用いる。他の系統のテクニックと区別するためもあるが、床という言葉が現代ではイメージ的に不適当であり、また幼小児に対してこの言葉を使用することができない。

1） プレートは単純な形のほうがよい

● かつては1つのプレートでなるべく長期間使用する、という考え方もあった。しかしプレートは、発育に応じてなるべく多く作り換えたほうが適合もよく、適確な作用を期待できる。また使用する幼小児も適合が良好なほうが楽であって、術者も調節を行いやすい。

● プレートの維持のためのクラスプは、形が単純化されていて、これも調節を早く行うことができる。

★歯列育形成では、永久歯列弓がほぼ完成するまで、上下計15〜18個くらいプレートを交換することが多い。もちろん状況によってはそれ以上になることもある。またほとんど完全に正しい咬合になってからも、いろいろな意味でプレートを作り換え、継続することもある。

参考 乳歯は形態的にアンダーカットが少ないので、クラスプの保持機能を持たせるため、かつてはアダムスのクラスプを使用した。しかし現在は接着性のレジンが盛んに使用されるようになり、単純な形のクラスプでも保持を持たせるための保持ポイント（P107も参照）を容易に付けることも可能になった。そのためアダムスのクラスプは使用する必要がなくなった。

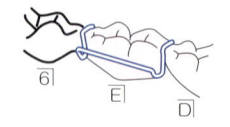

a. アダムスのクラスプ → b. 歯列育形成のハーフクラスプと保持ポイント

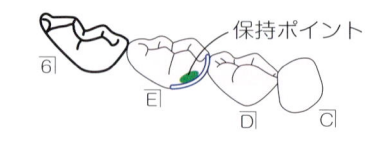

図Ⅴ-1 アダムスのクラスプと歯列育形成で使用するハーフクラスプおよび保持ポイント。
保持ポイントで乳歯のアンダーカットの不足の問題点を解消し、単純な形のクラスプで十分にプレートの維持を得ることができる。
側方拡大を行った場合、始めは頰側への傾斜移動であるが、その後の継続管理処置によって、発育期においては、次第にその乳歯列弓の形態に応じた形に骨の形成が行われていくので、自然の頰舌的な傾斜（トルク）になろうとする生体の働きがある。もし歯列育形成を始める時期が遅く、後継永久歯に交換するまでにこの頰側への傾斜が治らない場合でも、後継永久歯が萌出直後、自然にできたトルクを具えるようになる。

2） プレートは常によい維持が必要

● 使用するプレートを常によい状態に維持させるためには、クラスプの保持が必要である。特にしっかりした保持機能をもったクラスプが左右に1個ずつあれば、プレートの維持は保たれる。乳前歯または永久前歯を圧下させるために圧下ポイントを歯牙に付着した場合、この圧下ポイントの作用を期待するには、2〜3か所の歯牙の部位に保持が必要となり、前記の保持ポイントを付着しなければならないことがよくある。また乳歯でも歯面の豊隆のアンダーカットを利用できることもかなりあり、クラスプ形態は単純な形で、しかも保持ポイントが不要なことも多い。

3) 幼小児が喜んでプレートをいれてくれるためには

★低年齢から始めるほど、プレートに慣れやすい。逆に開始年齢が高いほど、可撤式装置の使用は患者さんにとって煩しさがあるようである。

注意　しかし次に述べる動機づけ（motivation）がプレートを使用する前に行われなかったり、これが不十分であったりすると、低年齢からのプレートの使用がむずかしいこともある。

注意　最初に使用するプレート（前段階プレート、後文参照）は効果を期待するというよりも、プレートを抵抗なくいれてくれるように、プレートを使用することに慣れてもらうための目的のものであって、この考え方は必要である。

●プレートを毎日決められた時間使用してもらうためには、それに対する動機づけが必要である。

　たとえば2歳の幼児に対しても、または3歳の幼児に対してもそれに適応した動機づけが必要である。また高年齢の中高生に対しても、動機づけが行われていなければ、プレートの効果は望めない。これについてはⅥ章の動機づけの説明を参照されたい。

●診断と患者さん側への説明が終わり、歯列育形成を始める時、最初に行うのは、前段階プレートである。前段階プレートの名称は、ただ最初のプレートという意味もあり、設計はほとんど基本設計のもの、またはそれに近いものが用いられ、なるべく単純な形がよい。前段階プレートは、トレーニングと習慣づけを重点的に行うのが目的であるため、歯牙の移動にはあまり積極的になる必要がない。乳歯列Ⅰ級および乳歯列Ⅱ級の場合は、上顎プレートから始め、最初の上顎プレートが前段階プレートになることが多いが、乳歯列Ⅲ級で反対咬合の症例は、下顎斜面板プレートが前段階プレートになることが多い。

参考　前段階プレートは、歯牙の移動よりもむしろ慣れてもらうためという目的から、乳歯列弓がやや狭窄していても、スクリューをいれないことが多かったが、現在ではほとんどの症例でスクリューをいれたプレートを使用している（拙著『歯列育形成』の前段階プレートで、スクリューをいれてない写真が掲載されている）。

詳説　前段階プレートの考え方については拙著『歯列育形成』P199にもう少し詳しく説明してある。

●低年齢幼児の場合でも、ある程度自分でプレートの着脱ができるように練習する。プレートに慣れない初めのうちは、着脱時母親に少し手伝ってもらい練習する。

●前段階プレートを初めていれる最初の週は、1日30分～2時間でよい。次第に装着時間を増して、1日4時間、慣れてきたら夜間就寝時もいれるようにする。

●前段階プレートに限らず、プレートはすべて幼小児が自分で決めた色で作製する。プレート内に入れるシールなども幼小児自身に選んでもらう。これは自分の体を自分が理想的に造っていく、という自己概念をもってもらうことに役立つ。

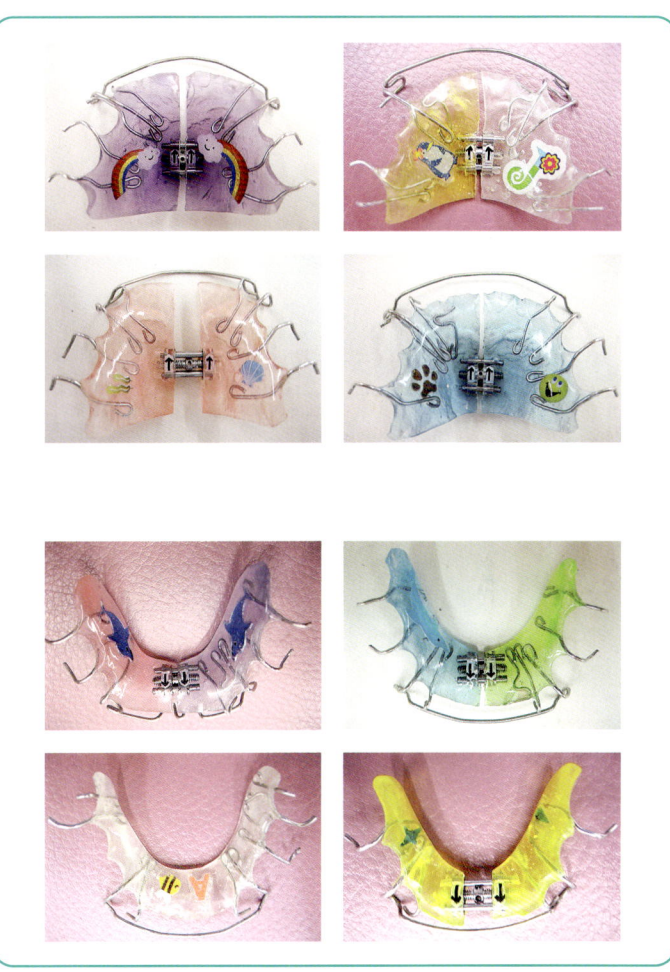

図V-2　幼児が自分で決めた色、選んだシールでできあがったプレートの例。

Ⅴ 歯列育形成に使用する装置

2 上顎および下顎プレートの基本設計

1) 乳歯列期（ⅡA期）

★歯列育形成は、乳歯列期から永久歯咬合が形成されるまでの継続管理と処置である。

●乳歯列期に使用されるプレートは、大部分が図Ⅴ-3に図示されているような基本設計またはそれに近いものである。

●乳歯列Ⅱ級の症例の場合は、上顎には基本設計のプレートの形で、レジン部にはAdvancing plate（P108）の機能を持たせたものを使用することが多い。

●乳歯列Ⅲ級の場合は、下顎には基本設計のプレートの形で、レジン部には斜面板プレート（P109）の機能を持たせたものを使用することが多い。

●歯列育形成を開始する患者さんに、最初に使用するプレート（前段階プレート、P97）も、乳歯列Ⅰ級の症例は、ほとんど基本設計のままであるが、乳歯列Ⅱ級の症例はAdvancing plate（P108）であり、乳歯列Ⅲ級の症例は斜面板プレート（P109）であることが多い。

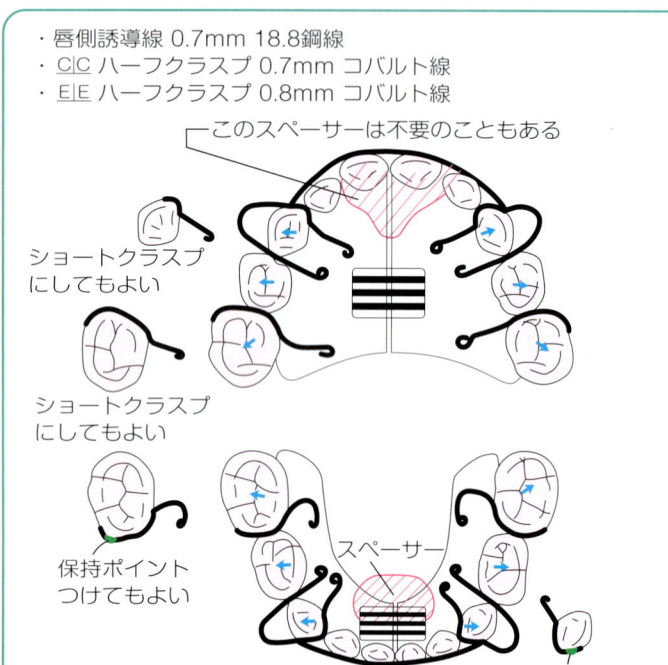

・唇側誘導線 0.7mm 18.8鋼線
・C|C ハーフクラスプ 0.7mm コバルト線
・E|E ハーフクラスプ 0.8mm コバルト線

このスペーサーは不要のこともある
ショートクラスプにしてもよい
ショートクラスプにしてもよい
保持ポイントつけてもよい
スペーサー
保持ポイントつけてもよい

・唇側誘導線 0.7mm 18.8鋼線
・C|C ショートクラスプ 0.7mm コバルト線
・E|E ショートクラスプまたはフック 0.8mm コバルト線

※歯列育形成では、このプレートという用語について、患者さんに対しても、矯正床あるいは床矯正のように、床という言葉は使用しない。

図Ⅴ-3 乳歯列プレート※基本設計、咬合面側から見たところ。

|C ショートクラスプ
|E ハーフクラスプ

|C ハーフクラスプ
|E フック

図Ⅴ-4 乳歯列基本設計。下顎左側クラスプ（上顎は図Ⅴ-12参照）。

唇側誘導線

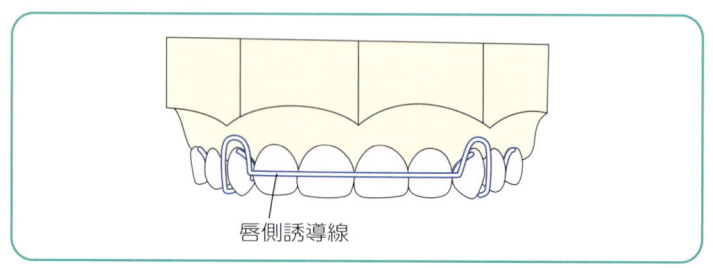

図Ⅴ-5 乳歯列上顎プレート基本設計、正面から見たところ。

参考 乳歯列期のプレートの最も大きな目的は、側方拡大であることが多い。乳歯列期の側方拡大の概念図を下に記載した。

狭窄した乳歯列を側方拡大

乳歯列期

乳歯列期

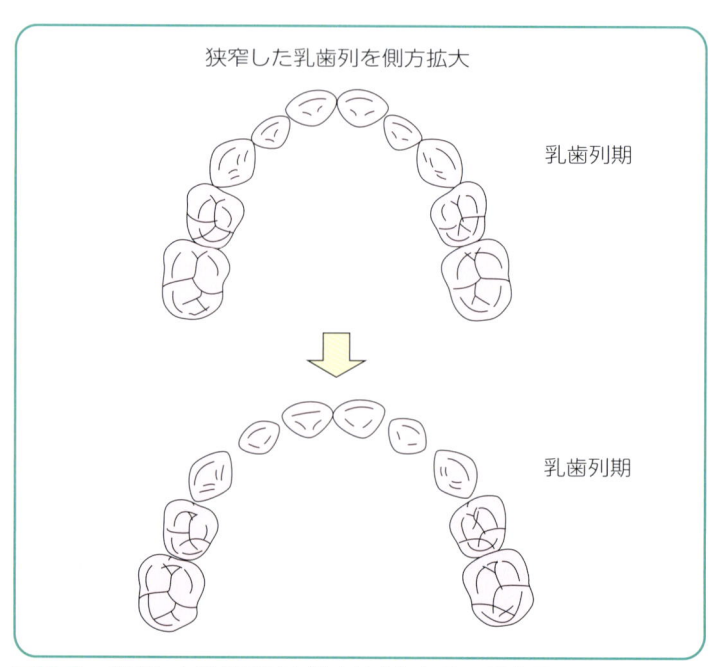

図Ⅴ-6 狭窄した乳歯列弓を側方拡大した時の概念図。

98

2) 混合歯列前期（ⅡC、ⅢA前期）

★乳歯列期から歯列育形成を開始した場合でも、混合歯列前期に側方拡大を行う場合がある（図V-7 a、b）。

理由 乳歯列期のdiscrepancy（スペース不足分）の診断は、おおまかに行うからである。その後1|1萌出時、2|2萌出時、1|1萌出時、2|2萌出時にそれぞれスペース不足分を修正することができ、それに対処するからである。

🌸もちろん、混合歯列前期から歯列育形成を行う場合も、ほとんどの症例で側方拡大は必要である（図V-7 a）。

★混合歯列前期の終わり頃や中期から始めた場合、乳側方歯群（$\frac{EDC|CDE}{EDC|CDE}$）の骨植がしっかりしているうちに標準経過態（P 21参照）にするのが間にあわないことがある（図V-7 b）。

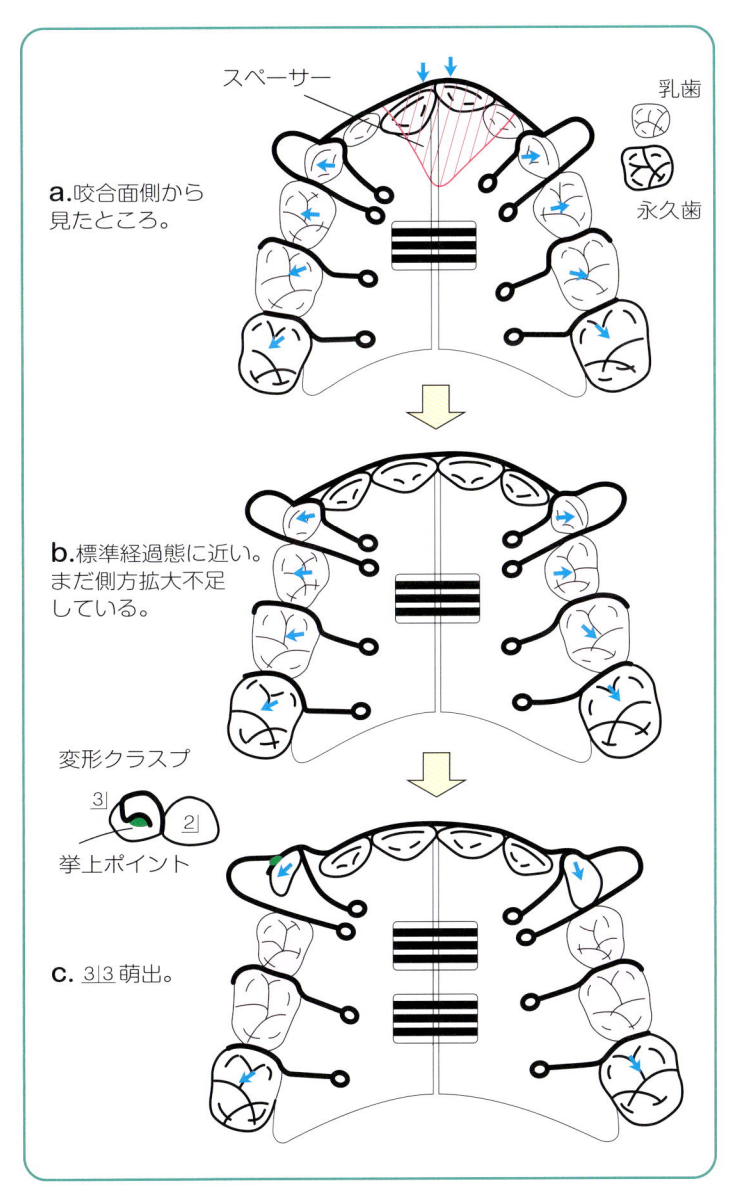

図V-7 混合歯列前期上顎プレート基本設計。下顎プレートはⅦ章のCASE17、CASE21の下顎プレートの図を参照。

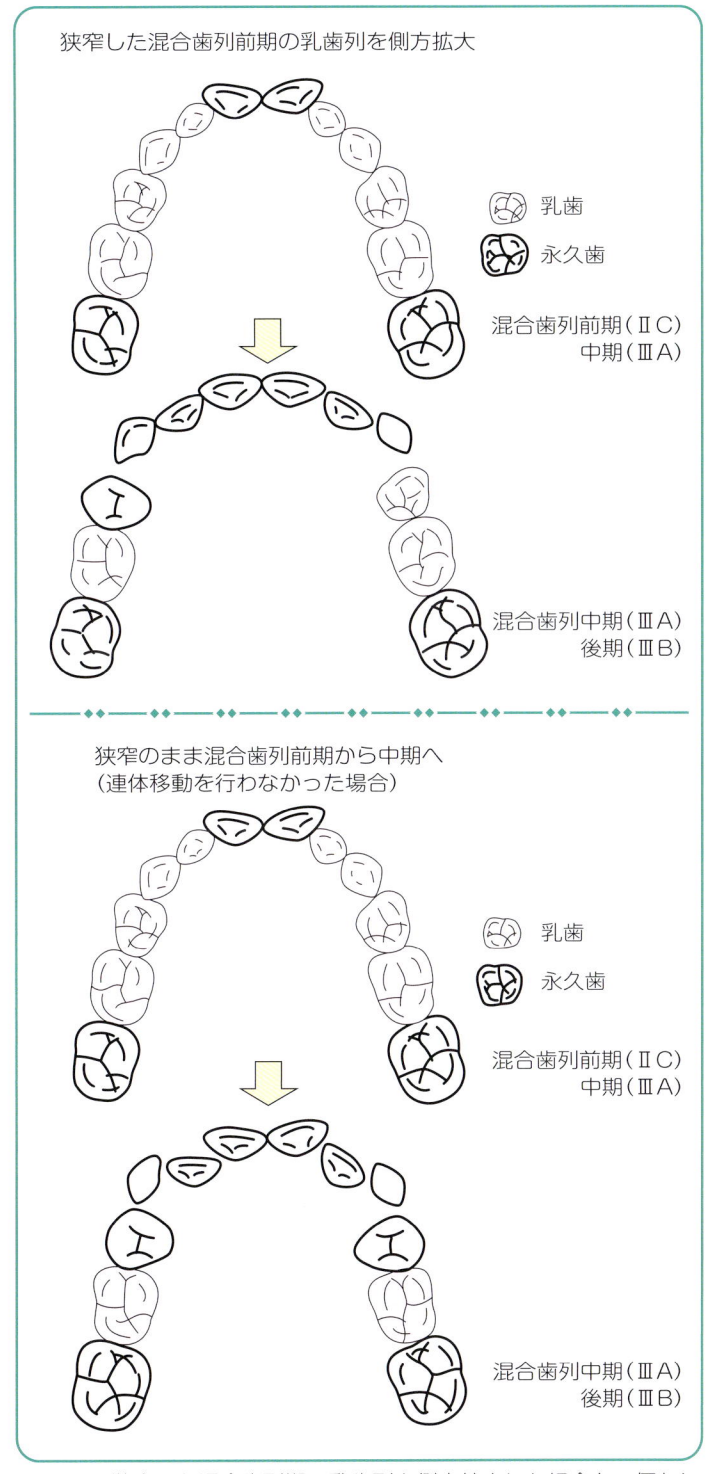

a. 咬合面側から見たところ。
b. 標準経過態に近い。まだ側方拡大不足している。
変形クラスプ
挙上ポイント
c. 3|3萌出。

図V-8 狭窄した混合歯列期の乳歯列を側方拡大した場合と、何もしないで放置した場合の概念図。

狭窄した混合歯列前期の乳歯列を側方拡大
乳歯
永久歯
混合歯列前期（ⅡC）中期（ⅢA）
混合歯列中期（ⅢA）後期（ⅢB）

狭窄のまま混合歯列前期から中期へ
（連体移動を行わなかった場合）
乳歯
永久歯
混合歯列前期（ⅡC）中期（ⅢA）
混合歯列中期（ⅢA）後期（ⅢB）

V 歯列育形成に使用する装置

3 プレートに付属する装置

★プレートに付属する主な装置は、唇側誘導線とクラスプ、およびその類型である。これらの多くは歯牙を保持するもので、プレート全体の維持に役立っている。（乳）前歯の圧下や、いずれかの部位に舌側弾線などがあった場合、個々のクラスプが保持している部位が、1つのプレートで2～3か所以上必要である。

★唇側誘導線は切歯の舌側移動や、必要があれば圧下または挙上も行うことができる（P106）。

注意 唇側誘導線で1歯～数歯の切歯の舌側移動を行う時は、必ずその歯牙の舌面および歯槽部にスペーサーを置く必要がある。クラスプおよびその類型で舌側移動を行う場合も同様である。

★クラスプやその類型のフックなどは、保持のほか、これに接触する歯牙の移動を行う機能を持たせることができる。クラスプによる歯牙の移動には、近遠心的移動および舌側移動ができる。

★唇側に歯牙を移動させるには、舌側弾線（スプリング）を用いる（図V-14、15、16）。

★このほかにも歯列育形成でまれに使用されるものでは、顎間突起やパラタルクリブ（舌癖防止装置）などがあるが、説明は省略させていただく。

1) 唇側誘導線

★主に（乳）前歯部に用いられ、唇面に接触し舌側に向かって力が加えられれば、舌側移動の作用となる。この場合、舌面および舌側歯槽部にスペーサーが必要である。圧下ポイント、挙上ポイントとともに圧下や挙上も行うことができる。

★唇面に接触しなければ、口唇圧排除の役目をもたせることができる。

★特に力が加えられないで、軽く接触していれば、保定的な意味がある。

a. 乳歯列唇側誘導線

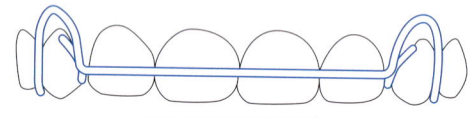

乳歯列基本型: 乳歯列期の場合、多くのプレートはこの形をとる。C|C にショートクラスプまたはハーフクラスプがかけられている。保持機能よりも C|C 間スペース獲得のための作用を望む場合はフックにする。

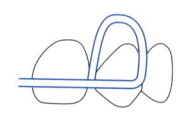

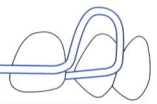

C変形ループ / C変形ループ: 上下しっかり咬み合い、CD 間に誘導線を通す空隙がない場合にこの形をとってもよい。

b. 乳歯歯頸部誘導線

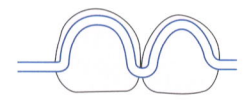

A|A 歯頸部誘導線: 乳切歯部の歯槽骨部分を舌側へいれたい時、歯頸部誘導線にする。主に A|A 前突の場合にこれを使用する。

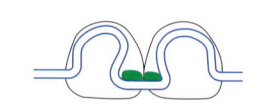

A|A 歯頸部誘導線と圧下ポイント: 歯槽部を舌側へいれるのと同時に圧下も行いたい時は、圧下ポイントと歯頸部誘導線を同時に用いる。

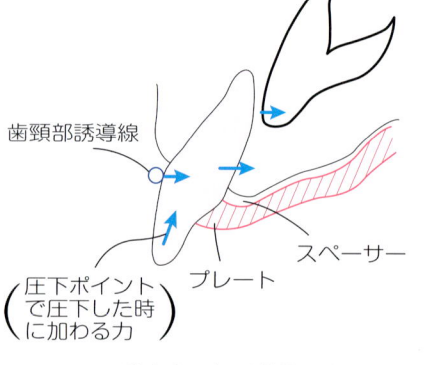

c. 乳歯歯頸部誘導線の作用

図V-9 唇側誘導線とその変化形（乳歯列）。

❸ プレートに付属する装置

a. 混合歯列唇側誘導線

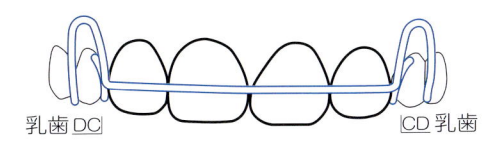

乳歯 DC　　　　　　　　　CD 乳歯

21|12 永久歯基本型

混合歯列期で 21|12 が萌出した時の形。C|C にはショートクラスプまたはハーフクラスプがかけられている。

b. 永久歯歯頸部誘導線

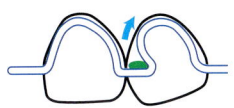

1|1 歯頸部誘導線

切歯歯槽頸部を舌側にいれる時、歯頸部誘導線を用いる。この図では 1 の遠心への傾きを修正するため、1 近心に圧下ポイントをつけてある。

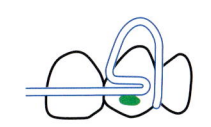

|234 永久歯

|3 に保持ポイントと変形ループ

誘導線に保持機能をもたせたもの。ⅢBの頃に、クラスプがかけられる歯が少なくなって、プレートの維持がよくない時などによく用いられる。

使用する金属線

- 乳歯列唇側誘導線　　0.8mm　18.8鋼線
  　　　　　　　　　　スクリューがない場合はコバルト線
- 混合歯列唇側誘導線　0.9mm　18.8鋼線
  　　　　　　　　　　スクリューがない場合はコバルト線
- クラスプ、フック C|C / C|C　0.7〜0.8mmコバルト線
  　　　　　　　　 E|E / E|E　0.8mmコバルト線
  　　　　　　　　 6|6 / 6|6　0.9mmコバルト線

図 V-10　唇側誘導線とその変化形（混合歯列・永久歯列）。

2) クラスプおよびフック

★ クラスプやフックがそれぞれ歯牙を保持することによって、プレート全体を維持するのに役立っている。個々の歯牙の移動や位置修正を行うためには、プレートをしっかり維持させる必要があり、1つのプレートで2〜3か所以上の保持部位が必要である。

● クラスプやその類型のフックなどは、保持のほか歯牙の小移動も行う機能を持たせることができる。

参考　クラスプの形を変化させた変形クラスプ（後述 P 104）などは、歯牙の位置の修正が主な目的であるが、ほとんどのものは保持の役目もしていることが多い。

歯牙の位置の修正とは、唇（頰）舌的位置、近遠心的位置だけでなく、歯牙の唇（頰）舌的傾斜（tourque）の修正、近遠心的傾斜（angulation）の修正、歯牙の圧下や挙上、捻転の修正、その他もある。この中で（乳）前歯の圧下や挙上は唇側誘導線、挙上については挙上スプリング、捻転の修正については回転スプリングが使用されることが多い。

参考　乳臼歯は永久臼歯に比べ、頰面の豊隆が少ないので、従来はアダムスのクラスプがプレートの維持に使用されてきた。しかし接着性レジンの普及で、乳歯に簡単に保持ポイントを付着させることができるようになった。そのため形態の複雑なアダムスのクラスプは、ほとんど不要となった。

a. アダムスのクラスプ　6|　E|　D|
→
b. 歯列育形成のハーフクラスプと保持ポイント　6|　E|　D|　C|　保持ポイント

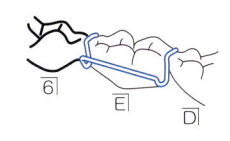

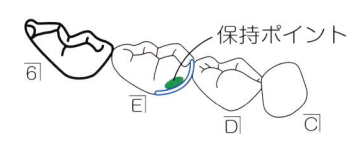

図 V-11　アダムスのクラスプから、保持ポイントと単純な形のクラスプへの進化。

| V | 歯列育形成に使用する装置 |

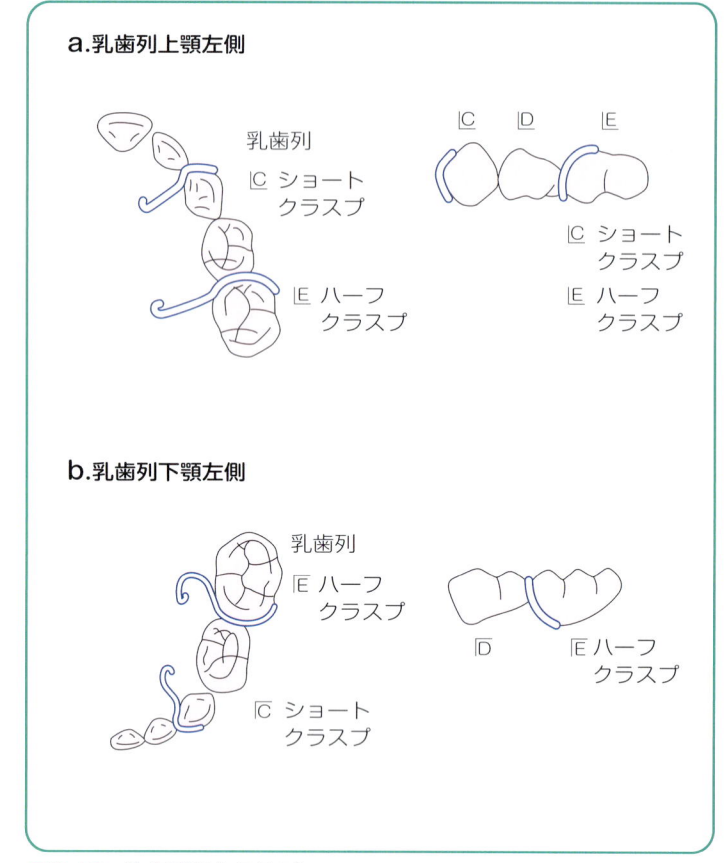

a. 乳歯列上顎左側
乳歯列
C ショートクラスプ
E ハーフクラスプ
C ショートクラスプ
E ハーフクラスプ

b. 乳歯列下顎左側
乳歯列
E ハーフクラスプ
C ショートクラスプ
D E ハーフクラスプ

図V-12 乳歯列のクラスプ。

a. 混合歯列上顎左側
混合歯列
C ショートクラスプ
E ハーフクラスプ
6 フック
D E 6
E ショートクラスプ
6 フック

b. 混合歯列下顎左側
混合歯列
6 フック
E ハーフクラスプ
C ショートクラスプ
E ショートクラスプ 6 フック
E ハーフクラスプ 6 ショートクラスプ

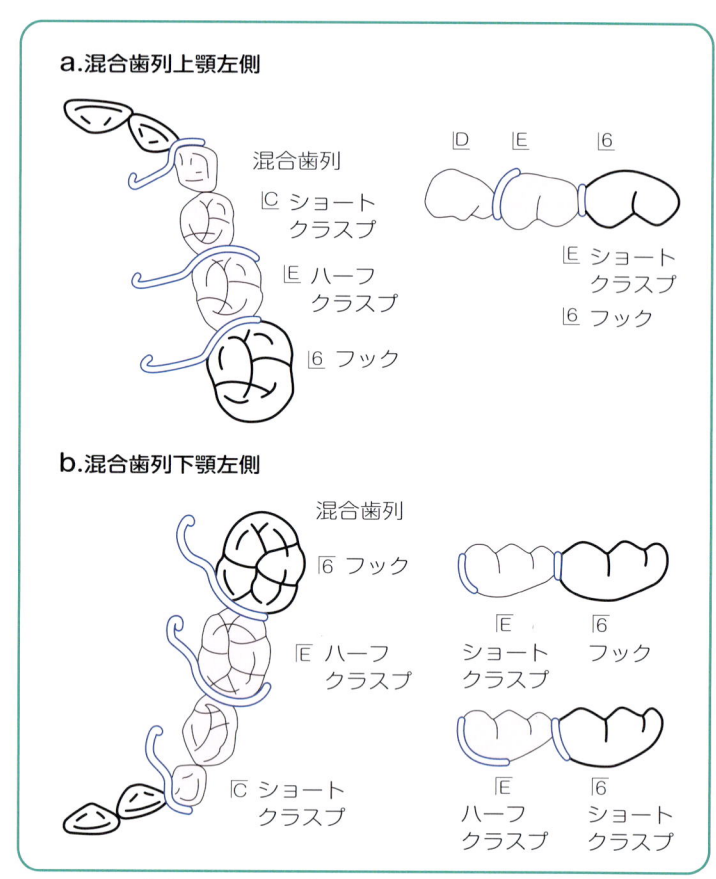

図V-13 混合歯列のクラスプ。

3) 弾線（スプリングまたはspring wire）

★ 主に歯牙の移動・捻転を治す場合、歯軸の角度の修正や細かい微調節などに用いられる。特殊なものでは歯牙（主に小臼歯）を挙上させる挙上スプリング（P105）や回転スプリング（P106）がある。

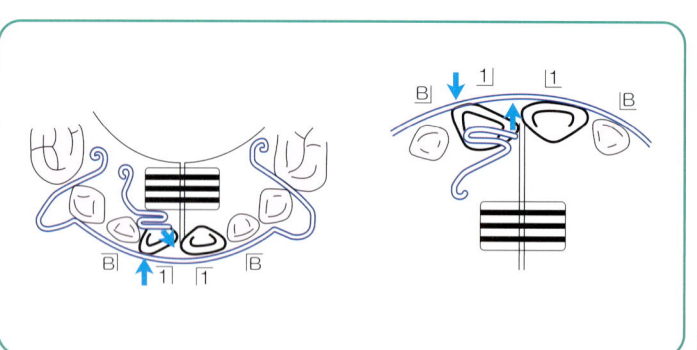

図V-14 よくあるタイプの弾線。

102

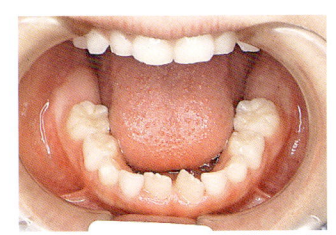

❸ プレートに付属する装置

1|1萌出したが、1|捻転している。

放置しても不完全な状態で改善されることもあるが、確実性を望むためと周囲組織のより完全な発育を期待するため、歯列育形成では、なるべく早期に1|1を揃える。

もちろん側方拡大も必要なので、同時に行うタイプのプレートである。

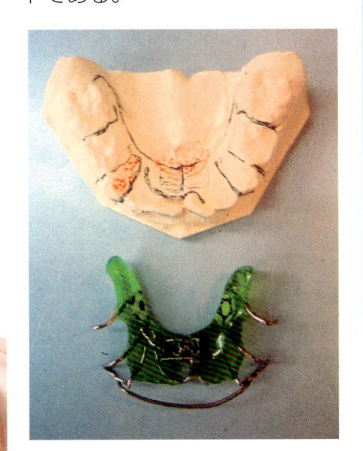

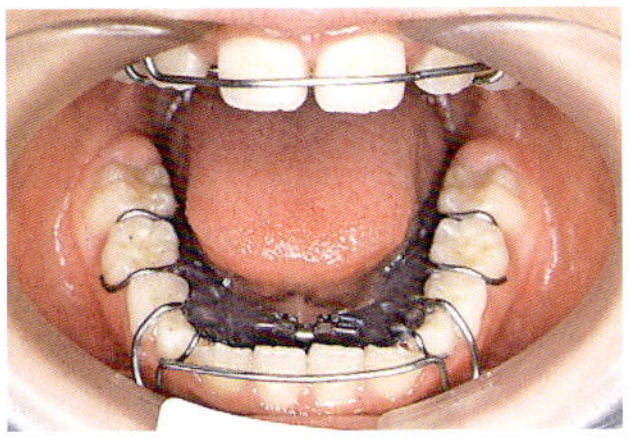

→ 6歳5か月

2|1|1|2／2|1|1|2 が萌出した。
2|1|1|2 も唇側誘導線とプレートのレジンで微調節を行う。

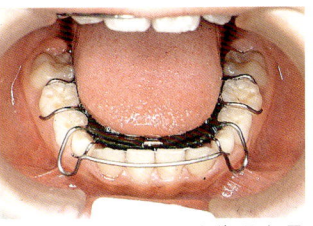

→ 8歳7か月

側方拡大によって、discrepancyもほとんど解消した。

9歳5か月

図V-15 1|捻転を治すための舌側弾線。

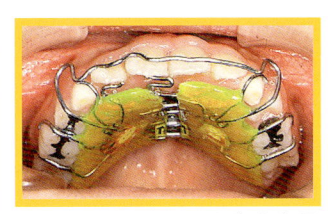

2|1の遠心に挙上ポイントをつけ、唇側誘導線で2|1を下方に作用させながら、舌側弾線で捻転を修正する（下部に設計記載）。

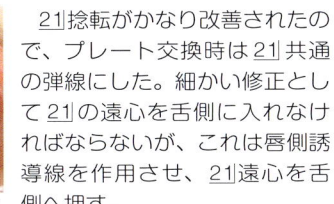

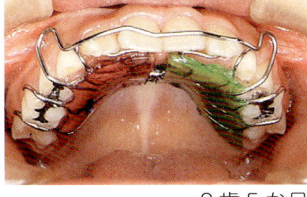

→ 8歳8か月

2|1捻転がかなり改善されたので、プレート交換時は2|1共通の弾線にした。細かい修正として2|1の遠心を舌側に入れなければならないが、これは唇側誘導線を作用させ、2|1遠心を舌側へ押す。

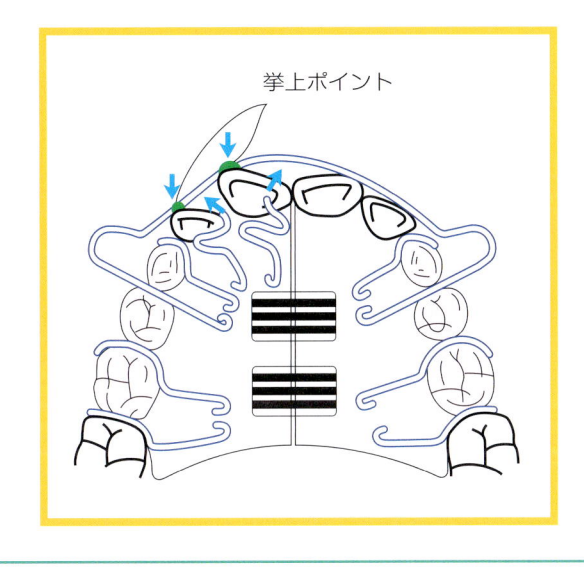

9歳5か月

挙上ポイント

図V-16 2|1の舌側弾線の例。1|のタイプと2|のタイプで作用する方向がいくぶん異なる。

4) クラスプや弾線の変化形

★いろいろな形のものがあるが、ここではよく使用される変形クラスプ、挙上スプリング、回転スプリングの例を記載する。一般に、乳歯列期または混合歯列期より継続管理・処置を行ってきた症例で、永久歯列完成時またはその直前に一部歯牙にわずかな問題点が残った場合に用いられることが多い。

1　|3/3 変形クラスプ

●歯列弓の狭窄を治すために、乳側方歯群を側方拡大した後、永久歯側方歯群に交換すると、しばしば永久犬歯を舌側に傾ける必要（torqueの修正）が生ずる。この舌側に傾けるのには、図V-17に示したような変形クラスプを用いる。つまり歯槽部と歯頸部は舌側に入れないで切縁だけを舌側に入れる方法である。

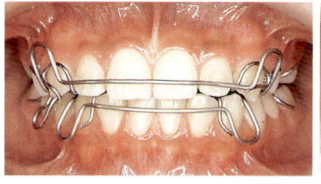

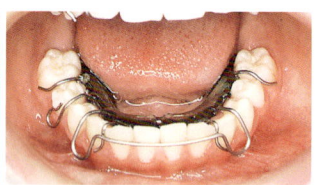

11歳11か月　もう少し|3を舌側に傾けたい。

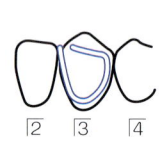

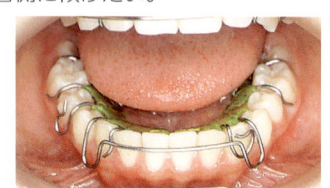

12歳11か月　|3変形クラスプのプレート。

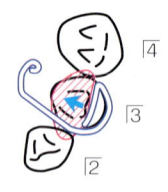

|3を舌側に傾けるために、舌面にスペーサーをおく。

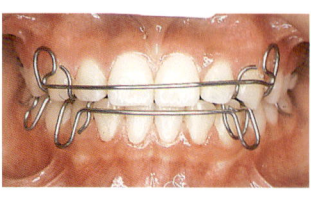

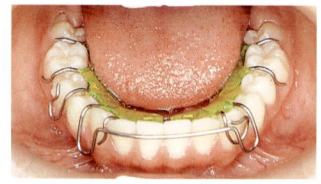

13歳9か月　歯頸部は舌側に入れたくないので、プレートによる側方拡大をゆっくりと行う。

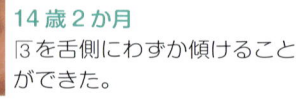

14歳2か月　|3を舌側にわずか傾けることができた。

図V-17　|3変形クラスプ。

●低年齢からの継続管理・処置において、標準経過態になった後、次には乳側方歯群が永久側方歯群に交換する。標準経過態の永久切歯の配列は、やや舌側に配列したほうが、口唇の形はきれいな形に発育する傾向がある。永久切歯の配列を舌側よりにすると、歯列弓の形はU字型にならないで方形の状態に近づく。そしてできあがった永久前歯の配列は、やや平面的な感じのものとなる。本書に掲載された多くの症例の永久前歯を見ていただくと、ほとんどが平面的な感じを受ける配列であることに注目していただきたい。

この舌面にはスペーサーをおく。
この症例のように舌側傾斜とともに舌側移動も必要な場合は、|3の歯槽部にもスペーサーをおかなければならない。

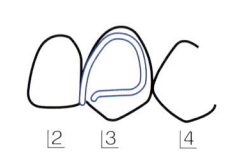

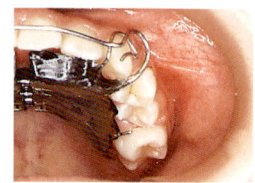

11歳6か月　|3に変形クラスプを用いたプレート。

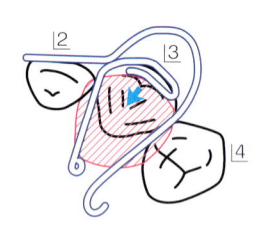

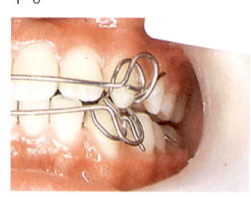

11歳9か月　|3舌側傾斜した。

図V-18　|3変形クラスプ。

★歯列育形成を継続した結果、この平面的な配列は、年月を経るにしたがい、本来の生体の都合のよい形に戻ろうとする摂理のようなものが働き（形態の保守性）、次第にやはりU字型の形になっていく。一時前歯が平面的な配列になっても青年期またはそれ以後では、ほとんどその感じは消滅してしまうのが通常である。

●そしてこの前歯が平面的である期間が長いほど、口唇の形は美しく発育していくのが認められる。

詳説　形態の保守性については、拙著『歯列育形成』を参照されたい。

❸ プレートに付属する装置

- 永久切歯を舌側よりに配列した結果、平面的になった前歯配列は、多くは $\frac{3|3}{3|3}$ を舌側に傾斜させることで平面的な感じは気にならない程度の状態となる。$\frac{3|3}{3|3}$ を舌側に傾斜させる方法の1つとして図V-17、18のような変形クラスプを用いることが多い。

2 ｜4 挙上ポイントと挙上スプリング

★乳側方歯群が永久側方歯群に交換後、上下顎の小臼歯がまだ接触していない時期に、下顎小臼歯が咬合平面より著しく低位にある場合や、スピーの彎曲が強くなりそうな場合などに、下顎小臼歯を挙上する必要が生じる。

- 多くの場合は、下顎小臼歯が咬合線にまで萌出するのに必要とされるスペースが不足していることが多い。そのため通常わずかな下顎第一大臼歯の遠心移動が必要とされ、これは第一大臼歯にかけられたプレートのフックでわずかな遠心移動が行われる。
- 挙上スプリングを作用させるには、常にスプリング先端が挙上ポイントの下にあって、挙上ポイントを押し挙げる力が加わっていなければならない。ポイントについての説明は次項で行う。

> **参考** 挙上スプリングの先端付近が、二重に屈曲された形になっているのは、患者さんがプレートを装着した時、もし挙上ポイントをとび越えて、その上にスプリングを乗せてしまった場合、患者さんが違和感を感じるようにするためである。

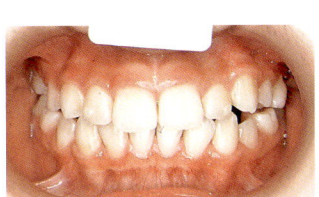

10歳10か月　4|4落ち込みがある。

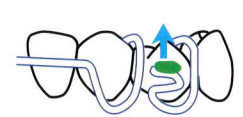

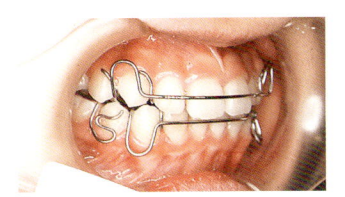

11歳3か月　4|挙上ポイントと挙上スプリング。

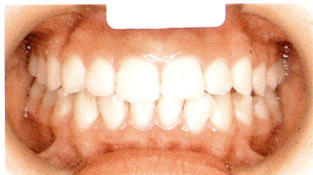

12歳6か月　左側咬頭嵌合がまだ不完全ではあるが、4|4挙上した。

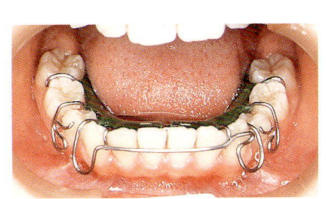

頬側からみた挙上ポイントと挙上スプリング。

4|4を挙上させるためにはスペースが不足している。6|6の遠心移動をフックで行っている。

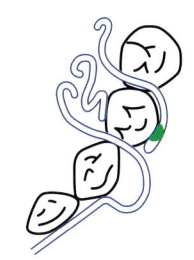

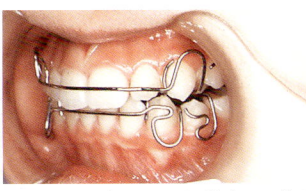

舌側に弾線が必要であることが多い。

|4挙上ポイントと挙上スプリング。

図V-19　4|4挙上スプリング。

③ 回転ポイントと回転スプリング

★乳歯列弓または乳側方歯群を側方拡大した結果、そのあとに萌出した第一および第二小臼歯が捻転して萌出することがある。この捻転は頬側が近心に舌側は遠心に向かう捻転である。捻転の程度は、上顎よりも下顎のほうが大きく捻転することがある。

★小臼歯の捻転の修正を必要とする時は、永久歯咬合が完成し始めた頃が多い。

●この小臼歯の捻転を修正するのは、固定装置の場合では、舌側につけたリンガルボタンあるいはフックなどと、Arch wireを捻転歯の近心側から結紮することで、きわめて簡単に行うことができる。

●プレートで行う時は、頬側に回転ポイントをつけ、回転スプリングでこれを遠心に押す力を作用させる。

参考 前項の挙上スプリングに比べると、この回転スプリングの効果をあげるのは、期間も必要とすることが多い。右写真は年齢が高い症例であるが、萌出して間もない症例は修正完了までの期間を短くすることができる。

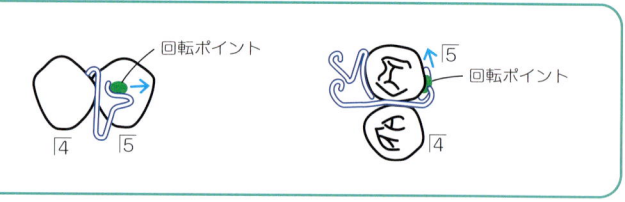

図V-20 回転ポイントと回転スプリング。

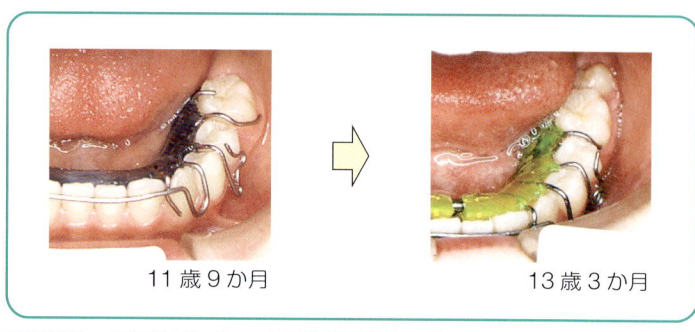

図V-21 5̲回転ポイントと回転スプリング。

④ アクロススプリング

→ Ⅶ章 CASE26で詳しく説明。

4 圧下ポイント、挙上ポイント、保持ポイント、回転ポイント

★ポイントとは、歯面に接着性レジン（スーパーボンドなど）を一時的の目的で小突起の形に付着させ、これに唇側誘導線やクラスプ、弾線などを作用させて、歯牙の圧下や挙上、保持、回転などを行うものである。

●ポイントの形は、wireがこれに接触し、作用するだけの大きさの接着性レジンの小突起である。また単にプレートの維持だけの目的である保持ポイントも同じような形をしているが、保持力を持たせるために頬面の膨隆を強くしただけのものもある。

注意 圧下ポイントで歯牙を圧下させる場合には、クラスプなどによるプレートの維持が大切である。時には（乳）犬歯や（乳）臼歯クラスプ部分に保持ポイントが必要なこともある。

参考 歯列育形成では、プレート全体に対しては**維持**、1歯単位の場合には**保持**の言葉を用いている。

■圧下ポイント

●永久切歯、乳切歯を圧下する時に、唇側誘導線をこれに作用させる。

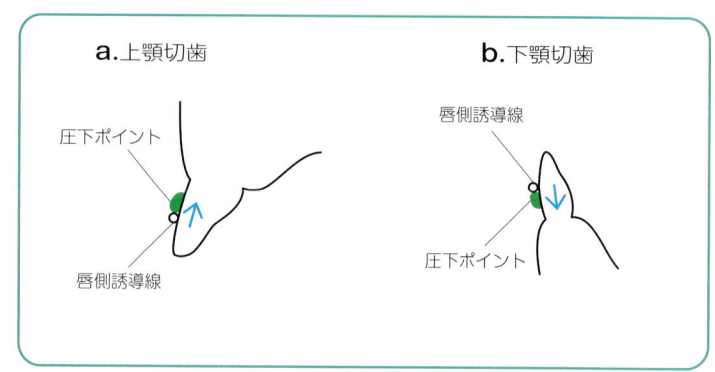

図V-22 圧下ポイントと唇側誘導線。乳切歯圧下についてはⅦ章-CASE 5を参照。

❹ 圧下ポイント、挙上ポイント、保持ポイント、回転ポイント

図V-23　1|と 1|1 の圧下ポイント。

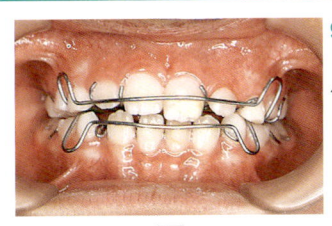

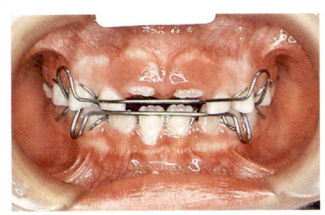

9歳1か月　1| 圧下ポイント付着。
10歳4か月　1| 圧下したので 1| 圧下ポイント除去。
5歳9か月　1|1 圧下ポイント付着後3か月。
7歳0か月　1|1 圧下ポイント付着後13か月。

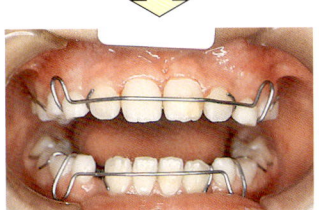

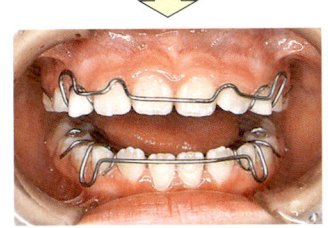

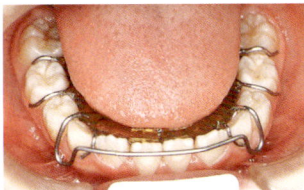

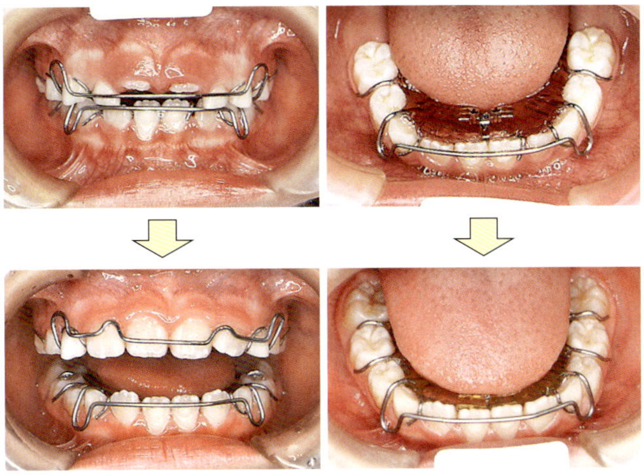

■挙上ポイント
● 永久切歯、小臼歯、乳切歯を挙上する時に、唇側誘導線または挙上スプリングをこれに作用させる。

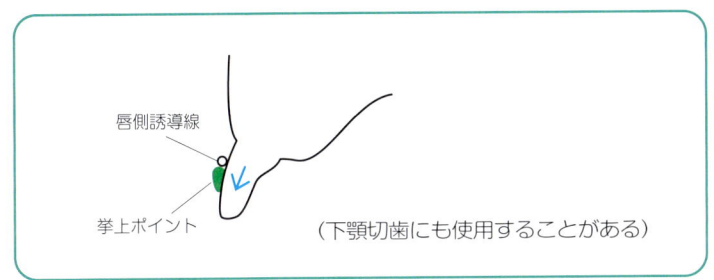

図V-24　挙上ポイントと唇側誘導線。乳切歯の挙上についてはⅦ章-CASE 4を参照。
（下顎切歯にも使用することがある）

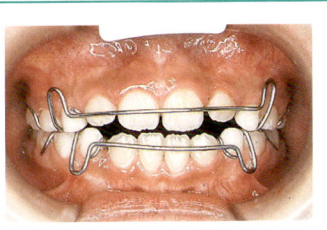

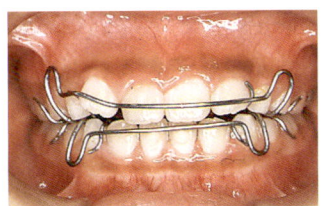

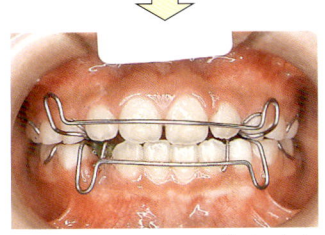

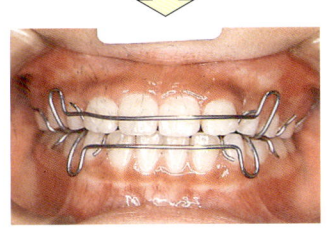

8歳1か月　1|1 開咬のため、挙上ポイント付着。
8歳5か月　2| 遠心傾斜唇側転位のための唇側遠心部分に挙上ポイント付着。
8歳10か月　1|1 挙上されoverbiteがマイナスでなくなった。
9歳7か月　2|の位置はかなり修正された。

図V-25　1|1 挙上のための挙上ポイントと、2| 傾斜を修正するための挙上ポイント。

■保持ポイント
● プレートの維持が不十分で、プレートが浮き上がったりする場合、唇（頬）面のクラスプに接触する部分に小さな豊隆をつけ、クラスプに保持力を持たせる。
★ 保持ポイントは多くの場合、豊隆の少ない乳歯につけられるが、永久歯につけることもある。
● 前述の挙上ポイントと同じような形で唇側誘導線と接触させ、保持力を持たせて保持ポイントとするところもある。

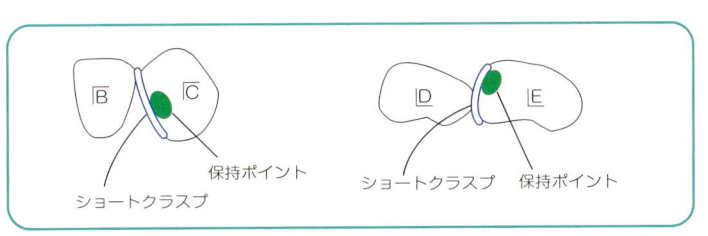

図V-26　保持ポイントとショートクラスプ。

4歳3か月　EC|CE / C|C に保持ポイントがついている（透明レジンなので見えにくい）。

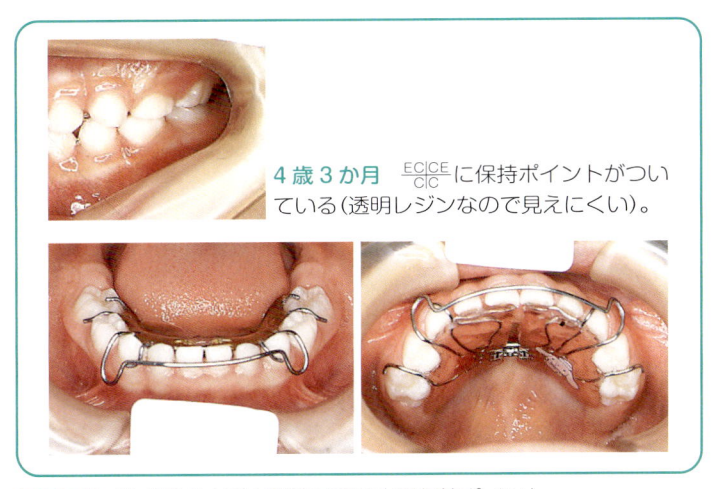

図V-27　乳犬歯および上顎第二乳臼歯の保持ポイント。

■回転ポイント
★ 前項（P106）参照。

Ⅴ 歯列育形成に使用する装置

5 プレートレジン部の変化形

1) Advancing plate

●乳歯列Ⅱ級またはⅡ級傾向（P56）をⅠ級の状態にするのには、乳歯列期に歯列育形成を始めれば、ほとんどの症例はAdvancing plateで効果をあげることができる。

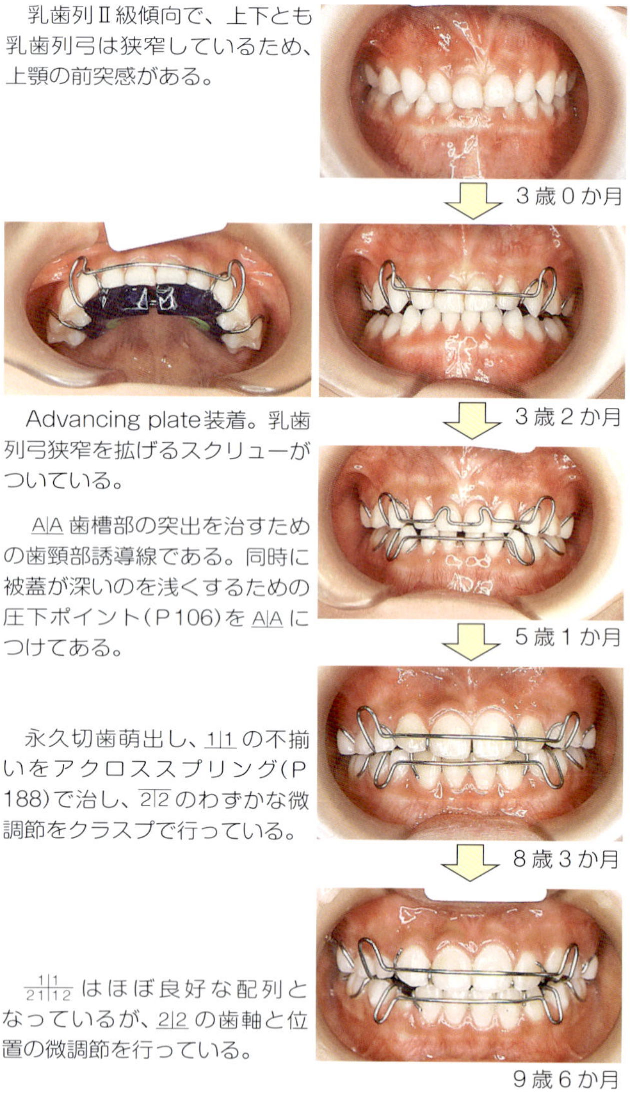

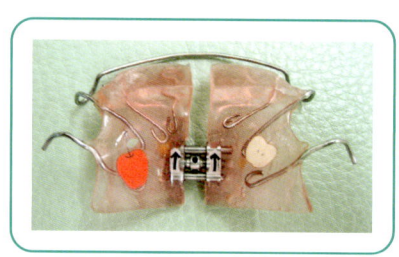

図V-29　乳歯列Advancing plate。

乳歯列Ⅱ級傾向で、上下とも乳歯列弓は狭窄しているため、上顎の前突感がある。

3歳0か月

Advancing plate装着。乳歯列弓狭窄を拡げるスクリューがついている。

A|A歯槽部の突出を治すための歯頸部誘導線である。同時に被蓋が深いのを浅くするための圧下ポイント（P106）をA|Aにつけてある。

3歳2か月

5歳1か月

永久切歯萌出し、1|1の不揃いをアクロススプリング（P188）で治し、2|2のわずかな微調節をクラスプで行っている。

8歳3か月

1|1/21|12 はほぼ良好な配列となっているが、2|2の歯軸と位置の微調節を行っている。

9歳6か月

図V-28　乳歯列期にAdvancing plateを使用。その後の経過を示す。

●乳歯列Ⅱ級の症例で乳歯列弓に著しい狭窄があった場合でも、Advancing plateを使用する。
　すなわち顎の前後的位置関係と乳歯列弓の形の問題の両方を解決するためである。

唇側誘導線

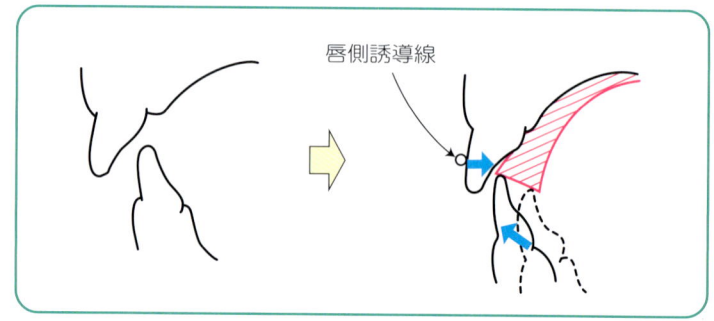

図V-30　Advancing plateの作用。

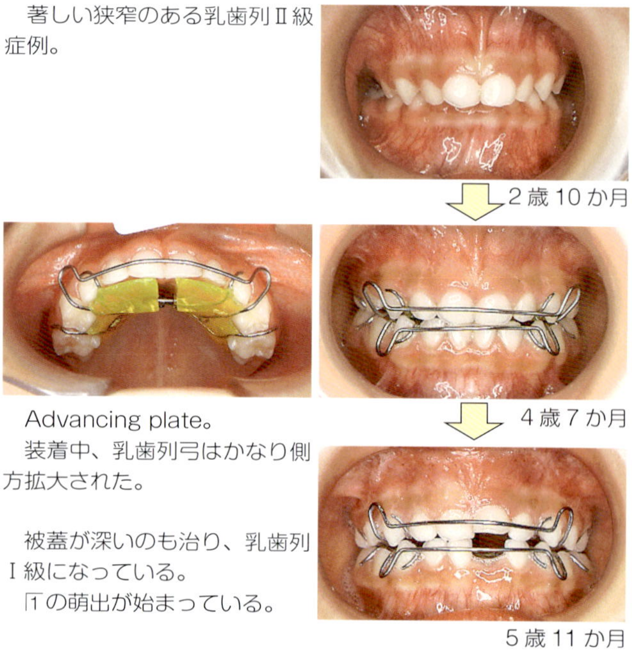

著しい狭窄のある乳歯列Ⅱ級症例。

2歳10か月

Advancing plate。
装着中、乳歯列弓はかなり側方拡大された。

被蓋が深いのも治り、乳歯列Ⅰ級になっている。
「1の萌出が始まっている。

4歳7か月

5歳11か月

図V-31　乳歯列弓が著しく狭窄している場合も、Advancing plateで側方拡大できる。

❺ プレートレジン部の変化形

2) 下顎斜面板プレート

- 乳歯列反対咬合の被蓋改善または乳歯列Ⅲ級（P 56）をⅠ級の状態にするのには、下顎斜面板プレートを用いることが多い。
- 時には次項に記載する Activator を使用することがある。

- 比較的稀ではあるが、特に早く奏効させるための方法として、乳歯列固定装置による顎間固定を行うこともある。
- 以上の装置は、すべて Chin cap との併用で効果をあげることができる。

注意　幼児に Chin cap を使用する場合は、治療室で1〜3回練習（院内 Chin cap）してから家庭で使用する。院内 Chin cap は、Chin cap を使用したまま、ゲームをしたり、本などを読む方法を行う。

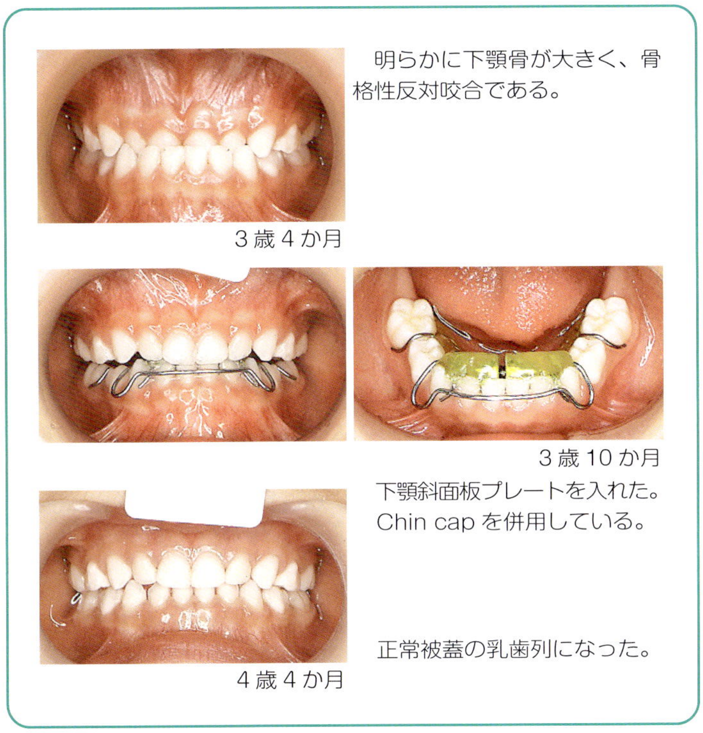

3歳4か月
明らかに下顎骨が大きく、骨格性反対咬合である。

3歳10か月
下顎斜面板プレートを入れた。
Chin cap を併用している。

4歳4か月
正常被蓋の乳歯列になった。

図V-32　乳歯列反対咬合を、下顎斜面板プレートによって、被蓋改善する。多くの乳歯列弓は狭窄を伴っているので、スクリューがついている。

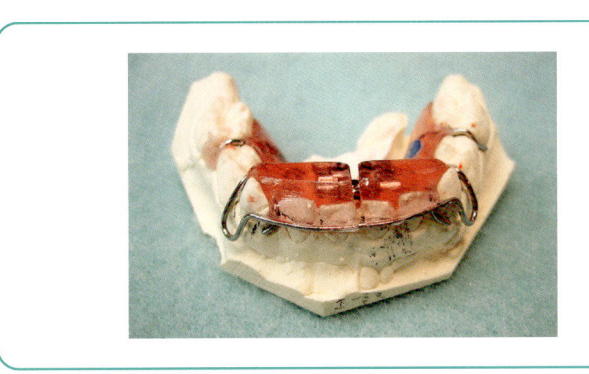

図V-33　下顎斜面板プレート。

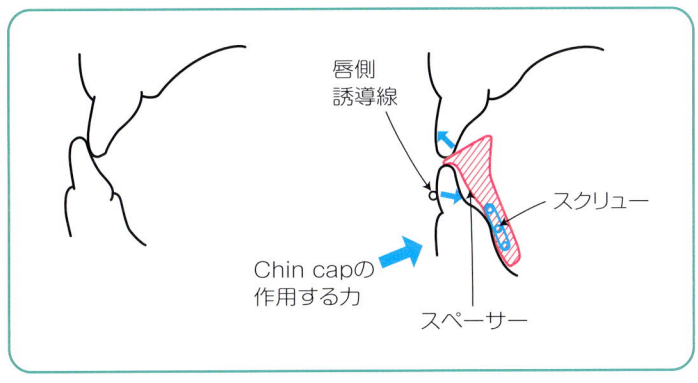

図V-34　下顎斜面板プレートの作用。
（唇側誘導線／スクリュー／Chin capの作用する力／スペーサー）

3) スライディングブロック

→ Ⅶ章　CASE28で詳しく説明。

Ⅴ 歯列育成に使用する装置

6 その他の装置

1) Activator

● Activatorが使用されることがあるのは、Ⅲ級症例で乳歯列期だけでなく、混合歯列期の標準経過態（P 21）の前後も多い。時には永久歯列完成後も使用しなければならないこともある。

★ここでは、乳歯列期に反対咬合を治し、標準経過態に近づいた頃のActivatorの例を掲載した。基本的には従来用いられてきたActivatorと、ほとんど同じと考えてよい。

● 構成咬合はChin capを毎日よく使用してから採らなければならない。当日診療室でChin capを15分間できるだけ強くして使用後、直ちに構成咬合採得をする。

理由 Ⅲ級症例の構成咬合は、可能な限り下顎遠心位の状態を採得する必要があるからである。

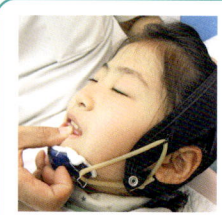

対象年齢が低い場合、下顎をできるだけ後方に位置させて咬合するのがむずかしいこともある。この場合は、術者が指で下顎前歯の歯頸部を後方に押し、下顎後退させて咬合採得する。乳臼歯部の上下的顎間距離は、成人より少なくし2mmくらいにする。

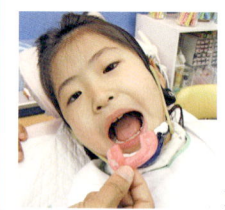

構成咬合採得したパラフィンワックスを取り出したところ。

図Ⅴ-35　年齢が低いこどもの構成咬合採得。

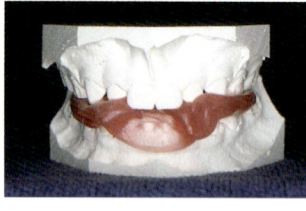

構成咬合採得したパラフィンワックスを模型につけたところ（この模型は上記下記の症例とは別の症例）。
パラフィンワックスに、術者が指で押した凹みがあるのに注目（図Ⅴ-35参照）。

図Ⅴ-36　構成咬合を採ったパラフィンワックスを模型につけたところ。

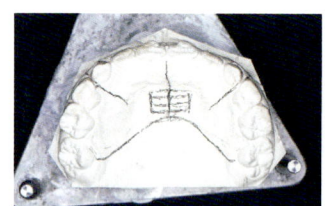

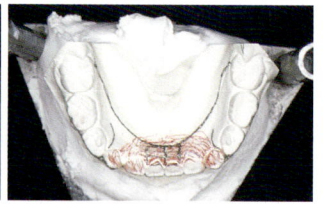

上下顎に設計をする。 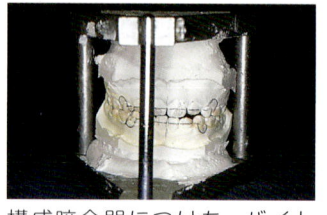　　構成咬合器につけた。バイトワックスは、はずしてある。

図Ⅴ-37　模型にActivatorの設計を記入。構成咬合器につける。

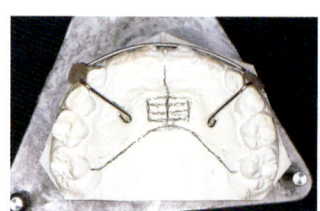

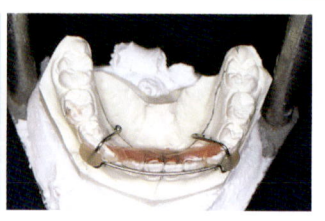

上下顎に誘導線を適合させる。 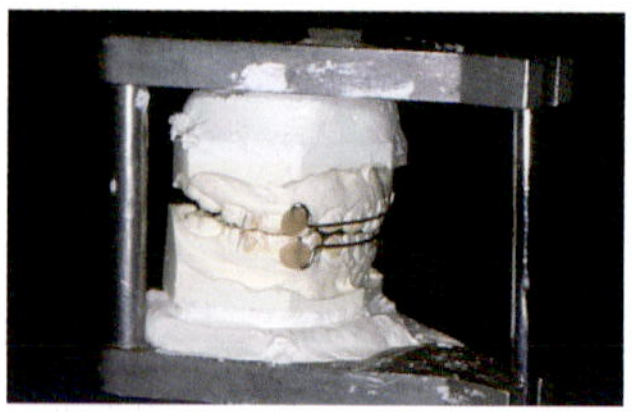　　咬合器につけたところ。この後即重レジンを盛る。

図Ⅴ-38　Activatorの誘導線を作製、模型につけた。

完成したActivator。　　　　　口腔内に装着。　　　　　咬合させたところ。

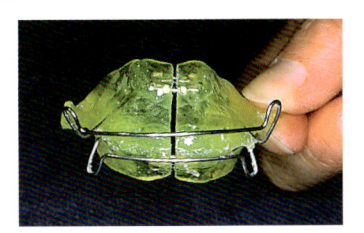

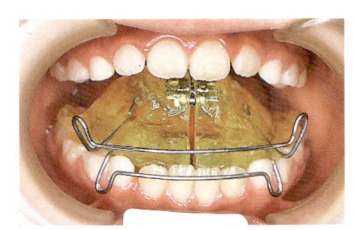

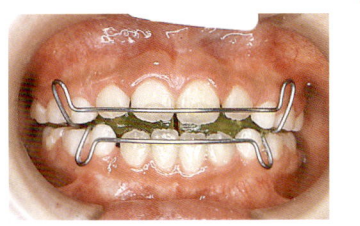

図V-39　完成したActivatorとそれを口腔内に装着した状態。

2) Bionator

★BionatorはBalters（1952）により考案された機能装置の名称であるが、現在はActivatorの口蓋部分を一部抜いた形のものにも、この名称をつけて使用することが多い。ここで掲載したBionatorは本来のBaltersのBionatorとはやや異なって、単純化されたものである。

●歯列育形成で前記Activatorは多くはⅢ級症例に使用するが、下記のBionatorはほとんどⅡ級症例で使用する。

Bionator使用前の頃のプレートによる調整。

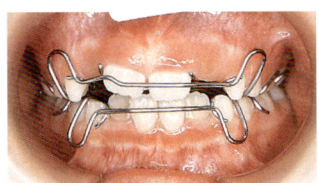

ほとんどのⅡ級症例は、上顎前突を伴っているので、乳側方歯群側方拡大とともに、1|1をプレートの誘導線で舌側へいれている。もちろん1|1舌側にはスペーサーが必要である。

7歳1か月

通常、乳歯列Ⅱ級またはⅢ級傾向は、乳歯列期に治しておくべきであるが、この症例は開始時期が遅かったので、再びⅡ級傾向が現われてきた。

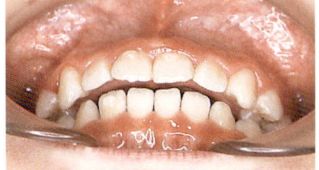

Bionatorを作製するため、下顎を前方に位置させ構成咬合採得。

11歳5か月

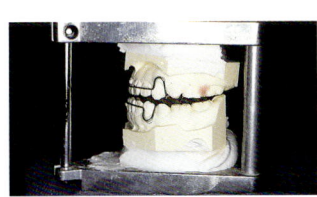

（乳）臼歯部の上下的顎間距離は2〜3mmくらい。
前歯切縁間の距離は1mm以下になってもよい。

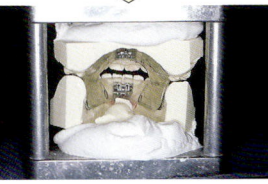

即重レジンを盛り研磨完了。

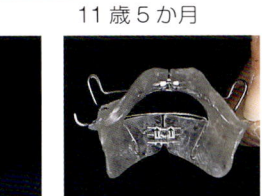

完成。
上顎前歯部舌側歯槽部を抜いた形となっている。

11歳5か月

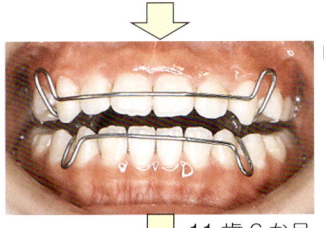

口腔内装着。

11歳6か月

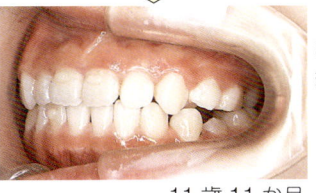

Bionator使用により、大きかったoverjetは改善され、Ⅱ級傾向ではなくなった。
|Eは未交換、|5萌出始。

11歳11か月

図V-40　Bionatorの応用例。

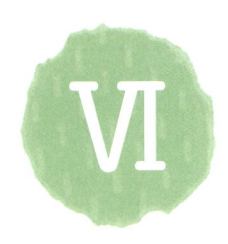

VI
歯列育形成に必要な動機づけ

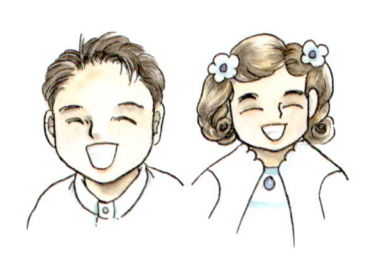

VI 歯列育形成に必要な動機づけ

1 なぜ動機づけが必要なのか？

★歯列育形成では、プレートやActivatorなど可撤式装置を多く使用する。これらの装置を装着するということについては、患者さんの意志によって左右される。

●そこで患者さんに可撤式装置を使用していただくためには、動機づけ（motivation）が必要になってくる。

★この場合の動機づけとは、正しい咬合に形成されることによって、どのような素晴らしい運命が開かれるか、患者さん側に目的意識をもってもらうことである。

★Motivationがあれば、歯列育形成が順調に経過し、確実に正しい咬合へと向かうことができる。すなわち動機づけがうまく行われているかどうかで、歯列育形成を継続していく途中の経過および最終的な成果は、ExcellentであるかPoorになるかが決まるといってよい。途中の経過とそれ以後は、後述Ⅵ章-6.継続の動機づけが大きく関与してくる。

参考 歯列育形成研究会の先生方の症例を拝見させていただくと、歯列育形成を継続した成果については、技術の優劣よりもmotivationの有無で差ができているといっても過言ではない。

●**歯列育形成は、乳歯列期から永久歯列完成までの継続管理**である。これを患者さんにも患者さん側の価値観に応じて理解していただき、積極性を持ってもらうために動機づけが必要なのである。

？ この継続管理については、患者さん側がこれを受け入れてくれるだろうか？　という疑問を読者はもたれるかもしれない。確かに今までの考え方として、治療期間は短いほうがよい、あるいは患者離れのよい歯科医がよい歯科医である、ということなどもいわれてきたことがあった。
しかし、日本がより豊かになり、そして少子化が進んでくると、患者さん側としては、ずっと続けて子どもの面倒をみてほしい、という要求もでてくる。つまり小学校、中学校、高校を通じてう蝕なし、しかもきれいな歯並び、正しい咬み合わせであれば素晴らしい。特にこの情報化時代では、優れた人間形成と美しい容貌には、正しい咬み合わせが発育期から必要であり、これが運命を左右することが、小さな子をもつ親にも浸透してきている。
永久歯咬合ができあがる前に、すなわち乳歯列期から発育期を通じて、特に小学生の時も最良の状態で経過して欲しいのである。このことは、つきつめれば、塾や習い事の成果にも関連し、そのほかの特別の才能を引き出す要因の一つともなり得るかもしれない。
最近は歯科医学全般としてcureからcareの時代へとなってきた。これも豊かさの現われ、ということができる。たとえば歯周病なども、大がかりな治療をしなくて済むように経過させる継続管理がいわれるようになってきたようである。つまり、いつまでもよい状態に保たせるという方法であって、患者離れのよい歯科医院という考えからは、まったく逆の考え方である。
当医院はもちろん、多くの歯列育形成研究会の会員の先生方も低年齢からの継続管理を行っている。

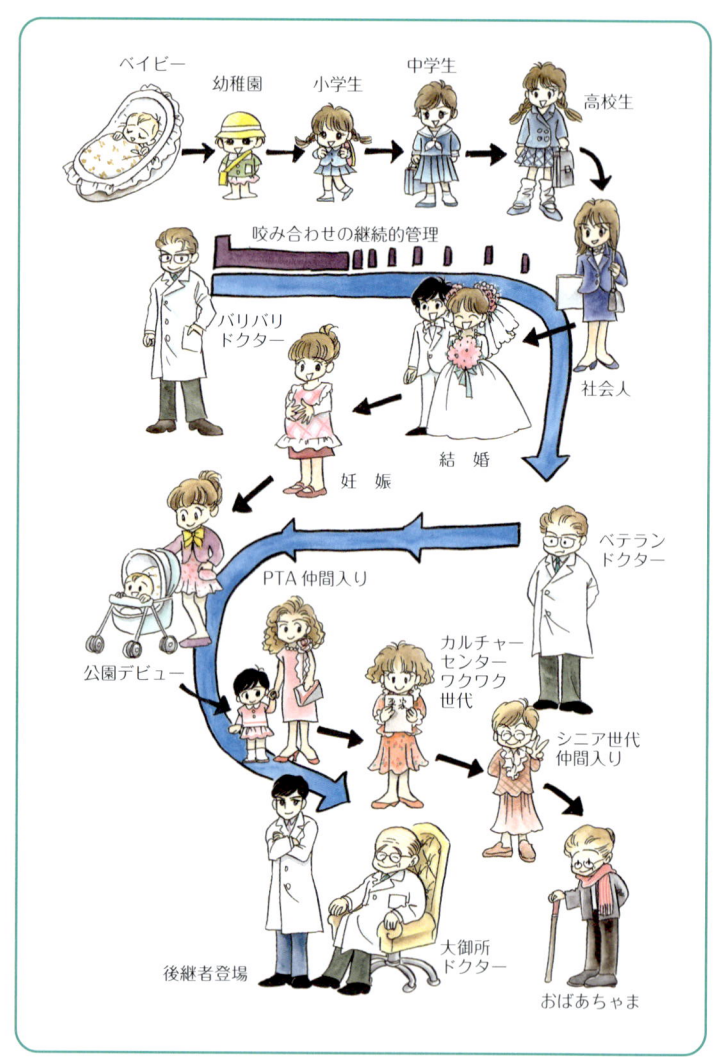

図Ⅵ-1　人の一生と咬み合わせの継続管理。

注意 歯列育形成は、永久歯咬合完成までの継続管理ではあるが、永久歯列の咬合が完成されるまでの通院を、あまり強調する必要はない。前歯の歯並びがよくなったら、通院間隔はあくけれども、ときどき来院していただく、という程度でもよいことが多い。将来の来院に関して束縛を感じさせることがないほうがよいからである。$\frac{2|1|1|2}{2|1|1|2}$ がきれいに配列してからは、後述の「継続の動機づけ」を行うので、患者さんの目的意識が初診時とは変わってくることもある。

★動機づけを行うのは、歯列育形成を継続して軌道に乗っていただくためのものである。初診時の導入・提示（introduction, presentation）の頃、また歯列育形成が始まった頃も動機づけが再度必要であることもあり、またその直後にも効果が現われ始めたことの確認なども、**初期の継続の動機づけ**である。

●この**初期の継続の動機づけ**の続き、またはしばらく経過して、継続管理を確実に続けるために、後文で述べる**経過**

中の継続の動機づけを行う必要がある。これを行いやすくするように、初診時の動機づけの際に「前歯の歯並びがきれいになったら、来院間隔はあくこともありますが、きれいな状態でさらに続けて通院していただきます」ということもあらかじめ伝えておかなければならない。

つまり歯並びがきれいになっても患者さんに来ていただくわけで、初診時はこれに対して抵抗感を示す患者さんはいないといってよい。

★ある程度順調に経過して、標準経過態（P21）になり、永久切歯がよい配列になってからは、**経過中の継続の動機づけ**が重要となってくる。この継続の動機づけについては、後述のⅥ章-6.で説明する。

2 動機づけの方法

●動機づけは、保護者（母親または父親）および幼小児との会話の中で、できれば何回かに分けて行っていくのがよい。

参考 初診の患者さんがなんらかの理由により、歯並びの処置の開始を急ぐ場合でも、できれば初回は一般的説明、次回は模型・エックス線写真などによる個人的な説明に分けたほうがよい結果を招くことが多い。

★もちろん大抵の場合、始めは相手が母親の場合が多く、導入（introduction）や提示（presentation）の形で行われることが多い。

●これからはなるべく印刷物や写真、また模型などで説明する。少し説明が進んでからは、パノラマエックス線像（見本となるものを選んでおく）、その他の永久歯歯胚がわかるものなど、患者本人の本格的診査が始まる前に説明する。早期治療（乳歯列を利用、処置を行う）の利点については、次項Ⅵ章-3.-①早期治療の利点を参照されたい。

●動機づけとしてもっとも効果があがるのは、実際にプレートを入れている子を見せるのがよい。説明対象となっている患者さんよりモデルになる子の年齢が少し低いくらいであったら、さらによい効果が期待できる。

★モデルになる子が歯科医の子であったら、さらによい効果となる。

●動機づけを行う場合、相手の物の考え方も取り入れ、相手の価値観に合わせるのが基本である。

●2歳児の場合、3歳児の場合、幼稚園児の場合、小学生低学年、高学年、さらに継続管理を続けることで中学生、高校生、大学生とそれぞれの時期に応じた動機づけを行わなければならない（P121参照）。

★術者（歯科医側）の価値感による言葉だけの**説得**は、ただちに効果を現わさないことが多い。

理由 人間の本心は、説得されて変わることは少ない。経験によって変わっていくことが多いからである（人は説明された時、その場をきり抜けるために、とりあえず聞き入れることもあるが、根本的に納得していない。その理由は、人間は説得されるだけでは、価値観を変えることがないからである）。

参考 他の子がプレートを得意になっていれているところや、咬合誘導・歯列育形成によって、きれいな歯並びになった子、また信頼をよせてくれる母親などと接触することは、限りなく経験に近づくことになる。つまり説得より事実を見せるほうに力をおいたほうがよい。
まだ症例数が少なく、このようなことを行いにくい歯科医の場合には、模型や写真、印刷物などを利用するとよい（歯列育形成研究会では会員用に、これらを使用できるようにツールを販売している）。
後述Ⅵ章-4.で述べるような、もともとmotivationがあって両親が歯列の管理の必要性を意識している患者さんや、動機づけを行いやすい患者さんには、印刷物（写真のあるもの）でよいことが多いのはもちろんである。

●患者さんの価値観に合わせることは、現在の患者さんの環境を、会話によってよく把握することが大切である（Ⅵ章-3.参照）。これらについては、歯科医以外のスタッフの助けを借りると、効果をあげることができる。

●そして術者のスタイルで動機づけを行う。

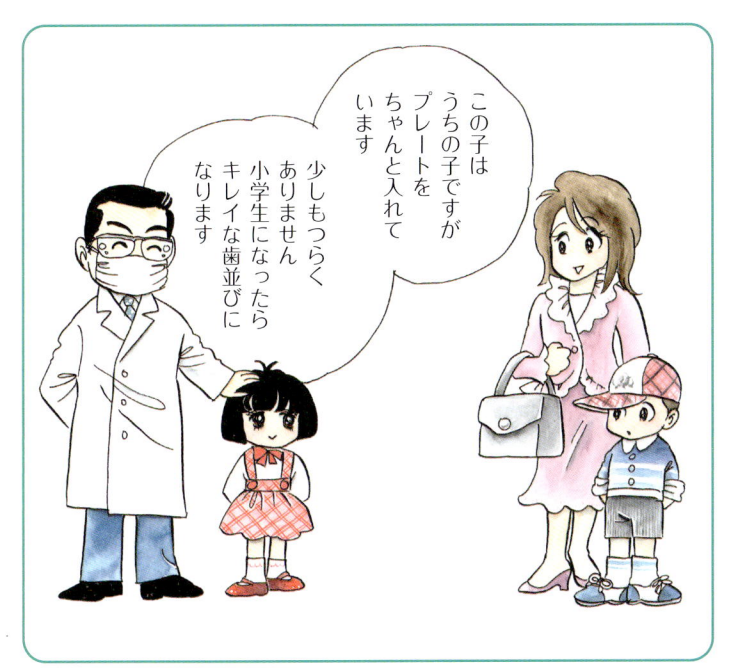

図Ⅵ-2 歯科医の子は、最良のモデル。プレートを入れていることで、将来のよい歯並びが約束されている証明となる。

Ⅵ 歯列育形成に必要な動機づけ

3 動機づけの選択

★動機づけの内容については、後で述べるようにいろいろあり、そしてまた歯科医の考え方によっても差違がでてくることもある。

🍀動機づけの内容、すなわち「なぜ今から歯列育形成をしたほうがよいのか？」についてすべてを説明する必要はない。この項で後述のように、その子について適応する部分だけを選び、動機づけとして説明する。

★歯列と咬合に関する処置を行うことによって、歯列がよい配（排）列で正しい咬合になっていき、しかも顔面頭蓋に調和した顎態に発育していく。このことが生体にどのような素晴しい効果を与えるか。これについては、歯科医にとって多くの見方・定説があり、またこれらに関連した実証も集められているようであるが、大略次の項目（①〜⑧）のように分けることができるようである。（本書は、プレートなどの装置と処置のガイドブックのため、以上についての詳細と具体的な事柄については、それぞれの専門書および関連書にゆずる。ここでは咬み合わせと予防歯科、全身との関係、顔の美しさ、その他についてのアウトラインまたは参考になる事柄を記載した）。

1 早期治療の利点

★歯列育形成は、乳歯列期・混合歯列前期からの継続管理・処置である。そのために"今なぜ、早い時期から治療するのがよいのか"について明確に示さなければならない。

●早期治療の利点は、前述の早期治療の意義（P36）のとおりであるが、しかしこれは歯科医学の考え方に沿った理論である。患者さんに説明するには、患者さんの立場・視点に立って行わなければならない。もちろん前述の早期治療の意義を基にしたものでなければならない。

●歯列育形成のコンセプトである「発育期間の初めのうちによい形にして、その状態からの発育を期待する」ということから、できるだけ早い時期に**形態的に良好な状態**にすることが有利であることを説明する。

> 詳説　形態的に良好な状態にするということは、ⓐ乳歯列弓の形を整える、ということと、ⓑ顎の位置関係を正しくする、ということである。詳細については、早期治療が生体に及ぼす意義（P38）を参照されたい。

> 詳説　ⓐ乳歯列弓の形を整える、ということは、狭窄した乳歯列をよい形にする（標準乳歯列弓参照）ことや閉鎖型乳歯列を良好な空隙乳歯列にすることが多い。たとえば、乳歯の骨植がよいうちに、乳側方歯群の側方拡大や乳前歯の舌側移動を行うと、歯槽基底まで変化を与えることができ、顎骨体部まで形の変化を与えることができる。すなわち顎骨全体の形を改善することにもなり、これはdiscrepancyの解消にもつながる。

●たとえば乳歯列弓の狭窄が、顎骨体部まで影響を及ぼしているとみられる場合、乳歯列弓の形を整えると顔全体のイメージも改善できる。乳歯列弓の狭窄を治せば、歯槽基底まで変化を与えることができるからである（P138 Ⅶ章-CASE2 参照）。

> 注意　実際に動機づけとして、患者さんの母親（または両親）に説明する時、母親の顔貌も参考となる。たとえば、永久歯歯列弓の狭窄が顎骨体部まで影響していることがかなりあるからである。しかしこのような場合、母親の顔貌についての批評は行ってはならない。よい評価はもちろんかまわない。

●顎の位置関係に問題があった場合、たとえば乳歯列Ⅱ級で前突の症例、または乳歯列Ⅲ級で下顎近心咬合になっていると、それらは特有の顔貌を呈する。早期に顎の位置関係を治し、**形態的に良好な状態**にして、そこから発育するようにすれば、顔は整った形となり美しくなる（P119〜121 ⑦の項も参照）。

★発育期間の初めのうちによい形になって、その状態から発育し形成された歯列は、自然にできた要素が多く、美しいものである。そして咬合も完全に正しいものに近い。

　これに反して従来の咬合誘導や二期治療は、永久歯列にはっきりとした不正が現われてから処置にはいるという考えもあり、この場合はできあがった咬合あるいはできあがりかけた咬合をいったん壊し、咬合の再構築をする要素が多い。

　このことからも発育期間の初めのうちから継続管理して行ったほうが、より完全なものに近づけやすいということがいえる。

★乳歯列期、時には混合歯列前期の初めの頃（混合歯列初期）から歯列育形成を継続した症例は、特別な場合[19]を除き、すべて小学校3〜4年の頃には上下永久4切歯はきれいな配列になる。すなわち標準経過態（P21）になっている。もちろん顎の位置関係も正しい状態で管理が続けられている。

★小学生のうちに永久歯がきれいな配列でいられるということは、歯列育形成を行っている小児の立場をより有利なものにさせる（P36　早期治療の社会的意義参照）。

> 詳説　※19　この特別な場合とは、歯列育形成を行う対象から外す症例である。歯列育形成の対象外となるのは、奇形またはそれに準ずる状態にある場合、多数歯の先天性欠如、口腔領域に特殊な疾患がある場合、日常生活に変化を及ぼす全身的な疾患がある場合などである。

❸ 動機づけの選択

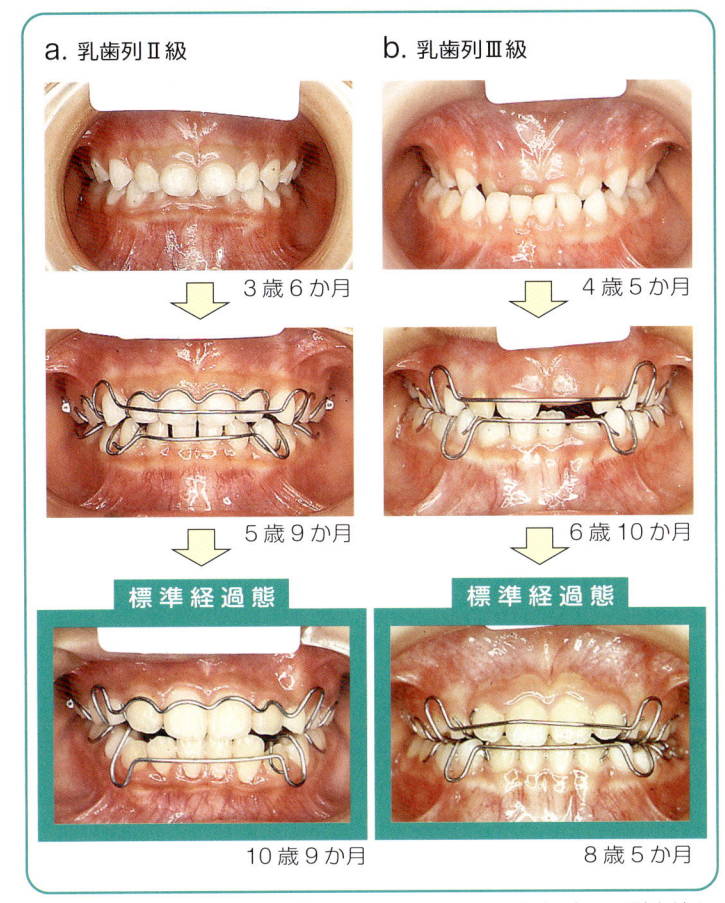

a. 乳歯列Ⅱ級	b. 乳歯列Ⅲ級
↓ 3歳6か月	↓ 4歳5か月
↓ 5歳9か月	↓ 6歳10か月
標準経過態	標準経過態
10歳9か月	8歳5か月

図Ⅵ-3 乳歯列Ⅱ級と乳歯列Ⅲ級（反対咬合）の乳歯列弓の形を治して乳歯列Ⅰ級にした。さらに小学校3～4年生の頃には標準経過態となった。

理由 小学校3～4年生の頃に永久4切歯が、C|C間およびC|C間に正しく配列し、標準経過態になるのは、乳歯列期または混合歯列前期のうちに側方拡大などを行った結果、discrepancyが解消されたからである。状況によっては6|6/6|6のわずかな遠心移動が必要なこともある。

● 乳歯列弓の形をよい形に変化させた場合、歯槽基底の変化とともに、その後はその乳歯列弓に適応した形に顎骨も発育していくので、顎骨全体の形にもよい影響を及ぼすのは前述のとおりである。そのため、たとえば劣成長や狭窄などで将来の永久歯のスペース不足が推測される症例も、乳歯列弓の形を改善することで、その状態から発育、問題点となっているdiscrepancyを解消させるのである。

このことによって特別な場合[※20]を除き、大部分の症例は第一小臼歯の便宜抜去を行う必要がなくなる。

詳説 ※20 この特別な場合とは、顎骨が劣成長に関わらず永久歯の歯幅が異常に大きく、絶対的にスペースが不足する場合である。通常第一小臼歯1歯分以上のスペース不足であるが、このような場合、顎骨自体にも問題があることが多い。絶対的にスペース不足が大きい場合は当然のことであるが、抜歯を行ったほうが理論的に叶っていると考えることができる。しかし抜歯を必要とされるような、絶対的にスペース不足が大きい症例はかなり少ない。

● 乳歯列期および混合歯列前期から歯列育形成を継続すると、顔面高を高くしないようにすることができる。すなわち小顔に近づけることができる。早い時期からの側方拡大と発育期の長期間のプレート使用は、咬合が高く発育することを抑制するからである。当然ながら乳歯列期の早い時期からのほうが効果はあがる（P45も参照）。

● 低年齢から始めるほど、プレートを生活習慣にいれることが容易である。

注意 2歳児の場合は、通常1～2回の院内プレートから始める。

❷ う蝕予防に関すること

★正しい咬合になれば当然のことであるが、一般にカリエスリスクは少なくなる。すなわちう蝕予防手段が大きな効果をあげることができる。

● そしてまた正しい咬合に形成させるために、歯列育形成を継続することによって、同時にう蝕予防の継続管理を行うことができる。たとえば個々の状況を把握して予防に関する生活環境、生活習慣、食生活の管理指導を行うことや、個々の状況に応じて予防処置を行っていくことができる。特筆すべきは、続けて来院していれば、たとえ初期カリエスになりかかっても、再石灰化を期待することが可能なことである。

つまり幼児期からの継続管理で、100％う蝕なし、を目指すことができる。

注意 ❷および次の❸に関しては、臨床家の先生がいろいろ持論をもたれている場合もあり、これらについて高度な知見、また経験および研究をされている先生もおられると思う。それに沿った動機づけをしていただくのが、よい効果を生むことも考えられる。

参考 予防歯科において、従来いわれている定期診査と継続管理を比較し、主な点をあげると次のようになる。

表Ⅵ-1 定期診査と継続管理の比較。

	定期診査	継続管理
疾病に関して	罹患しているか、またその程度を診査する	罹患しないように対処していく
来院間隔	ほぼ一定	個々の状況により不定 定期診査より来院間隔はせばまることが多い
方法	一律的な要素が多い	個々で異なる要素が多い

VI 歯列育形成に必要な動機づけ

3 歯周病になりにくい

★これも当然のことであるが、正しい咬合であれば歯周病になりにくく、歯周病で歯が抜けることもない。
●歯科医院に行ったことのない高齢者が、全部歯が揃っている例などを話してあげると、納得してもらえることがよくある。もちろんこの例に相当する人は、よい咬み合わせの人である。

そしてこの動機づけの効果があるのは、幼児の両親に歯牙の欠損がかなりあった場合、祖父祖母が大きな義歯をいれていたような場合である。もちろん低年齢の幼小児自身に対しては、この動機づけは通常ほとんど効果がない。

4 優れた運動機能が期待できる

★顎の位置のズレや、歯列弓のゆがみや変形、傾きがあると、頭を傾かせたり、頸椎の配列に異常を生じさせる。この頸椎の配列の異常は、脊椎全体の配列異常を生じさせるということもいわれている[42]。
●乳歯列期のうちに乳歯列弓の形をよい形に整えると、顎の骨全体（骨体部）もよい形になる（後述P119参照）。そして上下の顎の位置関係を正しくすることで頸椎の配列の異常を改善する。それは脊柱全体にもつながっている問題点を解消させることによって、姿勢も正しくなり、体の機能も正常となる。

図VI-4　継続管理で行うことができる予防処置。

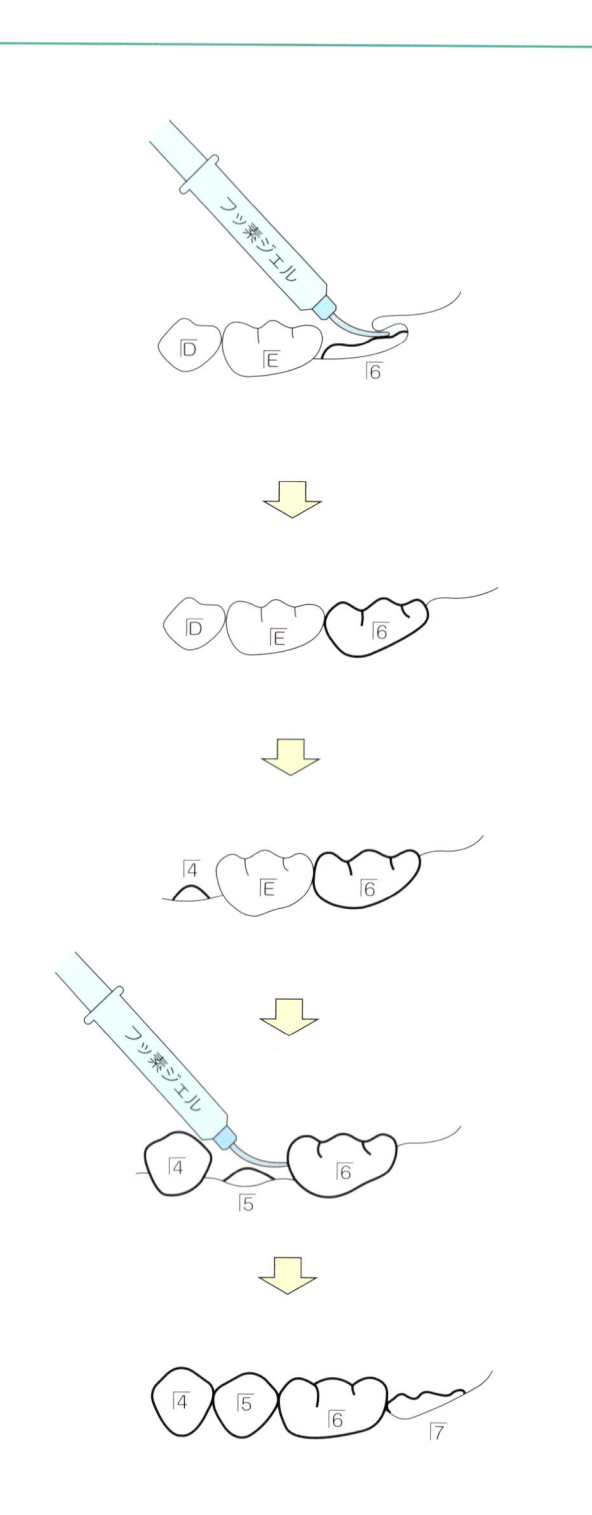

乳歯列期から歯列育形成を継続するのと同時に、むし歯予防の継続管理も行っていくが、この最も有利なところは、第一大臼歯の萌出始めと第一大臼歯の近心面の露出した時期に遭遇することである。
第一大臼歯の萌出始めは、歯肉嚢あるいは、歯肉弁の状態で咬合面が歯肉で覆われているので、う蝕にかかりやすい。この時期に第一大臼歯咬合面を超音波などで清掃、フッ素ジェルを注入、継続管理の来院ごとに、この予防処置を行い、経過を観察することができる。
その次に、第二乳臼歯が脱落した時、第一大臼歯の近心面が露出する。この時期に近心面を十分に清掃することができ、フッ素も反復確実に塗布を行うことができる。
上図は、下顎の場合を図示してあるが、上顎もこれに準じた方法を行う。
う蝕にかかりやすい第一大臼歯の咬合面と近心面の予防を十分に行うことができる時期は、発育期の継続管理における予防の、最大の山場でもある。

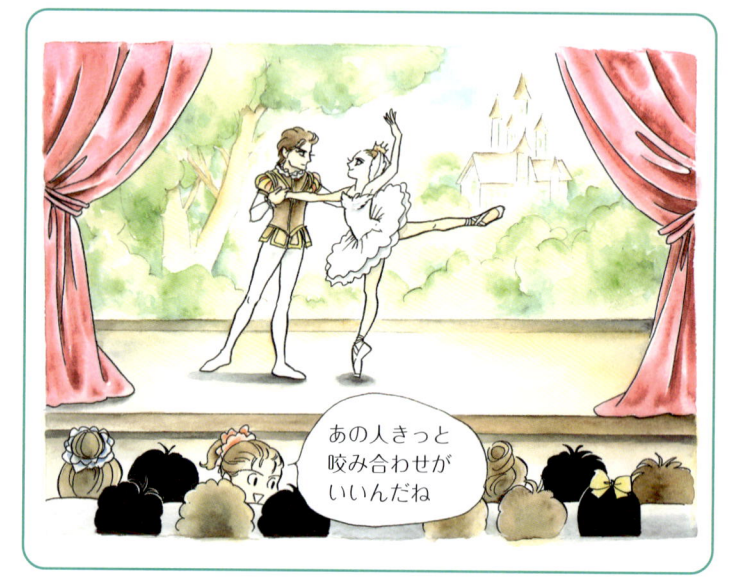

図VI-5　よい形態は優れた機能を生み出す。

「あの人きっと咬み合わせがいいんだね」

★"優れた機能はよい形態から"という原則のとおりである。そして歯科における機能が優れれば、全身の運動機能に効果が現れてくる。

> **参考** この原則は発育期間の初めのうちによい形態にした場合にあてはまる。一方、咬合に関する処置の始まりが発育期間の終わりのほうに近づくにつれて、形態を治すために機能療法がより一層重視されることになる。つまりこの場合は機能優先という考え方である。

★正常な咬合になると、平衡機能が優れるという文献[41]もある。ほとんどのスポーツにおいて、高度なテクニックを発揮できるか否かは、平衡機能の優劣が関係していると考えられる。

★よい形態と優れた機能があれば、体の動きは美しいものとなる。

5 優れた精神発達が期待できる

★骨格的によい形態と正しい顎の位置関係が、身体のよい姿勢を形作らせ、機能的にも優れていれば、脳にもその影響を及ぼす。

★そしてその脳は、免疫系を含めた身体にも好影響を与えるともいわれている。思考力や集中力、記憶力にもそれらが関係しているともいわれている。

6 咬み合わせと健康

★従来からいわれているように、咬合は咀嚼、嚥下、発語などの機能と関連があるだけでなく、全身の健康とも関わりがいわれている。特にいろいろな不定愁訴が顎の偏位からきているということもよくいわれている。

●これらについては多くの書が出版されている。読者はご自身の見解で判断、採択され、動機づけに応用されたい。

●これらの問題がおきないように、なるべく低年齢のうちに、すなわち発育期の始めのうちに、**(乳)歯列弓の形をよい形**にし、**上下顎の位置関係を正しく**して、その状態から発育させることは大きな意味がある。

★**(乳)歯列弓の形をよい形にする**ということは、たとえば乳歯列弓の狭窄や歪み、左右の不均衡また上下的な問題(咬合の高さ　P47参照)を治すことである。そして歯列育形成を継続するということは、その状態からの発育を期待するということになる。

これによって顎骨全部の形態もよい形にし、機能的にも優れるだけでなく、次項で述べる整って美しい顔貌に発育していく大きな要因となるのである。

★**上下顎の位置的関係を正しくする**ということは、もし上下顎に前後的、側方的または上下的(垂直的)にズレや問題があった時には、これを早い時期に治し、そして歯列育形成を継続することによって、その状態からの発育を期待することである。

乳歯列期には顎関節の関節窩の形成は完成していないので、平坦に近い形をしている。そのため無理のない力で顎の偏位を治すことができる。身体の発育とともに関節窩ができあがる状態を、単純化して患者さんに表現するには、「永久歯が生えるに従って関節窩ができあがっていく」というように説明すると理解していただけるようである。

> **詳説**
> 顎の前後的ズレ(偏位)：乳歯列Ⅱ級、乳歯列Ⅲ級のこと(P56参照)。
> 顎の側方的偏位：片側性交叉咬合、両側性交叉咬合、および左右側の乳臼歯の前後的位置関係($\frac{E|}{|E}$関係　$\frac{|E}{E|}$関係)が左右で異なり、下顎正中($\overline{A|A}$正中)が中心よりズレたり、オトガイがズレることも側方的偏位である。
> 顎の上下的問題：開咬、切縁咬合、過蓋咬合は、顎の上下的位置の問題である。

> **注意** 顎の前後的、側方的、上下的のズレや問題を治す場合、または治している時、来院時毎回関節雑音の有無を診査しなければならない。一般に低年齢で顎の前後的位置に変化を与える場合、関節雑音が生じることは少ない。側方的位置に変化を与えると、関節雑音を生じることがあるので注意が必要である。乳臼歯の咬合を何回かに分けて少しずつ低くした場合でも、毎回関節雑音の有無をみていかなければならない。

7 歯列育形成を続けることで美しい顔になる

●歯並びはもちろんであるが、**歯列弓をよい形にし顎の位置関係を正しく**することで、骨格的にも問題点をなくしよい形態になると、確かに顔は美しくなっていくのがわかる。

●**歯列弓をよい形にする**ということは、乳歯列期では動機づけさえ成功していれば容易に行える。多くはプレートで側方拡大、その他の調節を行い、その目的を達するのには確実性がある。

★まだ交換期が近づかないで、骨植のよい乳歯または乳歯列に移動や位置修正(顎内での)を行った場合、歯槽基底まで変化を与えることができる。たとえば乳側方歯群($\frac{EDC|CDE}{EDC|CDE}$)を側方拡大した場合、狭窄した乳歯列弓の形を改善するだけでなく、顎骨の体部にも変化を与えることになる。

> **詳説** 第40回日本小児歯科学会大会(平成14年6月6日)に、これに関することを著者らが発表している。

●たとえば乳歯列弓の狭窄によって、眼窩からの下の顔面が縦に細長い感じがでていて、また口唇が前方にとび出している形になっている子どもの乳側方歯群を側方拡大すると、問題となる顔面の特徴が消え、美しい形となっていくのが確認できる(P45の症例参照)。

VI 歯列育形成に必要な動機づけ

★ちなみに乳側方歯群の側方拡大によい効果が期待できるのは、年齢が低いほうがよい。年齢が高い症例では、ⅢA期の乳側方歯群（$\frac{EDC|CDE}{EDC|CDE}$）が交換期に近づかないうちに側方拡大を行わなければならない。

注意 状況によって、また早い時期から側方拡大を急いだ症例など、乳犬歯が早く脱落することがある。この場合は乳犬歯がなくても目的を達することができる。

●両親、特に母親の顔貌と子どもの顔貌から選択された適切なmotivationを行わなければならない。このmotivationが適切に行われることによって、患者さんがプレートをきちんと装着してくれて、そして歯列育形成を積極的に継続することになる。

★生まれつき完全によい形の乳歯列弓はかなり少ない。日本人の乳歯列弓が狭窄しているのは、大部分の症例からみることができる。

ほとんど狭窄していないような場合でも、よくみると前方部分がわずかな狭窄（V字型の歯列弓）になっていることも多い。

このような場合、上下乳切歯部を舌側にいれ、乳歯列弓を半円型の形にしなければならないが、そうするとさらに空隙が不足することになる。この対処はもちろん側方拡大によって、スペースを獲得し乳切歯部を舌側にいれる方法を行う（P142　CASE 4、P194　CASE30参照。顔が美しくなったところを見ていただきたい）。

詳説 C|C間、C|C間に永久4切歯が正しい位置に並べば、標準経過態（P21）になる。そのためには、乳歯列には空隙が必要である。空隙については標準乳歯列弓（P53）を参照されたい。標準乳歯列弓は一応の目安であるので、これよりも乳歯歯幅が大きければ修正して症例と対比しなければならない。
従来いわれているように乳歯歯幅と永久歯歯幅とは、相関関係がない場合もあるので、パノラマエックス線像からのスペース不足分の推定も参考とする。また両親、兄弟などの肉親も参考とする。
しかしこのスペース不足の推定はおおまかでよい。なぜならば、歯列育形成を継続していれば、$\overline{1|1}$萌出時、$\frac{1|1}{2|2}$萌出時、$\underline{2|2}$萌出時にスペース不足量の修正を行えるからである。

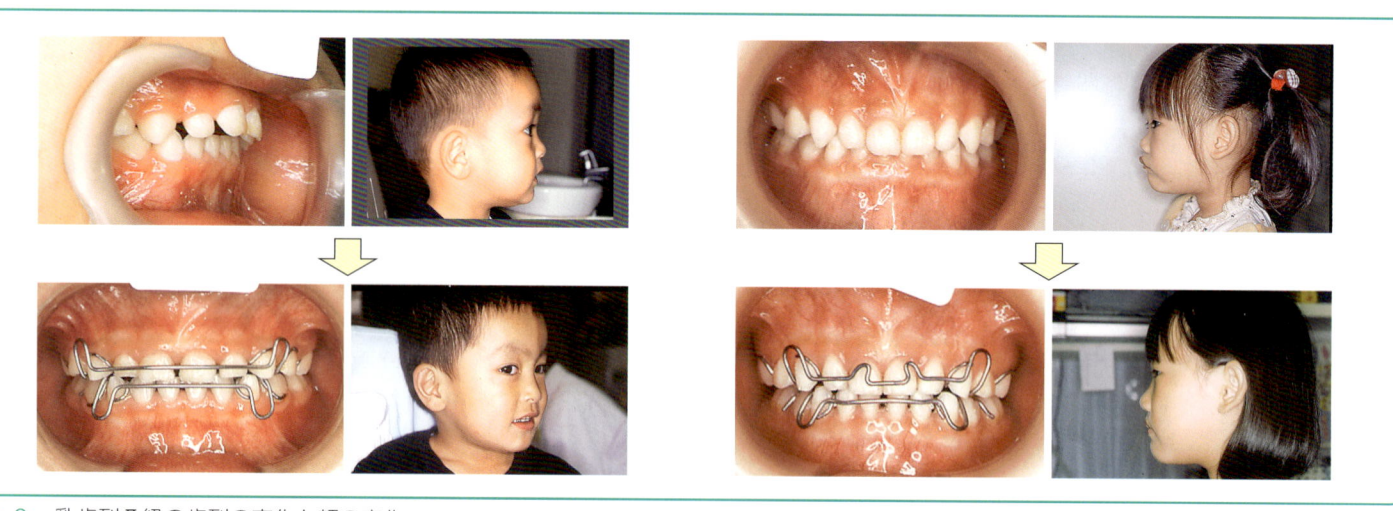

図Ⅵ-6　乳歯列Ⅱ級の歯列の変化と顔の変化。

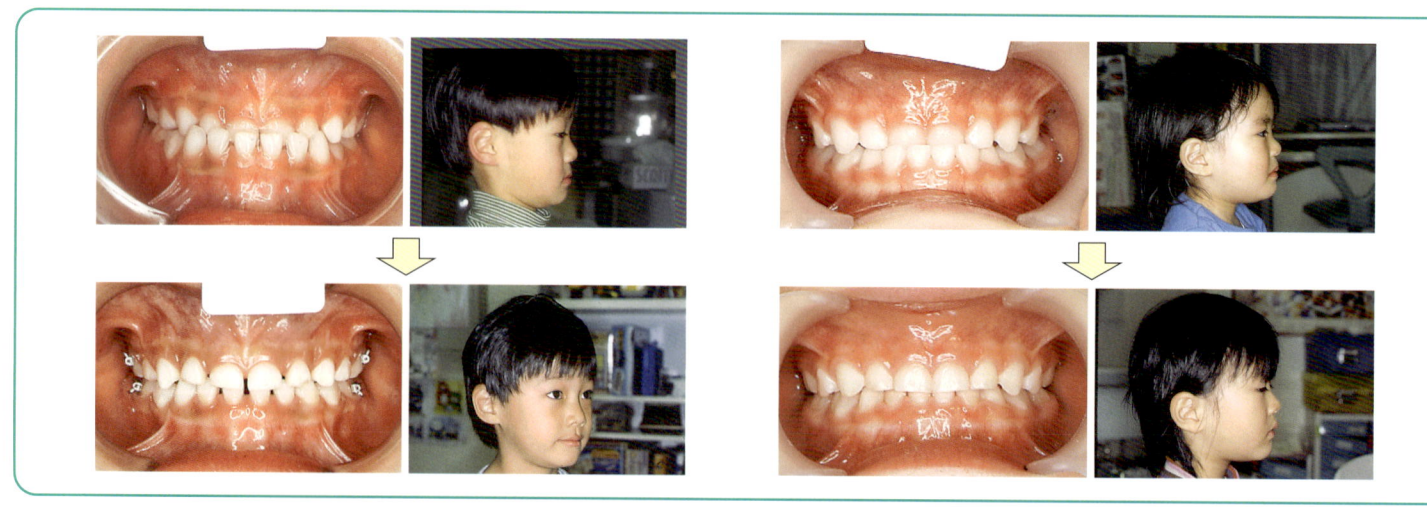

図Ⅵ-7　乳歯列Ⅲ級（反対咬合）の歯列の変化と顔の変化。

❸ 動機づけの選択

★歯列育形成の基本的概念としては、発育期間の始めのうちに**乳歯列弓をよい形**にし、**顎の位置関係を正しくして**、そしてその状態で発育するように継続管理をすることである。これによって美しい形態が形成されることが期待できる。

★顎の位置関係に問題がある幼小児は、顔貌にもその要因が特徴に現われている。たとえば、乳歯列Ⅱ級は上顎前突や上唇の突出、乳歯列Ⅲ級や反対咬合は、下顎前突や下唇の前突、それから顎の側方へのズレがあったり、前後的位置関係の $\frac{E}{E}$ 関係と $\frac{E}{E}$ 関係が左右で異なる場合などは、乳切歯正中のズレだけでなくオトガイのズレも引きおこす。顎骨に上下的発育成分が多い場合には、顔面高が高くなり、上顎の場合にはガミーフェイスとなる。

●これらを早い時期に改善すると、顔面の軟組織はよい形態の骨格に適応して発育し、整って美しい表情が表現されるようになる。

●☆上下的発育成分が多い症例は、乳歯列弓の狭窄によって歯槽骨が高くなっていることが多い。長期間にわたって乳側方歯群を側方拡大することによって、歯槽骨が高くなっていくことを抑制することができる。

詳説　顔面高が高くならないようにするには、側方拡大後ⅢA期後半で乳臼歯の上下接触しているところを何回かに分けて削り、咬合を低くする方法がある。もちろんこの乳臼歯は早晩生えかわる運命の歯である。この場合も処置前後に関節雑音をみて行わなければならない。永久歯列になったら咬合を低くすることはできない。

8　年齢に応じた動機づけを行う

★歯列育形成は、低年齢から永久歯咬合完成までの継続管理・処置である。母親、父親に対する動機づけについては、今まで述べてきた①〜⑦までの項目の中から選択された内容でよいが、幼小児には、幼小児に適した動機づけが必要である。

★年齢が比較的高い小学校高学年と低い幼児とは動機づけの方法も異なる。以下に述べるそれぞれの年齢の頃を参考にしていただけるとよいと思われる。もちろん次に述べる以外の方法もいろいろあるが、よく行われる例として簡単に記載した。

●幼児の場合は、身体の発育に伴う精神発達の状態に応じて動機づけを行わなければならない。2〜2歳半くらいでは、他の少し上の年齢の子がプレートをいれているのを見せ、その子が自分でプレートを着脱するのを皆で褒めたところも見せると効果があがる。何回か行えばなおよい。

参考　叱られるとわかるのは生後8か月頃。1歳になれば次第によい子・悪い子のイメージが浮かべられるようになってくる。

●低年齢の幼児に前段階プレートを使用する場合、初めは院内プレートを1〜3回行うと、無理がなく生活習慣にはいるようになる。

詳説　前段階プレート：最初にいれる慣らしプレートのこと、作用はあまり重要視しない。
　　　院内プレート：プレートを診療室や歯科医院の中だけで使用してもらうこと。

初め短時間でも、口の中にプレートを装着したら、スタッフ一同がみんなで眺めてあげて、称賛の言葉を与える。男の子なら「○○くん、きっと強くなれる」「かっこいい！」、女の子は、「プレートいれている子は、大きくなってもきれいになる」「プリンセスみたい！」などである。

●3歳頃から4歳は、男の子であれば、テレビのアニメにでてくるカッコよく、そして正義の味方のキャラクターに自分を重ねたり、中にはそれになりきっている子もいる。もちろん現実のエース、ヒーロー、○○王子に焦点をあてている場合もある。あこがれの人物になるには、プレートをいれていなければならないのである。

女の子であれば、物語にでてくる美しいヒロインやプリンセスみたいになる、などの動機づけも行われる。

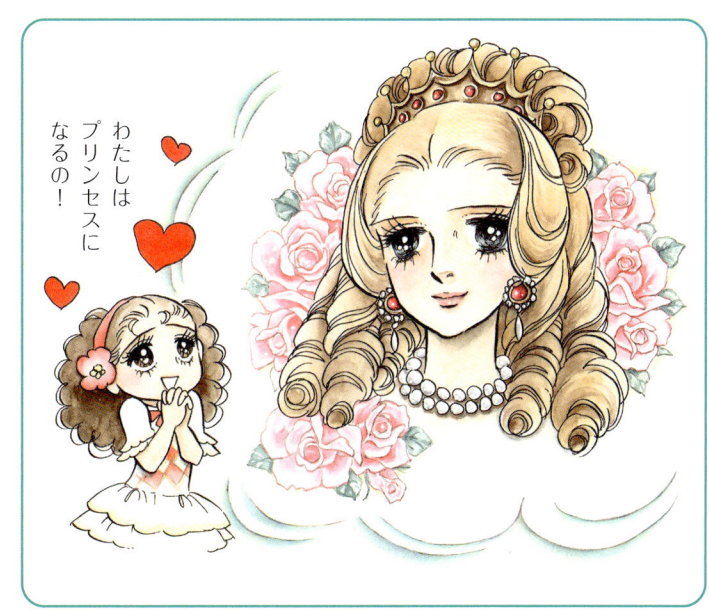

図Ⅵ-8　子どもは誰でも、素晴らしい未来のために努力する。

●5歳頃になると、自分の人物像もなんとなく描ける子も多い。美しく、かっこよく、優れた人間になりたい、この願望が言葉の中に表れることもある。親の願望もあって、習い事をいくつもこなさなければならない子もいる。特に女の子は競争心がはっきりでてくる。これらの目的に向か

VI 歯列育形成に必要な動機づけ

うためのプレートであることを、その子の環境に応じて動機づけを行う。

★小学校低学年では、将来の夢がでてくる。しかし実際の人間社会を明細に理解できていないから、あくまでも夢である。この夢は「○○になりたい」というような具体的な状況になっている場合もあるが、明確なものではなく、はっきり言葉では表現できない状態であることもある。

★そして人間の行動や行為は、いつも目的に向かって進もうとする性質がある。たとえば少年野球やフットサルなどをみても、motivationを重要視しているのが窺われる。もちろん、塾などもそうである。

特にこの時期の女の子は、美しさの競争心がでてくる。これは主に交友関係である。モデルや女子アスリートなどにも夢を抱く。その夢や目的は、このようにはっきりしたものではなく、漠然としたものもかなりある。しかし実際のその行動は、目前の具体的な別の小さな目的に支配されたり、単なる興味での道草をしてしまう。

●小学校低学年の頃から、子どもがいま何に注目しているかについて、毎回の少しずつの会話の中から、その子なりの価値観や環境などについて部分的にでも把握していくことは、歯列育形成を継続するためのmotivationに役に立っていく。

プレートを忘れずに努力して使用していくことが、優れた運動機能、優れた精神発達を進ませ、その子の目的(漠然としたものでもよい)に近づくものであることを認識してもらうのも、この時期に可能である。

●もちろん小学校低学年の子に動機づけする場合も、その子自身のキャラクターを受け入れ、そして優れている点を認めてあげてから、行っていかなければならない。

★この時期は精神医学からは、まだ依存的な存在で、当然ながら自立志向ではない。そのためにこの時期は、自分を認めてくれている歯科医のmotivationにすなおに従ってくれる子がほとんどである。

注意 その子の家族の中に低年齢からの歯列育形成(咬合誘導)に否定的な人がいた場合、その否定が子どもの心に作用することがある。この否定とは、家族(たとえば父親など)が他の歯科医院にかかっていた場合、他の歯科医院の歯科医師が低年齢からの咬合誘導に否定的な意見を父親などに述べた場合である。
このことが、子どもがプレートをいれない理由となることもあり得る。

●8歳頃から9歳になってくると、$\frac{2\,1|1\,2}{2\,1|1\,2}$ が生え揃う時期(ⅢA後期)になる。乳歯列期(ⅡA)や混合歯列期の初期(ⅡC)から歯列育形成を始めた症例は、この頃またはわずか前後して、標準経過態(P21)になっている。とりあえず $\frac{2\,1|1\,2}{2\,1|1\,2}$ がきれいに配列し、顎の位置関係も正しくなっているので、患者さん側は安心してしまう時期である。完全な咬合を目指すために、この時期には(経過中の)**継続の動機づけ**(P132)が必要になってくる。

★小学校高学年になっていくに従って、塾やクラブ活動でも熱心さが要求されるために、そこでも動機づけが盛んになる。歯列育形成の動機づけが、これらと競合してしまうのである。これに関しては、"6.継続の動機づけ"の項を参照されたい。

●成書でもよく噛んで食べている子どもほど意欲的、積極性、集中力があるということがいわれている。このことから、低年齢より継続管理してきた子どもは、思春期にはいる頃も継続して正しい咬合の状態で経過し、発育していくのは、勉強はもちろん、それ以外に努力しているものの効果をあげるために重要なことである。

★ここで特定の科目や、受験勉強に優れた能力を発揮できる基盤となるものは、全身的にバランスのとれた体の機能も影響するであろう。すなわち、素早い判断、素早い処理能力、早く理解し、早くできる、ということも全身的な体の機能が優れていればそれが有利に働く。

★正常咬合である小児は、平衡機能に優れるという研究[41]もある。平衡機能が優れれば、どのスポーツも努力して練習を積めば、より高度な技術を発揮できる可能性は高くなるであろう。

●小学校高学年になってくると、男の子は技術的に優れたスポーツ選手にあこがれることもある。優れたプレーヤーになるには、歯列育形成を継続することが大きな意味がある、ということを少年の立場から説明する。すなわち今やっているスポーツの技術を体で全得するには、正しい咬合が必要であるから、練習の合間にもプレートを使用するようにする。

●塾へ行っている女の子も、男の子と同じで努力の効果をあげるために、正しい咬合であったほうが有利であることはいうまでもない。しかし女の子は受験だけでなく、美しさ(特に小顔になる)などにはっきり目標ができたりする。特定のモデルや芸能人にあこがれる。少しでもそれに近づくためには、上下の顎骨の形をよい形にして、そして咬合が高くならないように(顔面高を高くしないように)、プレートを生活習慣にいれる必要がある。

●ちょうどこの時期は、また思春期にもはいるわけで、これまでの動機づけが不十分であると、標準経過態になるのが遅れ、思春期独特の不安定な精神状態が現われ始めてからの動機づけを行わなければならないこともある。

★一般に身体的には、男性は9歳頃〜10歳頃から性ホルモンの分泌が開始され、女性は7歳頃〜8歳頃から性ホルモンの分泌が行われるといわれているが、継続の動機づけに影響を与えるような変化は、これよりも3歳くらい後から

122

❸ 動機づけの選択

であることが多い。

★思春期における精神医学的の1つの大きな変化は、今までの児童期の依存的な存在からぬけ出し、自立志向になってくることである。自分を独立的に意識するようになり、そして他人からは自分がどのような存在かが、特に気になる時期でもある。思春期独自の精神的不安定さについては、かなり個人差があるようである。

●これらのことを考慮し、それまで行ってきたような児童に接する形から、患者さんの成長に伴って相手を認め、尊重して紳士・淑女に対するような形に近づけていかなければならない。しかし相手を気遣った軽いジョークは許されるし、診療室を明るく楽しい雰囲気にすることも必要である。そしてまた、間違っている考えや行為に対しては、正しい考えを理論的に伝えなければならない。

★ここで留意しなければならないのは、思春期にはいると、今までと異なった自分の客観的立場やイメージへの願望が強くでてくる。そしてそれは自分だけでなく、自分の家族や自分をとりまくいくつかの社会も、こうであれば、という願望でもある。また自分もそれらに対して、どのようにありたい、と考えたりする。しかし現実には、それとかけ離れているので、心が不安定になる1つの要因ともなるのである。もちろんこれは本人が密かに考えることであって、患者さん側には話してはいけないことでもある。

★継続管理を行っていると、児童の態度や話し方が今までと異なってくるので、思春期にはいったことを窺わせる。

> **参考** この時期に行うmotivationの例として、次に参考までに述べる。下に記載した例を術者のスタイルで平易な言葉でわかりやすくお話しする。
> ○はよい例で×は思春期の子どもには不適当な言い方である。
> ○「Mくんはお父さんとお母さんのよいところをもらって、**もともと顔の骨組みは整って端正な形をしているが**、ちょっとした原因で歯列弓が狭窄しているのと、顎のズレがでてきてしまった。今歯列弓の形もだいぶよい形になり、顎のズレもほとんどなくなっている。しかし唇は、これらが治る前の状態のクセが残っている。このクセを治すために、口で息をしないで鼻で息をすると、Mくん本来の美形の感じがもっと現われる」
> ×「Mくん、口で息をしていると格好わるいから、鼻で息をするように」
> ○「Fちゃんは顔がかわいくきれい！ せっかく自慢の歯並びだから、にっこり笑った時、キラリと光るようによく歯を磨いてくださいね」
> ×「Fちゃん、いつも歯が磨けていない、歯がよごれている」

> **参考** 鼻呼吸練習は、始め診療室でマンガの本を読みながら、またはゲームをしながら10分間、口を閉じていることから始める。

> **参考** もちろん口呼吸・鼻呼吸の問題は脳の発育の問題にも関係してくる。咬合の異常の要因ともなることを説明していく。
> また歯牙の清掃状態がよくなければ、歯肉炎をひきおこす。

これらについては、本人の自尊心を傷つけない配慮も必要である。

★思春期が終わりになってくると、思春期独特の不安定さが消えているのがわかることが多い（もちろん本来の青年期としての不安定さは残っている）。俗称クールな時期はすぎ去ったわけである。ある日、気がつくと、今まで雲っていた空が拭われたように雰囲気が変わって、術者からの話しかけに対する反応もそつがなくなる、といったこともたびたびある。しかしこれにも個人差があり、思春期が終わったのかまだ終わっていないのか、はっきりしないこともある。

●この時期には、社会的に自分がどのような立場にあるかが、かなり認識できていろいろな問題が見えるようになり、これに関して気にするようにもなる。もちろん見えない部分もある。自分の精神的、肉体的能力についても認識しながら、模索し続ける。そのため、自分の能力の可能性を示唆されたり、自分の個性・キャラクターが、自分が注目しているある種の社会からは、好意的に支持されることを歯科医から告げられると、自己の優れた精神発達、優れた運動機能の発達のためには、自分に正しい咬合を形成させる、という努力を惜しまない。

●もちろんこの時期にも、患者さんの形態的、機能的、および精神的にも優れている部分を歯科医側が認めてあげることが必要である。

●この頃の動機づけをする立場としては、ほとんど成人に対するのに近いといえる。

Ⅵ 歯列育形成に必要な動機づけ

4 症例別にみた動機づけのポイント

★継続管理を行うには、患者さん側に動機（motivation）がなければ、これを継続していくことができない。
●現在小児の患者さんを多少なりとも診療される歯科医が、歯列育形成の症例をこれから増やそうとする場合、もちろん動機づけが行いやすい症例から歯列育形成を行うのがよい手段である。
★動機づけが行いやすい症例とは、もともと患者さんサイドの考え方からも、それなりの動機がある場合である。

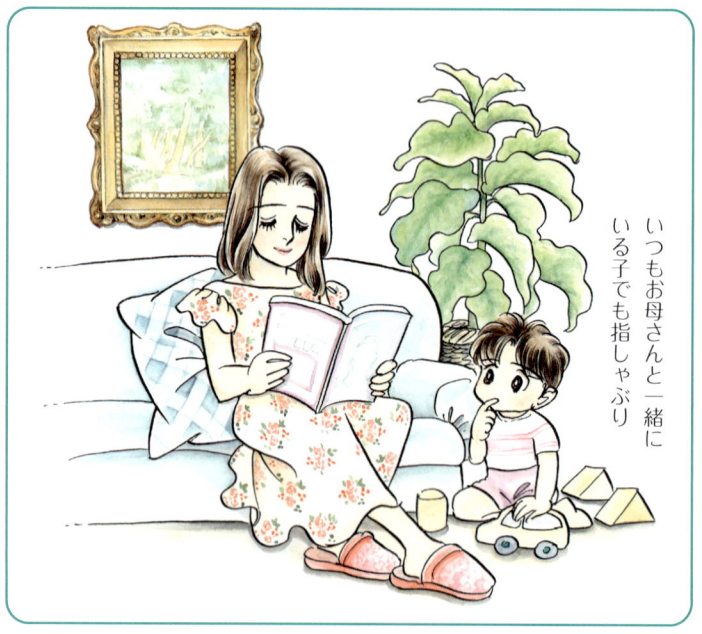

1 乳歯列の前突

図Ⅵ-9 指しゃぶりしている幼児も、最初は少しの間だけプレートを入れることができる（指しゃぶりの対応は、P25 Ⅰ章-1.-3）-②-ⓓ参照）。

いつもお母さんと一緒にいる子でも指しゃぶり

★たとえば指しゃぶりで上顎乳前歯の前突の幼児の母親は、外見的にもその特徴がはっきり現れているので、やはり心配している。しかし従来の育児の本の中には、指しゃぶりの前突は、しばらく経って指しゃぶりが治れば自然に治癒すると書かれているものもある。それで放置しておいても大丈夫、という期待感もあり、様子を見て、ということもあった。
しかし実際には母親は自分の狭窄前突Ⅱ級症例を矯正で治しているのである。その治療はいくぶん苦痛を伴うものであり、そして成人矯正のため歯槽基底までの変化は少なく、やはり顔貌は狭窄前突の名残がある状態であった。そして母親は学童期および青春の時代を前突で過ごしてきたわけである（Ⅶ章-CASE 2 参照）。
●指しゃぶりなどによる乳歯列期の前突の多くは、下顎遠心咬合を伴っている。すなわち乳歯列Ⅱ級またはわずかなⅡ級傾向であって、そのためターミナルプレーンはdistal step typeとなっている。ターミナルプレーンがdistal stepの症例は、小児歯科学では、それが永久歯列になった時、すべての症例がⅡ級の症例になるということになっている。つまり患者さんに説明する時、指しゃぶり前突も、顎のズレに関しては自然には治らないということを説明すべきである。
●乳歯の前突で、$\frac{E}{E}$関係にかすかな下顎遠心位がみられた場合も、早い時期にこれを乳歯列Ⅰ級の状態にして、状況によってはわずかな乳歯列Ⅲ級に保ち、その後も継続的に管理処置を行っていかなければならない（Ⅶ章-CASE 1 参照）。

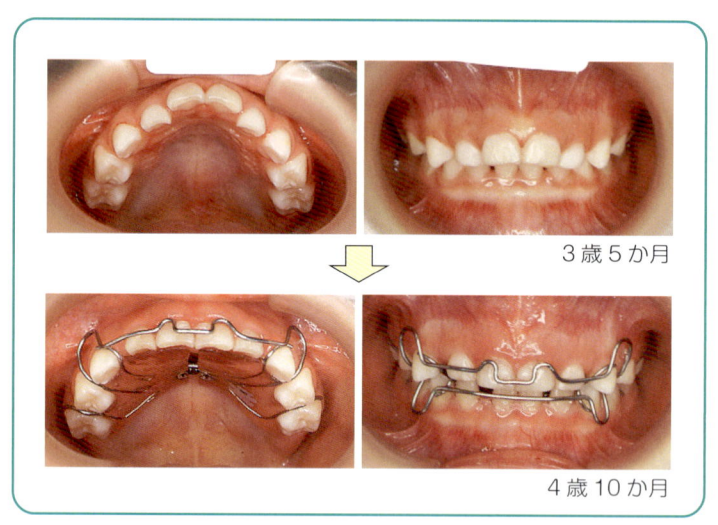

図Ⅵ-10 乳歯列の前突治療例。

3歳5か月
4歳10か月

★また、たとえ顎の偏位はまったくなくて、ただ上下の乳歯列弓の狭窄だけによる前突の症例（多くは下顎も多少前突）の場合、習癖がなくなると、確かに一見前突感はかなり消失したように見えることもある。しかしこの症例をよく観察してみると、治ったのはほとんど歯牙の排列の部分のみの歯性によるものであり、歯槽基底までの変化がないため、やはり顔貌のよくない特徴が残ってしまっている。
●すなわち本当によい咬合を望むのであれば、乳歯列前突は乳歯列期に治して乳歯列弓の形を整え、顎の位置関係を正しくして、その状態から発育するようにすべきである。
その後も継続管理を行い、永久切歯萌出時には、その位置修正を行っていく。動機づけとしては、今始めれば小学校の時もずっときれいな歯並びでいられること、しかも、永久切歯（$\frac{2\ 1|1\ 2}{2\ 1|1\ 2}$）が萌出した頃は、まったく前突感がない整った形の歯槽骨になっていることを強調して説明する。この点からも乳歯列期の前突は、動機づけしやすい症例である。

② 乳歯列期の反対咬合

★乳歯列期の反対咬合は、自然治癒することもあるといわれている。そして逆被蓋が自然に治ることがある症例とは、反対咬合になっている部位が $\frac{BA|AB}{CBA|ABC}$ 以内のものであって、骨格性の症例でないものである、とされている。

★すなわち幼児期に、明らかに下顎骨が大きいということがみられる反対咬合の症例は、自然に治ることはなく、そしてまた逆被蓋のために下顎乳前歯部はロックされていないので、さらに下顎骨は前方へと発育していく。

●実際に、歯並びのために歯科医院を訪れる幼児の患者さんについては、その両親のいずれかが反対咬合であるか、または反対咬合を治した経験があることが多い。つまり親は、自分の血統に反対咬合の遺伝的因子があることを気にしているのである。このような症例こそ、幼児期のうちにとにかく反対咬合を治し、そして乳歯列弓の形も整えて、正しい状態で発育するようにすべきである。小学校に入学時には歯科健診でも不正咬合とされないように、継続管理を行っていくべきである。もちろんこのような症例は、動機づけが行いやすい。

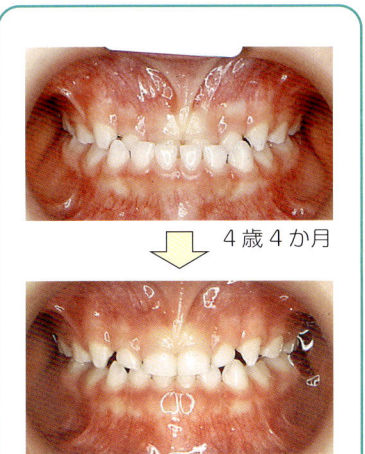

4歳4か月
4歳8か月

図Ⅵ-11 乳歯列期の反対咬合の治療例。

参考 乳歯列期の反対咬合は、幼児の対応が成功し、親と子へのそれぞれの動機づけが適切に行われていて、プレートまたはActivatorとChin capを必要な時間(多くは就寝時および昼間4時間以上)いれてさえくれれば、とりあえずは容易に逆被蓋を治すことができる。

注意 逆被蓋が正常被蓋になった後の継続管理・処置が大切。
- $\frac{E}{E}$ 関係が良好な状態で経過するようにする(できれば、わずか乳歯列Ⅱ級傾向にまでなっていればなおよい)。
- 乳歯列弓の形を整える。多くの場合は側方拡大し、discrepancyの解消をはかり永久切歯萌出に備える。
- 下顎乳前歯は舌側移動、そして上顎乳前歯は一時唇側移動することが多い。

- 永久切歯萌出時には乳側方歯群をアンカーにして、永久切歯を直ちによい位置に配列する。
- 10代のスパート直前には、$\frac{E}{E}$ 関係は良好な状態になっていなければならない。

注意 反対咬合の症例の多くが、骨格性または機能性の要因によって、下顎前歯が前方に出ている。これを治す場合に、下顎骨を後方移動させないで、上顎前歯部を前方に傾斜移動し、逆被蓋だけを治して、それで治癒した、とするようなことがあってはならない。この治療方法では、前方に出ている下顎に対して、さらに上顎は前突となり、上下前突(bimaxillary protrusion)の相様となってしまい、顔貌はそれの特有な状態を示すようになる。下顎が前方位をとる症例は、必ず下顎の後方移動を行わなければならない。

★乳歯列反対咬合が、たとえ自然に治った場合でも、$\frac{E}{E}$ 関係をみると多少の乳歯列Ⅲ級傾向になっていることがほとんどである。すなわち歯性あるいは機能性の要因で反対咬合になったと思われる症例でも、ほとんどの場合、形態的によくチェックしてみると、実は少し骨格性の要因であることも示すのが多い。

●このことから、自然に治るかもしれないと思われる乳歯列反対咬合も、いずれにしても早期に逆被蓋は治し、顎の位置関係を正しくして、その状態から発育するようにしなければならない。そのためには、$\frac{E}{E}$ 関係が正しく乳歯列Ⅰ級の状態になっていなければならない。

理由 歯列育形成は少しの顎の位置関係の不正もないように配列にすることによって、正しい永久歯咬合が形成される、という考え方から成り立っている。

●★少し以前の咬合誘導では、「早い時期に治療を始めて、そのほうが効果が上がると診断される症例なら、処置を行うべきであるが、その基準がはっきりしていない」ということも述べられている。つまり乳歯列期反対咬合は治すべきか否かがはっきりしていなかったのである。

歯列育形成では、これを行う対象から外す症例Ⅰ章-1.-4)(P28参照)以外のすべての乳歯列は反対咬合の被蓋は容易に改善できるものであるし、また早い時期に形態的に整え、その状態からの発育を期待することは大きな意味があるという考え方をとっている。原則的にはすべての乳歯列反対咬合の処置を行っており、また行うべきである。

参考 乳歯列反対咬合の治療については、「永久前歯が萌出するまで、経過観察が妥当である」ということもいわれたこともあった。このように"永久歯萌出まで待ちましょう"ということは、それまでに不正な状態で咬合に関するすべてを発育させてしまうことになり、その分下顎骨は大きくなってしまう。
顎骨の成長パターンに問題がある場合には、発育期間の初めのうちから、継続管理し、コントロールを行っていくべきである。

Ⅵ 歯列育形成に必要な動機づけ

●前述のように**歯列育形成は、乳歯列期から永久歯列完成までの継続管理である**（P114参照）。正しい顎の位置関係とよい配列の永久切歯の状態である標準経過態になってからも来院間隔はあくが、その後も続けて来院していただく。
●身長が伸びる10代のスパートピーク時当初は、特に重要である（P69）。下顎骨過成長の成長パターンがある症例は、この頃一時来院の間隔をつめて来院していただかなければならない。これについては、Ⅵ章-6.の項を参照されたい。

3 乳歯列期の交叉咬合

★上顎乳歯列弓が下顎乳歯列弓より狭窄している場合に、その程度の差が大きくなると、乳歯列交叉咬合になる。一般に片側性交叉咬合よりも、両側性交叉咬合のほうが骨格性の要因が大きい。
★片側性交叉咬合の症例で、顎が右に偏位するか左に偏位するかは、多くは上顎骨の左右の大きさ（成長の差）、生活習慣、習癖などできまる。この顎の側方への偏位によってオトガイも横にズレ、顔貌にもそれが現われる。

> **詳説** 上顎骨の左右の大きさ：正中縫合を境にして、右側顎骨体部と左側顎骨体部の大きさにはっきりと差がでている症例もある。これはたとえば右側に比べ、左側がわずか劣成長の場合などで、このような左右差があると、多くは劣成長の左側の眼も右側に比べ、わずか小さくなっている。もちろん、右側の歯列弓幅径より左側の歯列弓幅径のほうが小さい。

> **詳説** 生活習慣、習癖とは、たとえば寝方、顎に手をあてて肘をつく、などである。

●乳歯列期の交叉咬合は、それが永久歯列になっても必ず交叉咬合になり、自然に治ることはない。そのため乳歯列期に治すべきである。この点からも乳歯列期の交叉咬合は、動機づけが行いやすい症例である。
★もし乳歯列期に治さないで、永久歯列になってから治した場合には、骨格的に完全な状態に治癒することはほとんど望めない。

> **理由** 完成された永久歯列弓において、それが狭窄されている場合、歯列弓を側方拡大しても、歯槽基底までほとんど変化を与えていないからである。

●乳歯列期に乳臼歯部が側方へのズレのない咬合に治して、その状態のまま発育していくようにしなければならない。
★乳歯列期に乳歯列を側方拡大すると、歯槽基底まで拡大され、顎骨体部もそのよい影響を受けて発育していく。
●乳歯列期の交叉咬合が治っても、正しい永久歯咬合を形成させるためには、その後の継続管理が大切。これは主に$\frac{6}{6}$関係とこれから萌出してくる永久前歯の配列に注意が払われる。

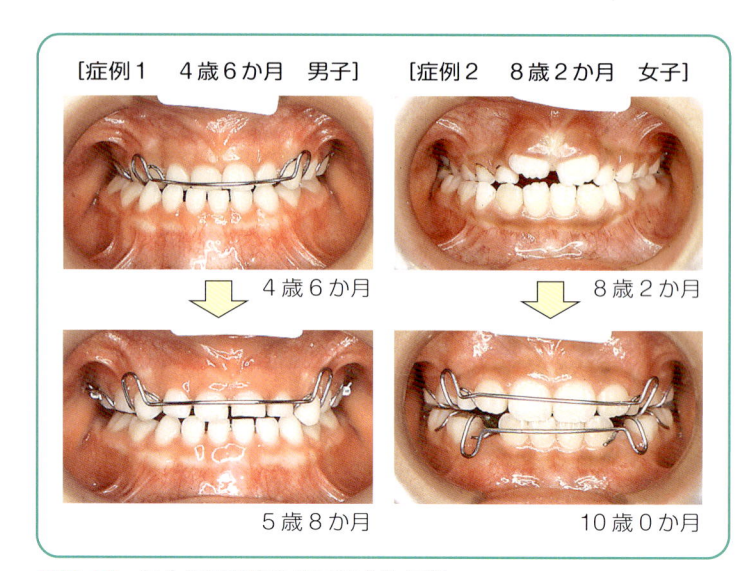

[症例1 4歳6か月 男子]　[症例2 8歳2か月 女子]

⇩ 4歳6か月　　⇩ 8歳2か月

5歳8か月　　10歳0か月

図Ⅵ-12 混合歯列前期の交叉咬合治療例。

4 乳歯列および混合歯列前期の過蓋咬合

★乳歯列期の著しい過蓋咬合は、永久歯列になっても、やはり過蓋咬合になる。軽度の過蓋咬合も永久切歯の萌出後、徐々に過蓋咬合になる傾向があるので、注意しなければならない。
★過蓋咬合の症例を永久歯列になってから治す場合には、臼歯部の咬合を高くすることによって、前歯部のoverbiteを少なくする方法がとられる。この方法で過蓋咬合が治った場合には、咬合が挙上された結果、顔面高が増加するので、顔はやや大きくなってしまう。

> **参考** 永久歯列の矯正では、ユーティリティアーチを用いて、永久切歯を圧下する方法がある。この場合の固定源は、第一大臼歯に求めている。さらに側方歯群と第一大臼歯は、セクショナルアーチで連結されている。そのため小臼歯部の咬合は、切歯の圧下の代償として挙上される。

●乳歯列期において歯列育形成では、乳前歯のoverbiteを少なくするため、乳切歯の圧下を行うが、この場合の主な固定源は乳臼歯である。乳臼歯は3根あるので、乳切歯圧下の代償としての挙上はかなり少ない。そのための咬合は高くならず、身長の伸びに対して顔は大きくならない。

> **詳説** 乳歯列期の過蓋咬合を治す場合、通常乳切歯の圧下を行い、乳犬歯の圧下は不要である。その理由は、被蓋が深い部位が乳犬歯までのおよび方が少ないことと、乳犬歯の交換の時期が乳切歯よりも遅く、先に永久切歯が浅い被蓋に改善されていれば、永久犬歯の被蓋が深くならないようにコントロールすることができるからである。
> また、ほとんどの乳歯列過蓋咬合の症例は、側方拡大の必要があり、側方拡大すると乳犬歯のoverbiteは少なくなる。

④ 症例別にみた動機づけのポイント

a. 乳歯列期の過蓋咬合　b. 混合歯列期の過蓋咬合

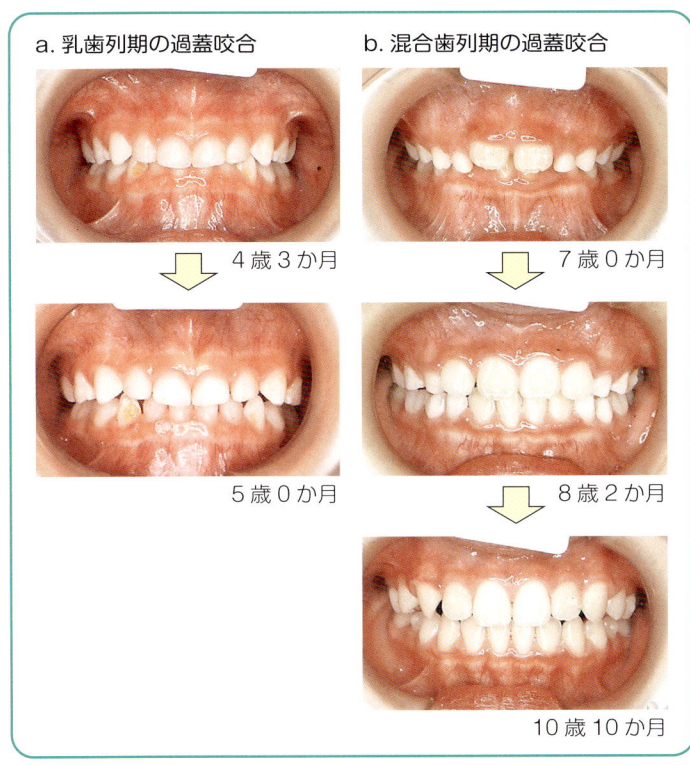

4歳3か月　→　5歳0か月

7歳0か月　→　8歳2か月　→　10歳10か月

図Ⅵ-13　乳歯列期の過蓋咬合、混合歯列期の過蓋咬合の治療例。

●混合歯列前期（ⅢA期）においては、萌出中または萌出直後の永久切歯が過萌出にならないように、圧下ポイントを使用する（P172　Ⅶ章-CASE14参照）。またやや遅い時期から始めた場合には、永久切歯の圧下を行わなければならないこともある。この場合は可撤式装置（プレート）の場合も、固定式装置の場合も、固定源は乳側方歯群である。すなわち乳歯アンカレッジによって、永久切歯を圧下する。

●乳歯アンカレッジによって、21|12または 21|12 を圧下した場合、これらの永久切歯が萌出中・萌出直後であれば、容易に圧下できる。この永久切歯の圧下の固定源とされる乳側方歯群は、圧下の反作用としての挙上の力を受けるわけであるが、この乳側方歯群はほとんど挙上されることはない。そのため圧下の代償として咬合が高くなることはない。

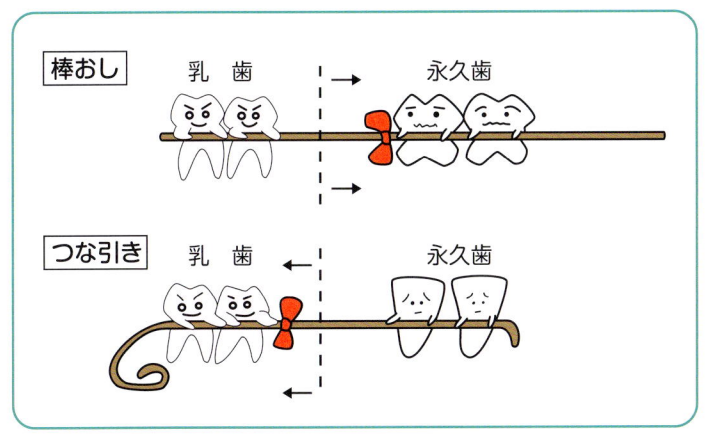

[棒おし]　乳歯　→　永久歯
[つな引き]　乳歯　←　永久歯

図Ⅵ-14　押しても引いても乳歯のほうが強いのダ。

理由　萌出中・萌出直後の永久切歯は歯周組織が未完成のため、歯牙の移動が行われやすい（『歯列育形成』P55）。またアンカーとされる乳側方歯群は、交換期が近づかないうちは、骨植がしっかりしているので移動しにくい。つまり萌出中の永久歯よりも乳歯のほうが力に対する抵抗力は強いことになる。

参考　萌出中の歯牙を圧下など、位置修正しても、歯根吸収は行われない[53]。かなり長期にわたって咬合時反復動かされるような状態が続くと吸収がおこる。

注意　圧下の効果をあげるためには、1〜2歯ずつ行う。プレートで行う場合には、プレートの維持が大切である。

★乳歯列期の過蓋咬合は、乳前歯部の歯槽部が上下的によく発育している症例が多く、このためにガミーフェイスになっている状態をよくみることがある。

●ガミーフェイスを効果的に治すことができるのは、歯列育形成を乳歯列期から始めた場合である（P170　Ⅶ章-CASE13参照）。多くは、側方拡大を行うが、それとともに乳切歯の圧下、および乳切歯あるいは乳前歯の歯頸部を歯頸部誘導線で舌側にいれる方法がとられる。

注意　多くの症例は、乳歯列期にある程度ガミーフェイスは改善させることができる。しかし永久切歯萌出直前に、乳切歯部唇側歯槽部が未萌出 1|1 歯冠部で豊隆するので、一時的に歯肉が目立つ時もある。このことをあらかじめ患者さん側に説明しておかなければならない。

●ガミーフェイスの治療は乳歯列期から行われるが、1|1 萌出中および 2|2 萌出中にも、萌出抑制あるいは圧下を行うとともに、これらを歯頸部誘導線で歯頸部を舌側に入れることを行わなければならない。

★一般に乳歯列期の過蓋咬合は、不正咬合として見られていないこともある。そのため患者さん側としては、これを治す必要性を認識できない場合もある。そのため動機づけが難しい症例といえる。

●よい配列の歯であるだけでなく、美しい口元に発育していき、また機能的にも優れるためには、過蓋咬合は乳歯列期からの管理・処置が必要である。

⑤ 乳歯列期の開咬

★ここでは乳前歯部の開咬について述べる。

参考　乳臼歯部で D|D のみが低位になっていることがある。この場合は上顎との間に空隙ができ、この部位は咬合しない状態になっているが、これは通常乳臼歯部の開咬とはいわないで、D|D の低位とよばれることが多い。

VI 歯列育形成に必要な動機づけ

★乳前歯部の開咬のほとんどは、おしゃぶりの使用、習癖が原因である。多くは乳歯列弓の狭窄があって、乳前歯部の前突を伴っている。上顎の狭窄が著しければ、乳臼歯部は交叉咬合になっている。

●乳歯列弓の狭窄はできるだけ早期に治し、その状態から発育していくようにしなければならない。開咬を治すためには、乳臼歯部の咬合を低くする必要があり、これは乳歯列の側方拡大によって、歯槽基底までよい変化を与えることで目的がかなえられる。

●歯列育形成を行う場合、低位にある乳切歯は挙上ポイントと唇側誘導線で挙上するが、ほとんどの症例は早く良好な効果を上げることできる。

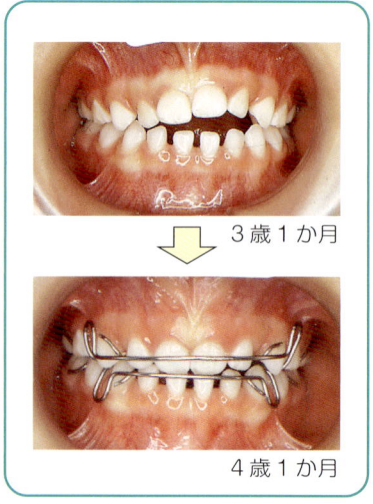

図Ⅵ-15 乳歯列期の開咬治療例。
3歳1か月
4歳1か月

★顎の前後的位置関係も不正であることが多く、これには上顎前突型と下顎前突型のものがある。

★顎の成長パターンにほとんど問題がない症例でも、習癖などにより、下顎骨が遠心偏位し、下顎後退することによって、乳歯列Ⅱ級またはⅡ級傾向になっていることが多い。

●開咬症例で、上下顎の位置関係に大きなズレがないと考えられる場合でも、ほとんどの症例は非常に少ないズレがあるものであり、よく観察することによって、わずかな乳歯列Ⅱ級**傾向**または乳歯列Ⅲ級**傾向**を発見することができる。

★おしゃぶりの使用や習癖を止めると、開咬はある程度は治るが、完全に正しい永久歯列になることを保証された乳歯列の咬合になることはないといってよい。放置された状態では、乳歯列弓の形態、discrepancyあるいは顎の位置関係などに少しずつ問題を残したままの状態になっていることがほとんどである。

理由 放置した場合、狭窄は歯槽基底まで治っていない。また顎の位置関係にも問題を残した状態になっていることが多く、たとえば乳歯列Ⅱ級傾向の症例は、基本的には永久歯列になってもⅡ級傾向であり、Ⅲ級傾向の症例は下顎が発育期を通じて大きくなろうとするからである。

●★おしゃぶりの使用を急にやめさせたり、指しゃぶりなどを直ちにしないようにするよい方法はない。しかし、これらを無理に禁止することを行わずに、前段階プレートの時間を30分くらいから少しずつ増やしていくことで、プレートのほうに幼児の心が集中し、ほとんどの症例で成功する。初めは院内プレートで、幼児がそれを装着しているところを褒めてあげる。他の子が得意になってプレートをいれているのを見せてあげると、効果は確実になる。もちろんこのプレートの目的は、その幼児の目的（Ⅵ章-3.-⑧参照）に沿うためのものであることを幼児にお話ししておく。

●★乳歯列期の著しい開咬は、見た目が格好もよくないので、親は気にしている。そのため動機づけしやすい。むしろおしゃぶりや習癖が止められない時のほうが動機づけを行いやすいのは、前文から推察されるとおりである。

しかし、おしゃぶり使用や習癖がある程度なくなってきて、開咬がそれほど著しさが見えなくなってきた場合は、動機づけが難しい場合もある。それはいまはまだ問題点が残っていても、いつかは自然によい方向へと進んでいくかもしれないという期待があるからである。正しく美しい永久歯咬合を望むのであれば、歯科医による継続管理・処置によって、前述の細かい問題点も治していく必要があることを説明すべきである。

注意 この説明に関しては、障害があることもある。それは母親または父親が他の歯科医院にかかっていて、そこの歯科医によって、乳歯列期の開咬の治療を否定された場合である。
すなわち「習癖あるいは、おしゃぶりを止めれば、開咬は自然に治るから、いま何もしなくてよい」という否定である。この場合、否定する歯科医は、ほとんどが自身で幼児期からの咬合や歯列に関する継続管理を行ったことのない歯科医である。
しかし、最近は乳歯列期の開咬を治さなかったばかりに、long faceとなった例があったり、乳側方歯群が永久側方歯群に交換した後は、咬合を低くすることができないこと、永久歯列期になってから大がかりな切歯の挺出、挙上を行わなければならず、これには臨床的歯冠長が長くなるおそれがあることなどから、乳歯列期の開咬治療を否定されることが少なくなったようである。
乳歯列弓が狭窄され開咬になると、習癖が治っても完全に正しい咬合にはならない、ということを銘記すべきである。

⑥ 乳歯列期の叢生または閉鎖型乳歯列

★乳前歯の重なりがなく、きれいに排列しているような閉鎖型乳歯列についても、空隙がなければよい形の永久歯列弓になることはない。

128

★閉鎖型乳歯列でも永久切歯が叢生にならないで排列したという報告かあるが、この場合 $\overline{C|C}$ 間に排列した $\overline{21|12}$ 永久切歯がかなり前方へ突出した彎曲を示し、決してきれいな排列とはいえない。

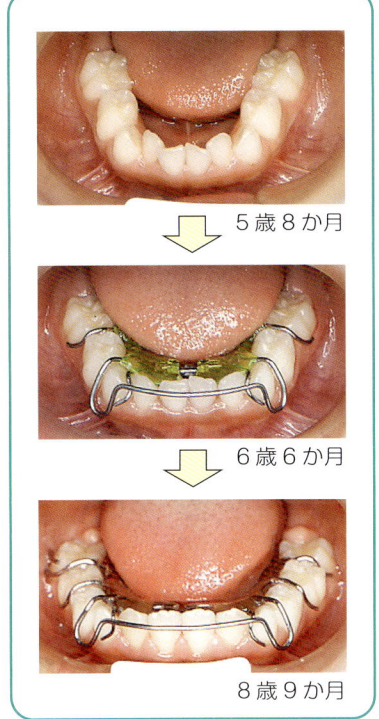

5歳8か月

6歳6か月

8歳9か月

図Ⅵ-16 乳歯列期の叢生の治療例。

● 乳歯列弓の空隙が不足している場合も、乳歯列弓の形、近親者の状態、パノラマエックス線像の状態なども考慮すると、ほとんどの症例で側方拡大が必要とされる。
● 乳歯列および乳側方歯群の側方拡大は、将来の永久歯列のdiscrepancyを解消することに、もっとも有効な手段であることとして患者さんに説明する。

参考 従来、矯正医の中では、乳歯列期には顎の位置関係だけを治し、乳歯列弓の形を治してdiscrepancyの解消を行うことについて理解されていなかった点もあったようなので、この点も留意していたほうがよい場合もある。

★特に閉鎖型乳歯列は、正常乳歯列とみられることもあるので、動機づけしにくいこともある。
● 動機づけには、図や写真や出版物を見せたり、他の幼児の患者さんが歯列育形成を行ってプレートをいれているところを見せたりすると効果があがる。

注意 現在プレートをいれている幼児を、これから歯列育形成を始めようとする患者さんの両親などに見せる場合には、必ず幼児と親の了解が必要である。現在歯列育形成を行っていて、しかも将来のよい歯並びを約束されていることに、幼児とその親が誇りをもっていてくれれば、必ず快く承諾してくれる。

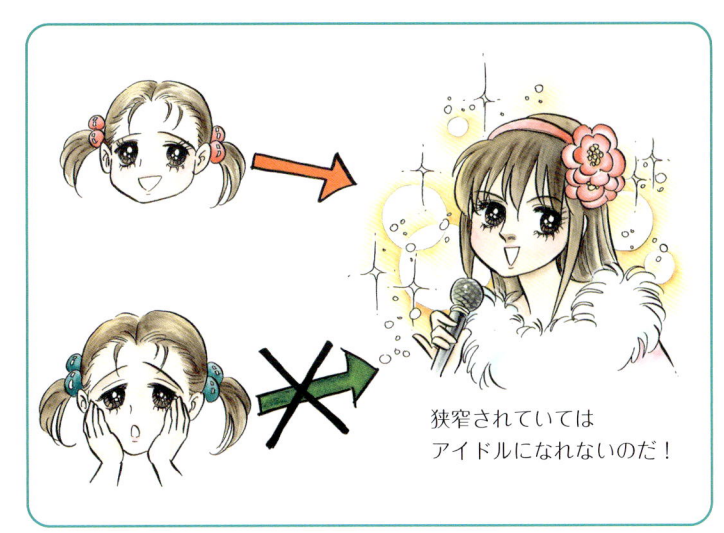

狭窄されていてはアイドルになれないのだ！

図Ⅵ-17 水平的にも垂直的にも形態的な修正がまったく不要である乳歯列は、ほとんどないといってよい。

参考 わずかに空隙が不足するような乳歯列、またはわずかに狭窄しているような乳歯列、およびこれらにわずかな過蓋咬合を伴っているような症例の問題点をなくし、そして継続管理を行って、永久切歯萌出時にはいち早く $\frac{21|12}{21|12}$ を修正配列して、標準経過態にすると、顔全体のイメージがより美しく変化していくのを感じとることができる。
すなわち非常に小さな問題点でも、これを修正または改善することが、顔全体の表情に大きく作用することを、継続管理を行ってきた歯科医は皆経験すると思う。これについては、すべてを数値で表わすことも難しいし、歯科医の主観もはいるかもしれない。これを経験することによって、さらに歯列育形成を行っている歯科医達による動機づけが洗練されていくことを、著者自身も感じている。

● 下顎がほとんど閉鎖型乳歯列でも上顎前突の場合は、上顎に空隙があることが多い。また乳歯列反対咬合の場合は、上顎閉鎖型、下顎空隙乳歯列であることが多い。もちろん乳歯列は上下とも空隙が必要である。
● 乳歯列期の叢生、閉鎖型乳歯列の歯列、咬合に関する管理・処置を行っていく場合、顎のきわめてわずかなズレ、特に顎の前後的位置関係（$\frac{E}{E}$ 関係）を注意して診査して行かなければならない。たとえば片側だけの乳歯列Ⅱ級傾向、またはⅢ級傾向もなるべく早い時期にこれを治し、良好な上下の位置関係での発育を期待するのである。

Ⅵ 歯列育形成に必要な動機づけ

5 動機づけの効果を確実なものにする

★歯列育形成は、継続管理なので、継続させるためには歯列育形成を開始してからも、継続の動機づけが必要である。開始してから間もなく行う初期の継続の動機づけは、初診時または開始時の動機づけの効果を確実なものにするためのものである。

★歯列育形成を始めるのに、患者さん側にもともとはっきりした動機があった場合や、初診時の説明によって動機が強く生まれているような症例では、プレートを入れることに対して本人も両親も非常に熱心な状態となり、**初期の継続の動機づけは不要であることも多い。**

★歯列育形成が始まった時に、初めて入れるプレートを前段階プレート（Habit forming plate、『歯列育形成』P 199）といっている。

　このプレートは、患者さん（幼児）がプレートに慣れてもらい、生活習慣にいれるのが主な目的であって、その作用はあまり期待しないプレートである。装着時間は昼間1〜2時間である（通常、歯列育形成はプレートを昼4時間以上と就寝時使用）。

★幼児はプレートを使用することに極めて慣れやすく、そして幼児の時からプレートをいれている少年少女は、プレートを継続することにまったく苦しみを感じないのが普通である。成人が矯正のあとの保定としてのプレートを装着するのに努力が必要とされるのとでは、大きな相違があると思われる。

★前段階プレートをいれた時、まれに神経質な子は、プレートをいれることに対して抵抗があることがある。たとえば、プレートをいれたら唾液が飲み込めない、嘔吐反応がある、などである。あるいはプレートをいれていると気になって、絶えず口の中のプレートをさわる子もいる。

> **参考** 唾液が飲み込めない子は、初めプレートをいれる時間を少なくして、毎日続ければ、自然に唾液も飲み込めるようになる。嘔吐反応の強い子は、前段階プレートの正中付近の後縁を削り、この部分の粘膜に接触する面積を少なくする。そしてプレートに慣れないうちは、装着する時に軟口蓋に表面麻酔液を少量噴霧する。

★歯列育形成開始前の初診時の頃の動機づけで、他の子がプレートをいれているのを見せてもらった時、他の子は得意になってプレートを入れたり、はずしたりして見せてくれたりして、まったく気持ちよくプレートをいれていた（P 34　Ⅰ章-3.-③、P 115　Ⅵ章-2.参照）。しかし実際に自分が入れてみると、意外にもうっとうしいものである、と感ずる子も少ないが、ときどきいる。

●歯列育形成を開始してすぐ初めのうちは、患者さん（母親も）は積極的ではあるが、プレートを続けられるかどうか不安をもつ人もいる。これに対して「しばらくすると、○○ちゃん、プレートをいれるのがまったく気にならなくなりますよ」とか「だんだん自分からプレートをいれるようになりますから、お母様は見てあげるだけになります」とひと声かけて安心させてあげることも必要なことが多い。もちろん、子どもに積極的にプレートをいれてもらうためには、その子に応じた動機づけ（P 116）が必要である。

●そしてまた、**初期の継続の動機づけ**として、他の小学生のように幼児がプレートをいれているところを、皆で「カッコイイ！」と褒めてあげ、将来に向けてプレートをいれていることが誇れるものであることを、イメージさせる、また自分で着脱できることを皆で感心して見てあげたりすることが、効果をあげる。

★通常、ほとんどの幼児はプレートを入れることに、対外的には何のストレスもなく続けてくれる。

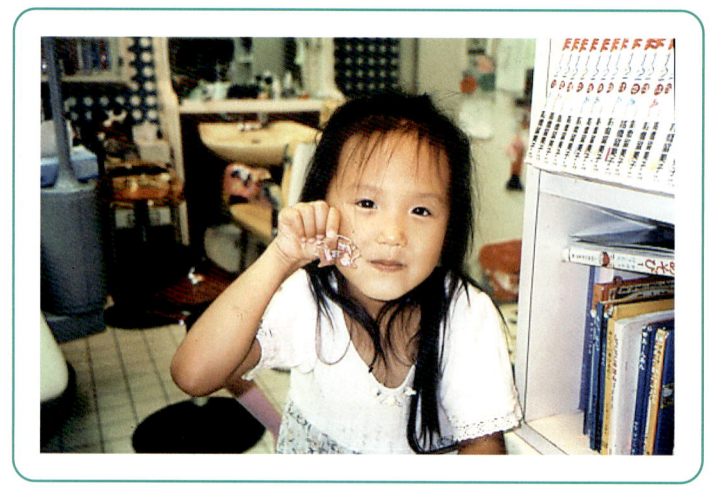

図Ⅵ-18　「Sちゃん、プレートいれているのをKちゃんに見せてあげて!!」「うん、ほらプレートいれているよ」

★しかし、歯列育形成をすることになって、順調に経過していても、プレートをいれ始めてからしばらくの間、「これからずっと続けられるだろうか？」「本当にこの子はきれいになれるのか？」と母親に一抹の不安が残っていることもあり得る。

●それで、通常開始して3〜7回目の来院の頃にも、**初期の継続の動機づけ**を行う必要がある。

●この**初期の継続の動機づけ**は、治療を始めてから歯並びの治療がもうすでに効果があがっている、あるいは効果が出始めていることを患者さん側（母親）に伝えるのがよい結

❺ 動機づけの効果を確実なものにする

果を招く。すなわち将来に輝かしい光が見えていることを、患者さん側に意識してもらうのである。

★具体的には、たとえば乳歯列Ⅱ級前突の症例は、前段階の上顎プレートで数回の来院調節でいくらか改善の兆しが見えてくるし、乳歯列Ⅲ級反対咬合は、意識すれば上顎乳切歯が下顎乳切歯切縁をわずかにとび越えた状態でも咬めるようになることが多い。乳歯列Ⅰ級でも上下前突は、空隙乳歯列で狭窄していることが多いので、このような症例は、とりあえず前突感が改善し始めているのを歯科医側から指摘されれば、母親は嬉しく思うし、やる気も起きてくる。

ほとんど閉鎖型乳歯列に近く空隙の不足している乳歯列は、大多数の症例に見られるが、このような症例も前段階のプレートのうちに空隙が増えてくるのがわかる（P84　標準乳歯列弓の空隙参照）。

このようにすでに効果が見え始めていることを、初診時の模型や口腔内写真と比較して、母親に見せてあげるのがよい。

●乳歯列弓の形の変化で、骨格（上顎骨・下顎骨）の形が次第によい形になり始めている。「骨組みがよいと顔も美しくなります」という説明を行ってもよい。

図Ⅵ-19は患者さんに、このとき見ていただくために作成した。乳歯列弓の形を整えることが、大きな意味を持つものであることを理解していただくためのものである。歯列育形成の継続管理が始まってからの時の使用でもよいが、初診時に用いてもよい。

注意　図Ⅵ-19は、一般的には"骸骨"とみられることもあるので、患者さんの環境によっては、不適当であることもある。

●少しプレートに慣れてきた頃、プレートの装着時間が昼4時間、就寝時は必ず守られているか確認する。その時の母親の反応も初期の動機づけの成果を見るための参考になる。

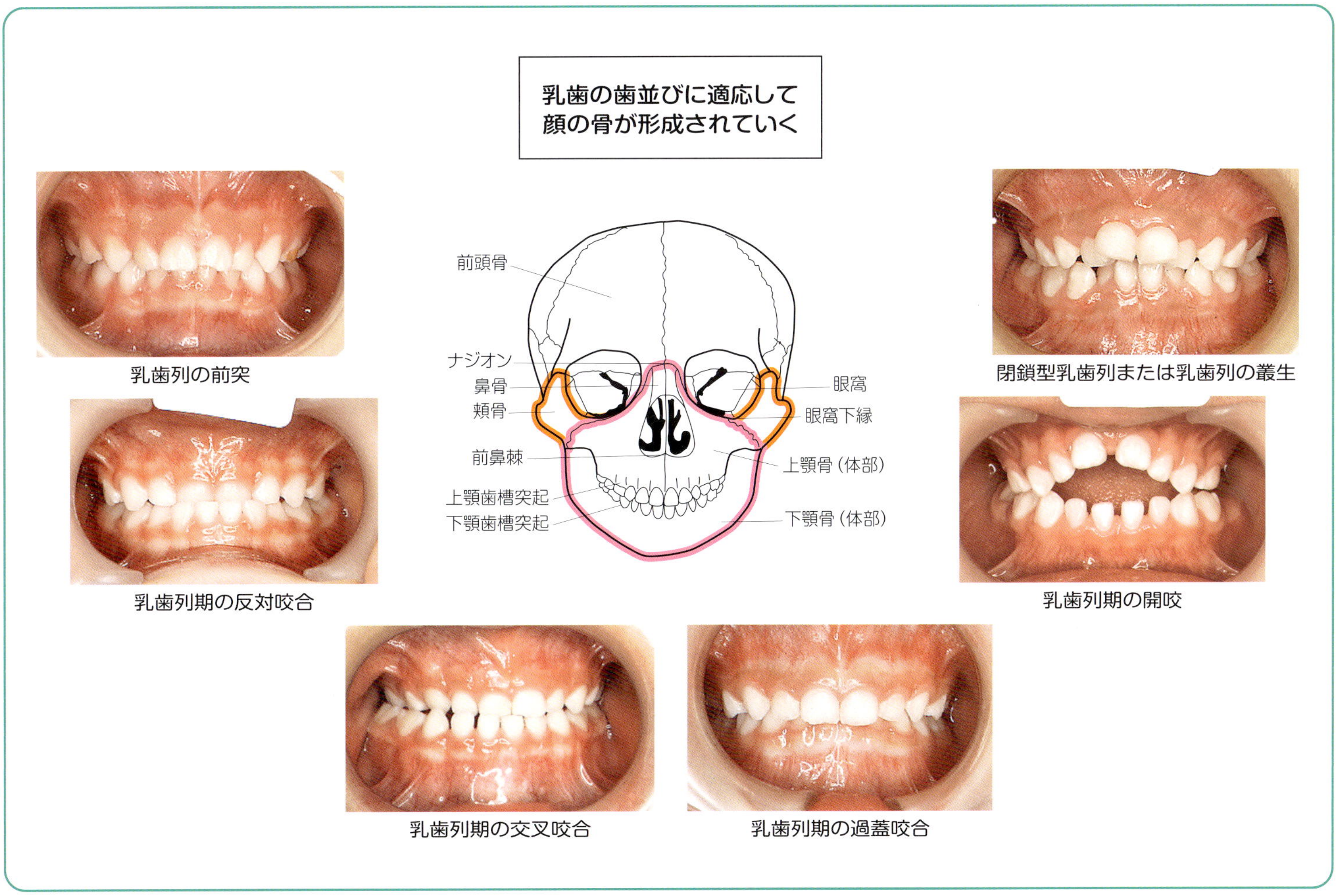

乳歯の歯並びに適応して
顔の骨が形成されていく

乳歯列の前突

乳歯列期の反対咬合

乳歯列期の交叉咬合

前頭骨
ナジオン
鼻骨
頬骨
前鼻棘
上顎歯槽突起
下顎歯槽突起
眼窩
眼窩下縁
上顎骨（体部）
下顎骨（体部）

閉鎖型乳歯列または乳歯列の叢生

乳歯列期の開咬

乳歯列期の過蓋咬合

図Ⅵ-19　乳歯列弓の形に応じて、上顎骨・下顎骨の形が形成される。
乳歯列弓の形を変化させると、歯槽基底も変化するからである。
さらには顎骨体部の形と位置の変化で、顔面頭蓋を構成している骨も変わる。

Ⅵ 歯列育形成に必要な動機づけ

6 継続の動機づけ（経過中の継続の動機づけ）

★永久４切歯（$\frac{21|12}{21|12}$）の見た目がきれいに配列した時、またはある程度配列すると、患者さんの気がゆるみ、**ほかの事**にも気が向くことが多くなる。

★この頃は、歯列は標準経過態（P21）なっているか、またはそれに近づいた状態に配列されている。そして患者さんが気にしている問題点については、見た目はかなり解消されていることが多い。そのため安心してしまい、歯並びに対する関心が薄れてきていることもある。

★患者さん側（本人および母親または家族）の気がゆるみ、**ほかの事**に気が向く時の**ほかの事**とは、習い事、スポーツ、クラブ活動、塾そのほかである。

| 参考 | 塾に限らず、現代は習い事やスポーツは低年齢化している。そしてたとえば習い事の種類の多いことに驚くばかりで、これについては本書巻頭の「まえがき」を参考にされたい。 |

●「……なので、プレートを入れる時間がなくなった」「……なのであまり来院できなくなった」と、患者さん側から言われる前にときどき、"継続の動機づけ" を行っておくことを忘れないようにしなければならない。

| 注意 | この頃、たまたま旅行や合宿、引越その他の生活上の特別な変化があるなどして、しばらくプレートをいれる時間がほとんどなかった場合、プレートがきつくなっていたり、装着しづらかったり、拡大できなかったりすることがある。このようなとき、患者さん側から「今回はあまりプレートをいれてなかった」と自己申告されるわけであるが、もしほとんどプレートをいれていないことを歯科医側がまったく気がつかないようであると、その後プレートの使用時間に関してはよくない結果が現われてくることがある。その理由として、患者さん（小児）の立ち場に立ってみると、ほとんどプレートをいれてなくても通用するのでは？？　と感じとってしまうこともあるからである。 |

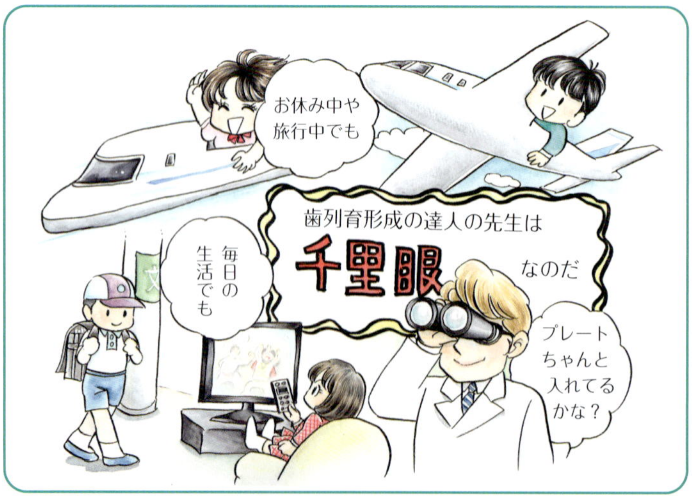

図Ⅵ-20　歯科医は、幼児がプレートなどの装置を定められたように使用しているか、常に注意し、装置も観察する。

| 注意 | プレートが適合が悪くなったとき、プレートの使用をしばらく忘れていたことなどが原因であることもあるが、プレートをきちんと使用していても不適合となる場合もある。このような場合は、永久歯の萌出でプレートが浮き上がったり、歯槽部が変化したことで合わなくなったり、また乳歯が交換期近くなって、位置が変わったりすることもあるので、このような原因と、プレートを入れ忘れた場合とでは区別しなければならない。 |

| 参考 | 「……なので、プレートを入れる時間がなくなった」に類することを、患者さんが言った時には、すでにプレートはほとんど入れていないことが多い。 |

●プレートの継続使用に関して、問題が起きる前に、次に述べるように、時に応じて自然な形での"継続の動機づけ"をすることによって、継続管理はよい効果を招く。

●この頃は、初診時に比べて、患者さん本人も成長、考え方もある部分では自立的になっている。本人のこれからの夢や願望、目的に沿った動機づけが必要である。

★夢や願望は、本人だけでなく、多くは家族の思いでもあり、これらの願いを叶えるいくつかの手段として、習い事、スポーツ、クラブ活動、塾などがあるわけである。

★一方、習い事、スポーツ、クラブ活動、塾などでも、それぞれの立場から動機づけを行っている。つまり、これらの習い事その他も、本人や母親の努力が必要とされるからである。そして歯列育形成の動機づけは、塾やクラブ活動と競合してしまっているのである。

| 参考 注意 | 考え方によっては、動機づけがうまい教師や監督が名教師、名監督といえることもある。不適切な表現かもしれないが、歯科医側の立場から見ると、塾などのために歯列育形成の継続管理ができなくなった場合は、塾やクラブ活動の動機づけに負けてしまった、とも言えるのである。しかしこのことは、歯科医側の都合から言っていることで、本人や家族に対しての動機づけの際、話してはならないことは当然である。 |

★子どもの将来の夢を叶えるためには、本人に優れた運動機能、特に平衡感覚、優れた精神発達が望まれ、まずそれらが基本であって、その上にいろいろなトレーニングがなされるべきである。

| 参考 | 夢や願望目的がはっきり言葉で言い表わせない状態の子どももちろんいるわけで、これが漠然としたものであることもある。たとえば強くなりたい、優れたアスリートになりたい、勉強ができるようになりたい、絵が上手になりたい、人の上に立ちたい、優れた科学者になりたい、人類のために役に立つ人間になりたい、そのほか数限りなくあるが、これらについて完全に把握することはできなくても、その子の環境やキャラクター、そして考え方、価値観を知るだけでも、その子の生きる目的をある程度掴むことができる。 |

❻ 継続の動機づけ（経過中の継続の動機づけ）

- 習い事をしていれば、小児歯科医とすれば当然それに協力的であったほうがよい。
- そこで「……なので、プレートをいれることがあまりできない」と言われる前に、次のことを時に応じてお話ししたりやっておく必要がある。この時期とは、**見た目がきれいに配列してきた時**である。
  - 習い事やクラブ活動などの状況を、時折それとなく聞く。
  - 歯並びは初診時から現在まで、このように効果があがっているのを見せる（模型や顔写真で）。
  - それとともに体の機能（Ⅵ章-3.-④、⑤）も優れた状態になりつつある。
  - 顔がより美しくなり、また優れた機能の持ち主として誇りと自信を持ってもらう。
  - 優れた機能が具わっていれば、その人間の本来の才能を発揮できる。
  - しかし優れた機能や能力があっても、経験が浅い場合は、優れた才能を現わすことができない。しかし普通に努力すれば、次第に皆を越していくことができる。努力も続けることが大切…etc。

以上の内容をその子の環境に応じて何回かに分けて話したら、その都度カルテに記入しておく。

- 患者さんの学校での取り組みや、周囲の環境、習い事、スポーツ、クラブ活動、塾その他の内容、状況、本人の位置、立場などをカルテに記入しておく。

> **コツ** これらは治療内容とは区別しなければならないので、文章として記入の場合は、1行の行間に2行入るくらいの小さな文字でカルテに記入するとよい。

- 患者さんのいろいろな状況をふまえた上での、次に述べるような意味の継続の動機づけを行っていかなければならない。
- 今まで続けてきた歯列育形成の効果で、**顎の骨の形がよい形になり、上下の顎の骨の位置関係が正しく**なっている。この状態から、今後発育していくので、よい形になってから発育するのは、これからが本当にその時期である。
- 眼窩から下はすでに上顎骨で、その下に下顎骨がある。歯列育形成によって、乳歯列弓の形がよい形になれば、歯槽基底まで変化を与え（P45）、それに応じた発育が行われていくので、顎骨体部も整った形の状態になっている。顎関係の異常で機能的要因に対しては、顎のわずかな偏位の有無を絶えず観察、これに対処している。骨格型の要因が関与されている場合には、継続管理による顎骨の成長のコントロールが行われているので、顎骨の位置的な均衡が保たれている。
- 患者さんに話すには、上顎骨・下顎骨が形態的に整っているので、これからが本当にきれいになる。男の子は高い品格、優れた能力が現われてくる。女の子は特に表情が美しくなってくる。本人の環境に応じて、本人や家族にわかりやすい言葉で、そして術者のスタイルでお話する。
- つまり、効果があがっていることを患者さん側にわかってもらい、この状態から発育していくので美しい形態と優れた機能の本当の効果はこれからであると、さらなる希望を与えるのである。

> **注意** 自然で本当に美しい歯列を育成および形成させるためには、身長の伸びのスパート（P69）が始まる前に、すでに歯列弓の形と顎の位置関係を良好な状態になっていなければならない。

- 完全に正しい咬合を目指すには、歯列弓の形と顎の位置関係が整ってからが大切。今後も微調節を続ける必要がある。

> **詳説** 標準経過態（P21）以後の微調節は、主に萌出してくる側方歯群の微調節や $\frac{6|6}{6|6}$ の正確な位置関係である。これには絶えず顎の位置関係に注意して観察、場合によっては対処が必要である。
> また状況によっては、$\frac{21|12}{21|12}$ の位置の再修正や、$\frac{3|3}{3|3}$ の一部に歯軸や位置修正の修正もある。
> 多くの症例では、$\frac{76|67}{76|67}$ の近心移動を防ぐプレートの形となっている。

> **コツ** 初診時の説明の時に、この歯列育形成を行って、「まず前歯の歯並びがきれいになりますが、その後もきれいな状態で患者さんに続けて来院していただきます」と話しておく必要がある（P114　Ⅵ章-1.参照）。もちろんこれもカルテに記載しておく。これによって継続の動機づけが行いやすくなる。

> **参考** この経過中の継続の動機づけの例として、乳歯列Ⅱ級前突の症例と乳歯列Ⅲ級反対咬合の症例を次に参考までに述べる。下に記載した例を**術者のスタイルで平易な言葉**になおして、わかりやすく説明する。実際にはこれを何回かに分けてお話しするのであるが、1つの症例の動機づけとしては、これだけでなく、これはその一部であることに留意されたい。

〈乳歯列Ⅱ級前突の継続の動機づけ例（図Ⅵ-21ａ）〉
- 歯列育形成によって、今まで素晴らしい効果があがっていることをみせてあげる。
- これには初診時の模型と現在（標準経過態になっている）の模型で説明するとよい。「初診時には、乳歯列弓が著しい狭窄であったのが、現在は大体標準型になっています」
- 模型あるいは顎骨の図（図Ⅵ-19参照）などで説明するとよい。「初診時には、顎骨体部も細かったのですが、今はかなり改善されています」
- 「眼窩の下はすでに上顎骨で、その下は下顎骨です。乳歯列弓の形がよい形になってきたので、これからはそれに応じて上顎骨・下顎骨の全体の形がよい形に形成されていきます。それで顔が美しく整った形になっていくのです。歯列弓が狭窄している子の歯列を側方拡大しても、顔はまったく横に大きくなりません。将来、顔が縦に細長くなるのを防ぐことができます。（下顔面高を増加させない）」
- 「〇〇ちゃんは、顔全体のバランスからみても、もう少し余分に側方拡大したほうが、顔が小顔に見えるようになり、もっと表情も美しくなります」

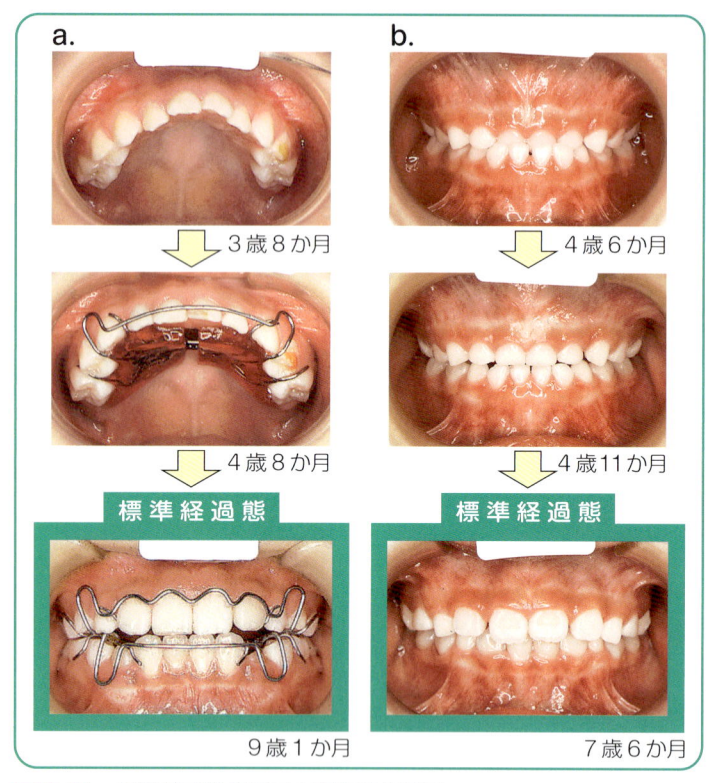

VI 歯列育形成に必要な動機づけ

図VI-21 初診時の乳歯列弓と現在の歯列弓。
a. 乳歯列Ⅱ級の症例
　初診時にⅤ字型乳歯列弓で前突。標準経過態の頃に継続の動機づけをする。
b. 乳歯列Ⅲ級の症例
　初診時に乳歯列反対咬合。被蓋が治り、その後標準経過態になった頃に、継続の動機づけをする。

〈乳歯列Ⅲ級反対咬合の継続の動機づけ例（図VI-21b）〉
- 「一般に下顎が前方にズレている咬み合わせ（Ⅲ級）の子は、身長が伸びるに従って顔も大きくなるのですが、身長の伸びとともに〇〇ちゃんは小顔の感じがでてきました。6歳の時に顎のズレを治して、その後Chin capとプレートを継続していただいたためです」
- 「顎のズレを治して、その後よい状態で経過しています。反対咬合の時と写真を比べると、唇はしだいに美しい形へと発育しているのがわかります」
- 「顎の骨全体の形もよくなっているので、歯並びがきれいなのは当然ですが、顔も美しく整ってかわいいだけでなく、品もあります。上顎骨・下顎骨の形が整っているためです」
- 「歯列弓の形と顎の位置関係を正しい状態に保って発育させるため、プレートとChin capをこれからも継続してください。これからが本当に美しく発育していく時期なのです」

- 「8歳半頃から身長がもっとも伸びる時期がきます。身長の伸びと一緒に下顎骨も大きくなろうとします。この頃は、成長発育が盛んなので、特にプレート（やActivator）、Chin capの時間を長くするようにしてください」
- 「プレートやChin capを続けると、身長が伸びるに従って、さらに小顔の感じが出てきます。身長は伸びるけれども、顎の骨は上下的に大きくならないからです。Chin capを忘れたら、その分だけ顔が大きくなると思ってください」
- 「9歳の身長の伸びのスパートのピークが始まる頃に将来の運命がきまる、といってもよいくらいです。ちゃんとChin capをしている子は、中学生・高校生になった時、小顔でかわいい感じになることが約束されていることになります」

● 念のため、実際には、ここに記載した〈継続の動機づけ例〉だけでなく、一つの症例についても、その子の状況によって、もっと多くのいろいろな事柄があることをお伝えしておく。

● 今までの歯列育形成の継続の効果があがり、今後さらに運命を変えるほどの効果を予測し、現在の状態を認識（今も顔面高が増加していない）すれば、動機づけ（motivation）は成功する。

● 時に応じて、本人よりもやや年齢の高い少年少女がプレートをいれているところを見せたり、きれいな歯並びになった高校生にモデルになってもらい、見せるのもよい。その子が、目的とする学校に入学している子であればなお効果があがる。

注意 たとえば、患者さんの中で受験を控えている子がいる場合、どうしても受験勉強に時間を割かなくてはならない状況に陥ることもある。そのため一時来院回数を減らすように配慮してあげるのも一つの方法である。しかし実際には、歯列育形成の継続管理のために来院をきちんと続けている子のほうが入学にも成功している。

● ★人の生活パターンを見ると、人間は目的に向かって行動する性質がある。人間は毎日、直接的にあるいは間接的に、または道草をしながら目的に向かっている。それに沿わないように見えても、本人にはそれなりの理由があることが多い。そしてこの目的には前述（P132）のように、漠然としたものであることもあるが、その時の子どもの状況に応じて捉えることが必要なのである。子どものこの目的の手段となり得るものとして、歯列育形成を行うわけである。

VII 歯列・咬合の継続管理の実際

1. 乳歯列期から（反対咬合の一部に混合歯列期からの症例を含む） P136〜P174
2. 混合歯列期から P175〜P190
3. よくある乳歯列 P191〜P196

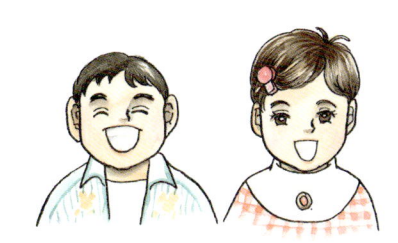

VII 歯列・咬合の継続管理の実際

CASE 1 乳歯列期（ⅠC）→混合歯列期（ⅢB）

乳歯列前突：乳歯列を側方拡大する

初診時の主な所見
- 年齢：2歳6か月　男子
- 乳歯列弓形態：上下狭窄、Ⅴ字型
- 咬合状態：E̅|E̅ 乳歯列Ⅱ級傾向、E|E 乳歯列Ⅱ級
- 主な処置方針：乳歯列弓の側方拡大、A|A 舌側移動、永久歯萌出時位置修正

- プレートの中にエキスパンジョンスクリューをいれて、狭窄した乳歯列弓を側方拡大する。
- ★乳歯列弓の形には、いろいろなタイプがあるが、日本の幼児の乳歯列弓は、ほとんどが狭窄されているといってもよい。
- 乳歯列弓を側方拡大するのは、乳歯列弓の形を整えるためであるが、これにはdiscrepancyの解消という大きな目的もある。

詳説　一見狭窄されていないようでも、標準乳歯列弓（P53参照）に記載されている乳歯よりも乳歯幅径が大きく、その分、乳歯列弓全体が大きくなっていなければ、狭窄されていると同じように考えなければならない。歯列弓幅径や空隙も、歯幅が大きい分だけ増加させた状態を目標とする。

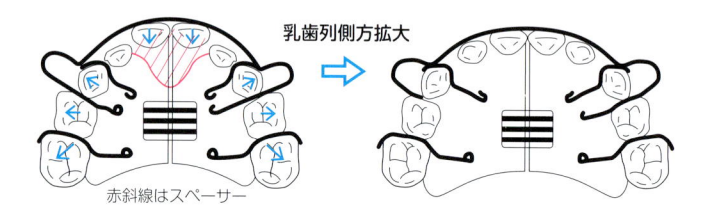

乳歯列側方拡大
赤斜線はスペーサー

2歳6か月　初診時　下顎骨がわずか後方に偏位、乳歯列Ⅱ級傾向（P56参照）となっている。C̅|C̅間およびC|C間は狭まっているので、スペース不足はかなり多いと推定される。

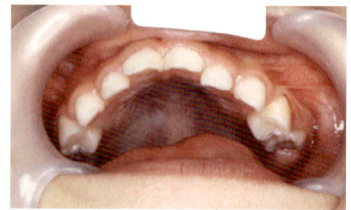

2歳6か月 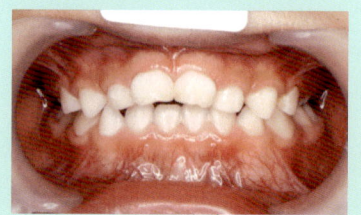　／　2歳6か月 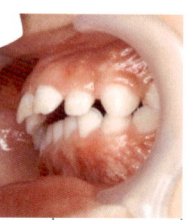　／　2歳6か月

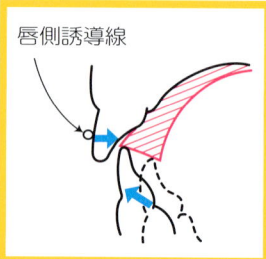

唇側誘導線

2歳11か月
上顎にプレートを装着。
側方拡大とともに、A|Aを舌側移動。特にC|C間を拡げ、これから萌出する永久切歯配(排)列のスペースを獲得する。

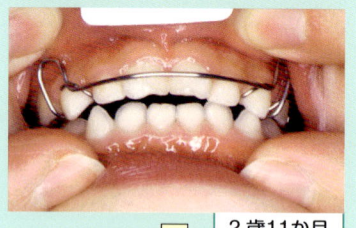

2歳11か月

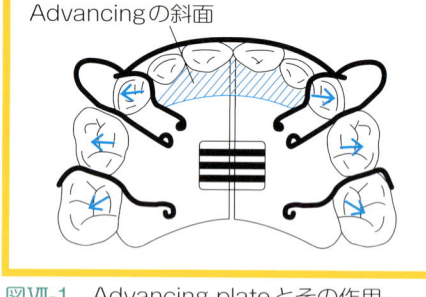

Advancingの斜面

3歳1か月
上顎プレートをAdvancing plateの形にして、後方に偏位している下顎骨を少し前方移動するようにした（図Ⅶ-1およびP108参照）。そしてまた、側方拡大とA|Aの舌側移動により、大きすぎたoverjetは改善された。

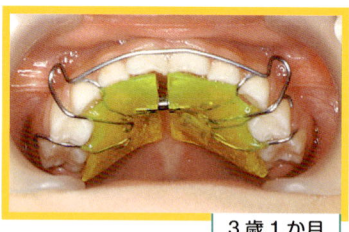

図Ⅶ-1　Advancing plateとその作用。

3歳1か月 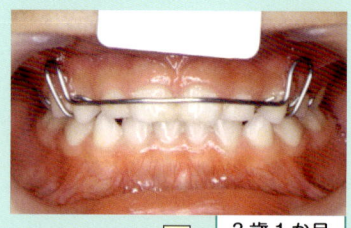　／　3歳1か月

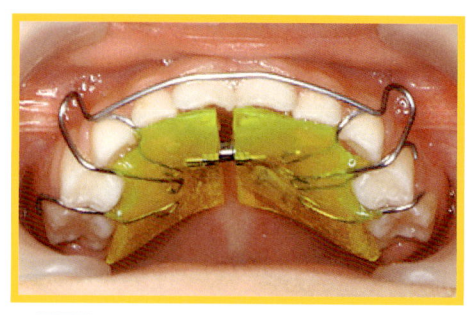

4歳4か月
さらに側方拡大を続ける。
側方拡大の効果については、初診時上顎と比較されたい。
頰側に傾斜移動も少しあったことを考え、余分に側方拡大する予定（図Ⅶ-1の説明参照）。

4歳4か月

詳説　おしゃぶりによる前突は、乳歯列弓を狭窄させているだけでなく、歯槽基底まで変化を与えている。つまり、顎骨体部までわずかに変形が及び、縦に細くなっていることも多い。（狭窄された）乳歯列を側方拡大すると歯槽基底まで変化を与え、歯槽基底まで側方拡大される傾向がある。変形されていた顎骨体部はよい形へと変化させられる。

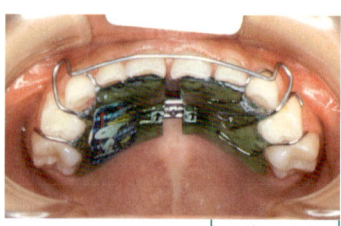

CASE 1 乳歯列前突

★ 21|12 が C|C 間に配列できるスペースがあるか否かは、1|1 萌出時に推定できる。通常 2 の幅径は、1 より0.8～0.9mm大きいので、この分も獲得しなければならない。この症例は、現在片側1mm弱不足している。

6歳7か月
1|1 萌出した。側方拡大を続ける。

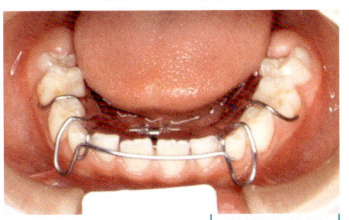

6歳7か月

8歳1か月
2|2 と 1|1 萌出。1| より |1 のほうがわずかに歯頸線（歯肉縁）が上方にあったので、歯頸線を揃えるため、|1 は歯頸部誘導線(P101)にした。

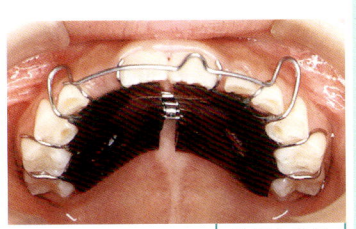

8歳1か月 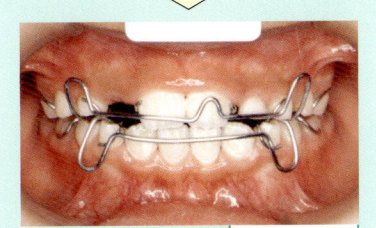　8歳1か月

標準経過態

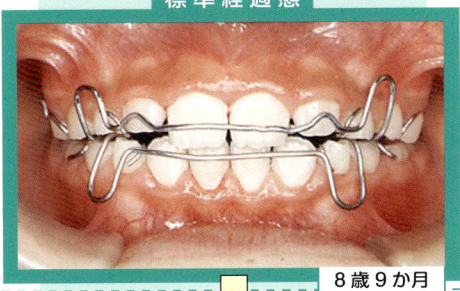

8歳9か月
C|C 間および C|C 間に 21|12 / 21|12 がよい形に配列、上下顎の位置関係も正しくなって、標準経過態となった。

8歳9か月

10歳2か月
標準経過態の形を維持。
ほとんど保定の状態ではあるが、継続管理を行い微調節を続ける。
4|4 萌出。

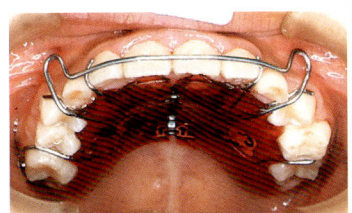

10歳2か月 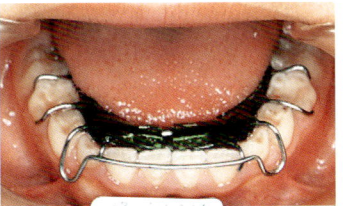　10歳2か月

10歳6か月
C|C 脱落。5| 萌出。

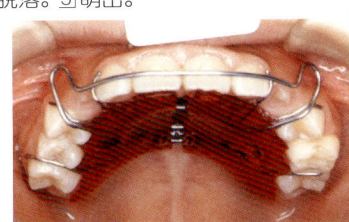

11歳1か月
永久歯列完成に近づいているが、わずかに被蓋が深くなる傾向があったので、1|1/1|1 に圧下ポイントをつけた。

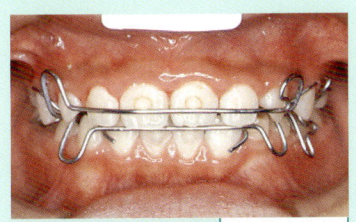

|C 脱落。

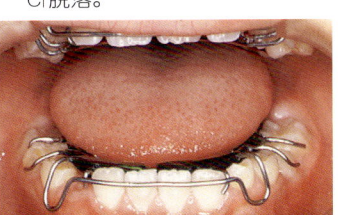

10歳6か月　11歳1か月　10歳6か月

12歳1か月
初診時のような歯槽部の前突感はまったくなくなり、歯牙はよい配列となった。

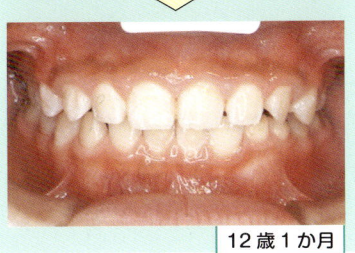

12歳1か月

137

VII 歯列・咬合の継続管理の実際

CASE 2 乳歯列期（ⅡA）➡ 永久歯列期（ⅢC）

乳歯列前突：乳歯列を側方拡大する

初診時の主な所見
- 年齢：3歳8か月　男子
- 乳歯列弓形態：BA|AB前突、狭窄
- 咬合状態：E|E 乳歯列Ⅱ級傾向、E|E 乳歯列Ⅱ級
- 主な処置方針：乳歯列弓の側方拡大、A|A舌側移動、永久歯萌出時位置修正、下顎前方誘導

★ 歯列育形成のコンセプトは、できる限り低年齢のうちに乳歯列弓をよい形にして、そして上下顎の位置関係を正しくし、その状態から発育させることにある。

● この男子の母親も、本人が歯列育形成を始めたのと同じ頃に矯正歯科治療を受けていたが、今も治療前の上顎骨の特徴は残ったままである。

3歳8か月　初診時

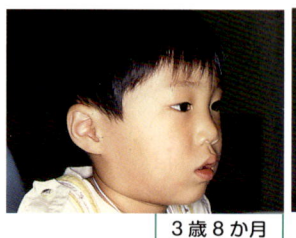

乳歯列弓は上下狭窄、特に乳前歯部が狭窄しているので、乳歯列弓はV字型をしている。

この男子の母親へのmotivationとして、「小学生の時はきれいな歯並びでいられるようにします」と説明した。

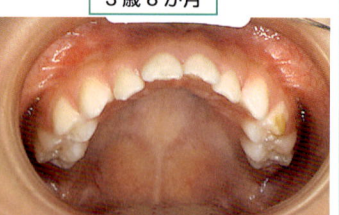

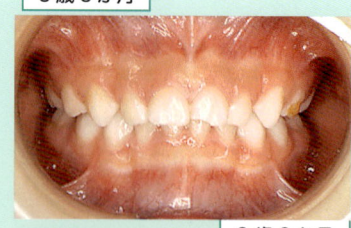

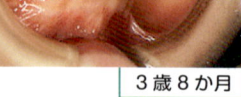

3歳8か月
上顎にプレートを装着。
乳歯列Ⅱ級症例なので、Advancing plateになっている。

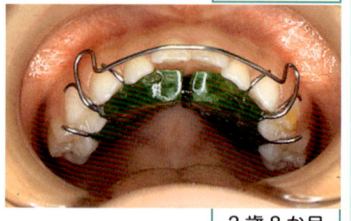

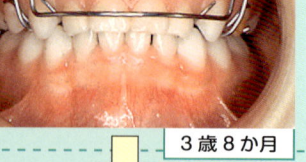

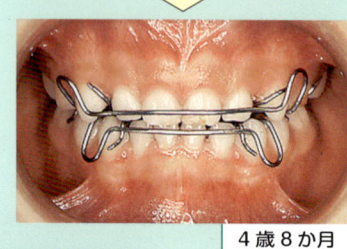

4歳8か月
乳歯列弓はよい形になった。歯槽基底まで拡がっているのがわかる。

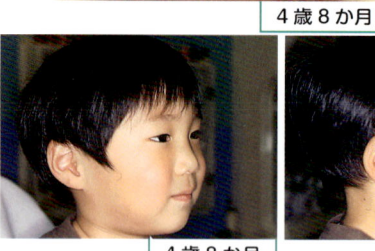

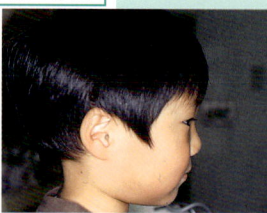

歯槽基底まで変化を与えているので、上下顎の骨体部までよい形になっている。もちろん前突感はない。

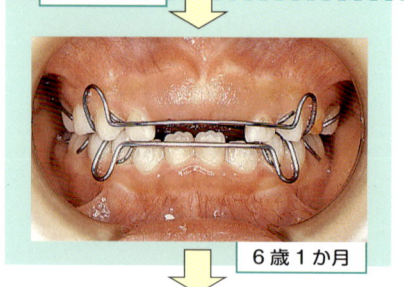

6歳1か月
21|12萌出。

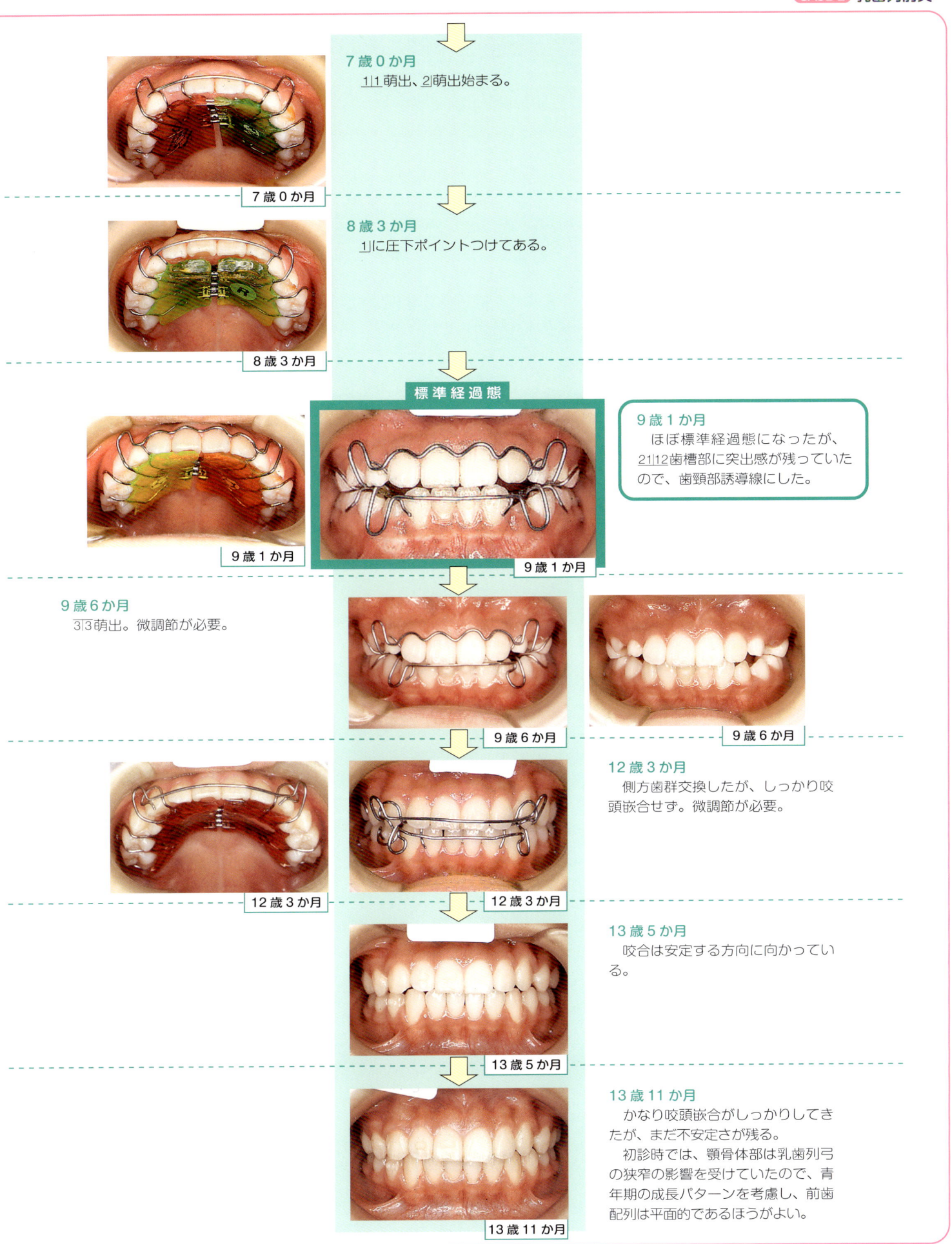

CASE 2 乳歯列前突

7歳0か月
1|1萌出、2|萌出始まる。

7歳0か月

8歳3か月
1|に圧下ポイントつけてある。

8歳3か月

標準経過態

9歳1か月
ほぼ標準経過態になったが、21|12歯槽部に突出感が残っていたので、歯頸部誘導線にした。

9歳1か月 / 9歳1か月

9歳6か月
3|3萌出。微調節が必要。

9歳6か月 / 9歳6か月

12歳3か月
側方歯群交換したが、しっかり咬頭嵌合せず。微調節が必要。

12歳3か月 / 12歳3か月

13歳5か月
咬合は安定する方向に向かっている。

13歳5か月

13歳11か月
かなり咬頭嵌合がしっかりしてきたが、まだ不安定さが残る。
初診時では、顎骨体部は乳歯列弓の狭窄の影響を受けていたので、青年期の成長パターンを考慮し、前歯配列は平面的であるほうがよい。

13歳11か月

Ⅶ 歯列・咬合の継続管理の実際

CASE 3 乳歯列期（ⅡA）➡混合歯列期（ⅢA）

乳歯列叢生：乳歯列の側方拡大と永久切歯萌出時の微調節

初診時の主な所見
- 年齢：6歳6か月 女子
- 乳歯列弓形態：A|A前突、上下乳前歯部叢生
- 咬合状態：E|E乳歯列Ⅱ級、E|E乳歯列Ⅱ級
- 主な処置方針：乳歯列弓の側方拡大、永久切歯萌出時位置修正

★ 乳歯列期に歯列育形成を始める場合の最大の意義は、discrepancyの解消ということである。

★ 従来ともすれば、乳歯列期に咬合誘導の処置を開始する場合には、顎の位置関係のみを改善する手段がとられることもあった。乳歯列期の咬合誘導において、顎の位置関係だけに目をとられ、乳歯列の側方拡大を行わなければ、これは正しい配列と正しい咬合を育成する最大の機会を逃してしまうことになる。その理由は乳歯列期こそdiscrepancyを解消できるもっともよい時期であるからである。

● 歯列弓の形は、乳歯列期に治しておけば、その後はその状態から発育する。たとえ顎骨がある程度劣成長の成長パターンがあっても、その乳歯列弓の形に応じた骨の形成が行われるので、無理のない永久歯の配列が期待できる。

★ 本症例のような乳歯列の叢生は、よくあるケースで、もし乳歯列期に歯列育形成を始めなければ、確実に抜歯となってしまう。

★ 通常、discrepancyの大きい永久歯列の症例では、著しい叢生を抜歯しないで配列すると、前突になってしまうが、乳歯列期から側方拡大すれば、永久4切歯が配列してからも、まったく前突感が現われていないところに注目していただきたい。

6歳6か月 初診時

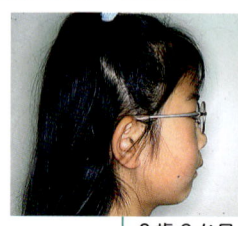

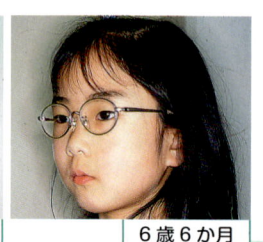

乳歯列Ⅱ級のため下顎後退。狭窄のため顎の部分が細く、か弱い感じで上唇は出ている。

6歳6か月　　6歳6か月

理由 乳歯列期に叢生を治しても前突感が現われないのは、形態の保守性があるからである。つまり、乳歯列弓全体が頭蓋全体に対してもっとも釣り合った状態に位置しようとする生体の本来の性質があるからである（『歯列育形成』クインテッセンス出版、P49参照）。

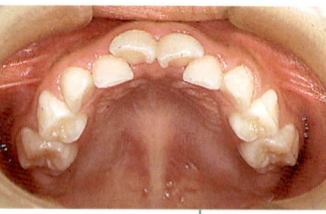

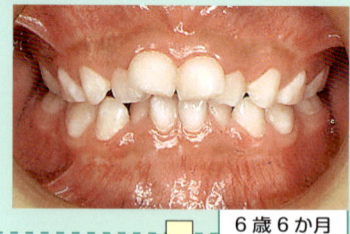

狭窄のため上下顎は著しい叢生。

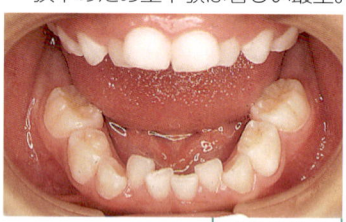

6歳6か月　　6歳6か月　　6歳6か月

7歳4か月
乳歯列Ⅱ級を改善するため、Advancing plateにしてある。

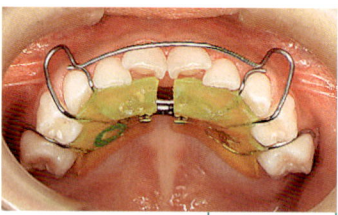

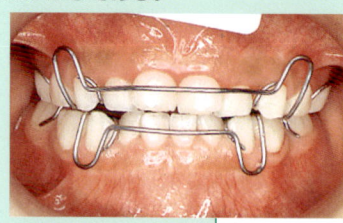

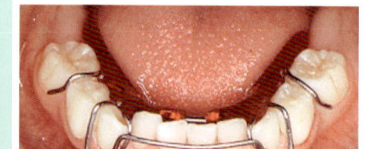

叢生はいくぶん目立たなくなった。

7歳4か月　　7歳4か月　　7歳4か月

8歳6か月
1|1 捻転萌出。

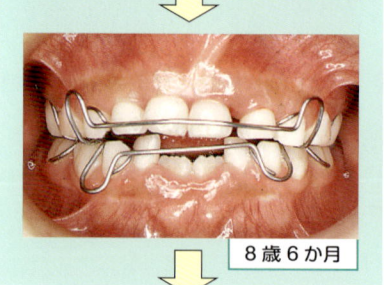

8歳6か月　　8歳6か月

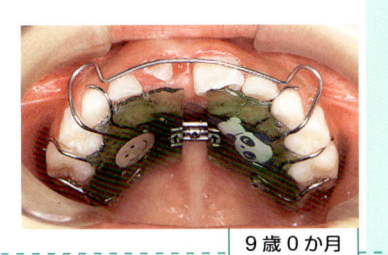

CASE 3 乳歯列叢生

9歳0か月
1⏋の位置を誘導線で修正。

1̄1̄の配列を揃える。しかし、まだスペース不足している。

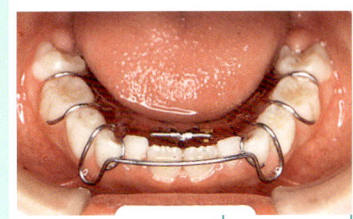

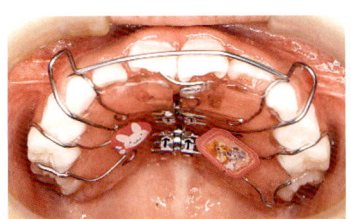

9歳0か月 / 9歳0か月

9歳6か月
1⏋を舌側弾線で修正。

9歳7か月
プレートのフックで6⏋が遠心移動されている。

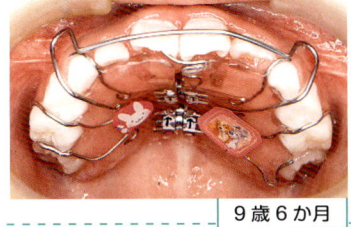

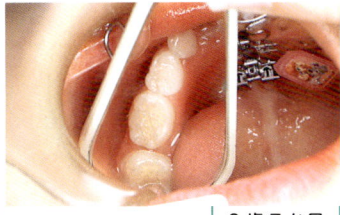

9歳6か月 / 9歳7か月

標準経過態

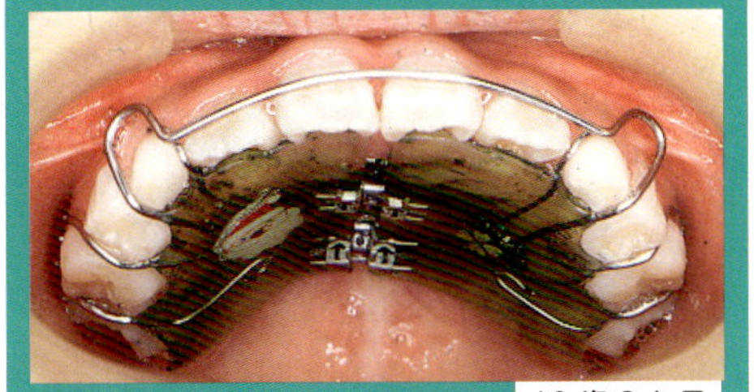

10歳3か月
少し遅れ気味ではあったが、標準経過態になった。

標準経過態

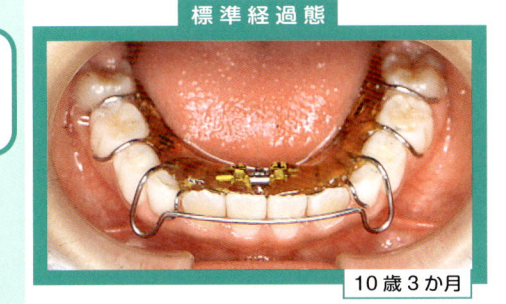

10歳3か月 / 10歳3か月

11歳7か月
ⅡA期からⅢA期にかけての乳側方歯群の側方拡大によってdiscrepancyは解消している。

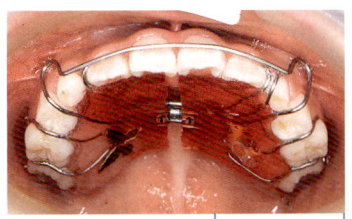

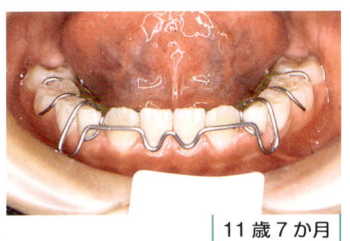

11歳7か月 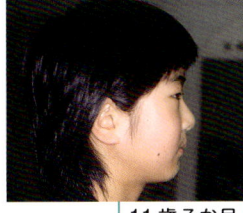 / 11歳7か月 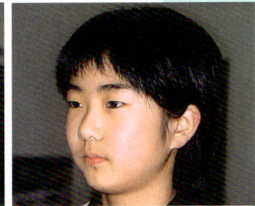 / 11歳7か月

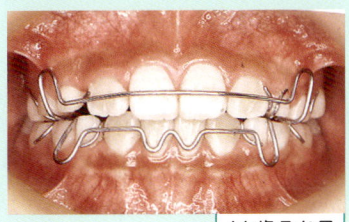

ⅡA期からⅢA期にかけてのAdvancing plateで下顎後退感はなくなっている。
　口唇の前突感はなくなり、下顔面のシルエットは美しく貧弱な感じはまったくなくなり、整った形になった。スタイルもよく、体の動きもきれいである。

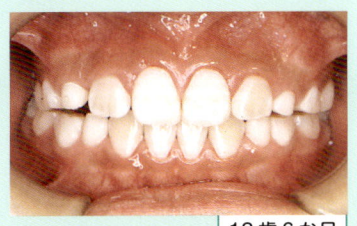

11歳7か月 / 11歳7か月

12歳6か月
標準経過態になってからも以後、継続管理を続ける。

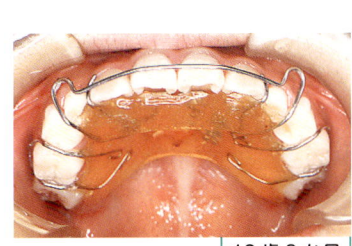

12歳9か月 / 12歳6か月

141

Ⅶ 歯列・咬合の継続管理の実際

CASE 4　乳歯列期（ⅡA）→混合歯列期（ⅡC）

乳歯列開咬：乳切歯の挙上

初診時の主な所見
- 年齢：2歳9か月　女子
- 乳歯列弓形態：上顎Ⅴ字型
- 咬合状態：C|C関係乳歯列Ⅲ級、C|C関係乳歯列Ⅱ級
  （E|E 未萌出、E|E 半萌出）
- 主な処置方針：乳歯列弓（特に上顎）側方拡大、A|A挙上

★ この症例はおしゃぶりを使用したことによる著しい開咬である。上顎乳歯列弓は狭窄し、特に上顎乳歯列弓の前方部分は強度の狭窄でⅤ字型をしている。そしてこの上顎乳歯列弓の狭窄のため、片側性の交叉咬合となっている。

★ 乳歯列期の交叉咬合は、永久歯列となっても交叉咬合となることは小児歯科学の本にも記載されている通りである。もしこのまま放置されたら交叉咬合は治らないばかりか、この極端な開咬と狭窄による骨の変形に適応してしまった周囲組織および顔面頭蓋は、たとえ小学校高学年の頃に矯正歯科治療を受けたとしても、機能的な問題を残す可能性があり、完全によい形になるとは考えられない。

★ 本症例は2歳の時から歯列育形成を継続して、乳歯列弓をよい形にし、上下顎の位置関係を正しくした状態から発育するようにしたので、この影響は顔全体によく現われている。4歳の時には標準乳歯列弓に近いよい形の乳歯列弓の形態になり、上下顎の上下的側方的な位置関係を正しくした状態で、その後永久歯への交換が行われている。

★ よい（乳）歯列弓の形と、上下顎の正しい位置関係に適応した状態で、顔面骨や口の周囲のそれぞれの筋が発育していくので、顔の表情から現われるその子のイメージは、大きく変化する。

★ この患者の場合、永久切歯が萌出する頃は、骨の形はよくなっており、小学生時代はずっとよい歯のままである。もちろん継続管理によってう蝕予防が着実な成果をあげ、カリエスフリーを達成している。

2歳9か月　初診時
乳歯列弓は、前方が特に狭窄、Ⅴ字型となっている。

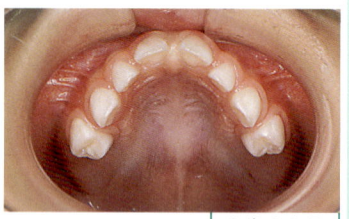

【2歳9か月】

左側乳臼歯部は逆被蓋、片側性の交叉咬合となっている。

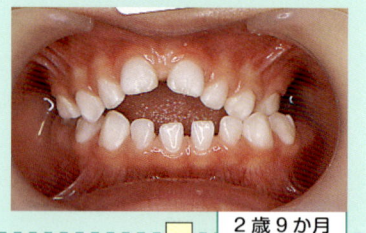

【2歳9か月】

下顎骨が左方に偏位しているもので、下顔面も左右非対称になっている。

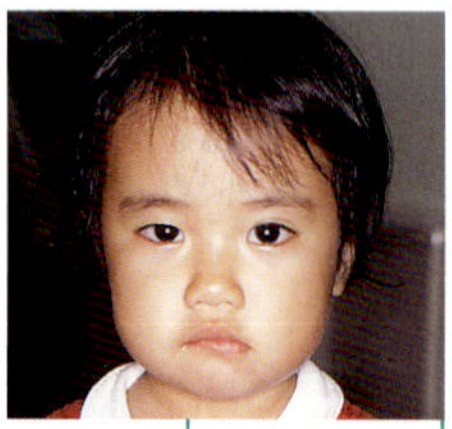

【2歳9か月】【2歳9か月】

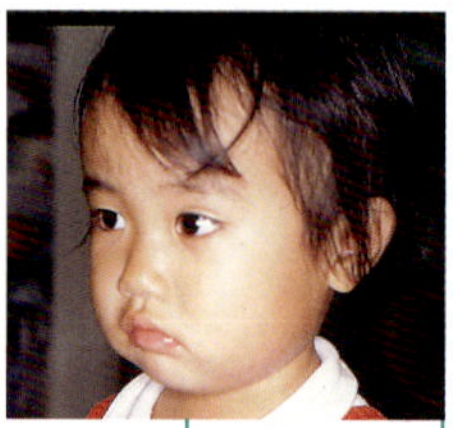

2歳11か月
前段階プレート（慣らしプレート）。

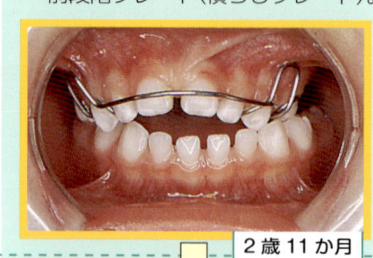

【2歳11か月】

3歳4か月
まず上顎の側方拡大を急いで行った。前突感はかなり目立たなくなった。

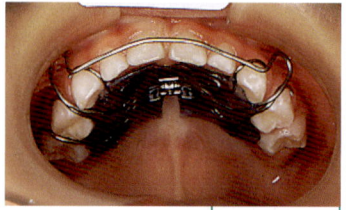

【3歳4か月】【3歳4か月】

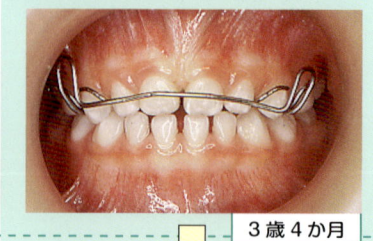

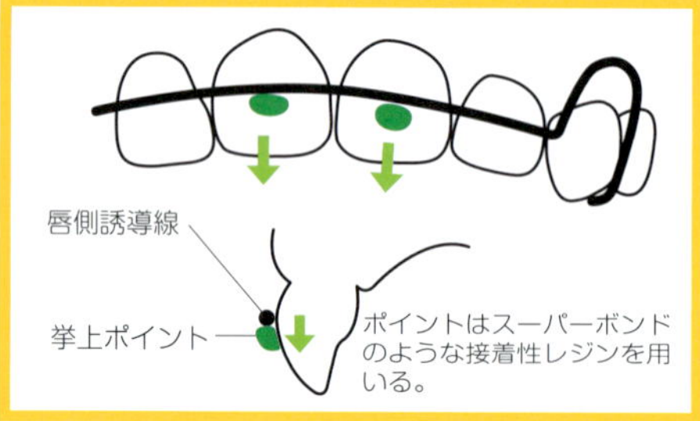

図Ⅶ-2　挙上ポイントと唇側誘導線。
（唇側誘導線／挙上ポイント／ポイントはスーパーボンドのような接着性レジンを用いる。）

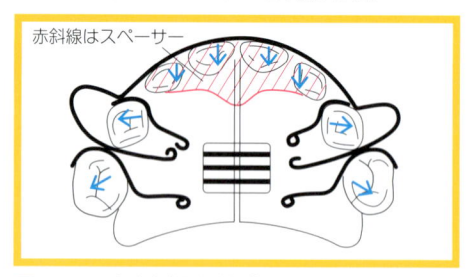

図Ⅶ-3　本症例前段階プレート（E|Eは未萌出）。
（赤斜線はスペーサー）

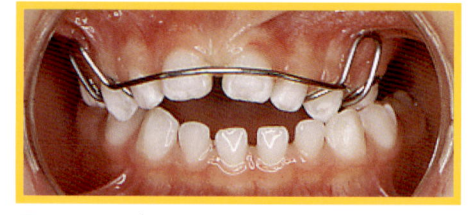

図Ⅶ-4　2歳11か月の時、最初にいれたプレート（前段階プレート）。

　おしゃぶりをやめさすことより、定められた時間プレートをいれてもらうことのほうを重要視する。「おしゃぶりはときどきやっていてもいいよ」といった具合である。もちろんプレートは、○○ちゃんが将来プリンセスのように美しくなるためのものである。母親に対するmotivationだけでなく、幼児本人に対するmotivationも成功し、本人は将来の目的に向かって楽しく来院、子どもながらとにかく努力してくれた。

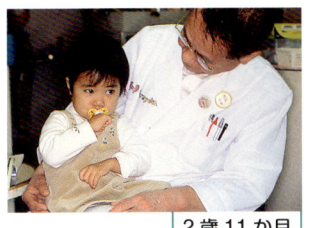

CASE 4 乳歯列開咬

2歳11か月
定められた時間、プレートをいれているが、その時以外はまだおしゃぶり使用。プレートの時間を多くしていくに従い、おしゃぶりの時間はなくなる（前項右下段参照）。

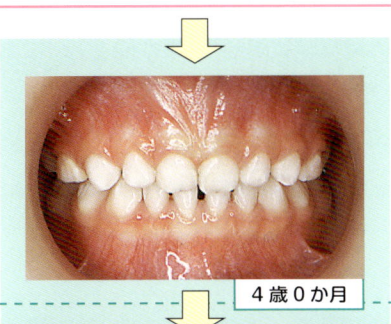

4歳0か月
プレートをはずしても、ほぼよい状態で咬合している。空隙がまだ不足。

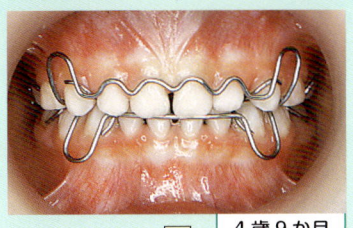

4歳0か月

4歳9か月
上顎乳前歯歯槽部の前突感をなくすため、歯頸部誘導線（P100）にした。
上顎の側方拡大が進んだので、下顎も側方拡大を行っている。

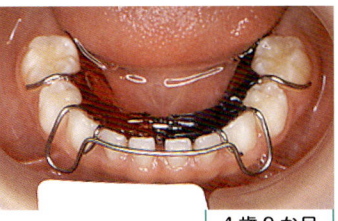

4歳9か月　　4歳9か月

6歳4か月
もっと強く乳前歯歯槽部を中へいれるための別の形の歯頸部誘導線にした。下顎も余分に側方拡大。

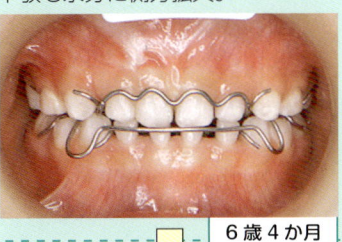

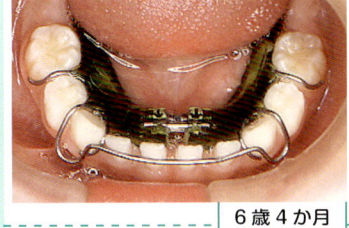

7歳6か月
顔全体が美しく整ってきたのがわかる。この子の本来の美しく品のある顔立ちが表現されてきたが、よく見ると、まだ上顎骨体部には、かつての上顎乳歯列弓の狭窄の名残を感じさせる。

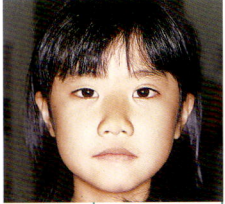

7歳6か月 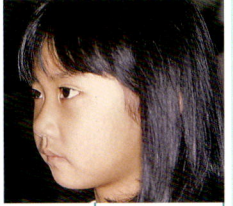　　7歳6か月

6歳4か月　　6歳4か月

7歳10か月
1｜萌出始まる。

21｜12はよい形に配列した。

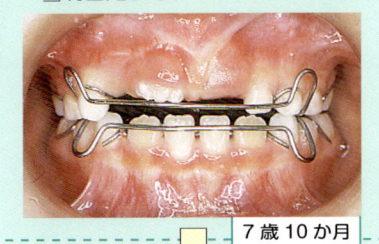

7歳10か月 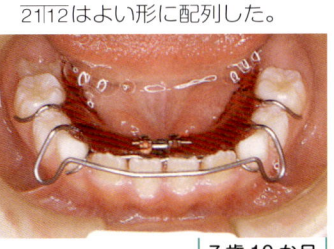　　7歳10か月

8歳3か月
かすかな乳歯列Ⅱ級傾向なのでAdvancing plateにしてある。1｜1を閉鎖するためAcross spring使用。

1｜の臨床的歯冠長が長くなってきたので、これ以上長くさせないように1｜のみ歯頸部誘導線にした。

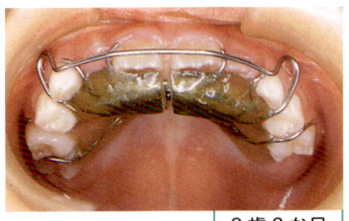

8歳3か月 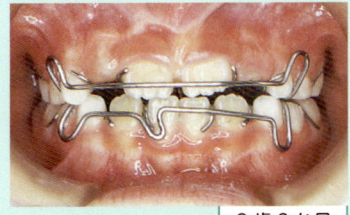　　8歳3か月 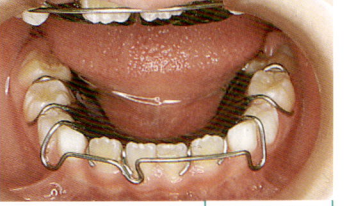　　8歳3か月

標準経過態

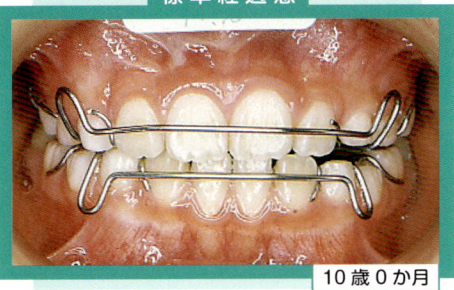

10歳0か月
標準経過態になった。21｜12のわずかな空隙は、ショートクラスプで寄せている。

10歳0か月

143

Ⅶ 歯列・咬合の継続管理の実際

CASE 5　乳歯列期(ⅡA) ➡ 永久歯列期(ⅢC)

乳歯列骨格性反対咬合：乳切歯の圧下、反対咬合の治療

初診時の主な所見
- 年齢：2歳11か月　男子
- 乳歯列弓形態：上下閉鎖型
- 咬合状態：右側乳歯列Ⅲ級、左側乳歯列Ⅲ級
- 主な処置方針：乳歯列側方拡大、A|A圧下、下顎骨後方誘導、上顎前方誘導

★この症例は骨格性反対咬合である。反対咬合の要因が骨格性であるか機能性であるかについては、顔貌や模型、パノラマエックス線像だけでもかなりの程度まで診断できる。もちろんセファログラムによる診断も裏づけとして利用できる。

● 被蓋を改善するためには、多くの場合、乳切歯の圧下が必要である。overbiteが大きい場合には圧下とともに、下顎骨の後退を行わなければならない。

● 通常被蓋改善の圧下は、A|AまたはBA|ABについて行われることが多い。

● 乳歯列期の反対咬合は、母親と幼児へのそれぞれに適した動機づけが行われていれば、容易に治すことができる。この症例は下顎斜面板プレート（P109参照）とChin capで被蓋は改善した。

2歳11か月　初診時
下顎骨が大きいので下顎歯槽部が出ている。
乳歯列弓の形は閉鎖型乳歯列である。

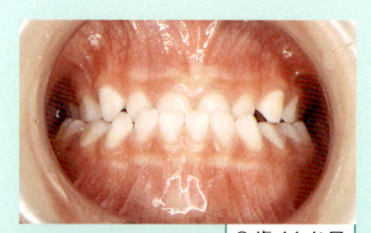

顔が凹型になっているのに注目。

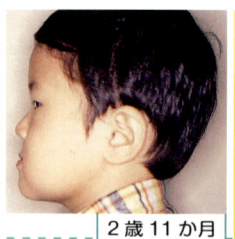

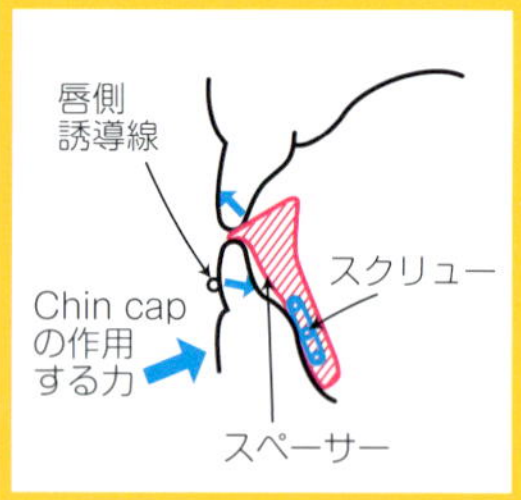

図Ⅶ-5　下顎斜面板プレート。

4歳3か月
上顎も側方拡大している。

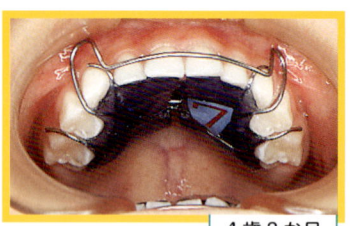

A|A圧下ポイント。
Chin capを併用して正常被蓋になった。

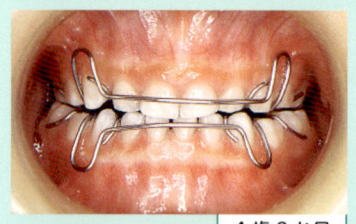

下顎斜面板プレート使用。

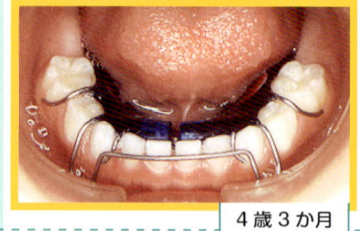

4歳9か月
空隙も出始めている。

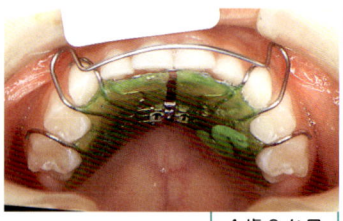

5歳3か月
下顎正中が右へわずかにズレているのは、左側のほうがⅢ級傾向が強いからである。

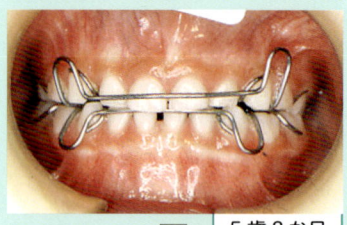

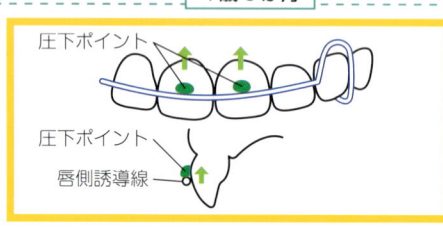

図Ⅶ-6　圧下ポイント。
被蓋が深すぎる場合など、歯牙を歯根の方向へ押し込む場合に用いる。

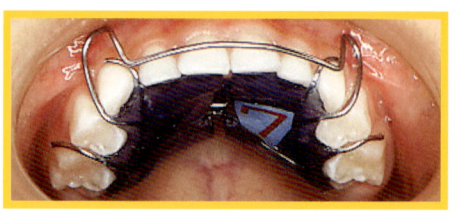

5歳5か月
Chin capを使用しているところ。
院内でもChin capを使用し、当日Chin cap使用始める前と処置完了時に、必ず関節雑音の有無をみなければならない。

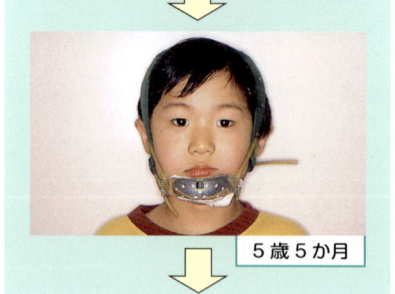

圧下ポイントを使用する場合には、プレートの維持が大切。C|CおよびE|Eのクラスプの保持がしっかり機能しているかを常に確認する必要がある。クラスプの保持が不足するとプレートは浮き上がる。保持が不足する時は保持ポイント（P107参照）を用いる。

CASE 5 乳歯列骨格性反対咬合

5歳11か月
1|1萌出。E|E関係はover correctionされ、乳歯列Ⅱ級傾向、E|E関係はかすかに乳歯列Ⅲ級傾向が残っている。

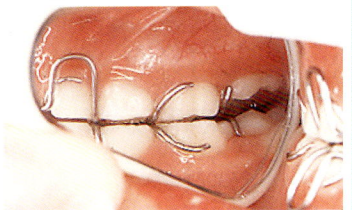

ActivatorにStoppingしているところ。

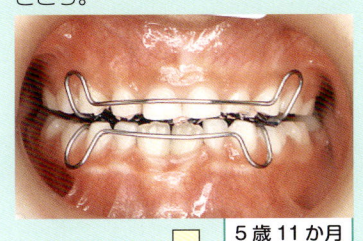

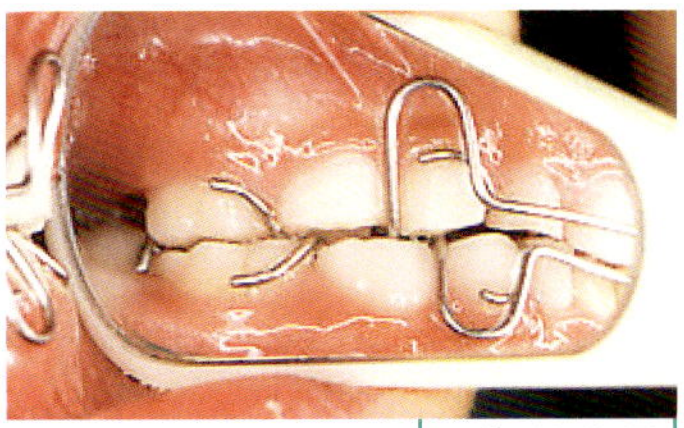

5歳11か月

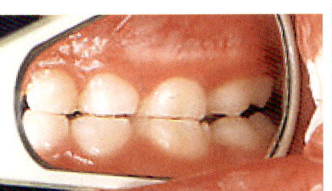

7歳0か月
E|E関係は、少し改善されたようである。

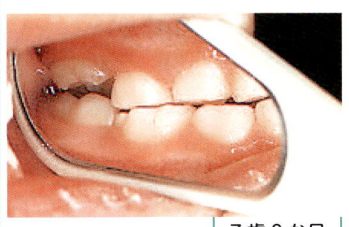

7歳0か月

注意 下顎に著しい過成長の成長パターンがある症例は、反対咬合が治ったあとも、多くは固定式装置でⅢ級ゴム顎間固定を行う。固定式装置の期間は2.5か月〜5か月くらいである。
　その理由は、可撤式装置だけでは、下顎後方移動が不十分で、乳歯列（E|E関係）Ⅲ級傾向が残ってしまうからである。固定式装置による顎間固定とChip cap併用で劇的に下顎後退する。
　この場合の顎間固定の固定源は乳側方歯群（EDC|CDE / EDC|CDE）となる（P161の症例参照）。すなわち、乳歯固定による下顎遠心移動である。

詳説 この症例はE|Eにかすかに乳歯列Ⅲ級傾向が残っているが、この時までの経過や動機づけの効果などを考慮し、固定式装置は使用しないで、可撤式装置とChin capで今後も行っていくことにした。もちろんこの後も継続管理を行い、10代のスパートの直前と初め（11歳頃）の頃に、特に積極的に処置を行わなければならないことを患者さん側に説明してある。

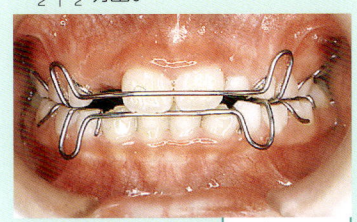

7歳7か月
2|1|1|2 萌出。

7歳8か月
プレートの他、夜間はActivator使用。来院調節時Stopping添加したところ。

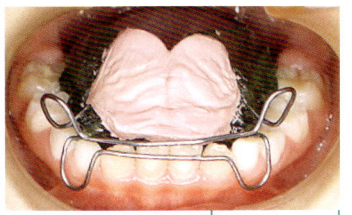

7歳8か月

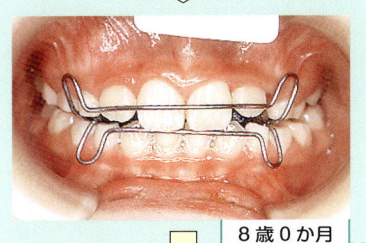

8歳0か月
|2 が萌出中であるが、ほとんど標準経過態に近い。

8歳0か月

8歳5か月
C|C萌出。21|12 / 21|12 揃った。
|2 が少し捻転しているが、大体標準経過態になった。

標準経過態

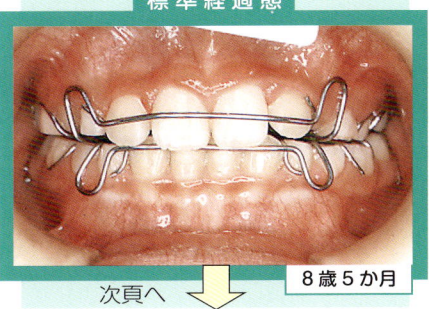

美しいだけでなく、顔が凸型になっている。

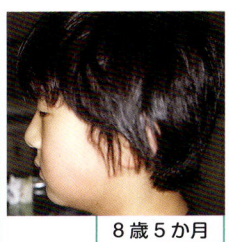

8歳5か月

次頁へ　8歳5か月

145

| VII 歯列・咬合の継続管理の実際 | CASE 5 乳歯列骨格性反対咬合 |

9歳1か月
$\overline{6|6}$関係は、咬頭対咬頭よりも$\overline{6|}$が遠心にある。これは$\overline{E|E}$関係が乳歯列Ⅱ級傾向になっていて、ターミナルプレーンがdistal stepになっていたからである。

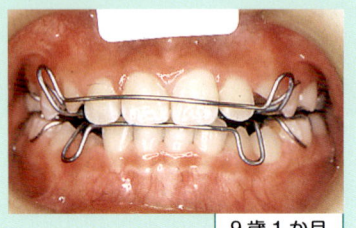

$\overline{|6}$関係は、咬頭対咬頭よりも$\overline{|6}$が近心にある。これは$\overline{|E}$関係が乳歯列Ⅲ級傾向になっていて、ターミナルプレーンがmesial stepになっていたからである。

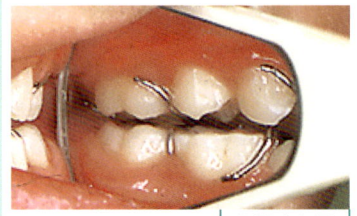

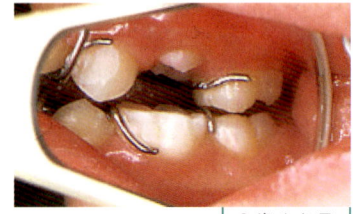

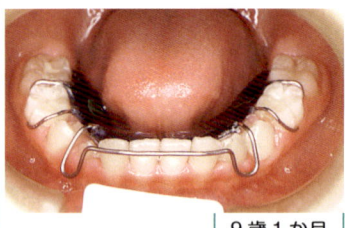

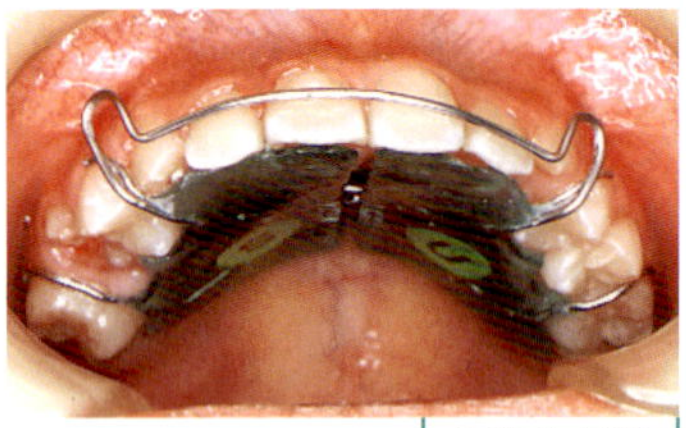

9歳6か月
今後の10代の身長の伸びのスパートに備えて、ActivatorとChin capは生活習慣にいれる。正中のズレはActivatorで少しずつ治していく予定。関節雑音はない。

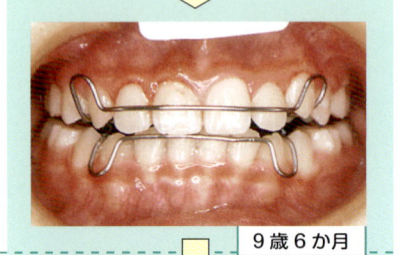

参考 上顎の前方移動については、(乳)前歯を少し前方に移動させることもある。
乳歯列期では、正常被蓋の上下の乳歯列弓は、頭蓋全体に対して安定した位置に発育しようとする性質(形態の保守性 P18)があるので、通常は顎外装置タイプの上顎前方牽引装置は使用しない。

10歳6か月
全部永久歯に交換したが、しっかり咬頭嵌合していない部分もある。$\overline{|3}$の尖頭を舌側に傾けている。
10代のスパートに備え、Activatorは就寝時、Chin capは昼4時間と就寝時に使用。

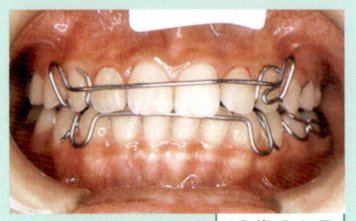

12歳5か月
10代のスパートに入っているが、まったく下顎の前方偏位は見られない。
この症例の残された問題点は、下顎正中が1mm強右へズレていることである。この要因は、右側がⅡ級傾向、左側がわずかではあるが、Ⅲ級傾向が残っていることによる。後から考えれば、ⅡAおよびⅡC期の頃のActivatorで治しておくべきであった。その理由は歯列育成の基本的な考え方(P19)として、形態的には早期によい形にして、その状態から発育させることに重きを置いていることに反するからである。つまり顎関節の形成が未完成のうちに、顎位は正しておくべきであった。

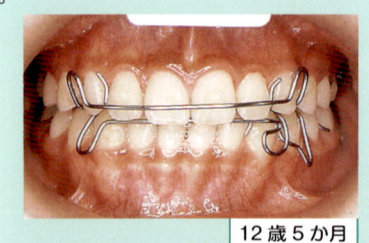

CASE 6　乳歯列期（ⅡA）→永久歯列期（ⅢC）

乳歯列反対咬合：一般的な乳歯列反対咬合の治療

初診時の主な所見
年齢：5歳8か月　女子
乳歯列弓形態：上下閉鎖型
咬合状態：$\frac{E|}{E|}$乳歯列Ⅲ級、$\frac{|E}{|E}$乳歯列Ⅲ級
主な処置方針：乳歯列側方拡大、下顎後方誘導、永久切歯唇側傾斜

★ この程度の乳歯列反対咬合は、従来「自然に治ることもある」ということを期待して、放置されることも多かった。

★ この症例は、ご両親が自分の子を正しい咬合にするために来院されたものである。$\overline{A|}$はすでに脱落して永久歯が萌出する寸前の時期であった。このような症例で、万一自然に前歯部の被蓋が治ったとしても通常乳臼歯部をみると、$\frac{E}{E}$関係は乳歯列Ⅲ級の状態で前歯部だけ被蓋が治った状態になっているのである。つまり、乳歯列反対咬合が自然に治った場合、できあがった永久歯列は、やはりⅢ級傾向の永久歯列なのである。

★ 初診時とその後の口腔内写真で、読者にこのことを推定していただくために、この症例を掲載した。初診時（5歳8か月）の$\frac{E|}{E|}$関係、$\frac{|E}{|E}$関係は、1咬頭飛び越えた状態の乳歯列Ⅲ級になっている。もし乳歯列期あるいは混合歯列前期に乳前歯部被蓋が治ったとしても、やはり$\frac{E}{E}$関係は、乳歯列Ⅲ級またはⅢ級傾向が残ってしまうのである。

● 歯列育形成では、少しでも顎の位置関係に偏位がある場合は、これを正しい位置にして、そしてその後も管理を続け、その状態から発育するようにする方法をとる。

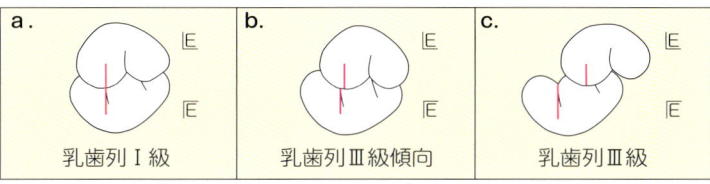

5歳8か月　初診時
$\frac{E|}{E|}$関係は乳歯列Ⅲ級。

5歳8か月

図Ⅶ-7　正常な$\frac{E}{E}$関係と、下顎近心咬合の$\frac{E}{E}$関係。

a．正常な$\frac{E}{E}$関係…乳歯列Ⅰ級。ターミナルプレーンはvertical typeまたはverticalに近いmesial step type。
b．わずかな下顎近心咬合…乳歯列Ⅲ級傾向。ターミナルプレーンはわずかにmesial step type。
c．咬頭を飛び越えた下顎近心咬合（半咬頭以上下顎近心咬合）…乳歯列Ⅲ級。ターミナルプレーンははっきりしたmesial step type。

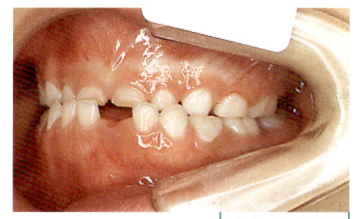

注意　機能的に大きな顎の偏位がなく、また特に不正な顎の過成長・劣成長の成長パターンもないのに$\frac{E}{E}$関係がかすかに乳歯列Ⅲ級傾向を呈している場合がある。そしてこのかすかなⅢ級傾向は、乳歯列期の間、変化はない。つまり、これは人間の乳歯列期の生理的な状態または特性というべきもので、乳歯列Ⅰ級の症例なのである。これらの鑑別は、継続管理を行っていて、$\frac{E}{E}$関係に変化があるかないかによって決定する。

● 乳歯列Ⅰ級、Ⅱ級、Ⅲ級は、永久歯列のAngleの分類のように、上顎第二乳臼歯の近心頬側咬頭と下顎第二乳臼歯の頬面溝との前後的位置関係でみる。

● 従来、上下顎第二乳臼歯の前後的位置関係をみるのに、ターミナルプレーンが用いられていたが、乳歯列期の前半では第二乳臼歯の遠心面の全体をみるのが困難なことがある。また上顎乳臼歯部の歯列に対して下顎が後方に偏位しようとする成長パターンがあるのか、あるいは前方に発育しようとするのかをみるのには、この$\frac{E}{E}$関係のほうが都合がよいことが多い（詳細はP55参照）。

5歳8か月　初診時
$\frac{|E}{|E}$関係は乳歯列Ⅲ級。

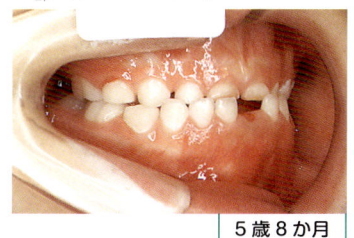

5歳8か月

VII 歯列・咬合の継続管理の実際

- この症例は、今後も継続管理を行っていくわけであるが、継続管理・処置によってこの幼児は小学生の間もずっとよい歯並びでいることができる。もちろん継続管理によってう蝕予防は術者サイドの責任において行うことができる。
- ★現代の日本の社会情勢は、継続管理を行いやすい状態になってきている（P15参照）。

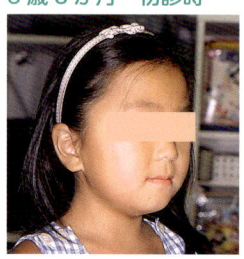

- この症例は顔貌から見ても、それほど下顎骨は大きくなく、オトガイは前方に著しくは出ていない。下顎が前方に偏位しているというよりも、上顎乳前歯の後退感がある。模型では下顎歯槽骨はしっかりした形をしていて、決して小さくはなく、やはりいくぶんかは下顎過成長の成長パターンがあると見たほうがよい症例である。このような場合も、管理の過程において、下顎骨が過成長にならないように観察、処置を行っていかなければならない。

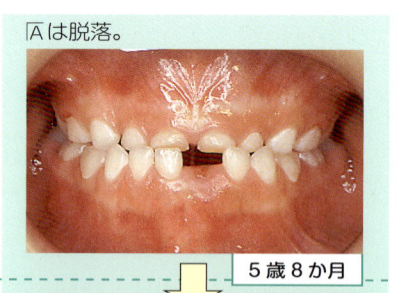

5歳8か月　初診時

|A は脱落。

詳説 乳歯列反対咬合の治療で、最も多く使われる方法は、前掲載CASE 5の症例のように初めに下顎斜面板プレートとChin capの併用である。重度の反対咬合でなければ、ほとんどの症例は、この方法で被蓋改善できる。この症例は A|A の交換期が近づいているので、初めに下顎斜面板プレート（P109、P144）が使用できなかった。

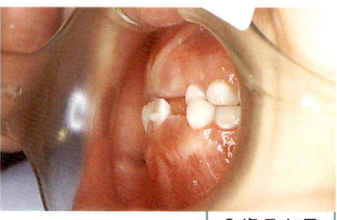

5歳8か月

6歳7か月 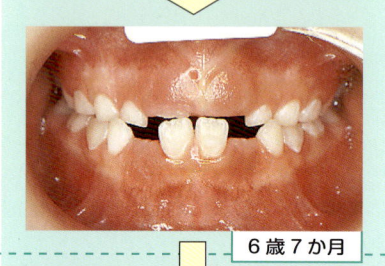　6歳7か月

6歳7か月
1|1 は萌出したが、正常被蓋にはならない。

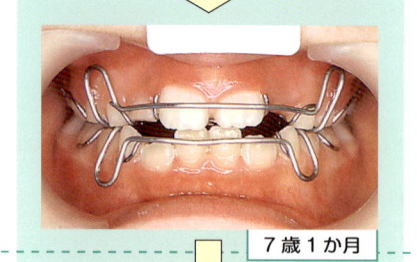

7歳1か月
とりあえず 1|1 は舌側へ傾斜移動。離開した 1|1 はアクロススプリング（P188）で閉鎖するとともに、わずかに唇側移動して、逆被蓋になることは免れた。Chin capは積極的ではないが使用している。

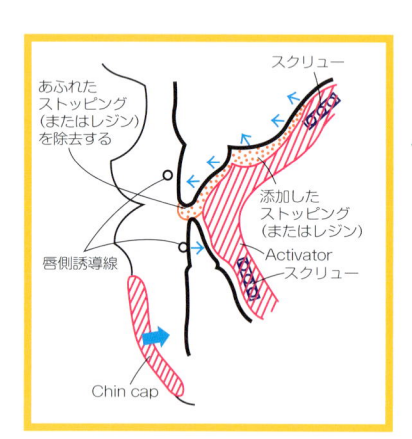

7歳1か月

7歳7か月
ただ前歯の逆被蓋を治すだけでなく、下顎骨全体を後方に移動しなければならない。
そのためにActivatorを使用している。Chin capも併用することで効果を挙げることができる。

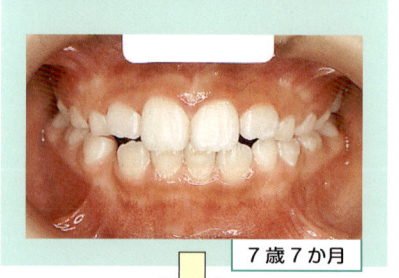

7歳7か月

Activatorをはずしたところ。
2|2 が萌出途中であるが、前歯部の配列はよい状態になっている。

7歳7か月

図VII-8　右の7歳7か月口腔内写真に使用したActivatorの作用。Activatorの口蓋前壁部にストッピングを軟化し付着、強く咬ませる（Activatorの製作については、P110を参照）。

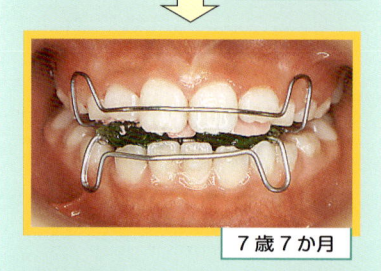

CASE 6 乳歯列反対咬合

標準経過態

8歳1か月
ほぼ標準経過態になった。

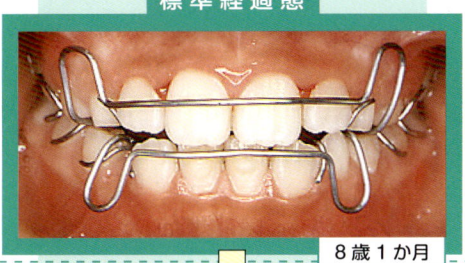

より美しくなるためChin capを生活習慣にいれている。

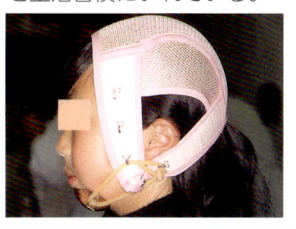

8歳1か月

9歳8か月
C|C / C|C 脱落。後継永久歯が萌出しようとしている。

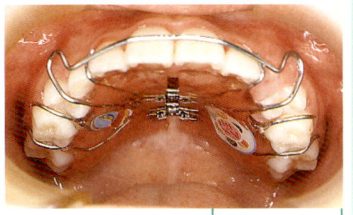

9歳8か月 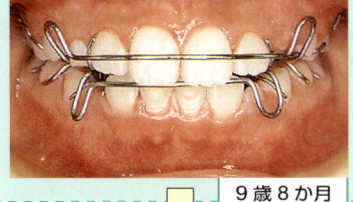　　9歳8か月 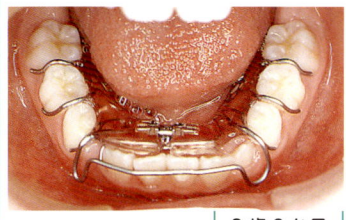　　9歳8か月

10歳3か月
下顎骨の後方移動を行うのは、Chin capとActivatorを使用することに頼るわけであるが、やはりまだ 6|6 関係はやや乳歯列Ⅲ級傾向である。

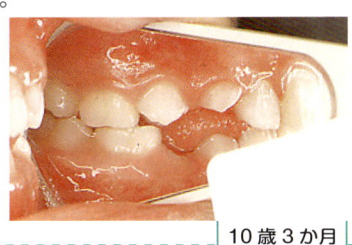

3|3 / 3|3 萌出中。

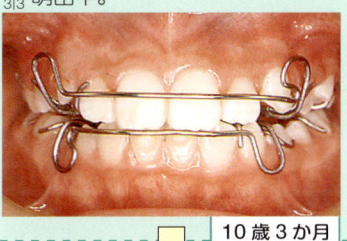

6|6 関係もⅢ級傾向(10歳3か月の側面口腔内ミラー写真は、翻転してある)。

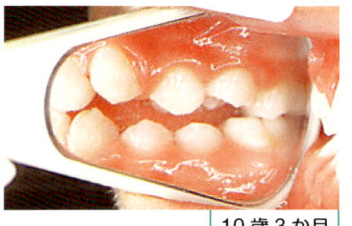

10歳3か月 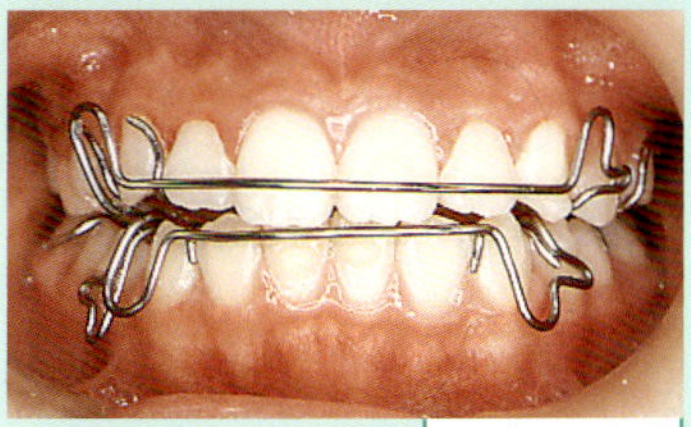　　10歳3か月　　10歳3か月

10歳11か月
身長の伸びのスパートのピークに入っているが、動機づけが成功し、Chin capとActivatorは継続しているので、下顎骨の前方への過剰な発育は抑制されている。
昼はプレート使用。

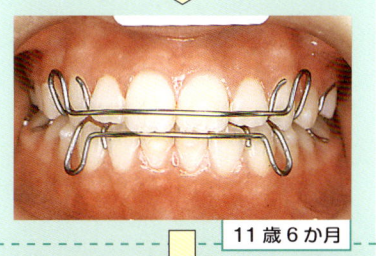

10歳11か月

11歳6か月
身長の伸びのスパートのピークはほぼ終わりかけているが、下顎の前方への発育抑制は、一応効果があったと見てよい。
プレートとChin capは継続している。

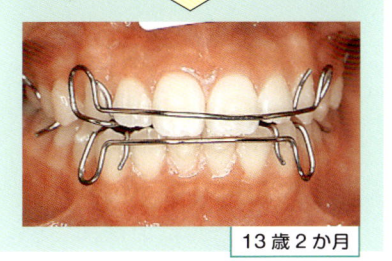

11歳6か月

13歳2か月
その後の成長による再発を防ぐため、さらにプレートとChin capは、生活習慣にいれていることが重要である。

13歳2か月

Ⅶ 歯列・咬合の継続管理の実際

CASE 7　乳歯列期（ⅡA）→永久歯列期（ⅢC）

乳歯列骨格性反対咬合：骨格性反対咬合の継続管理・処置

初診時の主な所見

年齢：4歳4か月　男子
乳歯列弓形態：空隙歯列であるが、わずかな空隙不足がある
咬合状態：E|E 乳歯列Ⅲ級、E|E 乳歯列Ⅲ級
主な処置方針：乳歯列側方拡大、下顎後方誘導、上顎前方誘導

★ この症例の下顎骨は、特別に大きくはなく、機能性の要因をうかがわさせる。しかし下顎乳前歯歯槽部が前方へ突出し、下顎乳前歯の歯軸は舌側傾斜していることなどから、骨格性の要因も加わっていると見なければならない症例である。

★ 乳歯列期のうちに、顎の位置関係と乳歯列弓の形をよい状態に直し、その後も継続管理を続けた症例である。よい顎の位置関係と、よい形の乳歯列弓の状態から発育が続けられ、整った顔の青年に育っていくのがわかる。

● 反対咬合の継続管理のうちで、身長の伸びがスパートする10代のピーク時が大切である。身長の伸びと一緒に下顎骨も成長するからである。特にスパートのピークが始まる直前から始まりの頃が重要であって、この頃に集中的に下顎骨の後方移動を行わなければならない。このときChin capの使用は大切である。

参考　10代の身長の伸びのスパート　男子10歳〜16歳（ピークは11歳〜13歳）　女子8.5歳〜13歳（ピークは9歳〜11歳）。

注意　もちろん10代のスパートには個人差がある。しかし継続管理を行っていれば、この頃に全身の状態を観察することができる。急に身長が伸び出したと思った時が、すなわちピークにさしかかった時である。

参考　乳歯列期、混合歯列前期までの間に、動機づけがうまく行き、装置の使用が十分に行われて、わずかにⅡ級傾向になるなど、over correctionされた状態で経過していれば、スパートのピークをそれほど警戒しなくてよい。

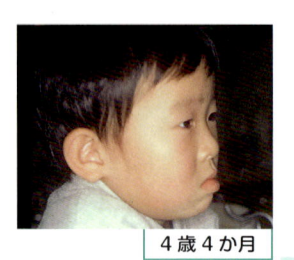

4歳4か月　初診時
下顎骨、下唇が前方に突出し、側貌は凹型である。

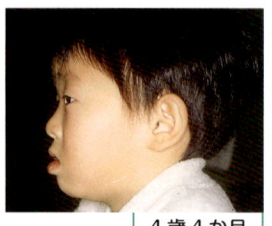

下顎骨が前方に過剰に発育しているのがわかる。

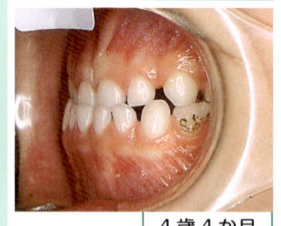

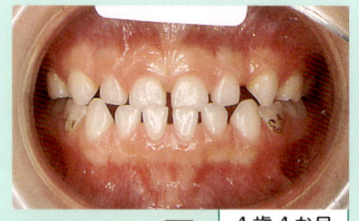

4歳7か月
Activator 使用。

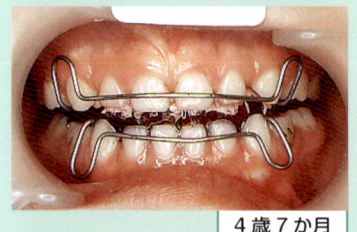

4歳8か月
下顎には斜面つきプレート使用。

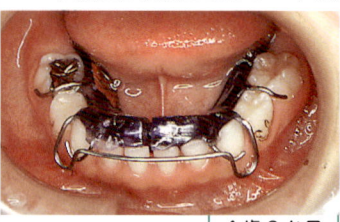

ActivatorとChin capを装着したところ。

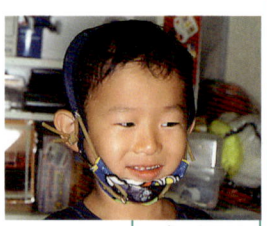

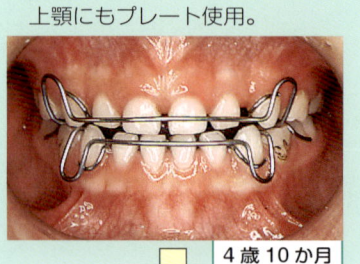

4歳10か月
上顎にもプレート使用。

150

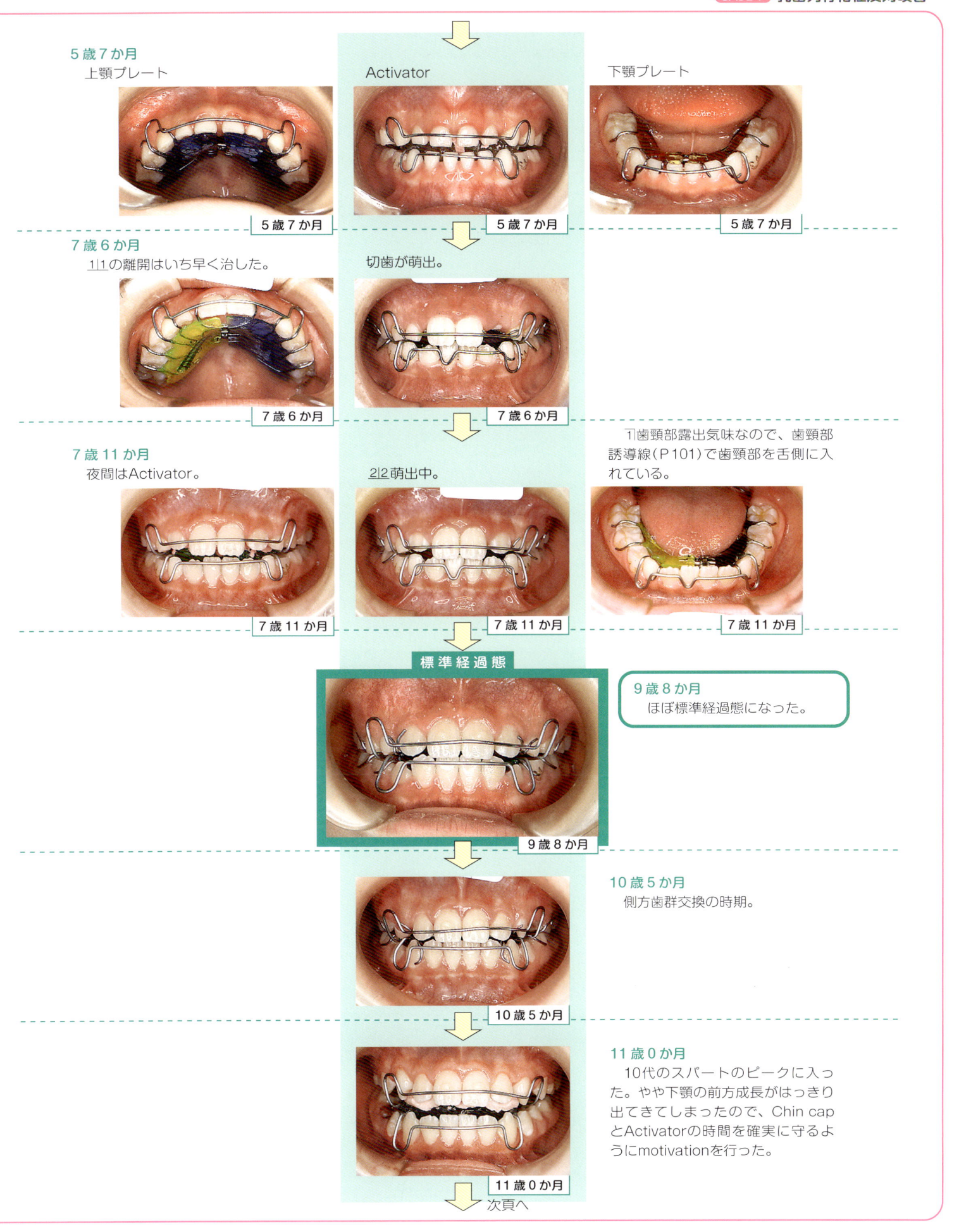

CASE 7 乳歯列骨格性反対咬合

5歳7か月
上顎プレート

Activator

下顎プレート

5歳7か月　　5歳7か月　　5歳7か月

7歳6か月
1|1の離開はいち早く治した。

切歯が萌出。

7歳6か月　　7歳6か月

7歳11か月
夜間はActivator。

2|2萌出中。

1歯頸部露出気味なので、歯頸部誘導線（P101）で歯頸部を舌側に入れている。

7歳11か月　　7歳11か月　　7歳11か月

標準経過態

9歳8か月
ほぼ標準経過態になった。

9歳8か月

10歳5か月
側方歯群交換の時期。

10歳5か月

11歳0か月
10代のスパートのピークに入った。やや下顎の前方成長がはっきり出てきてしまったので、Chin capとActivatorの時間を確実に守るようにmotivationを行った。

11歳0か月
次頁へ

151

VII 歯列・咬合の継続管理の実際

CASE 7 乳歯列骨格性反対咬合

11歳9か月
側方歯群は全部交換したが、咬合が不安定である（咬頭嵌合がしっかり行われていない）。

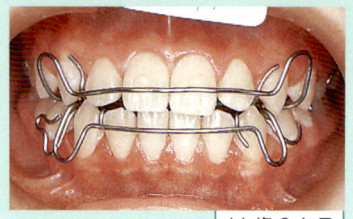

12歳2か月
3|2|3 微調節を行っている。

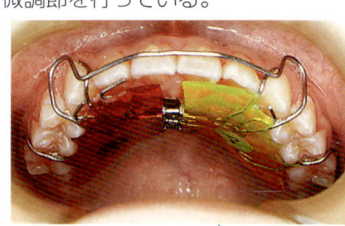

**4|微調節を行っている。

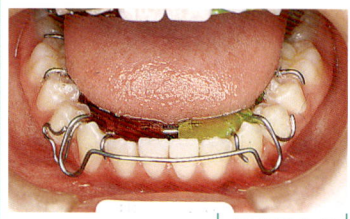

13歳2か月
10代のスパートのピークは終わりに近づいた。まだあとわずか咬頭嵌合が不十分であるが、この程度の状態であれば、自然にしっかりした永久歯咬合ができる。

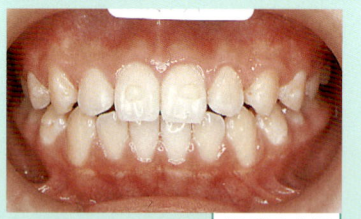

13歳5か月
さらに細かい微調節を続ける。来院間隔は2か月くらいになっている。

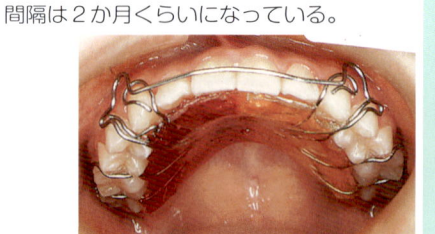

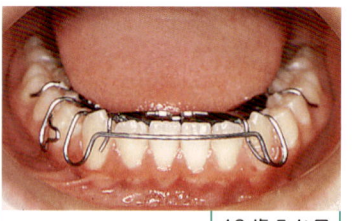

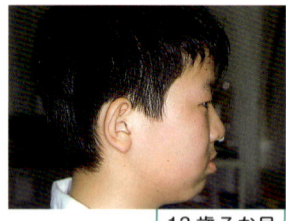

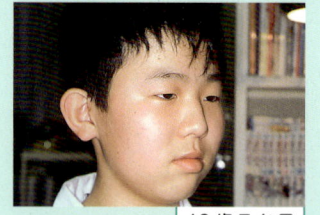

13歳7か月
初診時と比べ、側貌が凸型にかわり、美しい表情になったところを見ていただきたい。

14歳0か月
身長の伸びのスパートのピークは過ぎた。しかしまだ継続管理を続け、来院間隔はあくが、予防処置と一緒に歯列の管理・処置のためときどき来院している。プレートを使用することは、生活習慣にはいっているだけでなく、正しい咬み合わせでいることに誇りをもっているようである。

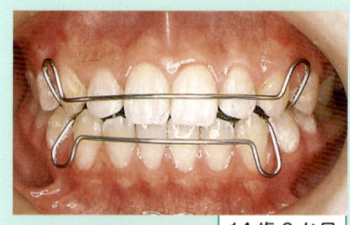

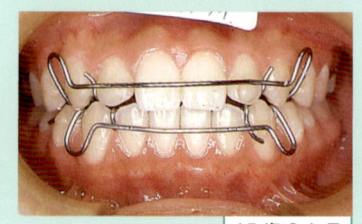

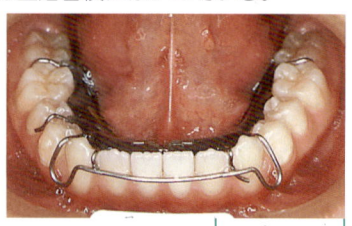

15歳2か月
身長の伸びは著しくなくなってきているが、すでにプレートとともにChin capも生活習慣にはいっている。

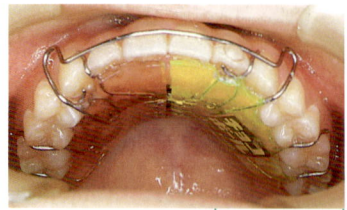

CASE 8 乳歯列反対咬合

CASE 8 乳歯列期(ⅡA) ➡ 永久歯列期(ⅢC)

乳歯列反対咬合：反対咬合の治療と顔面の発育、継続管理・処置

初診時の主な所見
年齢：2歳3か月　女子
乳歯列弓形態：上下閉鎖型
咬合状態：E̅E̅|E̅E̅／E̅E̅|E̅E̅ 関係乳歯列Ⅲ級
（初診時 E̅|E̅ 未萌出なので3歳0か月時の E̅|E̅ 関係）
主な処置方針：乳歯列側方拡大、下顎後方誘導

● 乳歯列期の反対咬合は、幼児の対応が成功し、患者さんサイドのmotivation（Ⅳ章-1〜3、4-②参照）があれば容易に治すことができる。さらに、通常よく見られる顎骨の過成長劣成長やdiscrepancyの問題は解決できる。そのためそれ以外に、全身的な疾患や奇形に準ずる状態がなければ、すべて治療の対象になる。

★ 同じ幼児期でも早い時期から歯列育形成を行ったほうがよい。それによってその子の一生涯を通じての運命を素晴らしいものにする大きな方向づけができる、ということを歯科医もコ・デンタルスタッフも、本症例写真を見て感じとっていただけると思う。

★ 乳歯列期に始めると、顎の位置関係だけでなく、乳側方歯群を側方拡大することなどによって、乳歯列弓をよい形にし、その状態からそれに適応して、顎骨体部もそれに関わる軟組織も発育することが期待できるのである。

2歳3か月　初診時
反対咬合は B̅A̅|A̅B̅／B̅A̅|A̅B̅ だけであるが、下顎歯槽部が前方に出て、下顎乳切歯はやや舌側傾斜、骨格性の要因もあることがうかがえる。

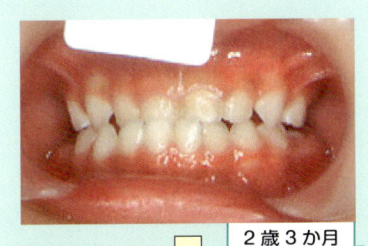

2歳3か月

3歳0か月
Activatorを装着したところ。Activatorは就寝時使用。

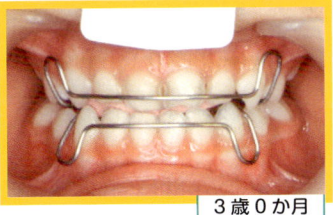

上下プレート。A|A には圧下ポイントがつけてある。下顎は斜面板プレート（P109）。

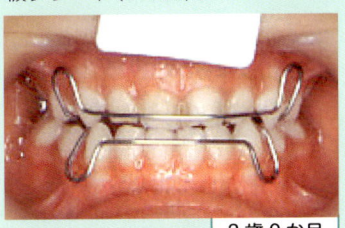

側貌は凹型で骨格性の特徴を現わしている。

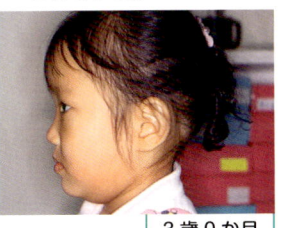

3歳0か月

Activatorにも側方拡大のためスクリューがつけられている。

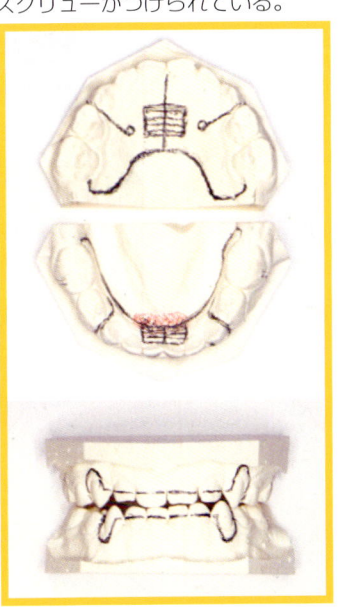

3歳7か月
被蓋はかなり改善したが、切端咬合に近い。

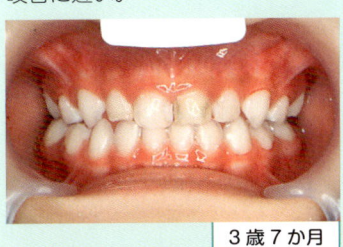

下顎も閉鎖型乳歯列。乳歯列期にできるだけ側方拡大の必要がある。

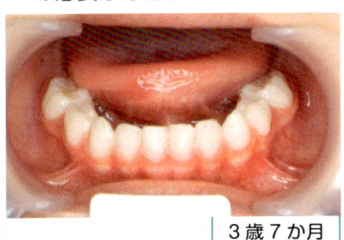

3歳7か月

Activator装着。

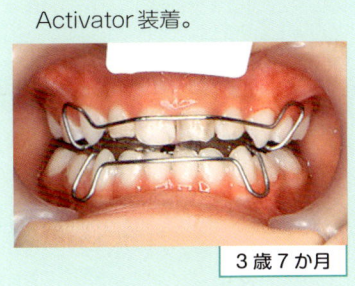

3歳7か月

153

Ⅶ 歯列・咬合の継続管理の実際

5歳1か月
側方拡大が進み、上下とも空隙ができてきた。

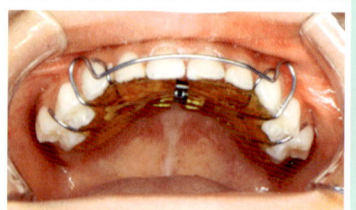

5歳1か月 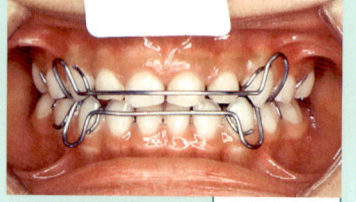　5歳1か月 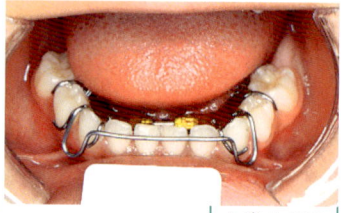　5歳1か月

5歳10か月
Chin capはずっと継続している。一般に乳歯列期の頃は、就寝時と昼は4時間くらいでよいことが多い。
側貌は凹型（3歳0か月時参照）であったが、この時点で改善されている。

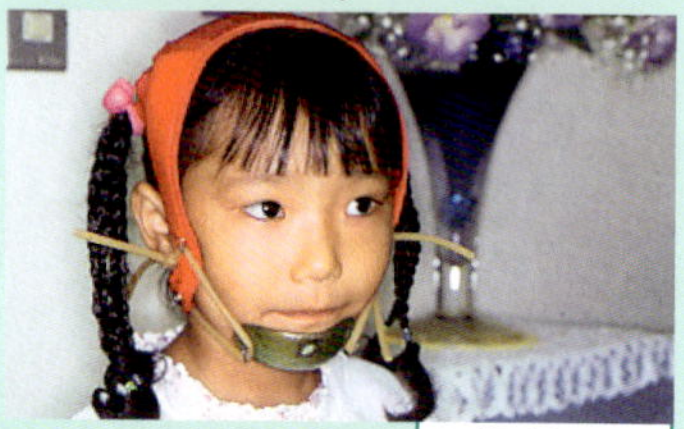

5歳10か月

6歳7か月
Activatorとプレートを継続。中央はActivatorを装着したところ。

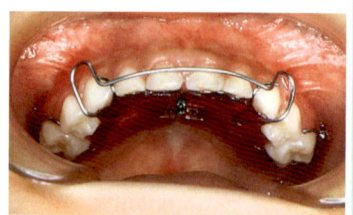

6歳7か月 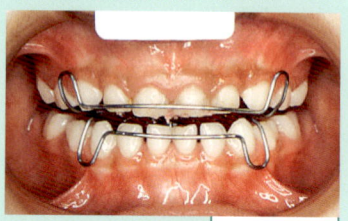　6歳7か月 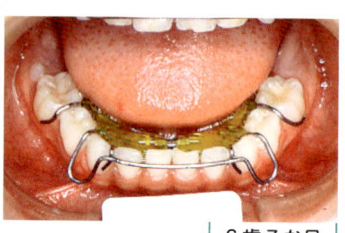　6歳7か月

7歳10か月
咬合器にActivatorをつけたところ。　1|1萌出。Activator装着している。　使用しているActivator。

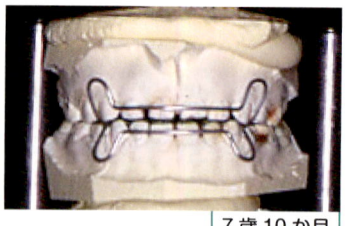

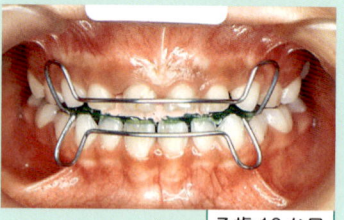

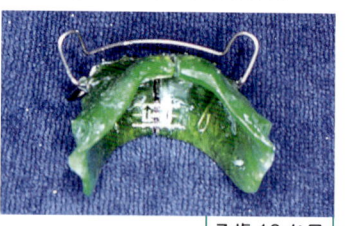

7歳10か月　7歳10か月　7歳10か月

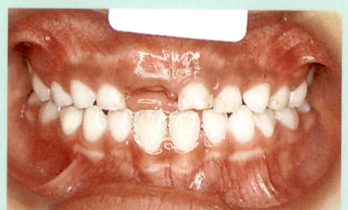

7歳11か月
E|E関係はまだわずかに乳歯列Ⅲ級傾向が残っている。　A|脱落。　E|E関係わずかにⅢ級傾向。

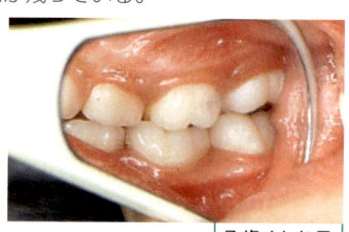

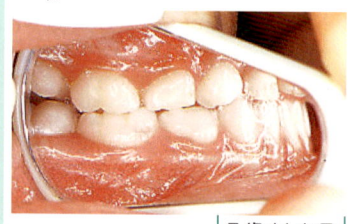

7歳11か月　7歳11か月　7歳11か月

3歳0か月の頃の写真と比べると、側貌のシルエットが美しくなったのがよくわかる。顎骨体部まで改善されたとみることができる。特に口唇の形とその周囲の軟組織の変化は素晴らしいものがある。これは3〜4歳の頃からの反対咬合の治療の成果である。

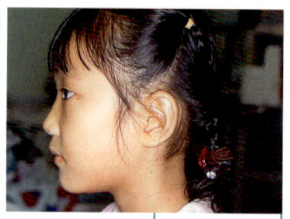

7歳11か月

↓次頁へ

154

CASE 8 乳歯列反対咬合

8歳4か月
1)萌出。
1)捻転を治すため、舌側に弾線がついている。

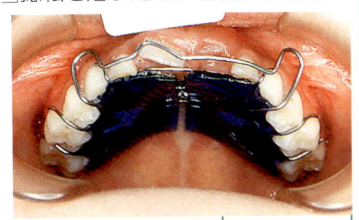

8歳4か月

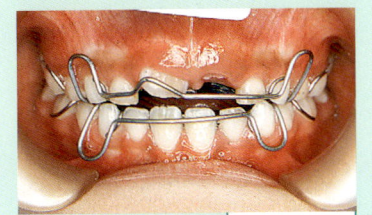

萌出時のわずかな捻転なども誘導線で治す。6|6はフックでわずかに遠心移動。

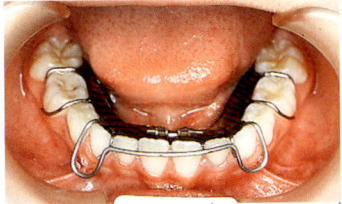

8歳4か月

8歳4か月

9歳11か月
臼歯関係は7歳の時よりもいくぶん改善されてはいるが、身長の伸びのスパートのピークにはいった。

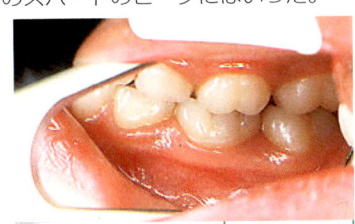

10代のスパート時の始めの頃が最も大切。特にこの時期には、ActivatorとChin capの使用に手を抜かないように注意する。

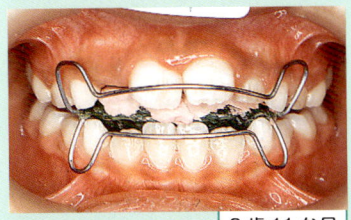

臼歯関係も7歳の時よりもいくぶん改善されている。

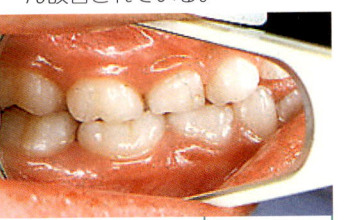

9歳11か月

9歳11か月

9歳11か月

10歳0か月
2|2萌出。

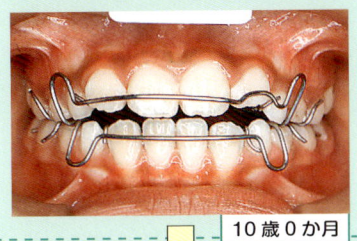

10歳0か月

標 準 経 過 態

10歳5か月
　標準経過態の時期ではあるが、上顎ややスペース不足の感じでもある。

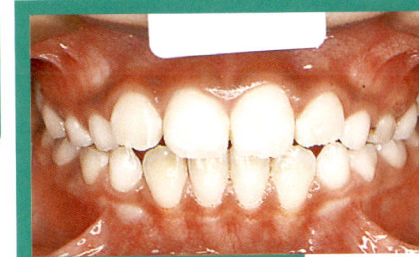

10歳5か月

11歳1か月
3|3萌出始まる。

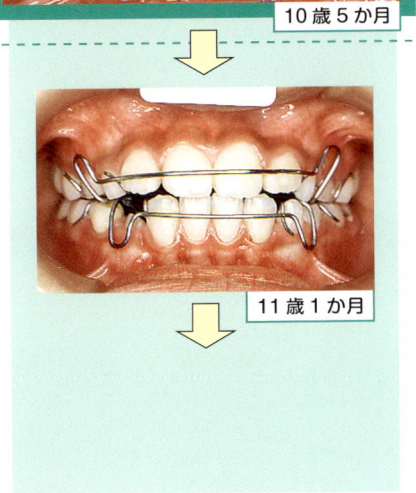

11歳1か月

155

Ⅶ 歯列・咬合の継続管理の実際

CASE 8 乳歯列反対咬合

11歳5か月
$\frac{21|12}{21|12}$ はきれいに配列、身長の伸びのスパートのピークはすでに終わろうとしている。
　ActivatorとChin capも併用。

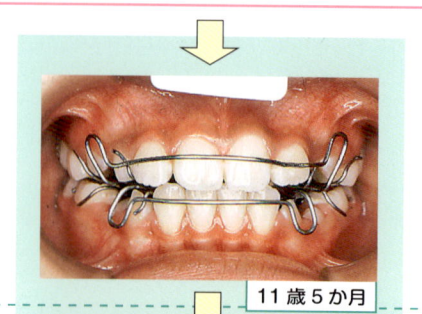

11歳5か月

12歳10か月
　プレート、Activator、Chin capを生活習慣にいれている。

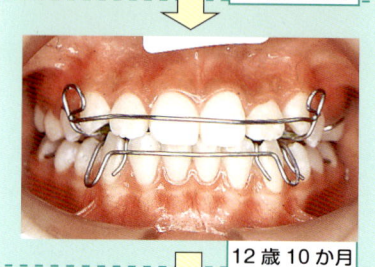

12歳10か月

13歳8か月
$\frac{6}{6}$ 関係はⅠ級であるが、もう少しover correctionしたいところであった。

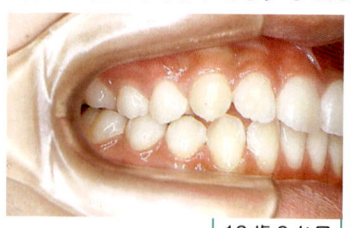

13歳8か月

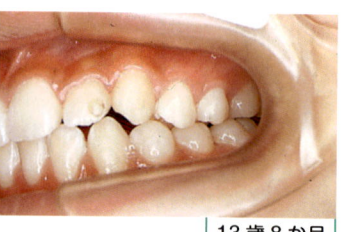

13歳9か月
　プレートとChin capは生活習慣にはいっている。再発の状態は今のところ見られない。

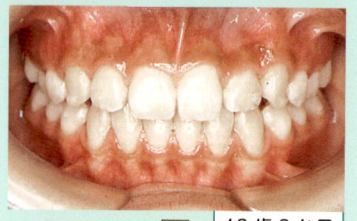

13歳8か月

13歳9か月

14歳6か月
　来院間隔はあいているが、継続管理を続けている。

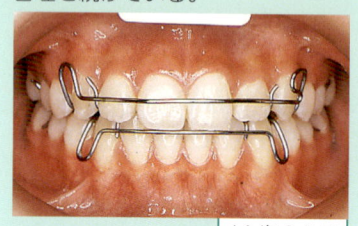

14歳6か月

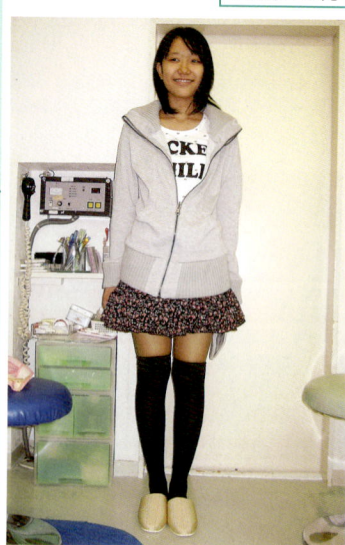

13歳8か月
　体の発育もよく、スタイルは抜群。オトガイが強く出ている感じはない。

CASE 9 乳歯列期(ⅡA) 乳歯列反対咬合：乳歯列反対咬合の治療と**顔**の発育、変化

- 乳歯列反対咬合は、基本的にはすべて治したほうがよい。
- ★ その第1の理由は、確実に正常被蓋にすることができるからである。前でも述べたように、幼児の対応がうまく行われ、motivation（Ⅵ章-4-②参照）がなされていれば、特別な場合※を除き、すべての症例を治すことができる。

詳説 ※この特別な場合とは、当然ながら奇形または奇形に近い大きな異常、および全身的な特異な疾患の子は対象外である。
顎骨に奇形に近い大きな異常がある場合には、必ず顔面および口腔内に特異な状態として現れる。要するによくある普通の顔であったら、反対咬合でも前突でも治療することができるわけである。

注意 患者さんに対しては、奇形という言葉は使用してはいけない。

参考 すなわち、将来、矯正でも治すことのできるような、顎骨の過成長・劣成長の成長パターンの問題による不正咬合は、すべてとりあえず乳歯列期に正常被蓋にすることができるのである。反対咬合を治すための装置はいろいろあるが、乳歯列期にはどの装置もよく作用する。つまり、乳歯列期では反対咬合を治すだけであったら簡単なのである。そしてその後の継続管理の動機づけ（P132）が重要である。

★ 第2の理由は、乳歯列反対咬合は発育期の初めのうちに治してしまったほうが、機能の問題が残らない。すなわち、発育期のできるだけ初めのうちに顎の位置関係を正しくし、その状態から発育していけば、機能的にも良好な発育が期待できるわけである。そしてよい機能は美しい表情の顔に発育する要因ともなる。

理由 もし乳歯列反対咬合を何もしないで放置した場合、形態的に長期間不正が続くほど、機能に関する構造も、その不正な形態に適応して形作られていく。だから早期に治してしまったほうがよい。

参考 永久歯の不正咬合ができあがってしまってからの治療は、それなりにできた咬合を壊し、咬合の再構築することになるわけである。そしてまた永久歯の咬合のできあがりに近づいてから治すほど、咬合の再構築の要素が多くなる。

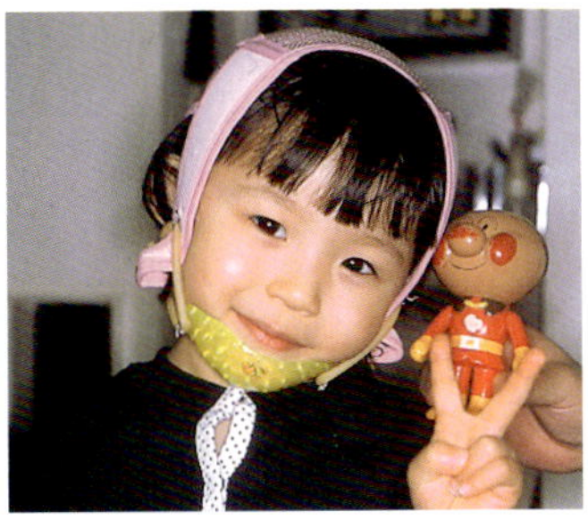

図Ⅶ-9 低年齢で反対咬合を治した子は幼児期ですでに表情がきれい。

- もし下顎骨に著しい過成長の成長パターンがあって、将来下顎骨がかなり大きくなるのではないか、と考えられる症例ほど、できれば低年齢のうちにover correctionし、$\frac{E}{E}$関係をわずかでも乳歯列Ⅱ級傾向にして、ターミナルプレーンはわずかのdistal stepの状態に保っていくのが理想的である。これには乳歯列反対咬合治療後の継続管理・処置がさらに重要となる。
- 第2の理由としてあげた発育期の初めに治すことについては、顎の位置関係のほかに同時に乳歯列弓の形も整えておく必要がある。たとえば乳歯列弓に狭窄があったり、閉鎖型乳歯列であったりする症例は、できるだけ標準乳歯列弓（P84）に近づけるか、または症例によってはそれ以上に側方拡大をする。これはdiscrepancyの解消（P40）であり、これもできるだけ発育期の初めのうちに解消していたほうが、機能的にも良好な発育が期待できるわけである。
- ☆ この乳歯列の狭窄を治し、discrepancyの解消を行うことは、美しい永久歯列を形成させるための早期治療についての必須条件となる。

理由 大部分の日本人の乳歯列には、乳歯列弓の形の問題がある。たとえば大なり小なりの狭窄やV字型の乳歯列弓、それにdiscrepancyがあるなどである。

詳説 乳歯列期のdiscrepancyの診断は、大まかなものでよい。このdiscrepancyの大小の診断は、$\overline{1|1}$萌出し始めた時からの永久切歯萌出期の間に、順次修正していくことができる。

注意 もし乳歯列期に反対咬合を治すだけで、その後は経過観察するだけであれば、せっかくのよい機能と、美しい顔になる機会を逃してしまったことになる。

★〈CASE 9〉では、人間の発育期の始めのうちに相当する乳歯列期の時期に、反対咬合の処置を行ったいくつかの症例を掲載した。もちろん、これは多くの症例の中の最近の一部である。
乳歯列期に反対咬合を治した結果、とりあえず機能的安定のとれた状態に発育し、どの症例も美しい顔貌に変化したところを検証していただきたい。

VII 歯列・咬合の継続管理の実際

CASE 9-1　乳歯列期（ⅡA）

乳歯列反対咬合：一般的な乳歯列反対咬合の治療と顔の発育、変化

患者データ
年齢：2歳6か月　女子

できるだけ低年齢から、早く顔をきれいにして、そこから発育。

★ 咬合の異常があったり、歯列弓がよい形をしていなかったりすると、顔面の筋肉、特に咀嚼筋はそれに応じた発育をしていく。骨格的、器質的な異常は、頭頸部の機能だけでなく、さらに全身の骨格や姿勢、機能にも影響を与えるといわれる。

★ 眼窩下縁の内側半分はすでに上顎骨である。外側半分は頬骨であるが、頬骨は上顎骨と頬骨上顎縫合でしっかりと結合されている。すなわち眼から下の顔の形態は、顎骨で支配されているといってよい（図Ⅶ-10．ピンク線部分）。

● 早期に咬合の異常を改善して、そしてその状態から発育するようにすれば、顔の表情は、美しい状態での発育を遂げる。

★ 反対咬合の矯正歯科治療を行う場合、開始年齢が遅くなるに従い、咬合の再構築の要素が多くなる。すなわち、成長発育の終わりに近づくほどそれまでにできあがった機能が残るわけで、いわゆる機能の問題が起きてくる。

● 理論的には、発育期の始めのうち、つまり低年齢から始めるほど、機能の問題が起きないと考えられ、良好な結果が期待できる。

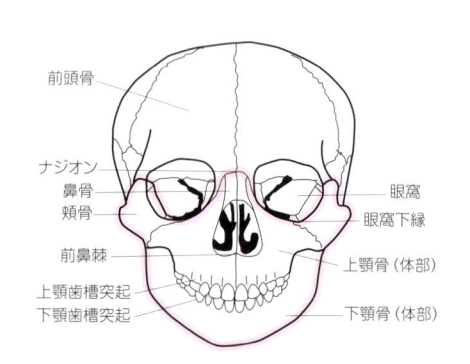

図Ⅶ-10　顔面頭蓋、特に上下顎骨は、乳歯列弓の形と顎の位置関係の良否によって形態的に影響を受ける。口腔領域の機能の優劣だけでなく、顔のイメージにも関わるものである。

オトガイが前方に出て、側貌は直型というよりも凹型になっている。すでに下顎骨は大きくなっているのがわかり、この症例は骨格性である。

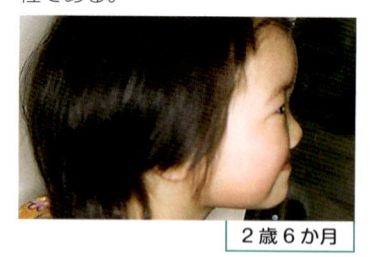

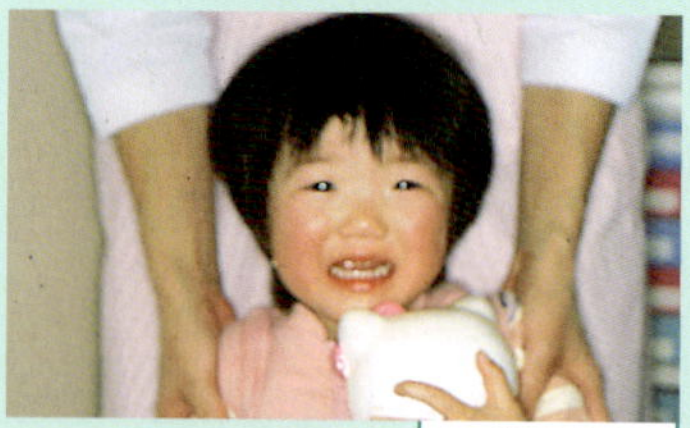

2歳6か月

2歳6か月　初診時
泣いている。
低年齢の場合は、幼児の対応が重要となる。もちろん2歳児も診察室が楽しければ続けて来院する。

BA|ABは少し舌側に傾斜、上顎の乳歯列弓は閉鎖型のため、このままだと永久歯列は叢生になってしまう。上顎の乳歯列弓の拡大と、もちろん下顎の側方拡大も必ず行わなければならない（前頁参照）。

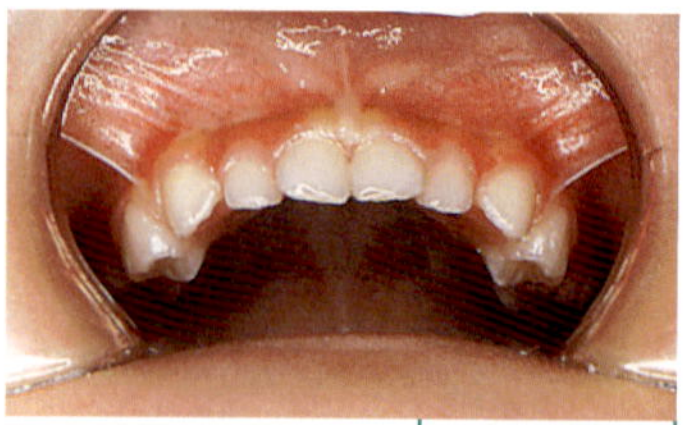

現在は乳前歯だけの反対咬合であるが、2歳の時にすでに下顎過成長パターンを示しているので、もし何もしなければ、まもなくDC|CD / D|D も頬舌的に咬頭対咬頭、さらに反対咬合になると推測される。

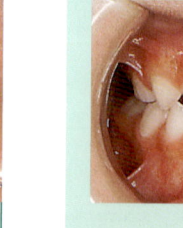

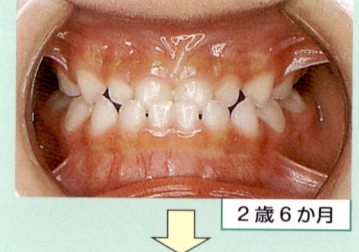

下顎骨が前方に偏位しているので、E|E 関係はもちろん乳歯列Ⅲ級（P56）となっている。乳歯列弓の前方部分の前後的位置関係はC|C関係でみる。乳歯列Ⅰ級の場合は、|Cの歯軸の延長が|Cの遠心1/4～1/3になければならない。この症例は下顎が前方に偏位しているので、|Cの歯軸は|D近心付近にある。

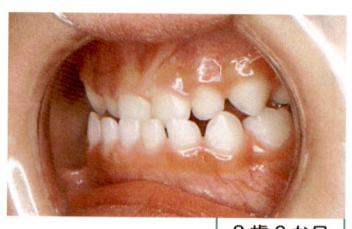

CASE 9-1 乳歯列反対咬合

2歳7か月
まずChin capを院内から始める。他のモデルをやってくれるきれいな女の子がChin capをやっているところをみせて、十分に動機づけできてからChin capを形式的にやってもらう。もちろん○○ちゃんは将来きれいなプリンセスになるためのChin capなのである。モデルは歯科医のお子さんであったら、なおよい。

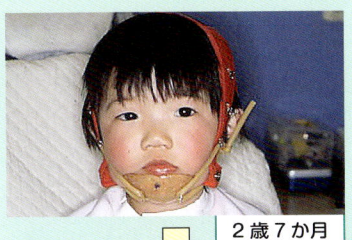

もうすでに下顎に斜面板プレートを入れている。このプレートはまだ前段階プレートで1日1～2時間くらいでよい。プレートを生活習慣に入れる目的のプレートである。自分で装着できるように練習した。

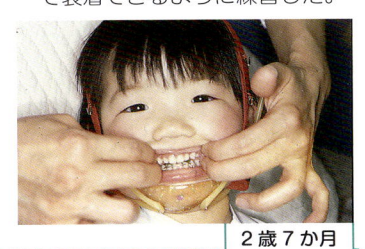

2歳7か月　　2歳7か月

2歳11か月
毎日ちゃんと自分でプレートを入れている。だから私は小学校へ行く頃は、うんときれいでかわいく、プリンセスになる。自信にあふれている。

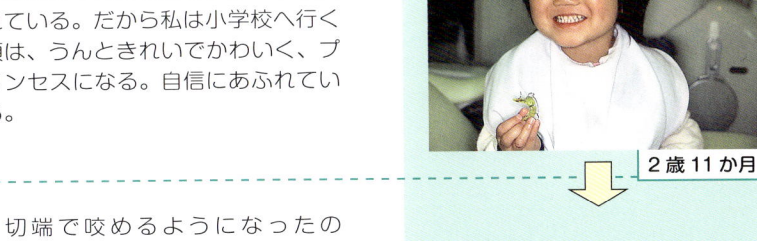

2歳11か月

切端で咬めるようになったので、できるだけ下顎を後方に位置するようにして構成咬合をとり、Activatorを作る。もちろん、何回か切端で咬む練習をしてからWaxを咬んでもらう。「プリンセスに咬んで!!」というとわかってくれる。さらにもっと下顎を強制的に後方にもっていくため、Waxを咬んだ時に術者がA|A付近を指で後方に押す（WaxにA|Aのあたりに指で押した凹があるのに注目）。

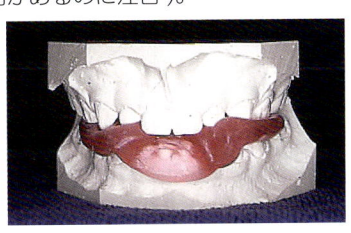

3歳3か月
プレートとChin capの装着は就寝時と昼4時間くらい以上が基本であるが、プレートはもっと入れていたようである。切端で咬めるようになった。

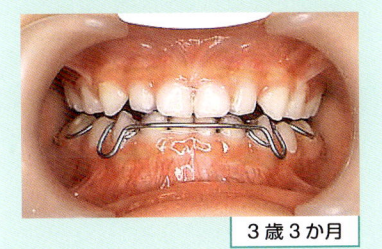

下顎斜面板プレート。
スクリューが入っているので、下顎乳歯列の側方拡大も行っている。この乳歯列弓の側方拡大は歯槽基底まで変化を与え、discrepancyの解消という重要な意味がある。
B|A|A|Bはわずか舌側に移動する。
上顎もプレートとActivatorで側方拡大する予定である。

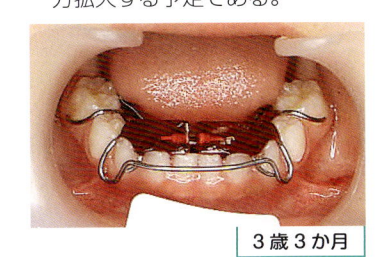

3歳3か月　　3歳3か月

3歳4か月
作製されたActivatorを装着したところ。

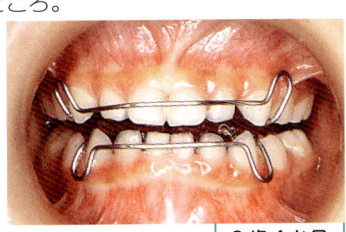

Activatorにもスクリューが組み込まれているので、上下とも空隙歯列になっている。
左右のC|C関係がそれぞれ乳歯列I級になっている。

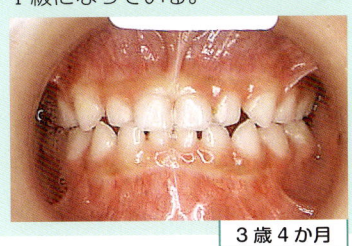

オトガイもひっこみ、とてもきれいな顔になった。初診時の側貌と比較されたい。
初診時側貌が凹型であったのが現在は凸型になっていることに注目。
彼女本来の美しさを引き出せたことになる。この状態でこれからの発育を期待するわけである。

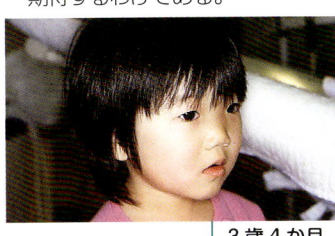

3歳4か月　　3歳4か月　　3歳4か月

Ⅶ 歯列・咬合の継続管理の実際

CASE 9-2　乳歯列期（ⅡA）　乳歯列反対咬合：乳歯列反対咬合の治療と顔の発育、変化

患者データ
年齢：4歳3か月　女子

できるだけdistal stepにまで治す。

★この症例は顔貌からみて、下顎骨はやや大きい感じはするが、著しく過成長となっていない。そして、反対咬合の部位は A|AB / BA|ABC で反対咬合の歯の数は少ないので、主に歯性の要因の反対咬合である。

しかし、下顎乳前歯歯槽部が突出していることと、下顎前乳歯が舌側傾斜していることから、骨格性の要因もあることがわかる。

4歳3か月　初診時
側貌は著しい下顎の前突感はないが、強いていえば、上下顎ともやや前突感がある。これは上下狭窄分だけのわずかの前突と考えることができる。

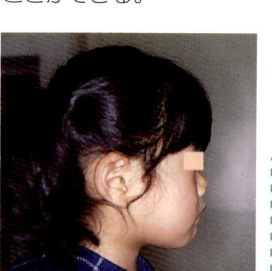

4歳3か月

C|C 関係は明らかに乳歯列Ⅲ級を示し、E|E 関係はこの写真では口角鉤に隠れて見えないが、下図のような状態になっていて、乳歯列Ⅲ級（P56）、ターミナルプレーンはmesial stepであった。

mesial step type

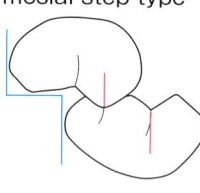

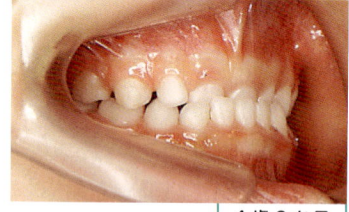

4歳3か月 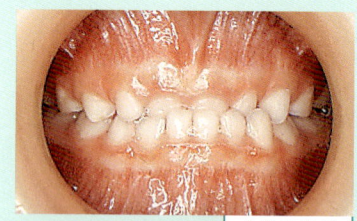 / 4歳3か月

4歳5か月
この症例は可撤式装置、すなわち下顎斜面板プレート、上顎プレート、Activatorで被蓋改善および下顎骨後方移動を行った。右の写真はActivatorを装着したところである。

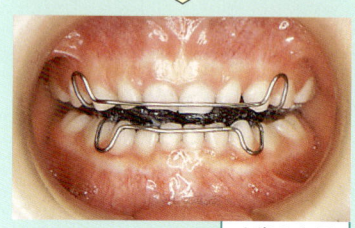

4歳5か月

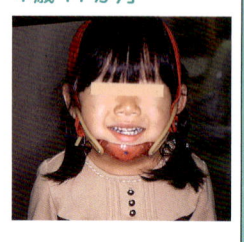

正常被蓋となったが、まだ空隙は不足している。

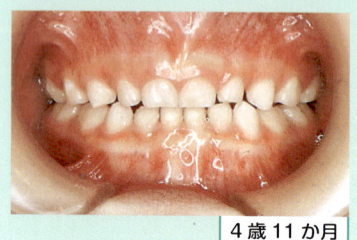

4歳11か月

5歳9か月
被蓋は正常になっているが、E|E 関係は、まだわずかⅢ級傾向が残っている。

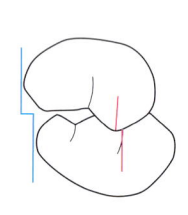

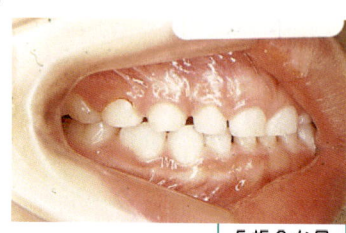

5歳9か月 / 4歳11か月

6歳6か月
下顎骨は後退して、きれいな形になった。

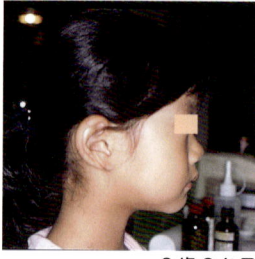

昼間はプレート（4時間）、夜間はActivatorとChin capを使用。E|E 関係は乳歯列Ⅱ級、ターミナルプレーンはdistal stepとなり、over correctionできた（この写真はミラー使用のため翻転してある）。

distal step type

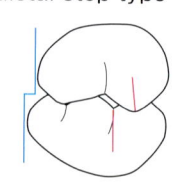

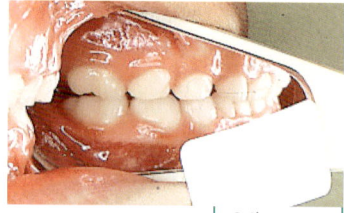

6歳6か月 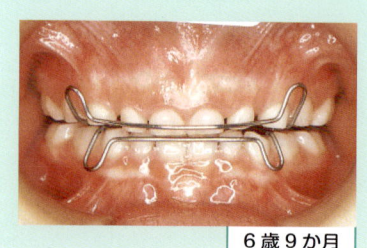 / 6歳6か月 / 6歳9か月

160

CASE 9-2、3 乳歯列反対咬合

CASE 9-3 乳歯列期（ⅡA）
乳歯列反対咬合：乳歯列反対咬合の治療と顔の発育、変化

患者データ
年齢：4歳5か月　男子

場合によっては、乳歯列顎間固定。

★ 乳歯列期および混合歯列期の反対咬合の治療を行う場合に、乳歯列の固定装置による顎間固定とChin capの併用は、劇的な治療効果が現れる。

● 患者さんとその家族が早期治療を理解し、motivationがあるなど、状況によっては早く効果をあげようとする時、乳歯列の顎間固定を行う。

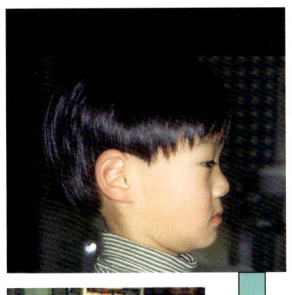

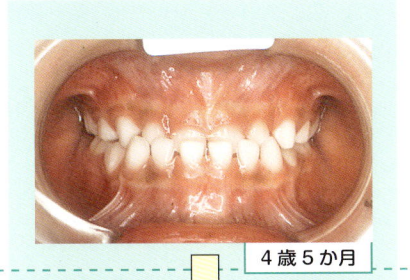

4歳5か月
4歳5か月　初診時
側貌からみると幼児としては下顎骨は大きいほうであるが、機能性の要因もあると考えられる。

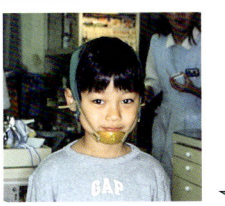

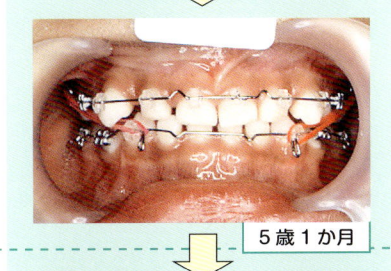

5歳1か月
前段階プレートの後、乳歯列の固定式装置で顎間固定を行っている。

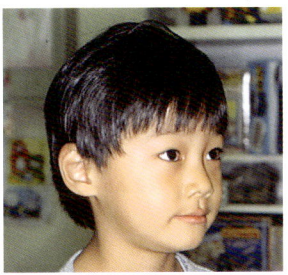

5歳4か月
顔全体が整って、よいイメージを感じさせる。

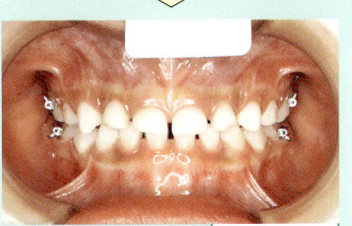

正常被蓋の乳歯列になった。

参考
正常被蓋になり、乳歯列弓にも標準乳歯列弓に近い空隙ができ、乳歯列期としてはかなり問題点がなくなっても、その後の継続管理処置は必要である。
それは切歯萌出時の位置修正と、顎の位置関係を絶えずよい状態に保っていかなければならないからである。
特に顎の前後的位置関係は、身長の伸びのスパートの始まる頃に注意が必要である。参考までに、この症例のその後の経過を掲載した。

7歳4か月
E|E 関係はほぼ乳歯列Ⅰ級の状態。

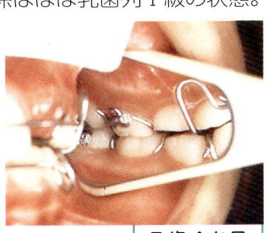

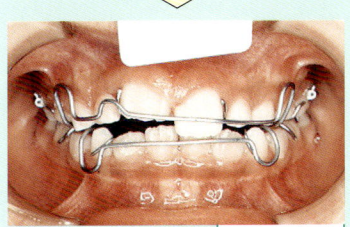

6歳8か月

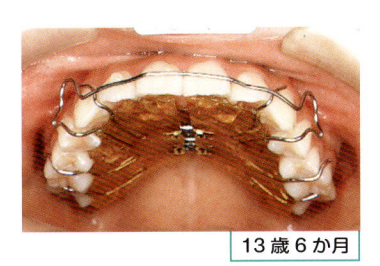

12歳4か月

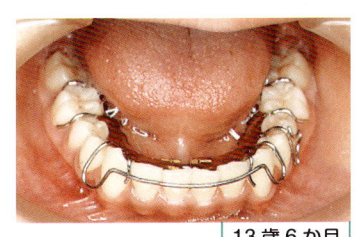

13歳6か月

161

Ⅶ 歯列・咬合の継続管理の実際

CASE 9-4　乳歯列期（ⅡA）
乳歯列反対咬合：乳歯列反対咬合の治療と**顔**の発育、変化

患者データ
年齢：4歳3か月　男子

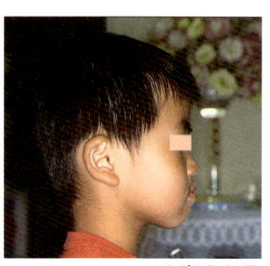

経過途中で顎間固定（乳歯列）。

初診時。
側貌は凹型。

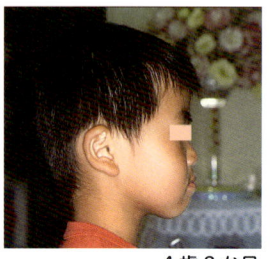

4歳3か月

下顎骨は後方移動され、
側貌は凸型になった。

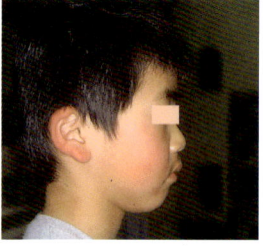

7歳0か月

E|E は over correction され、
乳歯列Ⅱ級となった。ターミ
ナルプレーンは distal step。

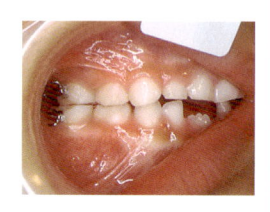

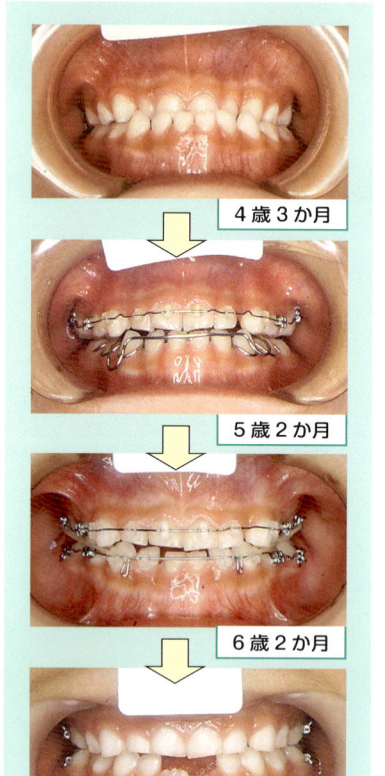

4歳3か月　初診時
逆被蓋は乳前歯部だけであるが、DE|DE は頬舌的に咬頭対咬頭になっている。骨格性の不正咬合。

5歳2か月
上顎のみ乳歯列の固定式装置をつけた。下顎は斜面板プレート。

6歳2か月
やはり over correction するために、乳歯列顎間固定をすることにした。Chin cap 併用。

6歳4か月
正常被蓋。
A|A は脱落、1|1 の萌出始まる。

CASE 9-5　乳歯列期（ⅡA）
乳歯列反対咬合：乳歯列反対咬合の治療と**顔**の発育、変化

乳前歯部カリエスのため、始めにプレートの維持がない。すぐ固定式装置、顎間固定。

患者データ
年齢：4歳9か月　女子

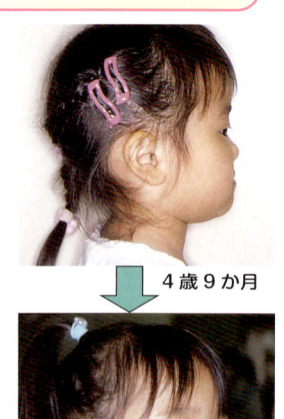

4歳9か月

5歳11か月

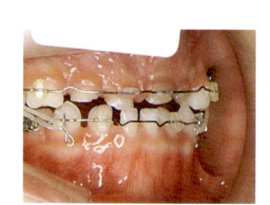

美しい顔になった。

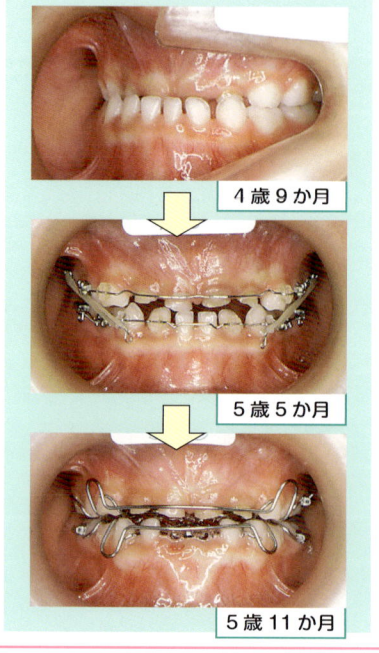

4歳9か月　初診時

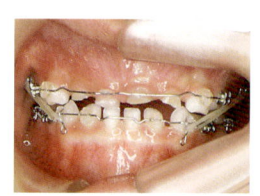

5歳5か月
乳歯列固定式装置、顎間固定。
Chin cap 併用。

5歳11か月
上下プレート。A|A 脱落。

CASE 9-4〜7 乳歯列反対咬合

CASE 9-6 乳歯列期(ⅡA) 乳歯列反対咬合：乳歯列反対咬合の治療と**顔**の発育、変化

乳歯列反対咬合は、すべて治療、継続管理の対象となる。ほとんどの症例は、可撤式装置で被蓋改善できる。

患者データ
年齢：2歳8か月　女子

● 乳歯列期の反対咬合は、特別な状態（P 116）でない限り、とりあえずすべてよく治る。装置もここに掲載したもの以外の方法でも効を奏する。ただし、幼児の対応が成功し、motivationができていなければならない。

★ プレートやActivatorのような可撤式装置で被蓋改善できるが、ターミナルプレーンがdistal stepになるようなover correctionの状態にするためには、乳歯列の固定式装置で顎間固定をしなければならないこともある。

★ いずれの症例も、硬組織の形態的な改善にただちに適応して、軟組織も美しい形に変わっていくのがわかる。さらにこの状態からの発育が行われるわけである。乳歯列の反対咬合を治すのが、いかに大きな意義があるか、この写真から感じとっていただきたい。

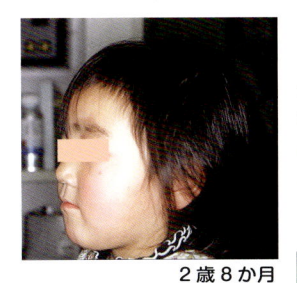

初診時。
下顎骨が大きいのがわかる。しかし前方へ突出した感じはあまりない。2歳の頃の骨格性反対咬合は、顔貌を見ると下顎が前方に出る場合と、骨格性でも前方にはあまり出ない場合がある。

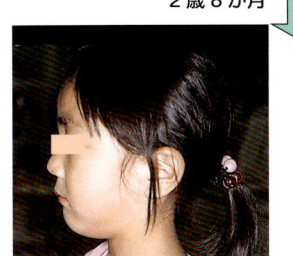

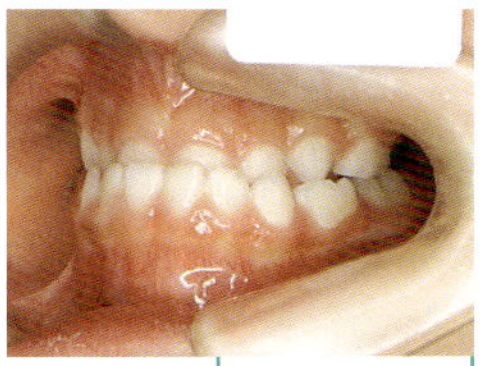

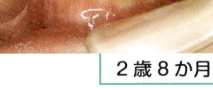

2歳8か月

5歳0か月

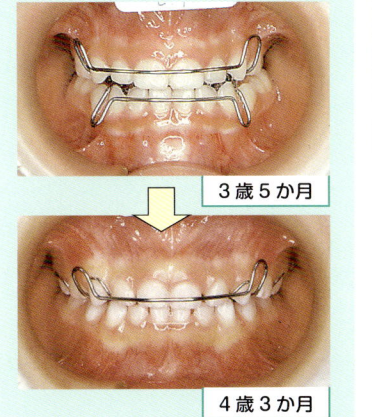

3歳5か月

4歳3か月

その後、乳歯列の固定装置による顎間固定で、さらに下顎を後方移動した。
乳歯列Ⅱ級傾向になった$\overline{E|E}$関係と$\overline{E|E}$関係。もちろんターミナルプレーンはdistal stepになっている。

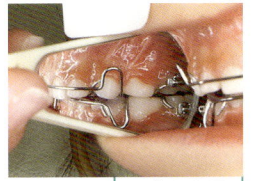

2歳8か月
Activator。
被蓋は改善されたが、空隙が不足していることと、もう少し下顎を遠心移動したい。

5歳0か月

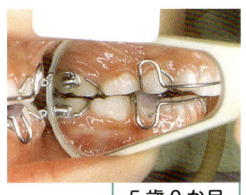

5歳0か月

CASE 9-7 乳歯列期(ⅡA) 乳歯列反対咬合：乳歯列反対咬合の治療と**顔**の発育、変化

軽度の乳歯列反対咬合は、Chin capを併用すれば、下顎斜面板プレートで被蓋改善できる。

患者データ
年齢：2歳11か月　女子

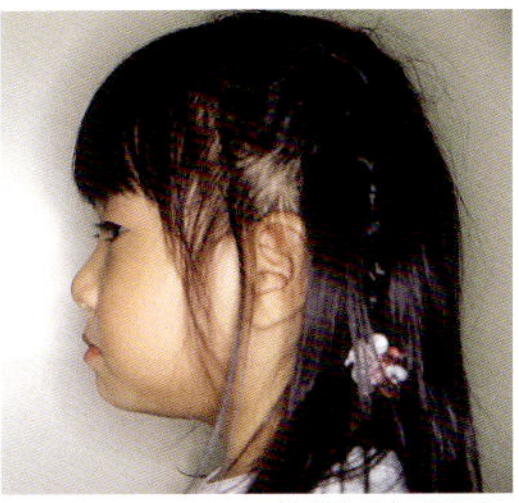

初診時。
下顎前突感があるだけでなく、上顎もやや前突感がある。乳歯列弓が狭窄しているためである。

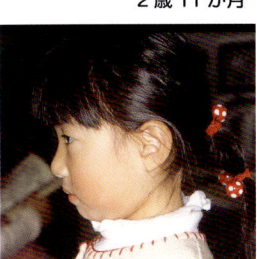

2歳11か月

4歳0か月

2歳11か月
よく見られる顎間関係の不調和があまり著しくない乳歯列反対咬合である。

2歳11か月
重度の反対咬合でなければ、下顎斜面板プレートとChin cap併用で被蓋改善できる。

3歳2か月
被蓋は改善されたが、空隙不足。

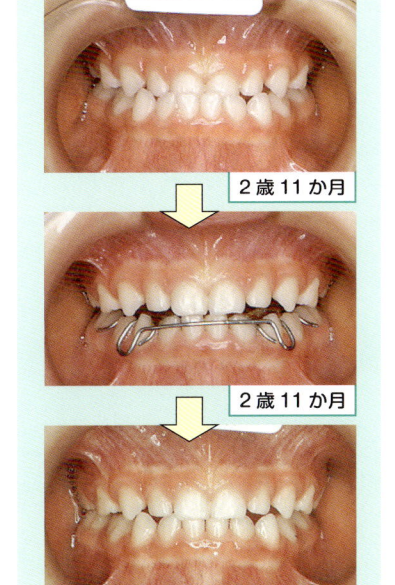

2歳11か月

2歳11か月

3歳2か月

Ⅶ 歯列・咬合の継続管理の実際

CASE 10　混合歯列前期（ⅡC）　混合歯列前期の反対咬合：混合歯列前期の反対咬合の治療と顔面の発育、変化

★ 混合歯列前期、特に混合歯列の初期で乳切歯が脱落する時期は、永久切歯に無理がかからないように被蓋が改善できるという点では、最後のチャンスといえる。

★ 混合歯列前期から中期になる頃、および混合歯列中期から歯列育形成を開始すると、標準経過態になるのが間に合わなくなるおそれがあり、間に合わなかった場合は、正しい永久歯咬合を形成させることが困難となる。

● 固定式装置を使用、顎間固定をしたところを掲載してあるが、この固定源は乳側方歯群であることが特徴である。すなわち、顎の位置関係を治すために、「乳歯アンカレッジ」（P44）を応用している。このことからも、混合歯列期の反対咬合の治療は、できるだけ早期に行ったほうが効果は上がる。

● この「乳歯アンカレッジ」は、乳側方歯群が交換期に近づかないうちに装置を使用しなければならない。

★ 一般に混合歯列前期、特にその初期のうちに顎の位置関係の不正を改善する処置を行った場合、それが単純に前後的な位置関係に対するものであったら、関節雑音が発生することはきわめて少ない。

● 混合歯列期の症例で、初診時にすでに関節雑音が認められた場合には、処置とともにその変化をみながら対応していかなければならないので、経験の浅い術者が治療を行うことは不適当である。

> **参考**　永久歯列になってから固定式装置の顎間固定を行った場合、顎の位置関係の改善とともに、歯性の変化を生じてしまうことは、避けることができない[27]。これに対して乳歯列または乳側方歯群の顎間固定は、骨植がよければ歯性の変化が少ないことが特徴である。もちろんChin capを併用することで、その効果は劇的な改善が期待できる。混合歯列前期の初期の頃は、永久歯咬合が完成した頃に比べ、まだ顎関節の関節窩は完全に形成されていないので、下顎骨の後方移動は比較的容易である。

● 乳側方歯群の顎間固定、およびChin cap併用の処置を行った場合には、来院時毎回関節雑音の有無を確認しなくてはならない。

★ 顎の位置関係の改善を混合歯列期に行った結果、顔が美しく変化した状況を〈CASE10〉の写真から見ることができる。しかし乳歯列期のうちに行った〈CASE9〉の症例と比較すると、顔の変化の程度はいくぶん少ない感じを受ける。

CASE 10-1　混合歯列前期（ⅡC）　混合歯列前期の反対咬合：混合歯列前期の反対咬合の治療と顔面の発育、変化

軽度の反対咬合も早期に治す。

患者データ
年齢：6歳5か月　女子

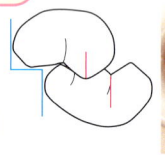

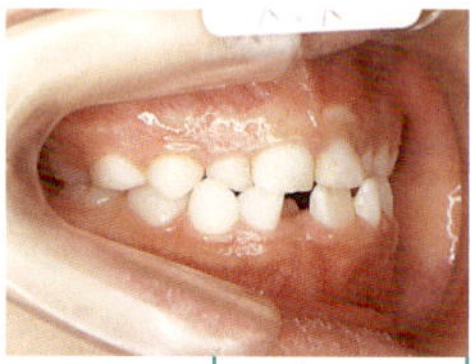

6歳5か月　初診時
　顔写真と照らし合わせると、下顎骨は、著しく大きくはない。しかし歯性の要因だけでなく、やはりいくぶんかは下顎過成長の成長パターンがあると見たほうがよい。

6歳5か月
C̄C̄関係・Ē̄Ē̄関係は乳歯列Ⅲ級の状態になっている。

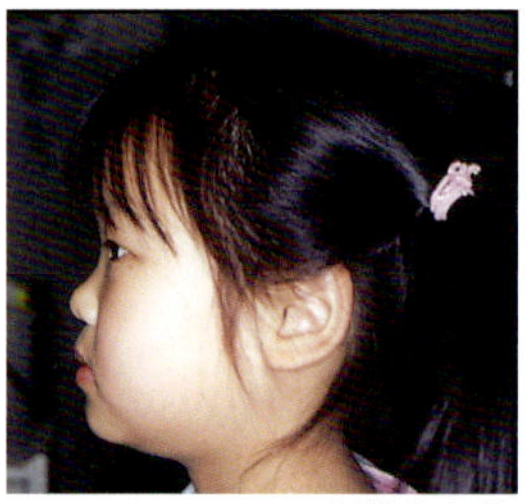

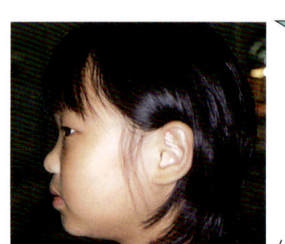

乳側方歯群を固定源にした顎間固定。Chin cap併用。

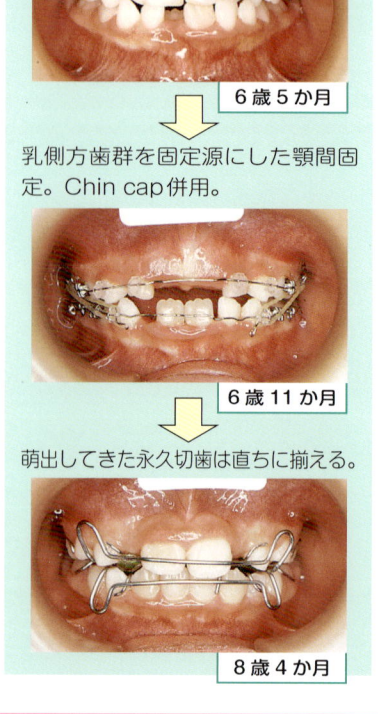

6歳11か月
萌出してきた永久切歯は直ちに揃える。

初診時。6歳5か月

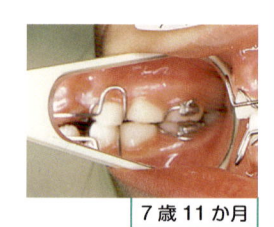

下顎の出た感じはほとんどなくなった。
8歳8か月

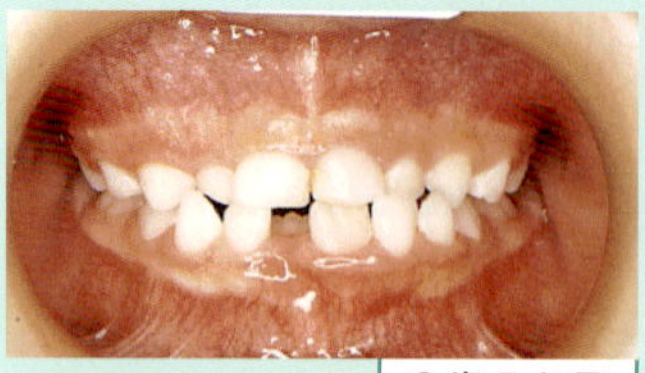

7歳11か月
8歳4か月

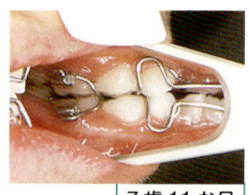

7歳11か月
C̄C̄関係・Ē̄Ē̄関係、Ē̄Ē̄関係・Ē̄Ē̄関係は乳歯列Ⅱ級およびⅡ級傾向になっている。

CASE 10-1〜3 混合歯列前期の反対咬合

CASE 10-2　混合歯列前期(ⅡC)　混合歯列前期の反対咬合：混合歯列前期の反対咬合の治療と顔面の発育、変化

乳歯の顎間固定は、乳側方歯群の骨植がしっかりしていなければならない。

患者データ
年齢：7歳3か月　男子

7歳3か月　初診時
E|E 関係は乳歯列Ⅲ級傾向で、下顎骨は前方に偏位しているが、1| のみ唇側転位、逆被蓋になっていない。そのため側貌を見ると、下顎に前突感があるだけでなく、上顎もわずかに前突感がある。

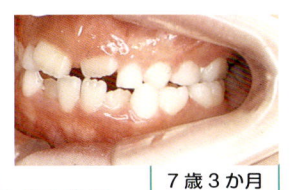

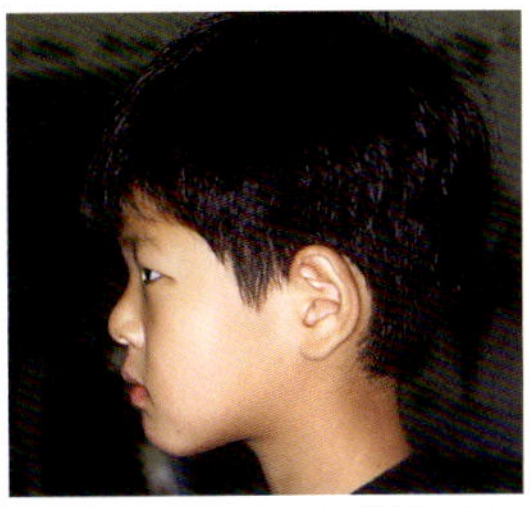

7歳5か月

8歳11か月

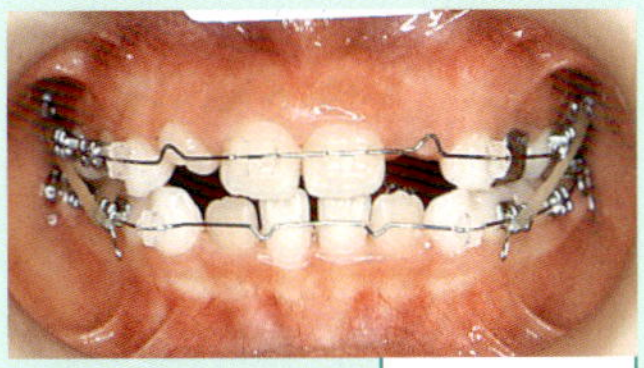

側貌は直型ではなくなり、下顎骨の前方偏位は改善されている。

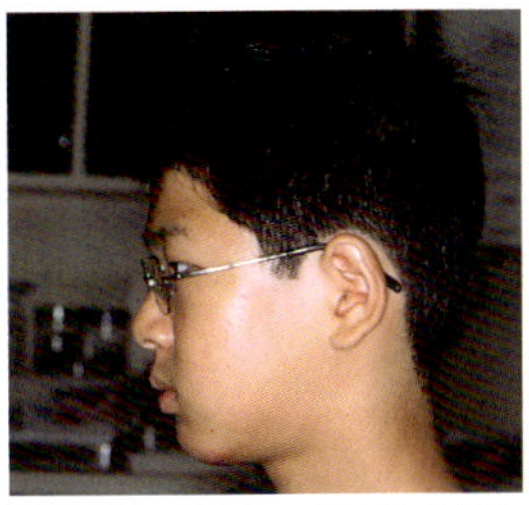

12歳4か月

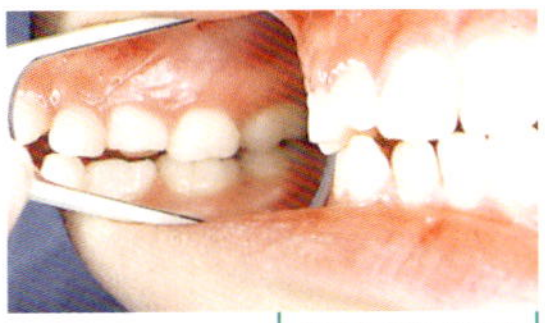

8歳5か月
まだ乳側方歯群がしっかりしていたので、固定式装置、顎間固定を行った。Chin cap併用。

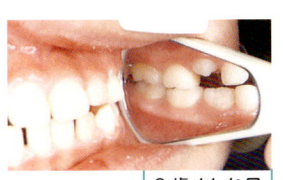

7歳3か月

8歳11か月
E|E 関係はかすかに乳歯列Ⅱ級傾向、E|E 関係は乳歯列Ⅰ級の状態になった。永久切歯の配列はまだ不揃いである。

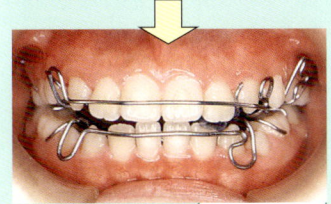

8歳5か月

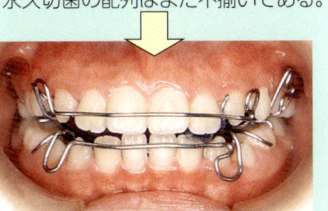

10歳7か月
543|345 / 43|34 は萌出している。標準経過態には間に合わなかったが、永久切歯はよい配列になっている。

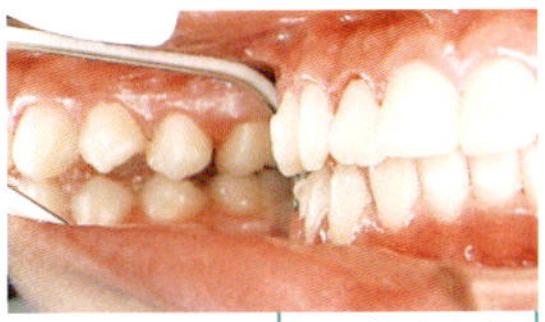

8歳11か月

12歳4か月
その後、さらにActivatorとChin cap併用。6|6 関係はⅡ級傾向になりそうな状態となった。

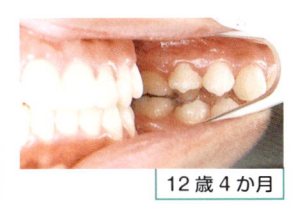

10歳7か月

12歳4か月

12歳4か月

CASE 10-3　混合歯列前期(ⅡC)　混合歯列前期の反対咬合：混合歯列前期の反対咬合の治療と顔面の発育、変化

Over correctionすれば経過はよい。

患者データ
年齢：8歳2か月　女子

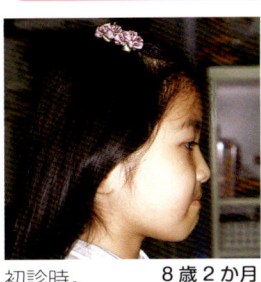

初診時。　8歳2か月

下顎後退。　8歳7か月

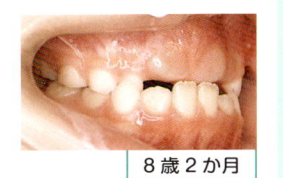

8歳2か月

21|12 が舌側傾斜し、オトガイ付近の上下径も大きく、骨格性の要因もある。

9歳2か月

8歳2か月　初診時
BA|AB が脱落した時期の症例。E|E 関係・E|E 関係、および C|C 関係・C|C 関係は乳歯列Ⅲ級である。

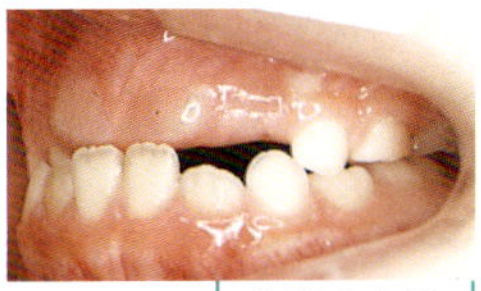

8歳2か月

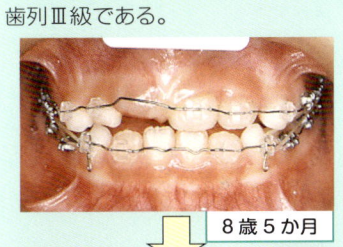

8歳5か月

9歳2か月

14歳3か月

8歳5か月
上顎プレートで少し側方拡大した後、まだ骨植のよい乳側方歯群のアンカレッジで顎間固定を行った。Chin cap併用。

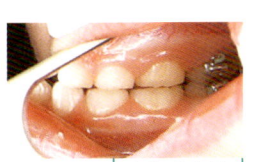

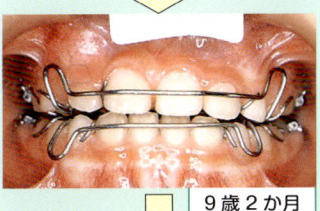

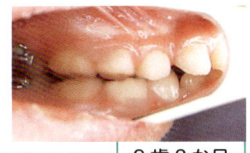

8歳2か月

9歳2か月
E|E 関係は、ほぼ乳歯列Ⅰ級。E|E 関係はわずかにⅡ級傾向、C|C 関係・C|C 関係は乳歯列Ⅱ級の状態となっている。

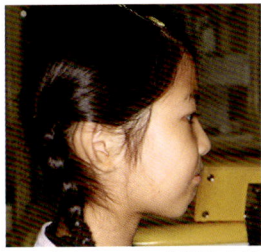

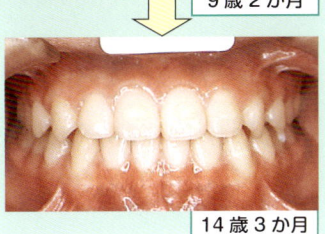

9歳2か月

VII 歯列・咬合の継続管理の実際

CASE 11 乳歯列期（ⅡA）→永久歯列期（ⅢC）
乳歯列交叉咬合：乳歯列期に治す

初診時の主な所見
年齢：4歳1か月　男子
乳歯列弓形態：上顎は著しい狭窄、下顎は乳前歯やや前突
咬合状態：E|E 乳歯列Ⅲ級傾向、E|E 乳歯列Ⅲ級
主な処置方針：上顎の乳歯列側方拡大、下顎も乳歯列弓の形を整える。下顎後方誘導、永久歯萌出時の位置修正

- 乳歯列期の交叉咬合は、もし放置した場合、永久歯列になってもやはり交叉咬合となる。一方乳歯列期に交叉咬合を治すのは、きわめて容易である。また動機づけも行いやすい。
- ★ もちろん動機づけが不十分であったり、幼児の対応が成功していなかったりすると、困難な症例になることもある。
- ● ほとんどの交叉咬合の治療は、上顎を側方拡大して乳歯列弓の形を整える必要がある。
- ★ 乳歯列弓の形を整える大きな意義は、歯槽基底まで変化を与えられることである。顎骨をできるだけよい形にして、その顎の位置関係も正しくし、その状態で発育するようにする。つまり永久歯咬合完成時に、できるだけ機能的な問題が残らないようにすることができるわけである。
- ★ 交叉咬合の治療を、永久歯に交換してから開始した場合、歯列弓の形を整えても、歯槽基底までの変化が不十分となり骨格的な問題が残る傾向がある。そしてまた、矯正治療を始めた時点において、すでにそれなりの咬合がほぼ完成してしまっているので、咬合の再構築となり、軟組織に機能的な問題が残り、これの対処に力を注ぐ必要がでてくる。

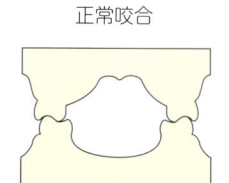

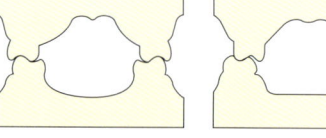

図VII-11　片側性の交叉咬合の前額断。（正常咬合／上顎歯列弓の狭窄と下顎骨の側方への偏位）

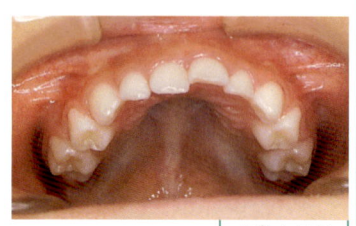

4歳1か月　初診時
A|A の正中の右側へのズレとともに、オトガイも右へズレている。

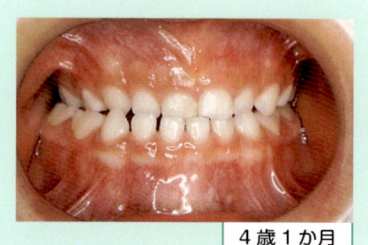

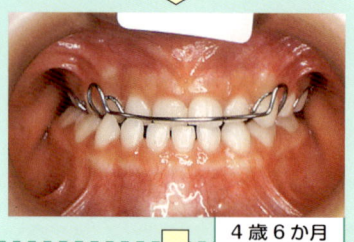

右側のすべての乳歯が逆被蓋になっている。

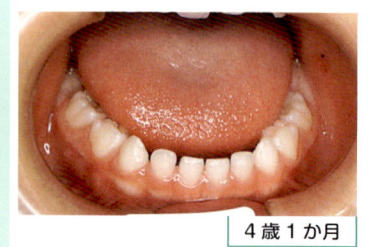

4歳1か月
この交叉咬合の主な原因は、上顎乳歯列弓の狭窄である。まだこの症例は、上顎に比べれば、下顎のほうがわずか過成長であることも要因となっている。

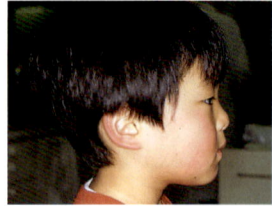

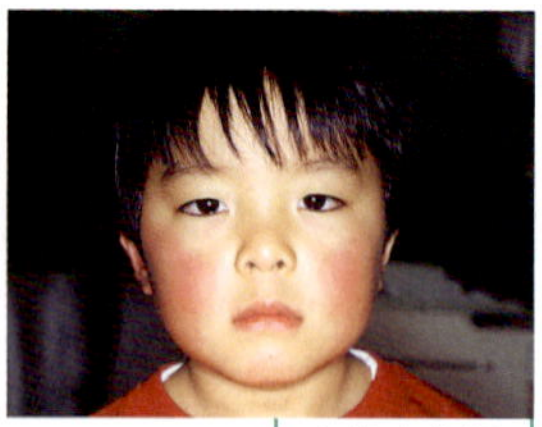

4歳6か月
上顎に前段階のプレート（P92参照）装着し、側方拡大を少しずつ行う。
被蓋改善を容易にするため、B|A に圧下ポイント（P106参照）をつけた。

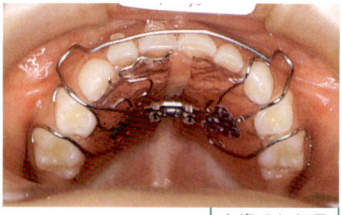

4歳11か月
2回目のプレートでさらに側方拡大。
B|A を唇側に移動するために、舌側に弾線がついている。
プレートによる側方拡大で CBA|CBA の被蓋は浅くなり、ED|ED は頰舌的に咬頭対咬頭になった。

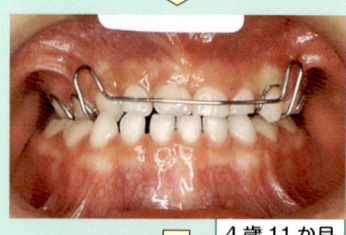

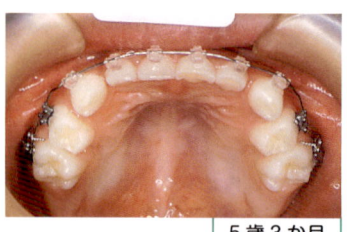

5歳3か月
固定式装置による急速な拡大で、見かけは交叉咬合でなくなったが、この交叉咬合は歯性の要因が多いので、この後のプレートによる側方拡大は重要である。乳歯列期に交叉咬合を治すことは、この乳歯列弓の形に適応した顎骨の発育が期待できることである。

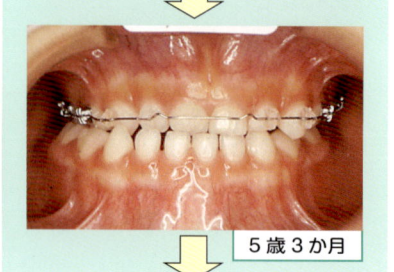

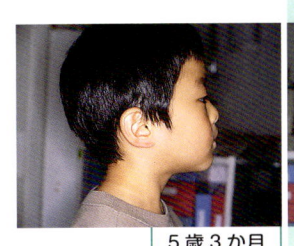

CASE 11 乳歯列交叉咬合

5歳3か月
オトガイはあまり出ていないが、乳歯列Ⅲ級傾向を治すためChin cap使用。このような場合は、就寝時と昼は4時間くらいでよい。

5歳3か月
5歳3か月

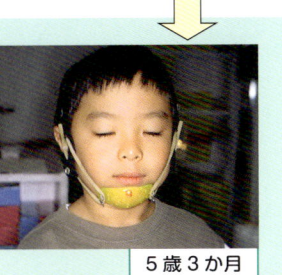

さらにプレートで側方拡大を続けている。

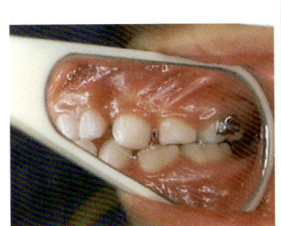

5歳3か月
3̄|3̄関係は、まだ乳歯列Ⅲ級傾向が残っている。
E|E関係も反対側と同様乳歯列Ⅲ級傾向。

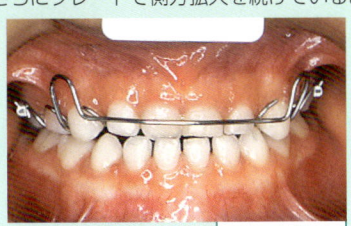

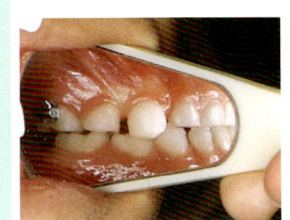

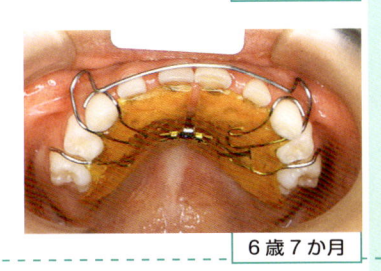

5歳3か月
5歳3か月
5歳3か月

6歳7か月
1̄|1̄萌出始。下顎もスペース不足のため、特にC̄|C̄間を側方拡大。

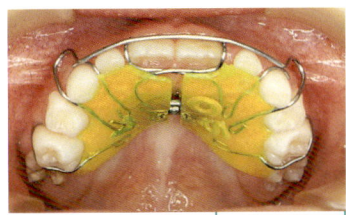

6歳7か月
6歳7か月
6歳7か月

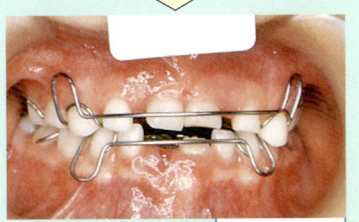

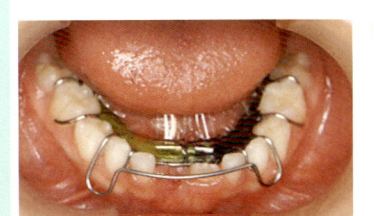

7歳7か月
2̄|2̄萌出始。わずかにスペース不足。
1|1は萌出直後、扇形に開いたのをアクロススプリング（P188参照）で治した。

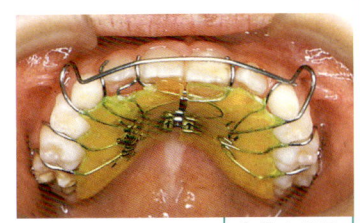

7歳7か月
7歳7か月
7歳7か月

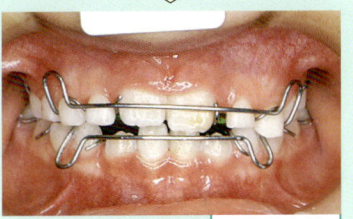

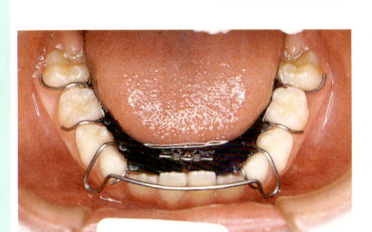

1|1には過萌出を防ぐため、圧下ポイントがついている。

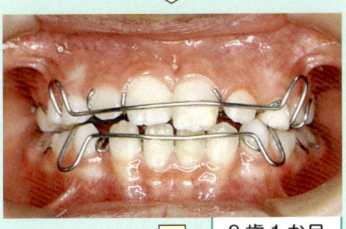

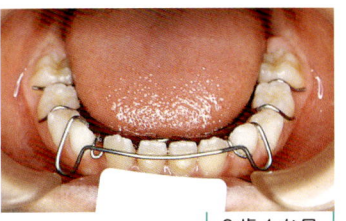

9歳1か月
9歳1か月
9歳1か月

9歳1か月
1|圧下ポイント付着。
再度1|1アクロススプリング使用。
2|2の位置修正。

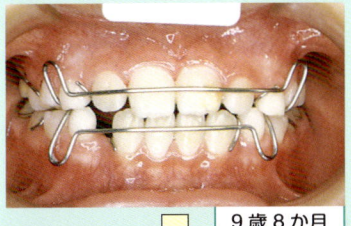

9歳8か月
1|圧下された。

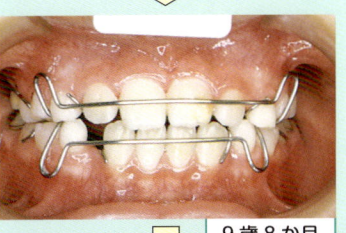

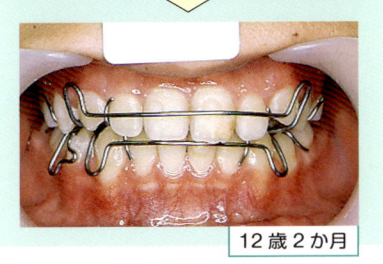

9歳8か月

12歳2か月
|3萌出は完了されていないが、全体としては、よい永久歯咬合が完成されつつある。

12歳2か月

167

VII 歯列・咬合の継続管理の実際

CASE 12 乳歯列期（ⅡA）➡ 永久歯列期（ⅢC）

上顎歯槽部突出ガミーフェイス：乳切歯部および永久切歯を歯頸部誘導線で歯槽部を中へ入れる

初診時の主な所見
年齢：3歳9か月　女子
乳歯列弓形態：上顎前突（やや空隙あり）、下顎閉鎖型乳歯列
咬合状態：E/E関係乳歯列Ⅱ級傾向
主な処置方針：上顎乳切歯を中へ入れる、乳歯列期側方拡大、萌出中萌出直後の永久切歯の位置修正

参考　乳歯列Ⅱ級傾向および乳歯列Ⅱ級の症例のターミナルプレーンはdistal stepであり、この症例が永久歯列になった時は、100％Ⅱ級の永久歯咬合になることが、小児歯科学でいわれている。

★ ガミーフェイスは、上顎骨が上下的によく発育し、歯槽部は特に前歯部の歯槽が高いことが要因であることが多い。さらに上顎過成長の傾向があれば、前歯歯槽部の前突がおこり、乳歯列Ⅱ級傾向であれば前突感は強くなる。口唇の形に問題がある場合は、この感じを助長する。これに対処する一般的治療方針は、次に述べるとおりである。

〈乳歯列期〉
① 乳側方歯群の側方拡大
② 乳切歯を歯頸部誘導線で歯根ごと舌側に入れる
③ 乳切歯の圧下
④ 口唇訓練。これについては筋機能療法の専門書を参照されたい

〈混合歯列期〉
① 乳側方歯群の側方拡大
② 萌出してきた永久切歯を歯頸部誘導線で歯槽ごと舌側にいれる（乳側方歯群を固定源にした乳歯固定）
③ 永久切歯の圧下（乳側方歯群を固定源にした乳歯固定）
④ 第一大臼歯が過萌出にならないように、萌出始めから注意および対処していく

★ 乳側方歯群の側方拡大を続けることによって、長期的には乳臼歯部の歯槽骨の高さは減少し、顔面高が増加しない。乳側方歯群が交換時期になってくると、側方拡大しても歯槽基底まで変化を与えられないので、この効果はほとんどなくなる。

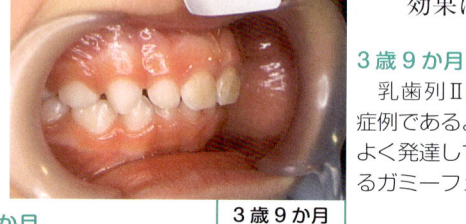

3歳9か月
乳歯列Ⅱ級傾向、下顎遠心咬合の症例である。上顎の乳前歯部の歯槽はよく発達して前方に出ている。いわゆるガミーフェイスのタイプである。

4歳2か月
前歯の歯槽部が出ているのを、舌側にいれるのは、歯頸部誘導線で行う。この症例は乳歯列Ⅱ級傾向なので、Advancing plate の形にした。

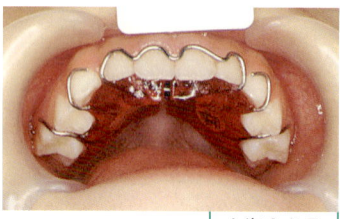

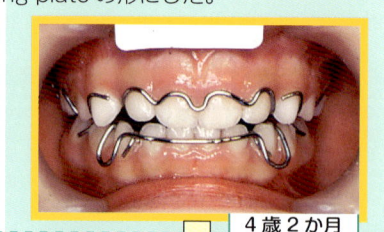

5歳5か月
側方拡大も行わなければならないため、ある程度効果が認められたので一般的な形のプレートにした。やはりAdvancing plate で下顎を前方に誘導している。側方拡大はかなり進んでいる。A|A に圧下ポイントがつけられている。

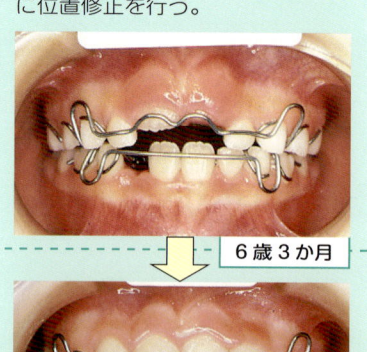

6歳3か月
永久歯萌出始まる。切歯萌出中に位置修正を行う。

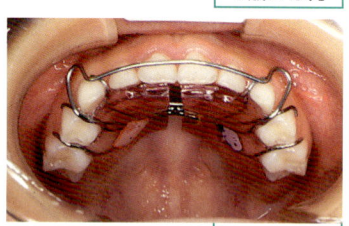

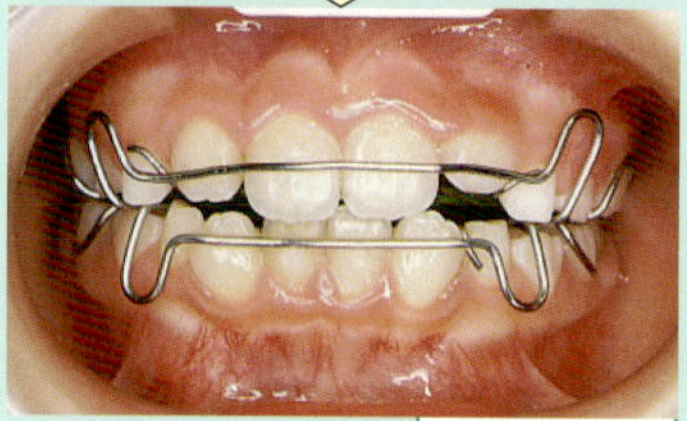

8歳2か月
永久切歯配列の微調節を行っている。

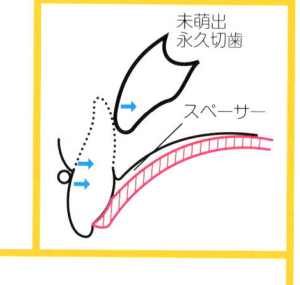

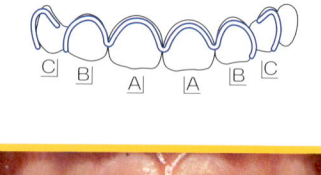

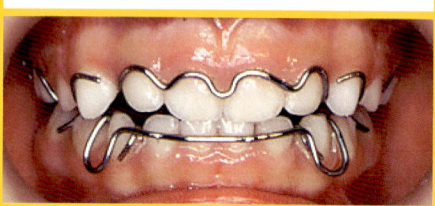

図Ⅶ-12　歯頸部誘導線とその作用。

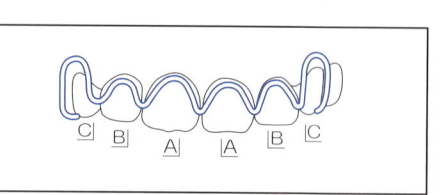

図Ⅶ-13　歯頸部誘導線の別の形（乳歯）。
上図のように C|C ループと連結させてもよい。しかしこの場合、上下的に歯頸部誘導線がずれるおそれがある。

CASE 12 上顎歯槽部突出ガミーフェイス

★ 一般に乳歯列期、混合歯列期を通じてプレートで側方拡大を続けると、発育による歯槽骨の高さが増大しない傾向がある。すなわち咬合が高くなっていくことを抑制する。
● このほか、咬合を高くしない方法として交換期に近づくに従って、$\frac{ED|DE}{ED|DE}$ の上下接触するところを削る処置を行う。そして $\frac{6|6}{6|6}$ だけが上下当たる状態になったら、「咬みしめ訓練」をするなども咬合を低くする効果がある。
● これらの方法によって long face になる傾向の子は、小顔に近づけることができる。もちろん関節雑音の有無を観察しながら、左右の状態の均衡に注意して少しずつ行う。
● 咬合が低くなれば前歯被蓋が深くなっていく傾向がある。このために切歯の圧下が必要となることが多い。

注意 永久歯列が完成間近になってから、あるいは完成してから咬合を低くすることは危険である。

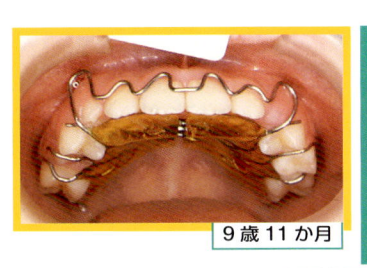

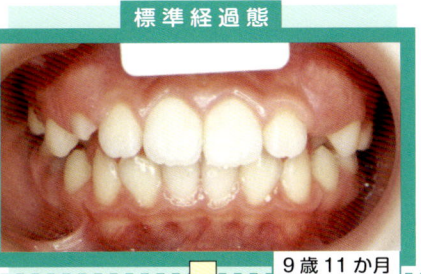

標準経過態

9歳11か月
永久切歯萌出後にも、歯槽部を凹ますために歯頸部誘導線を使用した。同時に 1|1 を圧下ポイントで圧下も行える形にした。
時期が遅れ、乳犬歯はすでになくなっているが、標準経過態に相当する状態になっている。

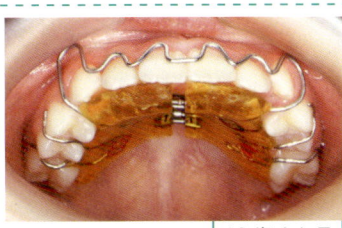

10歳4か月
3|3 の萌出が進んでいる。

11歳0か月
歯頸部誘導線を続ける。
3|3 を舌側に傾斜させる変形クラスプ使用。

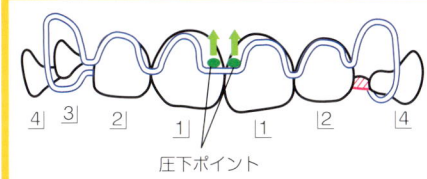

初診時の BA|AB 歯槽部が突出している状態と比較されたい。
5|4 には回転スプリングを使用している。

左側面よりみたところ
圧下ポイント

圧下ポイント

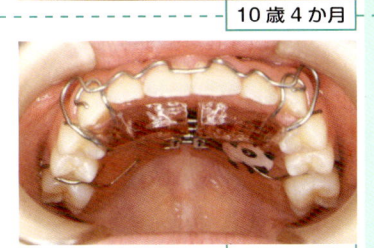

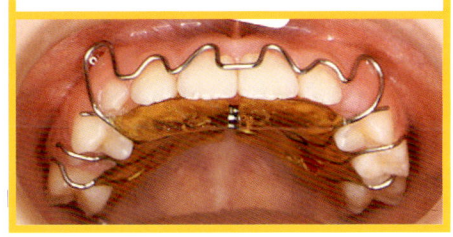

図Ⅶ-14 歯頸部誘導線と圧下ポイント（永久切歯）。

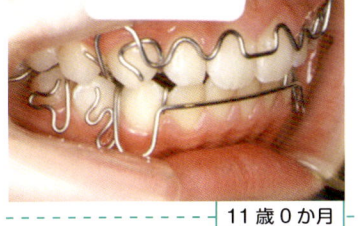

12歳5か月
永久歯咬合ではあるが、やや咬頭嵌合が十分でない。

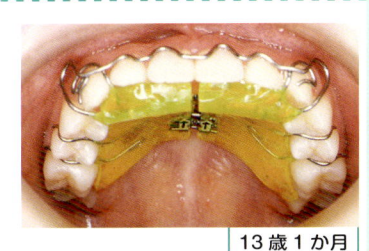

13歳1か月
さらに 3|3 を舌側に傾斜させている。

※萌出中に歯牙の移動を行っても、歯根吸収はおこらない。ただし咬合時歯牙が反復動かされる状態が継続されると歯根吸収がおこる。特に長期間の固定式装置の場合には注意が必要である。
大きな歯牙の移動でも、短期間で行った場合には、歯根吸収の問題がなかったことに関する文献[53]は、巻末 P202 に記載した。

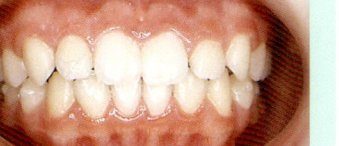

13歳10か月
前歯部歯槽骨の前突感もなく安定した咬合となった。

169

VII 歯列・咬合の継続管理の実際

CASE 13 上顎歯槽部突出ガミーフェイス：乳前歯歯頸部誘導線と永久切歯萌出時の位置修正

乳歯列期（ⅡA）→永久歯列期（ⅢC）

初診時の主な所見
- 年齢：4歳3か月　女子
- 乳歯列弓形態：空隙はあるが上下前突
- 咬合状態：$\frac{E}{E}$関係 $\frac{E}{E}$関係わずかに乳歯列Ⅲ級傾向
- 主な処置方針：上下乳切歯部を中へ入れる、乳側方歯群側方拡大、永久切歯の萌出抑制

★ 乳歯列期から始める歯列育形成の順序は、狭窄などを治して乳歯列弓の形を整え、上下顎の位置的関係を正しくする。その後萌出し始めた永久切歯の位置を修正、正しく配（排）列するのが一般的である。

★ この症例は、乳前歯部歯槽部前方突出のため、ガミーフェイスの状態になっていたが、歯列育形成の方法による処置によって、乳歯列弓を側方拡大するのと同時に、歯頸部誘導線で乳前歯部（BA|AB）歯槽部を中に入れた。この処置によって、6歳になった時すでに、顔貌は著しくきれいになった。歯頸部誘導線については、P 30、P 35の症例を参照されたい。

★ 乳歯列弓を側方拡大、形を整え、BA|AB歯槽部の突出を治した後、萌出し始めた永久切歯 $\frac{1}{21}|\frac{1}{12}$ および $2|2$ の配列を修正した。この症例のような萌出の様態は、よくあるケースである。

● 一般にガミースマイルの症例では、余分に側方拡大を長期的に行って、咬合を低くし、被蓋が深くならないよう萌出中の永久切歯を圧下ポイントで萌出抑制する必要がある。

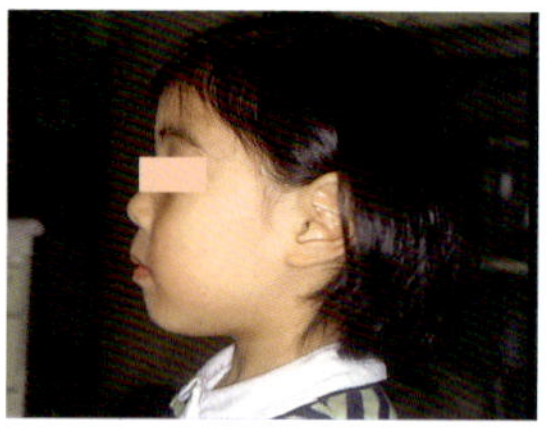

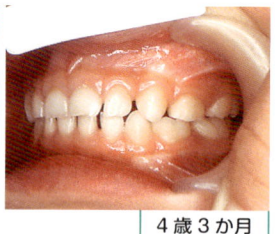

4歳3か月
歯槽部突出してガミーフェイスとなっている。

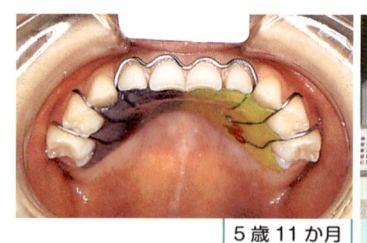

5歳11か月
かなり前突感はなくなった。
乳切歯に歯頸部誘導線をつけ、歯頸部を舌側に押す。

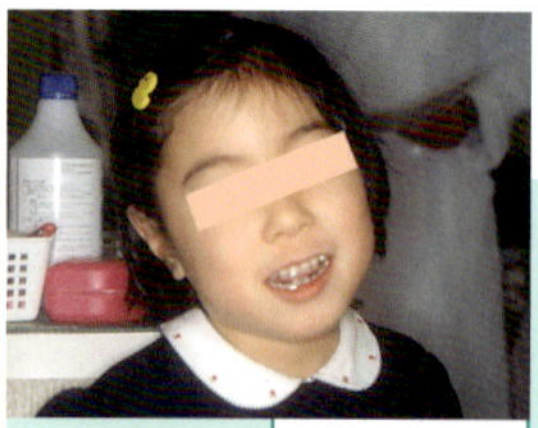

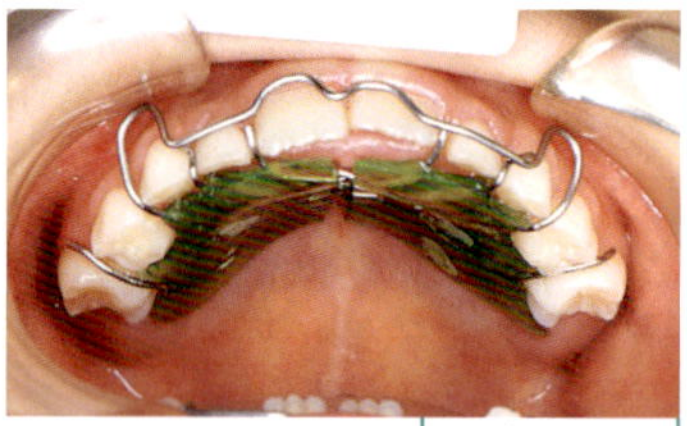

7歳5か月
永久切歯萌出。
過萌出で被蓋が深くなる傾向が出てきたら、圧下ポイントで萌出抑制する予定である。

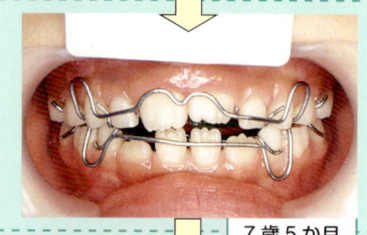

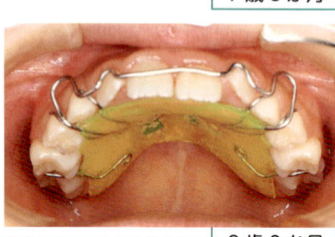

8歳0か月
$2|2$ の捻転を治し、歯頸部を押している。
下顔面高を低くするため、乳側方歯群の側方拡大を余分に行うだけでなく、乳側方歯群の上下に当たるところ（この症例は $\frac{E|CE}{E|CE}$）を何回かに分けて削り、$\frac{6|6}{6|6}$ だけ当たるようになったら咬みしめ訓練をする。

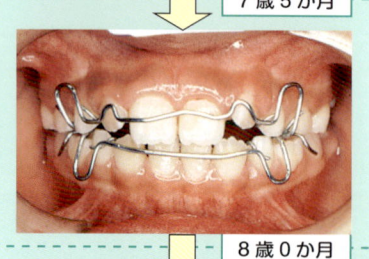

> **注意** 咬合を低くすることができるのは、原則乳歯側方歯群があるうちだけである。咬合を低くする方法はP 47も参照していただきたい。
> 永久歯咬合の形成が近くなったら、原則咬合を低くする方法は行わない。

標準経過態

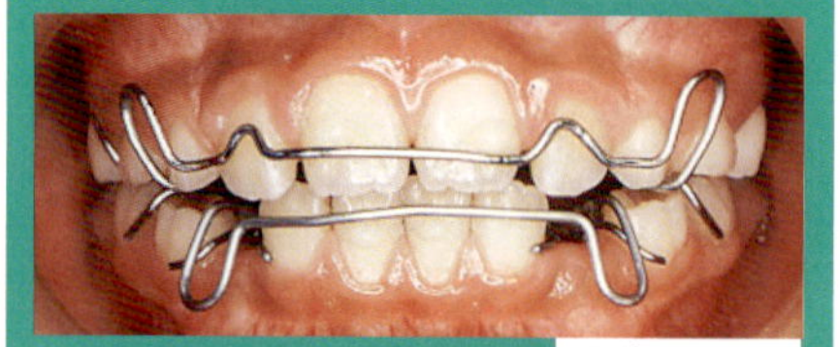

9歳5か月
$\frac{1|1}{1|1}$ に圧下ポイントがつけている。
標準経過態になった。$\overline{C|C}$ は脱落している。

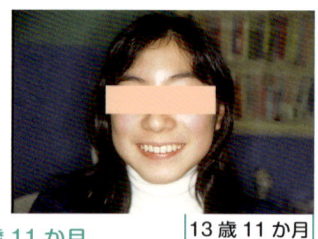

15歳7か月
永久歯咬合は大体完成しているが、小臼歯部の捻転の微調整をしている。ほとんど定期診査に近い継続管理を行っている。乳歯列期からプレートを使用している患者さんは、プレートの使用が生活習慣の中へ入ってしまっているので、プレートの使用は自分の意志で行っている。

13歳11か月
唇が美しい形になっただけでなく、口元の表情もきれい。下顔面高も増加していない。

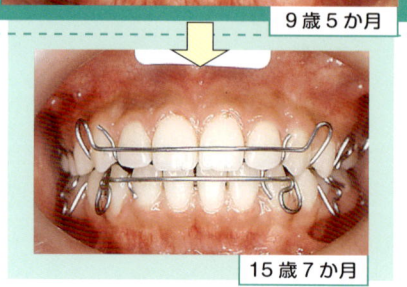

CASE 14 乳歯列過蓋咬合

CASE 14 乳歯列期(ⅡA)→永久歯列期(ⅢC)
乳歯列過蓋咬合：著しい過蓋咬合を永久歯咬合完成まで継続管理

初診時の主な所見

年齢：3歳1か月　女子
乳歯列弓形態：上下閉鎖型、上顎前突
咬合状態：$\frac{E|E}{E|E}$関係乳歯列Ⅱ級傾向、$\frac{C|C}{C|C}$関係乳歯列Ⅱ級傾向
主な処置方針：乳歯列期側方拡大、上顎乳切歯を中へいれる、萌出中永久切歯の萌出抑制圧下

★overbiteが正常範囲を越えて深いものを過蓋咬合といっているが、乳歯の場合はあまり問題にされないことが多い。歯の検診時にも、不正咬合とされないこともある。

★overbiteの深い症例は、それを乳歯列期に治しておくことが、大きな意味がある。

●overbiteを正しくするのは、歯列育形成で恒常的な処置である乳歯列弓の形を整えることと、顎の前後的側方的位置関係を正しくすることに伴って行われる。

●正常なoverbiteとよい形の乳歯列および正しい顎関係から発育させることで、きわめて無理がなく、初めから正しい永久歯列を形成させることができる。

★乳歯列過蓋咬合の症例は、乳歯列弓の形もV字型が多く、乳歯列の空隙が不足している。程度はいろいろあるが、多くは下顎遠心咬合（乳歯列Ⅱ級傾向または乳歯列Ⅱ級）である。

●少しでも乳歯列弓が狭窄していれば、乳前歯部の上下的発育を抑制するために、どうしても乳側方歯群の側方拡大が必要である。

●永久切歯が萌出して、もしoverbiteが大きくなってしまった場合、これを圧下しなければならないが、年月を経過するほど、永久切歯の圧下は困難となる。最もよい方法は、初めから被蓋を深くさせないように萌出抑制を行うことである。

★乳側方歯群が永久歯に交換し、上下顎がしっかり咬み合ってから被蓋を改善することになると、$\frac{21|12}{21|12}$の圧下の代償として、側方歯群の咬合が挙上されてしまう。この分だけ顔面高は高くなり、顔は大きくなってしまう（図Ⅶ-17参照）。

3歳1か月　初診時
斜め横からみると上顎歯槽骨が出ているのがよくわかる。
上顎は全体として上下的によく発育し、ガミースマイルの原因となっている。

3歳1か月
さらに、下顎乳前歯部歯槽部が上下的に発育、下顎乳切歯が挺出しているのも過蓋咬合の原因となっている。

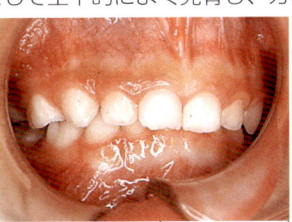

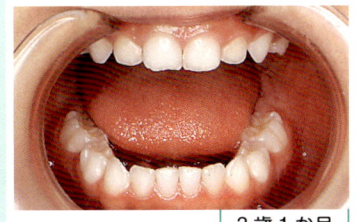

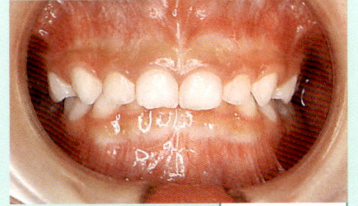

3歳11か月
下顎が後方にわずかに変位しているので、これを治すためにAdvancing plateにしてある。乳歯列弓の狭窄を治し、永久切歯が並ぶことができるように側方拡大する。

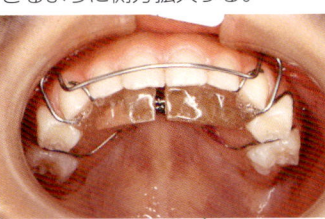

3歳11か月
$\overline{BA|AB}$は上顎プレートの斜面でいくぶん圧下される。

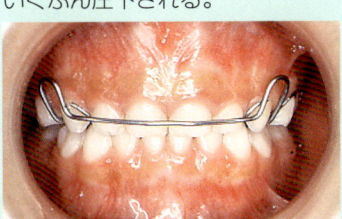

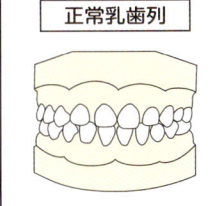

乳歯の過蓋咬合

正常乳歯列	過蓋咬合の乳歯列

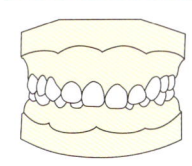

上の乳前歯と下の乳前歯の重なり（被蓋）が大きく、著しい場合は下顎の乳前歯がほとんど見えない症例もある。多くは上または下の乳前歯部歯槽骨の高さが高いことが原因している。

図Ⅶ-15　正常乳歯列と過蓋咬合の乳歯列。

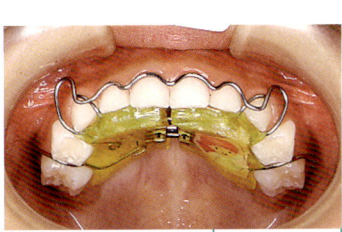

4歳3か月
歯頸部誘導線で上顎歯槽部が出ているのを治す。

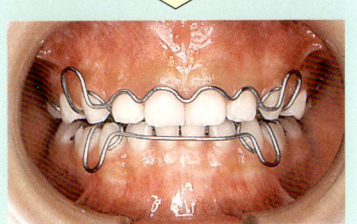

4歳3か月
下顎もプレートをいれている。
永久切歯がスペース不足なく並ぶためには、乳歯列の空隙が必要である。

VII 歯列・咬合の継続管理の実際

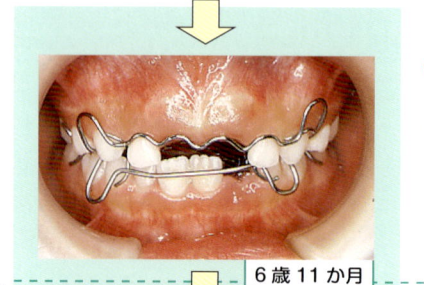

CASE 14 乳歯列過蓋咬合

6歳11か月
1|1 が萌出はじめる時は、一時また歯肉がふくらむ。1|1 は萌出ずみ。

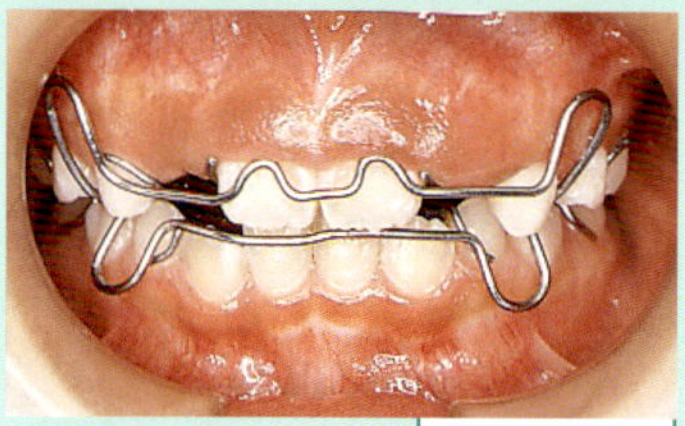

7歳6か月
歯頸部誘導線で萌出間もない 1|1 を中へ入れている。2|2 萌出。1|1 と 1|1 は圧下ポイントでこれ以上伸びないようにする。

8歳1か月
2|2 萌出、1|1 は上方へ 1|1 は下方へ圧下ポイントで圧下している。

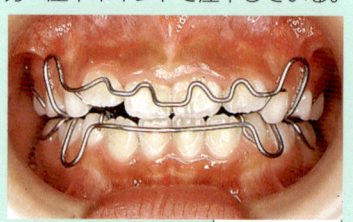

8歳1か月
6|6 が生えてきた。
1|1 圧下ポイントで圧下している。

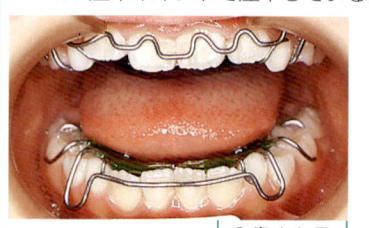

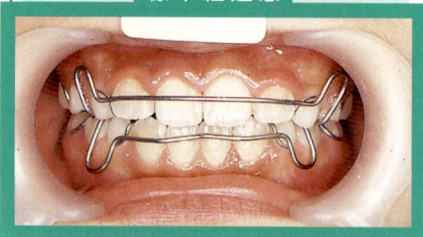

標準経過態

9歳0か月
標準経過態になった。
2|2 圧下ポイントがついている。
過蓋咬合は、完全に治っている。

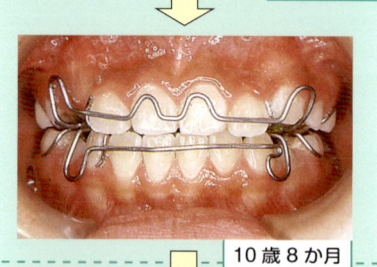

10歳8か月
側方歯群交換の時期になった。
C|脱落。4|34 萌出。|2 は圧下ポイントで圧下している。

11歳5か月
自然にできた要素の多い永久歯の美しい配列。このように永久歯は萌出始めからよい配列にしてしまう。もちろんアゴのズレはまったくない。

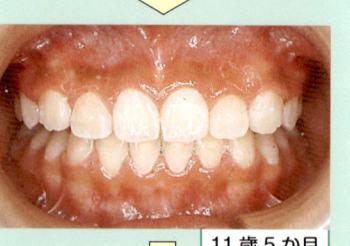

13歳6か月
咬頭嵌合はしっかり行われ、咬合はさらに安定してきている。

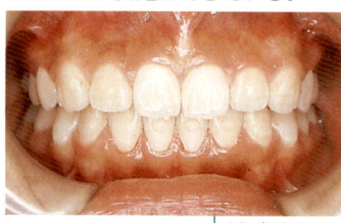

低年齢の過蓋咬合の治療の概念図

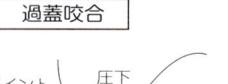

過蓋咬合 → 正常被蓋

圧下ポイント／圧下／唇側誘導線／圧下ポイント／圧下

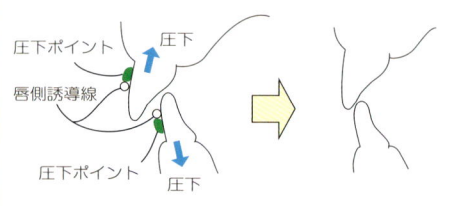

乳前歯または萌出間もない永久前歯は、圧下して過蓋咬合を治すことができる。

図VII-16 低年齢から過蓋咬合の治療を行った場合。

年齢が高くなってからの過蓋咬合の治療の概念図

永久歯過蓋咬合 → 永久歯正常被蓋

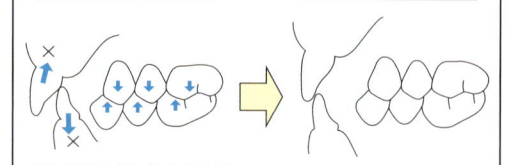

永久前歯を押し込むことは、ほとんどできない。

（左）年齢が高くなってからの過蓋咬合の治療は、圧下ができないので、側方歯群を挙上して咬み合わせを高くする。（右）永久歯が生えてから過蓋咬合を治すと、咬み合わせが高くなっている分だけ、顔は長くなる。

図VII-17 年齢が高くなってから過蓋咬合の治療を行った場合。

CASE 15-1〜2 乳歯列過蓋咬合

| CASE 15 | 乳歯列期（ⅡA）→永久歯列期（ⅢC） | 乳歯列過蓋咬合：乳歯列過蓋咬合の治療と顔面の発育変化 |

★乳歯列期で1〜1.5mmよりoverbiteが大きい場合は、乳歯列過蓋咬合であって、放置すれば永久歯の過蓋咬合となる可能性は大きい。下に掲載した症例の初診時と永久歯咬合完成時の歯槽骨の形を比べるとわかる。

★もし乳歯列期に歯列育形成を開始しないで、側方歯群が永久歯に交換し、咬合が形成されてから過蓋咬合の治療を行ったとすると、前歯の圧下の代償として臼歯の挺出が行われ、咬合が挙上される（図Ⅶ-16, 17）。このため下顔面高は高くなり、その分だけ顔は長くなってしまう。

●乳歯列期に少しでも過蓋咬合の傾向があったら、継続管理の経過中も被蓋が深くならないように注意して対処して行かなければならない。

★乳歯列過蓋咬合を、将来、美しく正しい永久歯列に形成させるという目的の達成には、overbiteを大きくさせないための早期からの対処がどうしても必要である。

CASE 15-1 著しい過蓋咬合ではないが、下顎遠心咬合になっている

患者データ
年齢：4歳11か月　女子

乳歯列の形を整え、顎の位置関係に対する処置とともに、過蓋咬合の対処も行う。

4歳11か月　初診時
著しい過蓋咬合ではないが、乳歯の空隙は不足、上下やや狭窄し、上下の位置関係は乳歯列Ⅱ級となっているので前突感は強い。

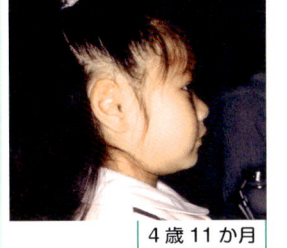

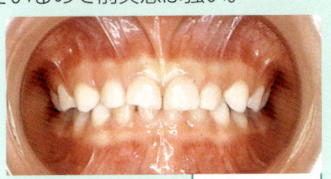

5歳4か月
上顎はプレート、下顎は固定式装置を使用（プレートはAdvancing plate）。

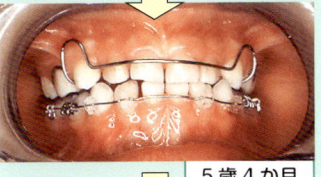

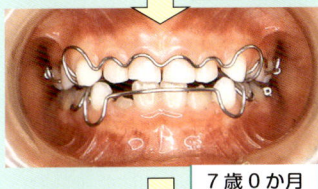

7歳0か月
乳切歯を歯頸部誘導線で歯槽骨ごと舌側へいれている。これによって、未萌出永久歯切歯もかなり舌側へ移動させることができる。

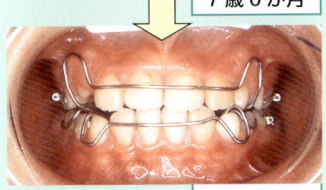

9歳10か月
1|1を圧下ポイントと唇側誘導線で上に押し上げた。2|2萌出。

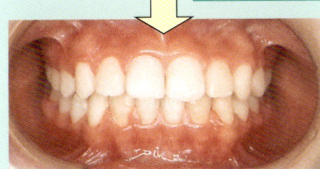

12歳9か月
永久歯咬合完成。

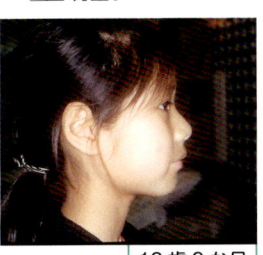

CASE 15-2 著しい過蓋咬合で下顎遠心咬合前突感の強い症例

患者データ
年齢：3歳0か月　女子

overbiteが大きくとも、それについての対処は乳歯列期から行えば困難ではない。

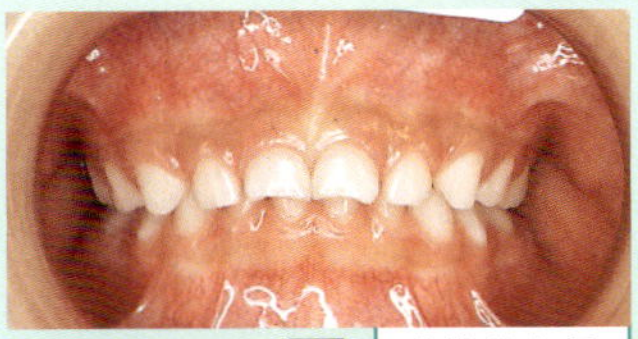

3歳0か月　初診時
著しい過蓋咬合で上下とも乳歯列弓は狭窄。
乳歯列Ⅱ級の対処はAdvancing plateとActivatorを使用した。

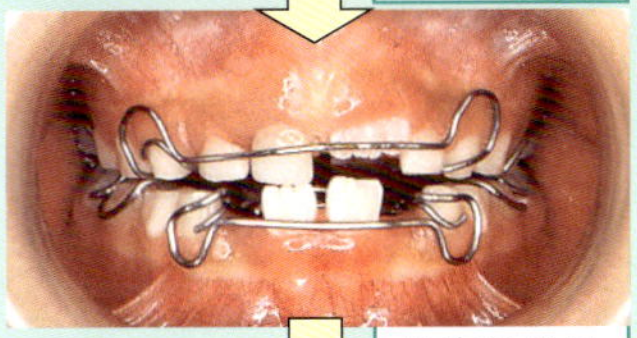

5歳0か月
6|6萌出、1|1の離開を治している。圧下も行った。

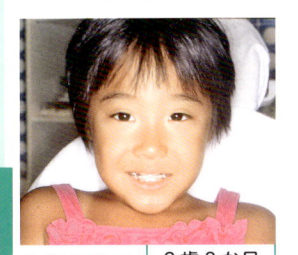

標準経過態

6歳8か月
プレートを入れている。まだいくぶん前突感が残っている。

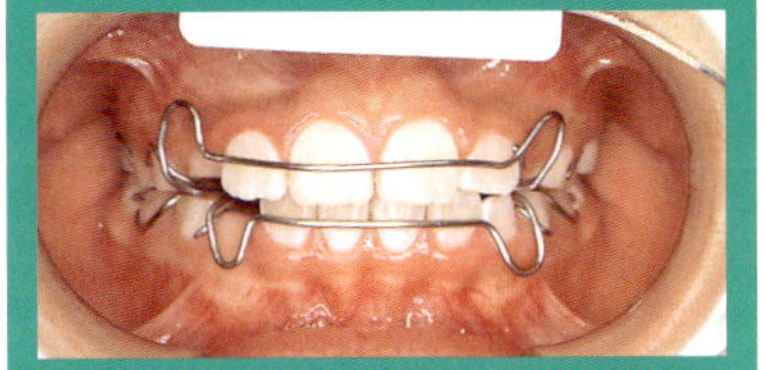

8歳3か月
21|12 / 21|12 萌出、位置修正。圧下している。標準経過態（P21）になった。

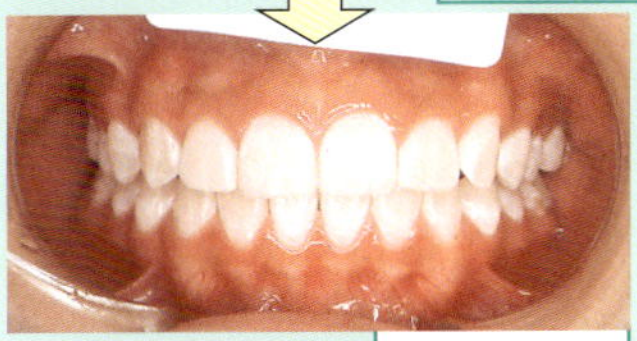

10歳6か月
永久歯咬合完成。

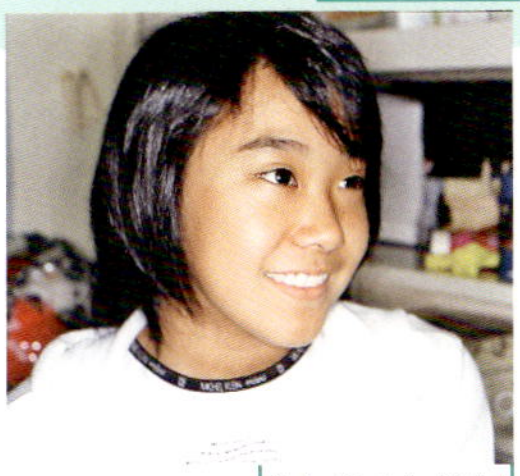

歯並びだけでなく、口唇の周囲もよい形となり、顔全体が美しい表情を現している。

Ⅶ 歯列・咬合の継続管理の実際

CASE 16 乳歯列期（ⅡA）➡ 永久歯列期（ⅢB）

著しい過蓋咬合で空隙乳歯列：萌出中の永久切歯の圧下

初診時の主な所見

年齢：2歳10か月　男子
乳歯列弓形態：空隙はあるが上顎前突
咬合状態：E|E 乳歯列Ⅱ級傾向、E|E 乳歯列Ⅰ級
主な処置方針：乳側方歯群側方拡大、上顎乳切歯を中に入れる、萌出中永久切歯の萌出抑制圧下

★ 乳歯列の過蓋咬合は、従来ともすると"治さなくてよい"あるいは"経過観察する"というような説明がされていることもある。これは大変な間違いである。

★ 今まで掲載した乳歯列過蓋咬合（〈CASE14〉、〈CASE15-1、2〉）は、ほとんど閉鎖型乳歯列で、乳歯列弓の形を整えるのとともに、側方拡大によって空隙乳歯列にしたが、この症例のようにもともと空隙乳歯列である場合もある。

● 空隙があっても、それが不足していたり、あるいはこの症例のように乳歯列弓の形に問題があり、A|Aが前突、さらには顎関係にも問題があって乳歯列Ⅱ級傾向であることが多いので、これらの処置を行わなければならない。すなわち歯列育形成の一般的手順（P85）に従い、乳歯列弓の形を整え、顎の位置関係を正しくしなければならない。そしてよい形の乳歯列から発育するようにする。

★ 著しい過蓋咬合やはっきり過蓋咬合になっている乳歯列は、すべて永久歯列となった時は過蓋咬合になってしまう。そのため、ガミーフェイスになることが多く、顔の表情にひきしまった感じが出ないことが多い。過蓋咬合によって前歯の被蓋が深いと、下顎の運動が制限を受け、顔の表情筋にも影響があると考えられる。

2歳10か月　初診時
過蓋咬合のままだと、きりっとしていない表情が見受けられる。

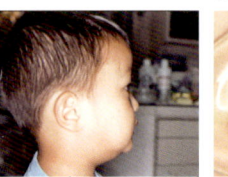

2歳10か月
わずかに乳歯列Ⅱ級傾向。上顎乳切歯部歯槽が発達して下がっているのがよくわかる。

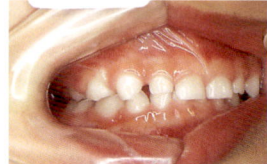

2歳10か月
この症例は右の大人の過蓋咬合とよく似た乳歯の過蓋咬合。いろいろなタイプがあるが、上顎の乳前歯部歯槽が高い。下顎も高いがわずかである。

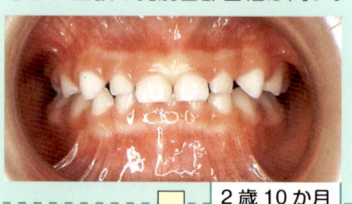

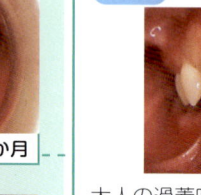

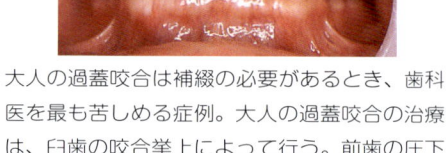

参考　大人の過蓋咬合 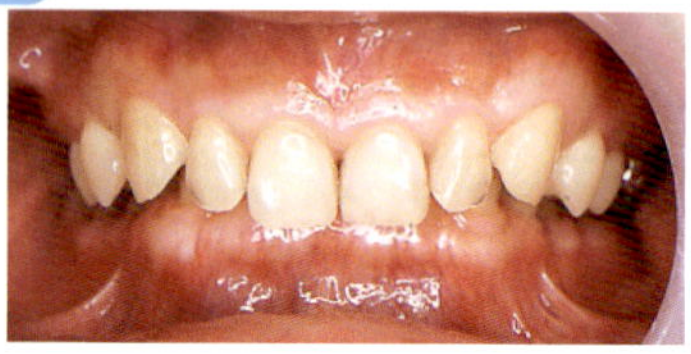
大人の過蓋咬合は補綴の必要があるとき、歯科医を最も苦しめる症例。大人の過蓋咬合の治療は、臼歯の咬合挙上によって行う。前歯の圧下はほとんどできない。

5歳1か月
上下プレート入れている。

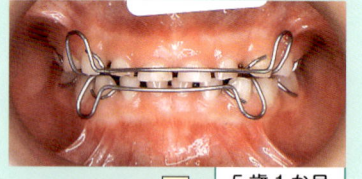

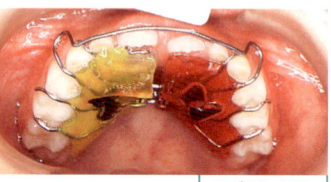

6歳9か月
6|16 萌出。 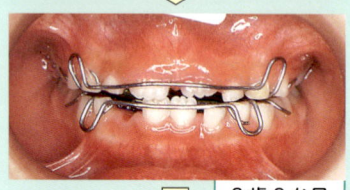

6歳9か月
この後も萌出してきた永久切歯は、すべて揃える。1|1 圧下ポイントがついている。
Advancing Plateで下顎の右側が前進するように調節。

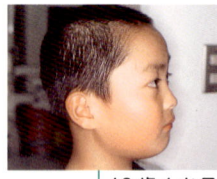

10歳1か月
ひきしまってきりっとしている。

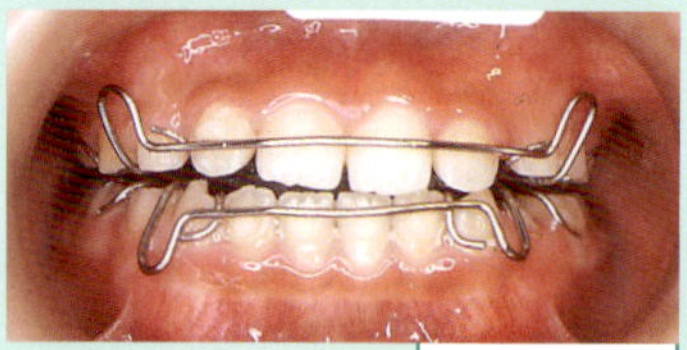

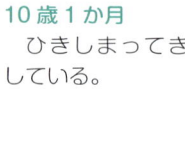

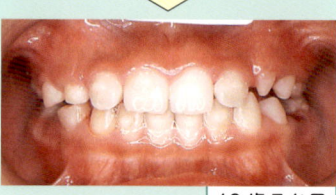

10歳1か月
1|1 圧下ポイントがついている。
21|12 を揃えている。
3|3 萌出。

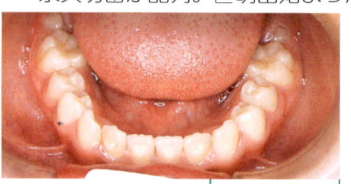

11歳3か月
乳歯はE|だけで、ほとんど永久歯列になった。

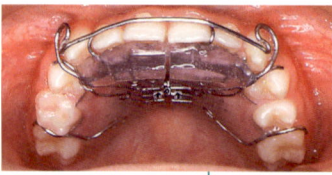

10歳7か月
永久切歯が配列。|3 萌出始まった。

CASE 17

混合歯列期（ⅡC）
↓
永久歯列期（ⅢC）

萌出し始めの永久切歯が叢生：側方拡大（乳側方歯群）、永久切歯の位置修正、$\frac{6}{6}|\frac{6}{6}$ 遠心移動

初診時の主な所見

年齢：7歳1か月　女子
乳歯列弓形態：上下顎歯列弓狭窄、永久切歯萌出前の乳歯列期は閉鎖型乳歯列
咬合状態：$\frac{E}{E}$関係乳歯列Ⅰ級、$\underline{1|1}$萌出すると $\frac{1|1}{1|1}$は反対咬合
主な処置方針：上下顎側方拡大、永久切歯の位置修正、Ⅲ級傾向が現われたらChin cap使用

★閉鎖型または閉鎖型に近い乳歯列の場合は、永久切歯が萌出する時、このように叢生の形をとることが多い。理想は乳歯列期に狭窄した乳歯列弓を側方拡大して、歯列弓の形を整え、その状態からの発育を期待するのが最良の方法であるが、現実としては永久切歯の萌出が始まってから患者さんが来院することも多い。このように混合歯列期から歯列育形成を始めると、ともすると乳側方歯群がしっかりしている間に標準経過態にするのが、間に合わないこともある（この症例9歳7か月を参照）。

●少しでも早く歯列育形成を開始し、乳側方歯群を側方拡大する必要がある。後継歯による乳臼歯の歯根吸収があまり進んでしまわないうちに、できるだけ側方拡大し連体移動※を期待したい。もちろん乳側方歯群の骨植がよいうちの側方拡大は、歯槽基底まで変化を与え、discrepancyの解消に役立つ。

詳説 ※歯列育形成では、乳歯を動かすことによって永久歯歯胚の位置や萌出方向に変化を与えることを、後継歯の「連体移動」と呼んでいる。

参考 この症例を診断するための参考に、母親の口腔内を見せていただいた。
上顎骨は全体として小さく、歯幅が大きいので、discrepancyは大きくなっている。$\underline{2|}$と$\underline{3|}$は重なり、右側は1歯分のスペース不足である。

この症例の母親の口腔内写真

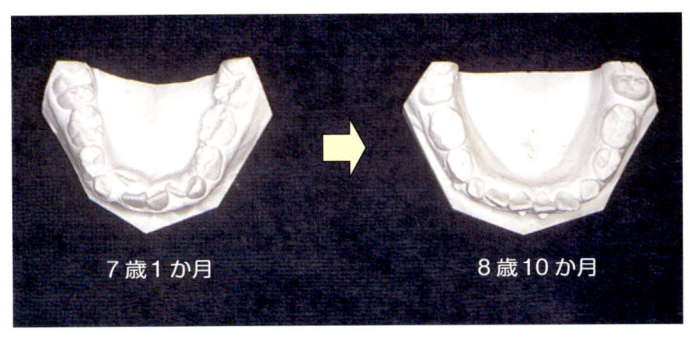

図Ⅶ-18 この症例の乳側方歯群の側方拡大。
$\overline{C|C}$間距離が拡大され、$\overline{21|12}$のスペースがかなり獲得されている。模型を見ても歯槽基底まで側方拡大されているのがわかる。$\frac{6}{6}|\frac{6}{6}$遠心移動も奏効している。この後もさらにゆっくりと側方拡大を続ける。

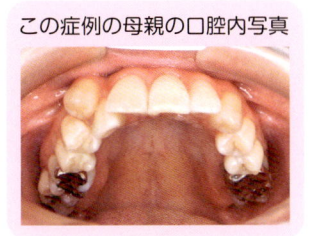

7歳1か月　初診時
　顔貌は現代風できれい。しかし歯列弓は上下ともに狭窄されているので、$\frac{1|1}{1|1}$と$\underline{1|1}$（萌出始）部が前突気味である。このような場合、とりあえず切歯部の配（排）列は前方へ出さないで、平面的に配列したほうが口唇は美しく発育していく。すなわち口唇の中央は前方に出た感じにならないほうがよいのである。歯列育形成によるこの効果は、発育期の終わりに近づくほど少なくなる。
　このままだと$\frac{1|1}{1|1}$は反対咬合になってしまう。しかし$\frac{E|E}{E|E}$関係と$\frac{E}{E}$関係は乳歯列Ⅰ級※※なので、この反対咬合は歯性の要因によるところが大きい。しかし上顎のほうが下顎よりさらに歯列弓は狭窄し、全体的に小さめであって、上記母親と同じように上顎骨の劣成長も原因となっていることがわかる。

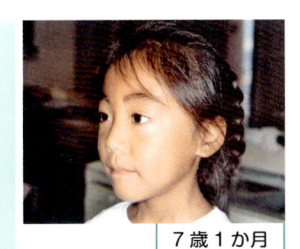

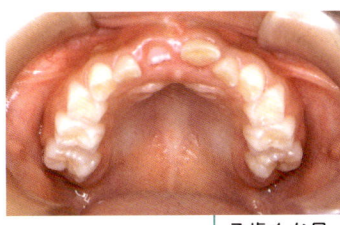

7歳1か月

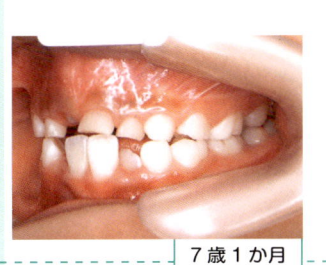

詳説 ※※乳歯列Ⅰ級についてはⅡ章-2. -1）、2）P55を参照。

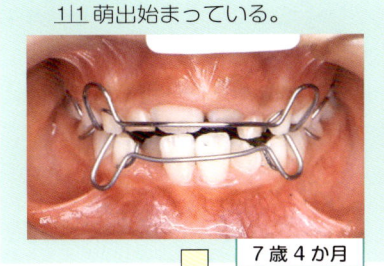

7歳4か月
$\underline{1|1}$萌出始まっている。

7歳4か月
下顎のほうがより狭窄されている。$\overline{21|12}$はまだ叢生。

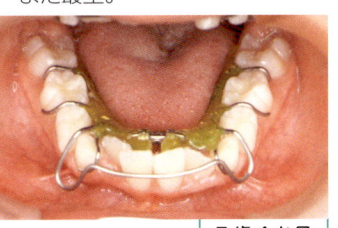

Ⅶ 歯列・咬合の継続管理の実際

8歳0か月
上下顎とも側方拡大を行っている。この時期の下顎プレートを右に図示した。1|1 正中に対して、1|1 正中が右へズレているのは、1| 萌出不完全の状態にもよるが、2|の舌側転位によって、1|12 が右側へ転位していることが原因となっている。

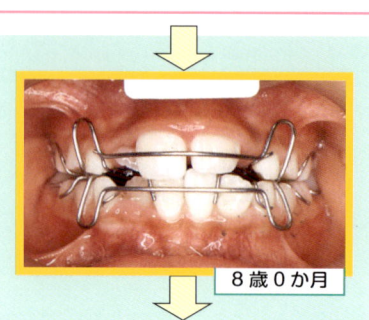

8歳4か月
側方拡大を行っているが、まだスペース不足がありdiscrepancyは解消していない。萌出した 2|2 に舌側弾線がつけられて 2|2 の近心を唇側に押している。

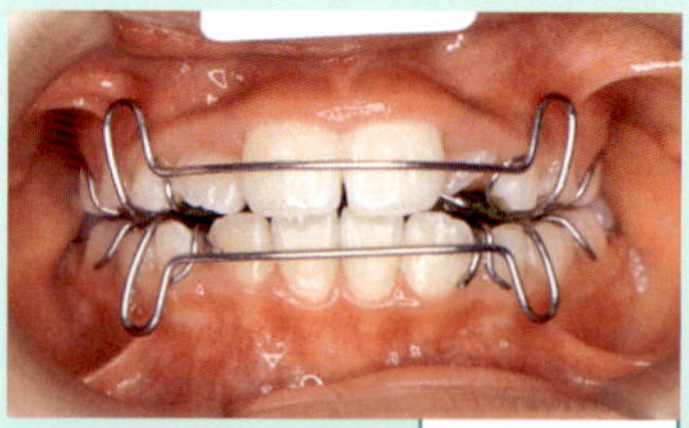

9歳1か月
1|1 が少し開いてきた。このような場合、アクロススプリング（P188参照）またはフックで閉鎖できる。また、E|E 関係・E|E 関係に乳歯列Ⅲ級傾向が出てくる様子があったら、まず院内Chin capをして、E|E 関係を観察していく必要がある。歯列育形成を継続していく時は、常に顎の位置関係は厳密に観察して行かなければならない。

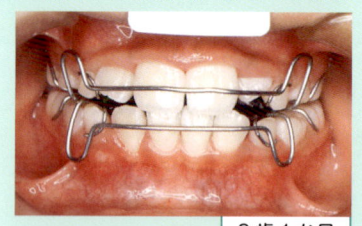

10歳6か月
3|が唇側転位して萌出、|3もかなり唇側転位して萌出する前兆がある。

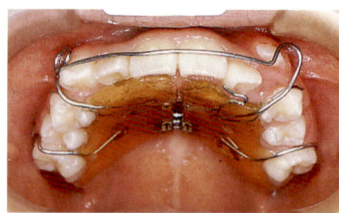

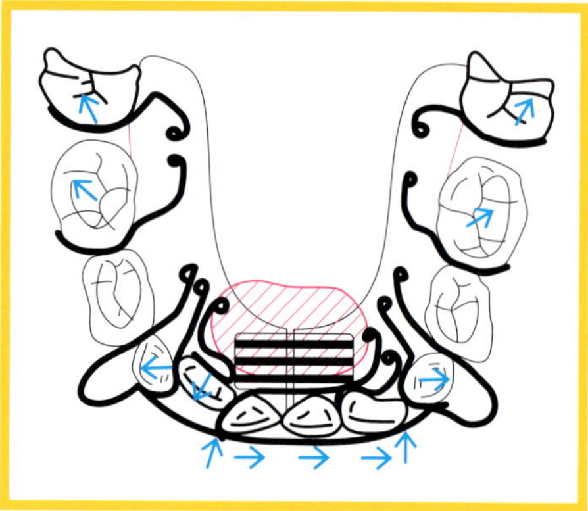

図Ⅶ-19 8歳0か月の時の下顎プレート。
1|にはアクロススプリングがつけられているので、歯列弓の側方拡大とともに、1|12は左方に移動するようになっている。
6|6 はフックによって遠心移動されている。6|6 の近心隣接面の歯頸部につけたフックは、この時点では歯列周長縮小防止の効果が上がるようにしている。

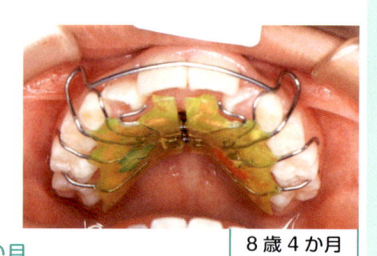

8歳8か月
1|の萌出完了とアクロススプリング（図Ⅶ-19）による1|12の左方移動により 1|1 正中一致した。

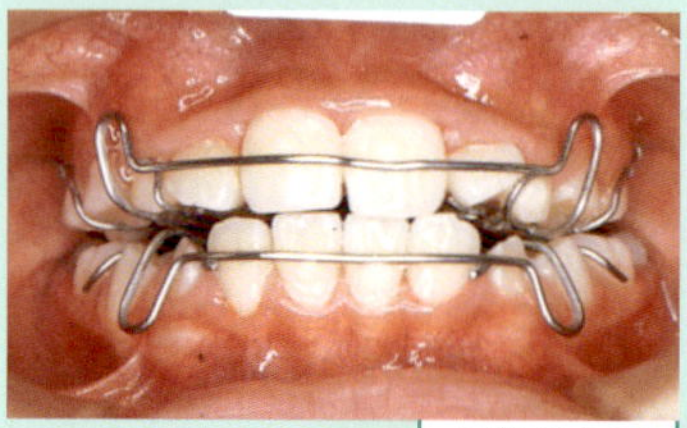

9歳1か月
6|6 がフックで遠心移動されているのがわかる。

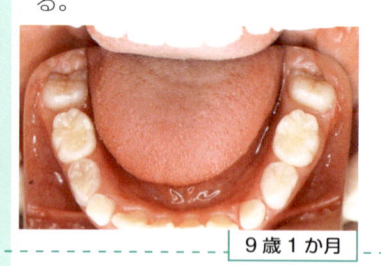

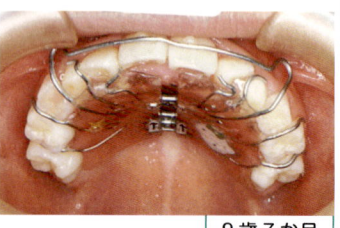

9歳7か月
21|12はかなりよい状態に配列してきた。しかし 2|2 の歯軸の傾きがあり、標準経過態にやや間にあわない。そして、この症例は、永久歯の歯幅がかなり大きく、上顎leeway space分1mmが期待できないおそれがある。それで6|6 を積極的に遠心移動している。

10歳11か月
|3が唇側転位して萌出。

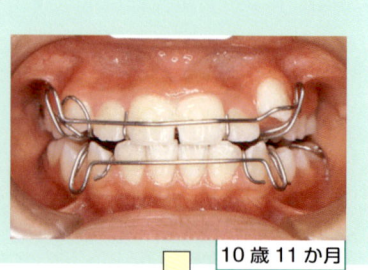

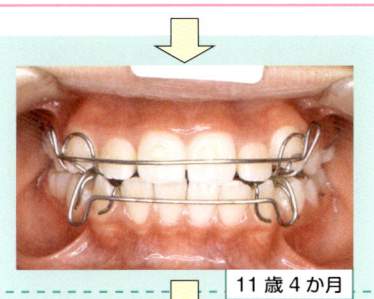

CASE 17 萌出し始めの永久切歯が叢生

11歳4か月
変形クラスプ（P104）で 3|3 の位置修正。

11歳6か月
|3 を舌側に入れるためにも、上顎左側がわずかにスペース不足なので、|6 の遠心移動を続ける。

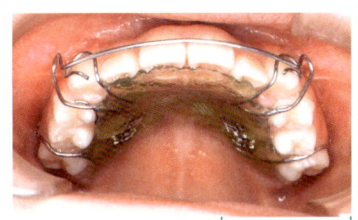

11歳6か月
臼歯部の唇側傾斜が残っているが、この後プレートを継続し、プレートには歯冠部付近にスペーサーをあけることで、次第に自然に良好なトルクが付与されていく。
下顎前歯は、大体良好な状態に配列した。初診時と比較されたい。

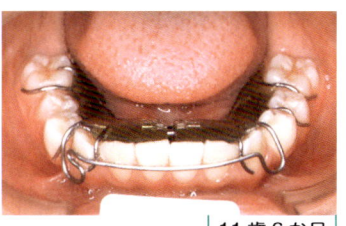

11歳6か月
口唇の形は初診時よりは改善されているが、よく見るとまだ 川 前突時の面影が残っている。

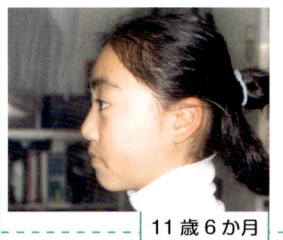

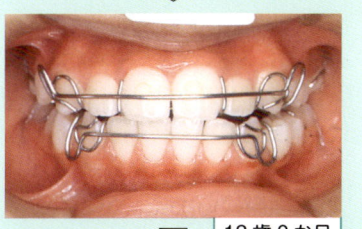

12歳0か月
3|3 の唇側転位は変形クラスプでかなり改善された。

13歳1か月
前歯の微調整は、唇側誘導線および舌面に接触しているレジン削除または添加によって行っている。

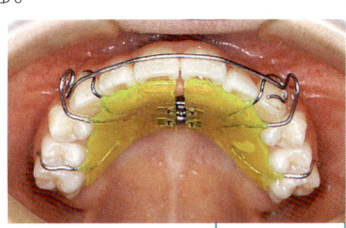

13歳1か月
配列は大体良好であるが、まだ咬頭嵌合がしっかりしていない。

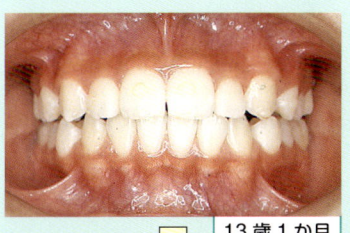

13歳5か月
口唇とその周囲の筋は自然な形となり、表情はより美しくなった。

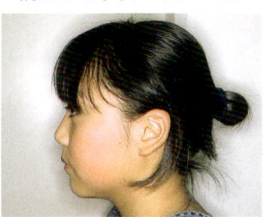

14歳0か月
1|1 間のわずかな空隙を治すため、1|1 にアクロススプリングで閉鎖している。

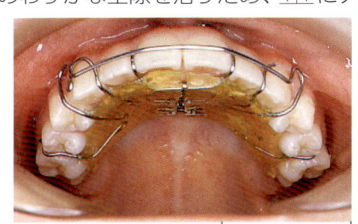

（この症例より遅い時期に開始した永久切歯の叢生症例は、CASE24に掲載。）

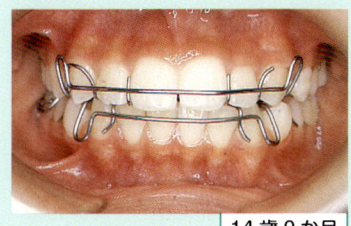

177

Ⅶ 歯列・咬合の継続管理の実際

CASE 18 混合歯列期（ⅢA）→永久歯列期（ⅢC）

1|1 前突：側方拡大とともに、2|の捻転を治す

初診時の主な所見
- 年齢：6歳2か月 男子
- 乳歯列弓形態：上下顎狭窄、2|捻転萌出
- 咬合状態：E|E 関係わずかⅡ級傾向
- 主な処置方針：上下顎側方拡大、永久切歯の位置修正、下顎骨前方移動、2|捻転修正

★ 永久切歯が萌出する時期には、その永久切歯の位置の修正を行わなければならない。$\frac{21|12}{21|12}$ の位置が正しく、よい状態に配（排）列されていれば、とりあえずそれは美しい歯並びである（標準経過態）。

★ 永久切歯萌出時に、これを正しい状態に配列するには、それより前の時期またはその時までに、すでに歯列弓の形が整っていて、C|C間に 21|12 が、C|C間に 21|12 が配列できるスペースが獲得されていなければならない。そして上下顎の位置関係が正しくなっていて、顎のズレがなくなっているのが理想である。そうすれば $\frac{21|12}{21|12}$ は無理なく配列できる。

★ 乳歯列期から歯列育形成を継続していれば、上記の条件を確実に満たすことができる。これについては前掲の乳歯列期から始めた症例を眺めていただければ納得していただけると思う。

★ しかし実際には、初診の時にすでに永久切歯が一部萌出してしまってからの来院のこともあるわけである。この場合には、当然歯列弓の形も狭窄された状態であるし、顎の位置関係も正しくなっていないことがほとんどである。

> **詳説** 歯列育形成では、顎の位置関係は厳密にみる。すなわち E|E 関係・E|E 関係が、乳歯列Ⅰ級よりかすかにズレていても、これを修正しなければならない。この症例はごくわずかの乳歯列Ⅱ級傾向の症例であった。

★ この症例はあまりdiscrepancyは大きくない。よくあるタイプの前突感のある症例ではあるが、この程度の配列の場合は、一般には不正咬合といわれないこともある。

このような歯列、またはこれよりもわずかな不正の歯列を歯列育形成の継続管理・処置によって、細かく調整し、顎の位置関係を厳密に修正をすることは大きな意義がある。それは正しい咬合によってより優れた機能を備えることになり、そしてよい配列で整った顔は、その子の美しいイメージを作り出すからである。

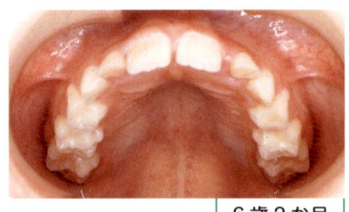

6歳2か月 初診時
1|1/21|12 が萌出したが、よくあるタイプの上顎前突。

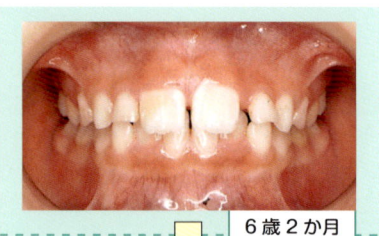

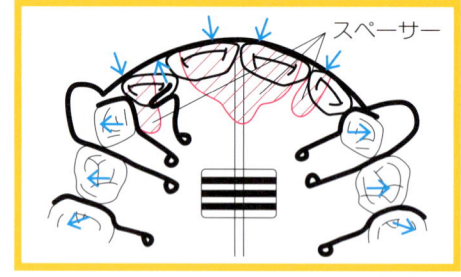

7歳1か月
2|2 萌出、側方拡大するとともに 2|の捻転を治すための舌側に弾線をつけた。口腔内写真は省略したが、下顎も側方拡大とともに、2|2 唇側移動。

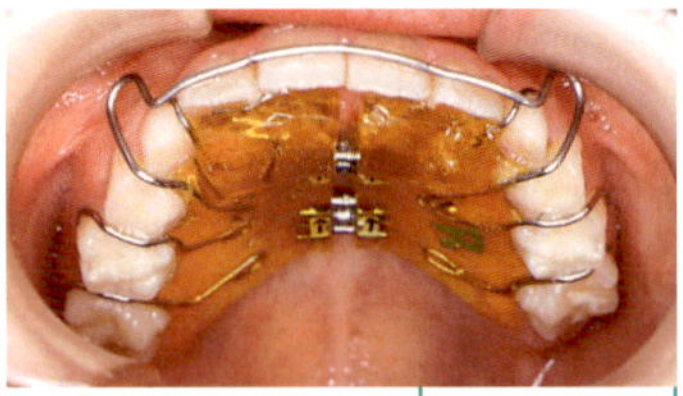

図Ⅶ-20 2|の捻転を治すための舌側弾線。

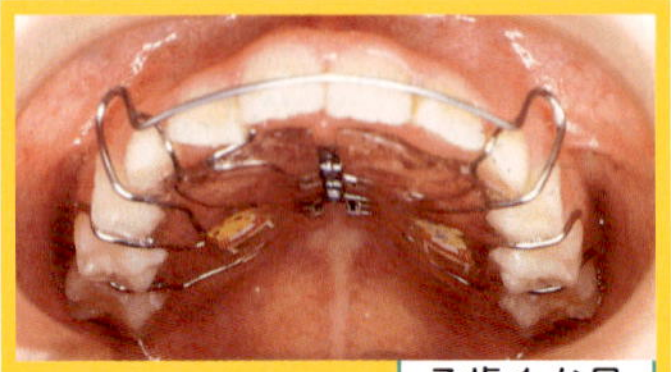

8歳2か月
2|捻転はかなり改善したが、もう少し 2|遠心を舌側に入れたい。これは唇側誘導線を調節して行う。ほとんど標準経過態になっている。

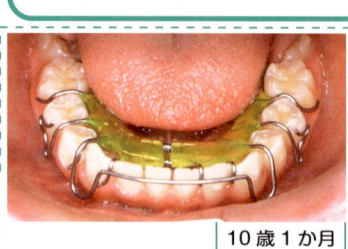

標準経過態

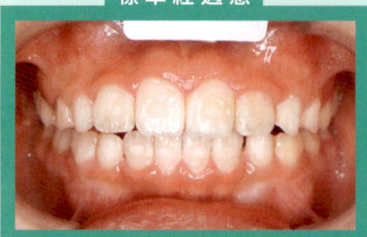

10歳1か月
下顎歯列弓も側方拡大が成功している。

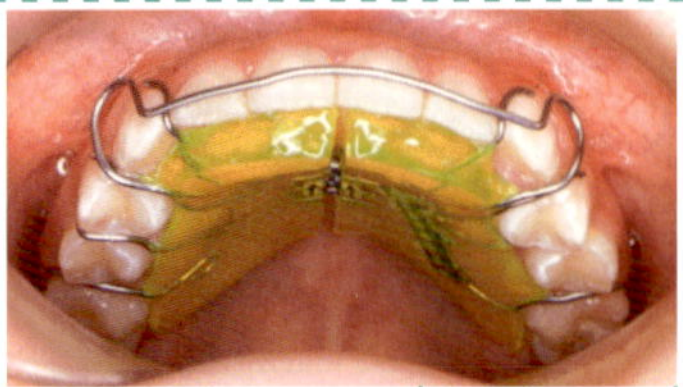

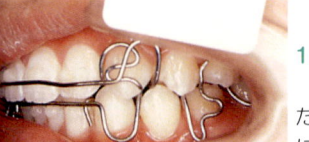

10歳4か月
乳側方歯群は永久歯に交換した。Ⅱ級傾向がまだ残っているのでAdvancing plateにしてある。

11歳1か月
すべて永久歯。咬合完成も間近。

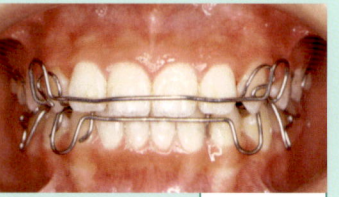

10歳11か月
萌出した 3|を舌側に傾けるため変形クラスプ（P104）、5|には捻転を治すための回転スプリング（P106）を用いている。

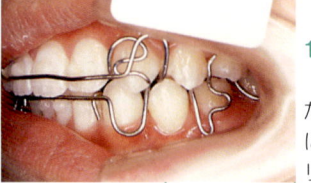

CASE 19 混合歯列中期(ⅢA) → 混合歯列後期(ⅢB)

2|舌側転位：乳側方歯群側方拡大、2|を歯列にとりこむ、6|6 遠心移動

初診時の主な所見
年齢：9歳3か月　男子
乳歯列弓形態：上下顎歯列弓狭窄、2|舌側転位
咬合状態：E/E 関係かすかに乳歯列Ⅲ級傾向
（6|6 の生理的近心移動による）
主な処置方針：上下顎側方拡大、6|6／6|6 遠心移動、2|唇側移動、上下切歯揃える

★ 始める時期が遅く、永久切歯はすべて萌出ずみの状態である。配列のスペースが不足しているため、2|は舌側転位している。下顎は C|2 と 2|C に重なりを生じている。

● スペース不足の解消のため、上下とも狭窄している歯列弓を側方拡大、6|6／6|6 の遠心移動を行った。下顎のほうのスペース不足は少ないため、主に 6|6 の近心移動を防ぎ、歯列周長の縮小防止をはかった。

★ 一般に第一大臼歯の遠心移動は、なるべく早い時期のほうがよい。この症例のように遅い時期に行った第一大臼歯の遠心移動は、プレートを長時間使用しなければならないし、万が一プレートを数日間使用しなかった場合には、第一大臼歯は自然に近心移動してしまい、プレートの適合が悪くなり、プレートを使用できなくなるおそれもある。

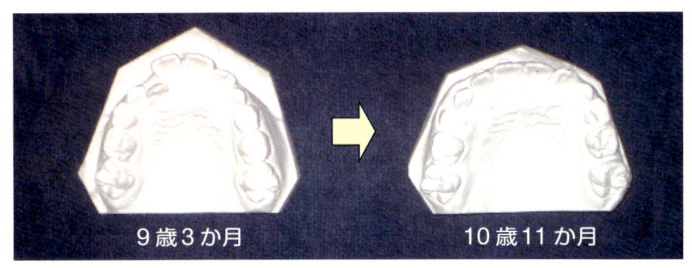

図Ⅶ-21　上顎歯列弓の側方拡大と、6|6 の遠心移動の状態を模型でみたところ。

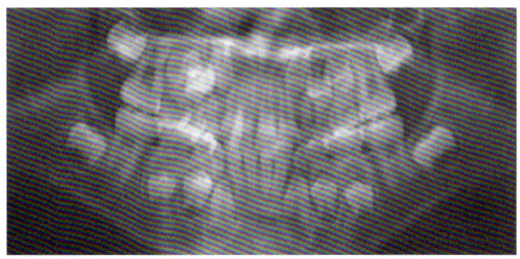

図Ⅶ-22　この症例は未萌出の 7|7 が 6|6 に接近し、6|6 の遠心移動が比較的困難な症例であった。

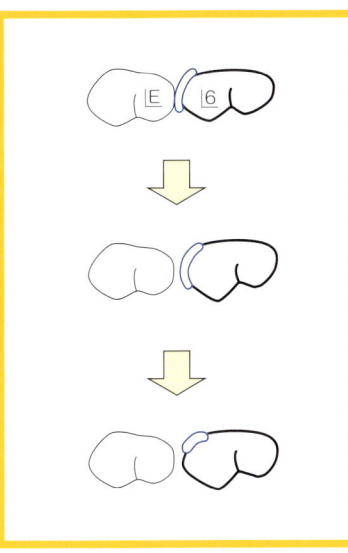

図Ⅶ-23　6| がやや遠心移動したら、クラスプ（またはフック）を 6| の近心隣接面歯頸部につけるようにする。

9歳3か月　初診時

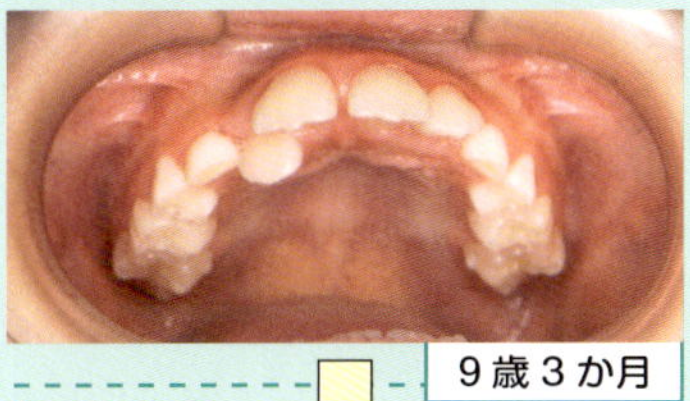

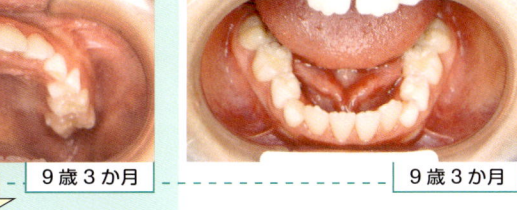

9歳10か月
プレートで側方拡大、2|の唇側移動を行った。

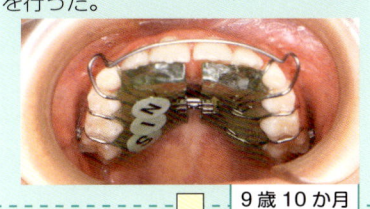

どちらかというと、顔面高は高いほうであったため、余分に側方拡大、6|6 を遠心移動、|6 はクラスプを近心隣接面の歯頸部にいれる（図Ⅶ-23）。

10歳11か月
6| が遠心移動された状態。

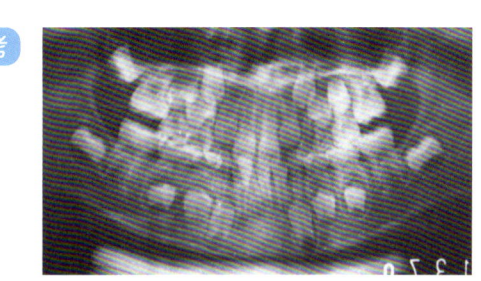

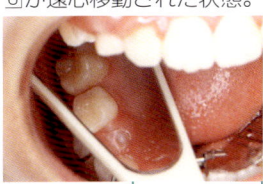

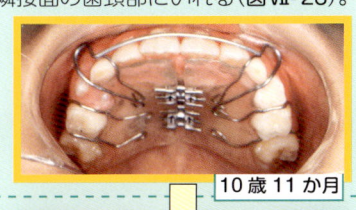

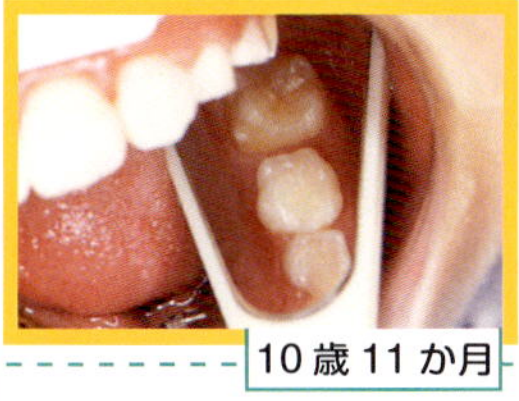

図Ⅶ-24　6|6 の遠心移動しやすい他の症例を参考までに掲載した。
一般に時期が早いほど 6|6 に対して 7|7 の接触がない症例は多い。

10歳11か月
|6 が遠心移動された状態（図Ⅶ-21）。

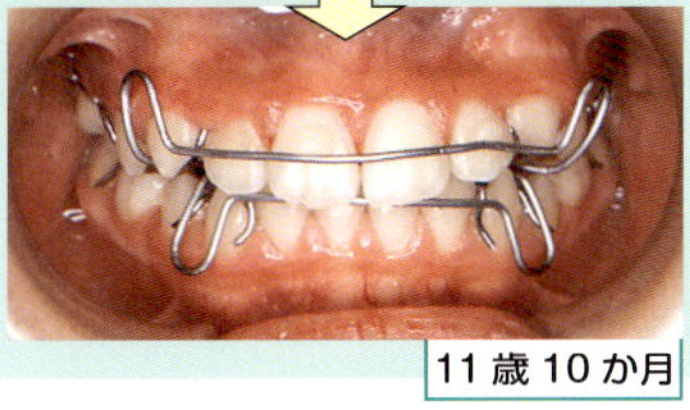

11歳10か月
C|C／C|C はすでに 3|3／3|3 に交換され、標準経過態にするのは間に合わなかったが、とにかく 21|12／21|12 は大体良好に配列された。

CASE 20 永久切歯の開咬：永久切歯を挙上する

混合歯列前期（ⅡC）→永久歯列期（ⅢC）

初診時の主な所見
年齢：7歳0か月　男子
乳歯列弓形態：上下顎歯列弓狭窄、$\frac{1|1}{1|1}$前突
咬合状態：$\frac{E}{E}$関係乳歯列Ⅰ級
overbite −4.5mm
主な処置方針：上下顎側方拡大、$\frac{1|1}{2|1|1|2}$舌側へ配列、上下顎切歯挙上

★この開咬症例は、永久切歯の萌出直後または萌出中の時期である。一般に乳歯列期にすでに開咬であると、被蓋の状況によってはいくぶん改善する症例もあるが、ほとんどそのまま永久歯列に移行すると考えてよい。永久切歯に交換する際、またはそれ以前に二次的に挿舌癖などにより、さらに悪化することもあり得る。

★本当はこのような症例は、〈CASE4〉の症例のように乳歯列期より処置を行うべきであった。開咬は一応治ったが、下顎面が高いのが少し残ってしまった症例である。

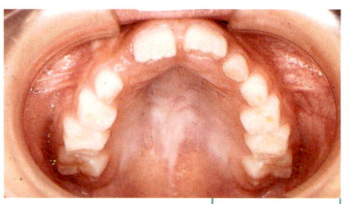

7歳0か月　初診時
開咬のよくあるタイプで、上下(乳)歯列弓は狭窄されている。そのため上下前突となっている。

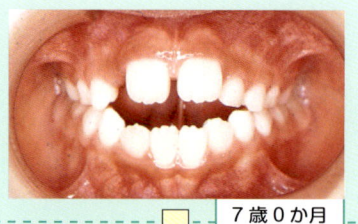

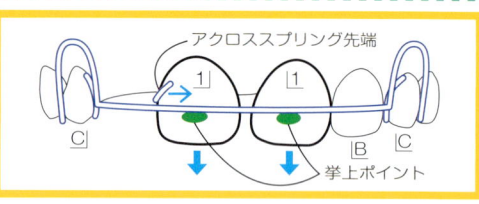

図Ⅶ-25　$1|1$に挙上ポイントをつけ、誘導線で挙上しているところ。$2|2$が萌出したら、$2|2$にも挙上ポイントをつける。挙上の力を作用させるのは、1〜2歯ずつ行ったほうが効果が上がる。舌側歯槽部にはスペーサーが必要である。

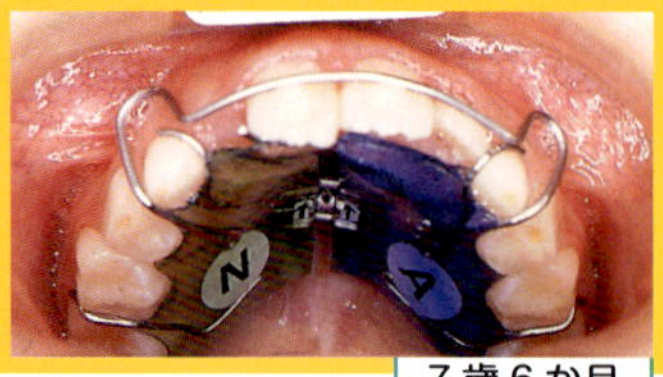

7歳6か月
$1|1$挙上ポイント付着。唇側誘導線で$1|1$を下方に下げている。$1|$はアクロススプリング（P188参照）で近心によせられ、離開は一応閉鎖した。

8歳1か月
$\frac{2|1|1}{1|1|2}$に挙上ポイントがついている。さらに側方拡大によって（乳）歯列弓の狭窄を治す。$C|C$間$\overline{C|C}$間も拡げられ、かなりスペースの獲得も行われた。

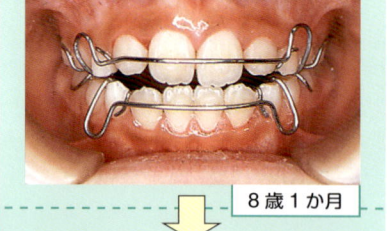

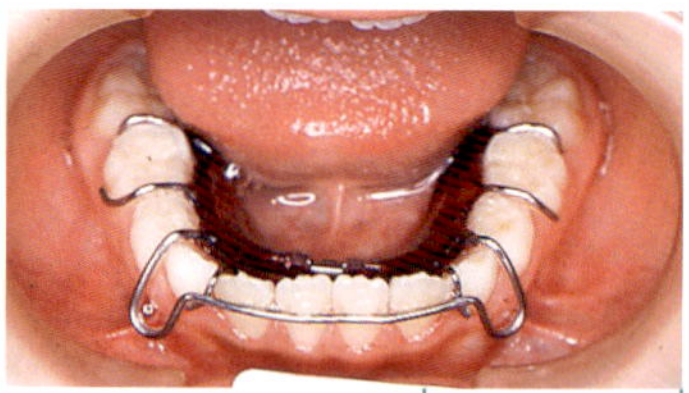

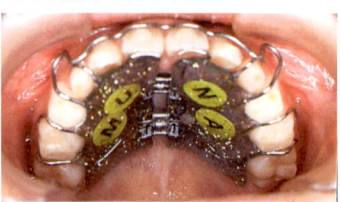

8歳10か月
$\frac{2|1|1|2}{}$の歯槽部突出を歯頸部誘導線で治している。この場合$2|1|1|2$の歯槽部にスペーサーを置くことを忘れてはいけない。

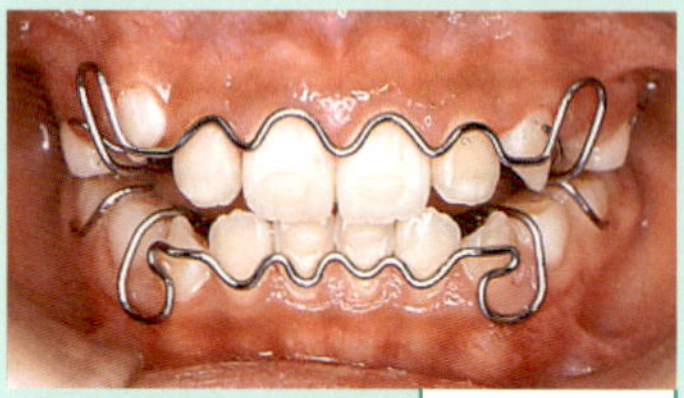

9歳8か月
さらに$2|1|1|2$歯槽部を凹ますため、歯頸部誘導線のプレートにした。$2|1|1|2$の歯槽部に対しても歯頸部誘導線を用いた（次頁図Ⅶ-28参照）。
$\overline{3|3}$に保持兼挙上ポイントを付着。

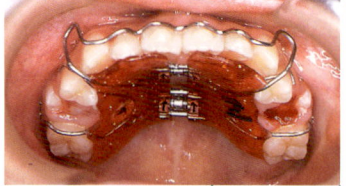

10歳4か月
下顎面高が高い症例なので、余分に側方拡大する必要がある。

10歳5か月
$\frac{E|D|D|E}{E|D|D|E}$が脱落、またはそれぞれ早めに抜去して、$\frac{6|6}{6|6}$のみ上下当たるようになったら、咬合を低くして下顎面高を低くするため、咬みしめ訓練をする。この時期以後に咬合を低くするのは、かなり注意を要する。

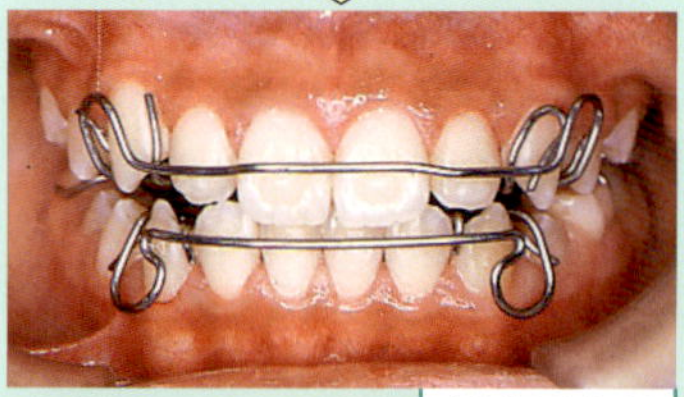

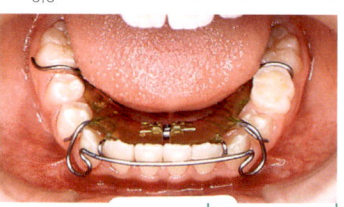

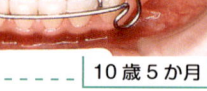

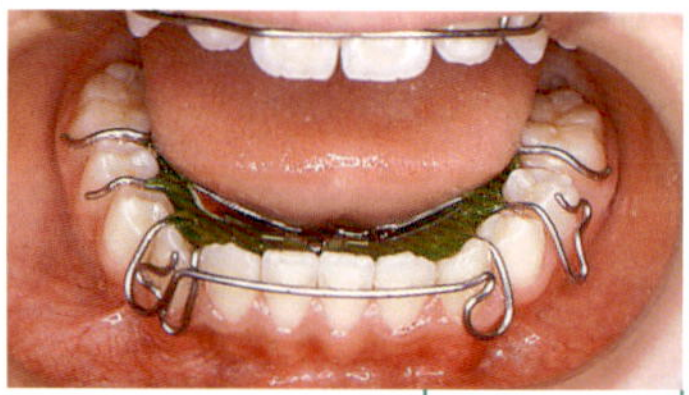

11歳0か月
側方歯群交換期には、プレートの維持が不十分になることが多い。そのため$\frac{5|5}{}$に保持ポイントをつけてある。$|5$は挙上兼回転ポイント。

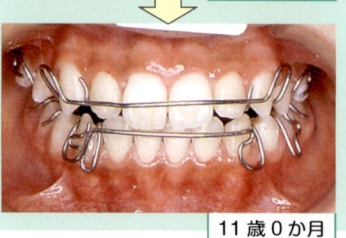

CASE 21 混合歯列期(ⅢA) ➡ 永久歯列期(ⅢC)

$\frac{1|1}{21|12}$ 前突：歯槽部突出を歯頸部誘導線で改善

初診時の主な所見
- 年齢：7歳7か月　男子
- 乳歯列弓形態：上下顎歯列弓狭窄、$\frac{1|1}{21|12}$ 前突
- 咬合状態：$\frac{E|E}{E|E}$ わずか乳歯列Ⅲ級傾向
- 主な処置方針：上下顎側方拡大、永久切歯の位置後方へ修正、Chin cap使用、1|1 歯槽部中へ入れる

★ よく見られる上下前突である。上下顎とも歯列弓が狭窄して、永久切歯が前方へはみ出した形となっている。わずかなⅢ級傾向と相まって、下顎切歯が前方にでている状態にあわせて、1|1 は唇側転位している。

★ 1|1 は歯槽骨とともに前突の状態であったので、患者さんからは、歯肉を中へひっこめたい、という要望であった。

7歳7か月　初診時
歯肉の前突感をなくすために、1|1 の歯槽部を舌側にいれる必要がある。すなわち傾斜移動でなく歯体移動であって、歯槽骨の形を変化させることになる。萌出して間もない歯牙はこの変化を与えやすい。

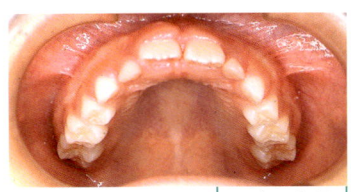

7歳7か月

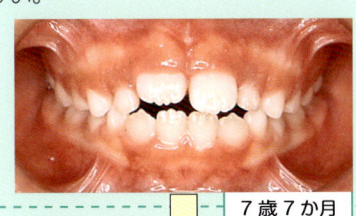

7歳11か月
このように著しい狭窄の症例は、余分に側方拡大する必要がある。この時点では、1|1 のみ歯頸部誘導線で歯槽骨ごと中に入れる。

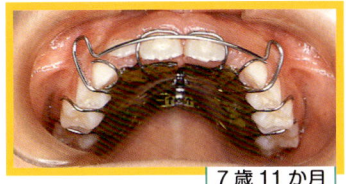

7歳11か月

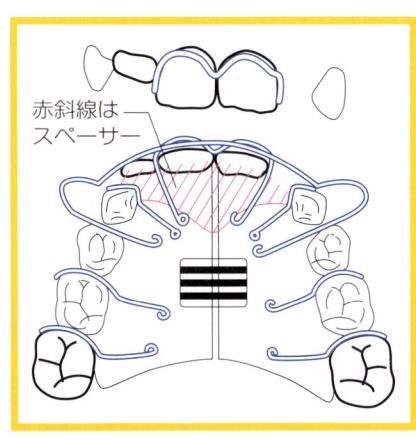

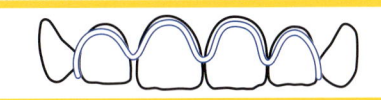

図Ⅶ-26　1|1 の歯頸部誘導線。

2|2 萌出後あるいは 321|123 萌出後の症例で、4切歯に歯頸部誘導線をつけてもよい。

図Ⅶ-27　21|12 の歯頸部誘導線。

8歳3か月
1|1 だけの歯頸部誘導線を 21|12 に作用するものに交換した。

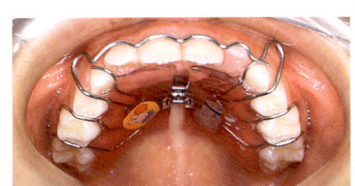

8歳3か月

9歳6か月
下顎も側方拡大とともに 21|12 を舌側にいれる。

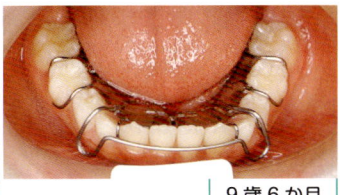

9歳6か月

10歳5か月
もう一度 1|1 の遠心を中へ入れる。被蓋が深くなりすぎたので、圧下ポイントをつけた。

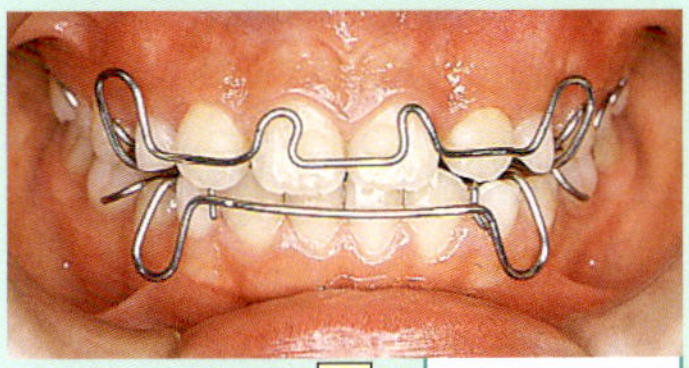

10歳5か月

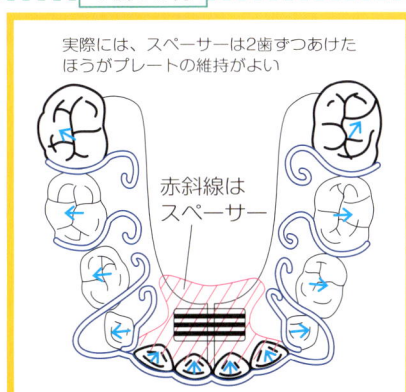

10歳10か月
少し時期が遅くなったが標準経過態になった。

標準経過態

10歳10か月

13歳10か月
一般的な唇側誘導線でもさらに 21|12 を舌側に入れるため、3|3 を遠心移動している。

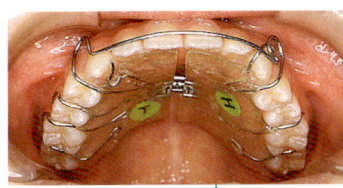

13歳10か月

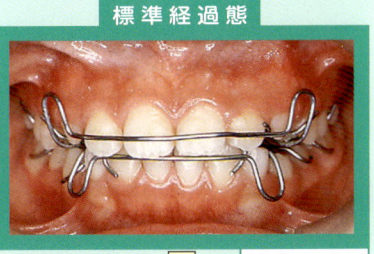

実際には、スペーサーは2歯ずつあけたほうがプレートの維持がよい

図Ⅶ-28　21|12 の歯頸部誘導線。

16歳1か月
歯槽部突出はかなり改善したが、$\frac{|23}{3}$ がしっかり咬合せず不安定さが残ってしまった。今後ある程度はもっと咬頭嵌合していくであろうと思われる。$\frac{6|}{6|}$ がⅢ級傾向であることも残された問題である。もっと早い時期から歯列育形成を開始していればこの問題はなかったであろうと考えられる。

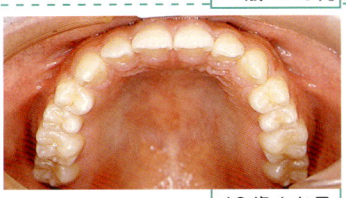

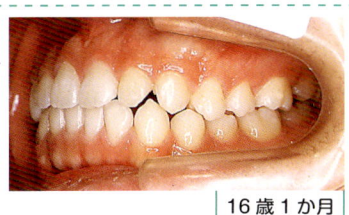

16歳1か月

VII 歯列・咬合の継続管理の実際

CASE 22　混合歯列中期（ⅢA）→永久歯列期（ⅢC）
Ⅱ級過蓋咬合前突・6|6 遠心移動（混合歯列期）

初診時の主な所見
- 年齢：8歳7か月　女子
- 乳歯列弓形態：上下顎著しい狭窄、上顎前突
- 咬合状態：21|12 / 21|12 過蓋咬合、E/E 関係乳歯列Ⅱ級傾向、6/6 関係Ⅱ級
- 主な処置方針：側方拡大、21|12 舌側へ配列、永久切歯圧下、下顎骨前方移動

★ discrepancy の症例は、この問題点を解消するために主に狭窄した歯列弓を側方拡大することが多い。そしてまた第一大臼歯をわずかに遠心移動することによっても、スペースの獲得を行うことができる。

● 第一大臼歯の遠心移動は、萌出後年月が経過しないうちに行ったほうが効果がある。そしてこの遠心移動は固定源を乳歯に求めているので、乳側方歯群の骨植がしっかりしていなければならない。

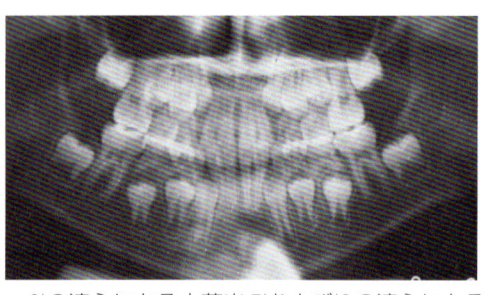

図Ⅶ-29　本掲載症例のパノラマエックス線像。
6| の遠心にある未萌出 |7 および |6 の遠心にある未萌出 |7 が、それぞれ 6|6 に接触している。このように 6 の遠心にある 7 が、6 の遠心移動を阻げている状態は、6 が遠心移動しにくい。しかしこの症例は動機づけがうまくいき、本人が将来もっと美しくなるために努力する姿勢があって、プレートを生活習慣にいれてくれたので、6|6 遠心移動は成功した。

参考

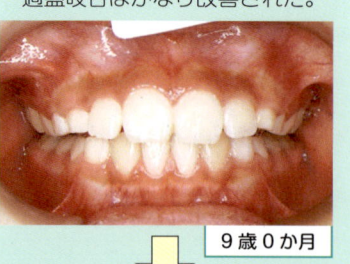

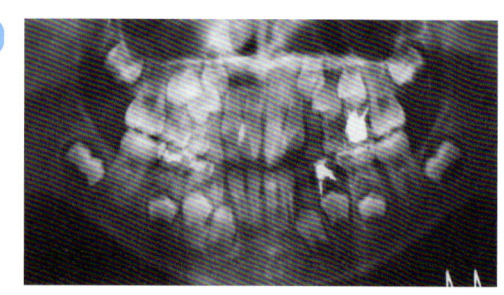

図Ⅶ-30　6|6 が遠心移動しやすい症例のパノラマエックス線像。
参考までに、これは 6 が遠心移動しやすい他の症例のパノラマエックス線像を掲載した。未萌出 7 は 6 に接触していないので、6 は遠心移動しやすい。

8歳7か月　初診時
歯列弓は上下狭窄、顎の位置関係はⅡ級になっているので 21|12 の前突感は強い。overjet も大きく過蓋咬合になっている。
この症例の discrepancy（スペース不足分）は、1|1 を約3mm舌側に配列されたことを仮定して求める。スペース不足分の概算　右 3.5/1.0 | 3.5/1.0 左

8歳11か月
スクリューを入れた Advancing plate で側方拡大中。拡大とともに 1|1 を舌側にいれる。

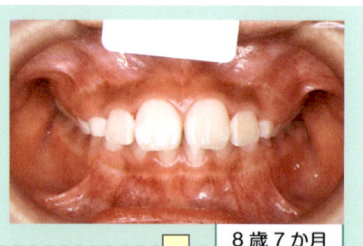

この時期（8歳7か月）の模型は次項図Ⅶ-33a の写真である。6|6 が遠心移動されてからの模型は、同図 b の写真に示した。

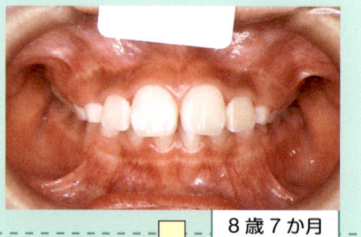

9歳0か月
側方拡大のプレートに 6|6 フックがつけられている。6|6 フックを遠心に屈曲することによって、6|6 が遠心移動する。屈曲だけでは限界があるので、わずかに 6|6 が遠心移動の兆しがみえたら、フックの根元を削ってさらに遠心移動する（図Ⅶ-31）。

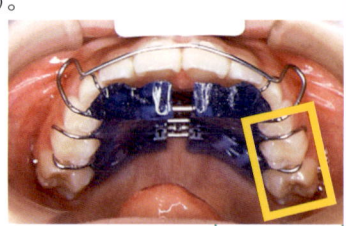

9歳0か月
過蓋咬合はかなり改善された。

|6 遠心移動前　　|6 遠心移動後

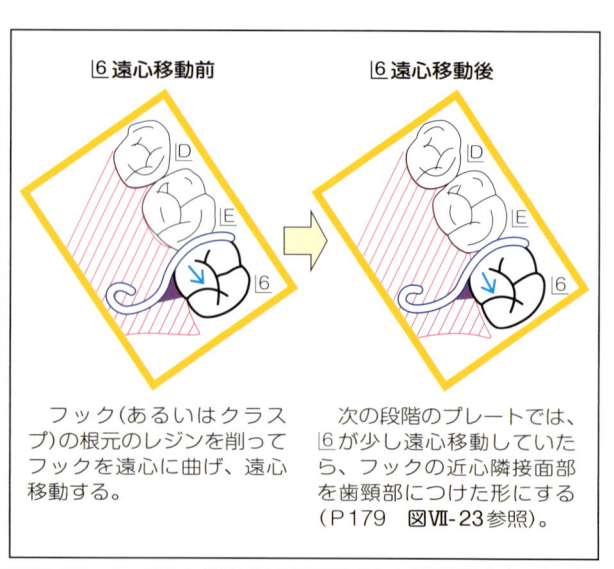

フック（あるいはクラスプ）の根元のレジンを削ってフックを遠心に曲げ、遠心移動する。

次の段階のプレートでは、|6 が少し遠心移動していたら、フックの近心隣接面部を歯頸部につけた形にする（P179　図Ⅶ-23参照）。

図Ⅶ-31　|6 の遠心移動（次項図Ⅶ-33の模型写真参照）。（この図は |6 フックのみ記載し、|E クラスプは省略してある）。

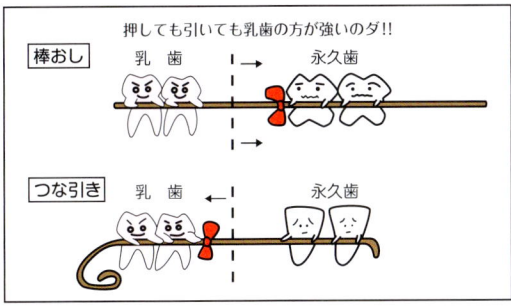

CASE 22 Ⅱ級過蓋咬合前突・6|6 遠心移動（混合歯列期）

図Ⅶ-32 乳歯と永久歯の固定源の比較。矯正歯科治療では、固定源を第一大臼歯に求めることが多いが、歯列育形成ではほとんど乳歯に求める（図Ⅶ-33）。

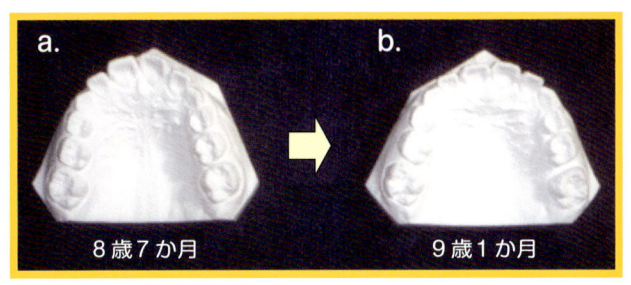

図Ⅶ-33 乳側方歯群を側方拡大し、永久切歯の前突を治した。同時にフックで 6|6 を遠心移動した。固定源はEDC|CDEであり、理論的には乳歯アンカレッジによる 21|12 の舌側移動と 6|6 の遠心移動ということができる。

一般矯正のように、歯牙を移動させるために永久歯を固定源（アンカー）にした場合、固定源も反作用を受けて、不本意な移動をしてしまうことも考慮しなければならない。乳歯アンカレッジの場合は、ほとんど固定源は動かないとみてよい。

この理由は、移動させる歯牙が萌出中・萌出直後である時は、移動しやすいからである。これは萌出中・萌出直後の歯牙は、組織学的に歯周組織が未完成であることによる。

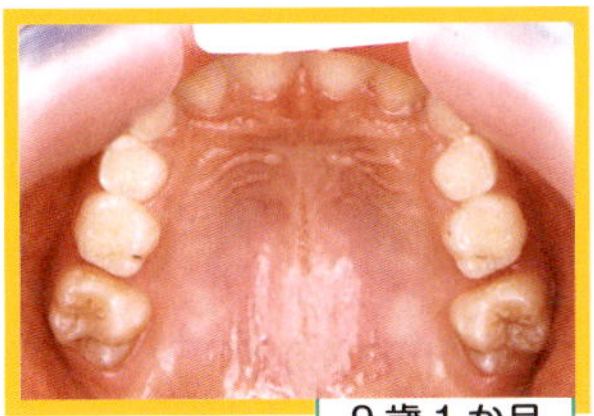

9歳1か月
6|6 が遠心移動された状態。この時期の模型は図Ⅶ-33bに示した。

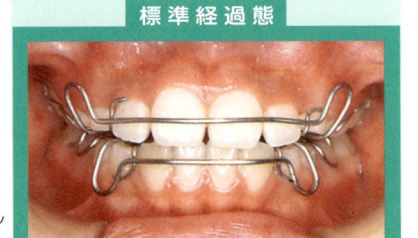

9歳4か月
わずかにⅡ級傾向が残ってしまったので、夜間はBionatorを使用。昼間はプレートを継続。

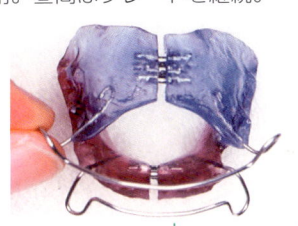

9歳4か月
ほぼ標準経過態になっている。歯列育形成を始めるのが遅かったので、まだ上下狭窄が残っている。側方拡大を続ける。

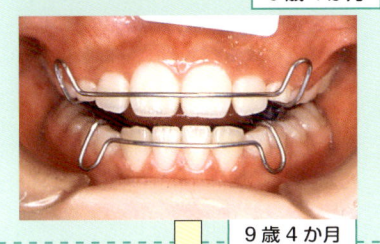

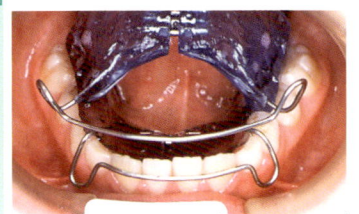

9歳5か月 歯槽部が出ているのを治すため、圧下と同時に歯頸部誘導線にした。
9歳11か月 上下顎ともさらに側方拡大が行われた。上顎は乳側方歯群の交換が始まっている。下顎は 3|3 が萌出始め。

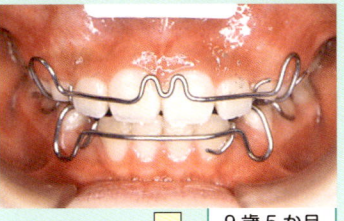

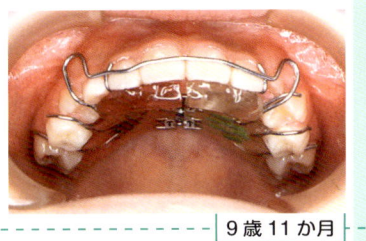

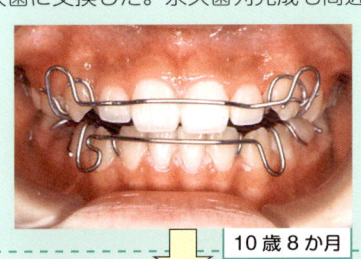

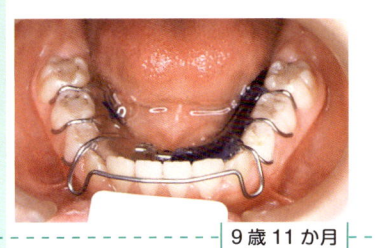

10歳8か月 E|E 以外はすべて永久歯に交換した。永久歯列完成も間近。

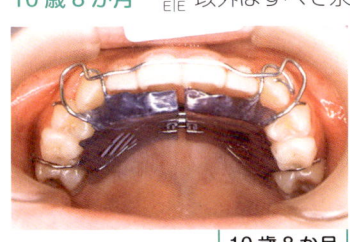

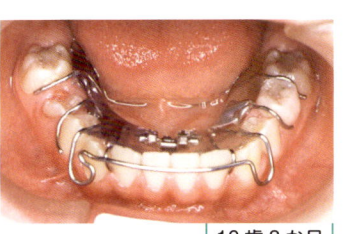

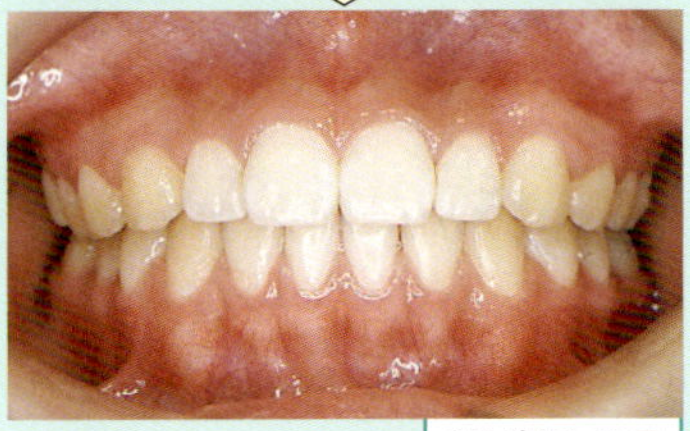

13歳7か月
初診時の8歳7か月と比較すると、明らかに歯槽基底が側方拡大されているのがわかる。これは乳側方歯群を側方拡大した結果、連体移動（P.48）によって永久歯歯胚も側方拡大されたことになる。

CASE 23 混合歯列中期（ⅢA）→永久歯列期（ⅢC）
Ⅱ級過蓋咬合で強度の狭窄：開始時期が遅いので、プレートの使用時間を長くした

初診時の主な所見
- 年齢：9歳0か月　女子
- 乳歯列弓形態：上下著しい狭窄、永久切歯叢生、上顎前突
- 咬合状態：Ⅱ級、過蓋咬合
- 主な処置方針：乳側方歯群側方拡大を急ぐ、永久切歯の圧下、配列修正

★〈CASE22〉よりさらに歯列弓は狭窄し、年齢が高いので乳側方歯群が永久歯に交換する時期が近づいている症例である。
★後続永久歯の連体移動（P48）を期待し、歯槽基底まで拡大させるためには、乳側方歯群の骨植がよくなければならない。
● この症例のように開始年齢が高い場合、$\frac{EDC|CDE}{EDC|CDE}$ がしっかりしている間に、通常より長い時間のプレート使用が必要である。もしプレート使用時間が少ないと、仕上げの固定式装置または抜歯ケースになるおそれがある。

参考 歯列育形成は、乳歯列期から始めると、通常プレート使用時間は就寝時と昼間4時間以上である。

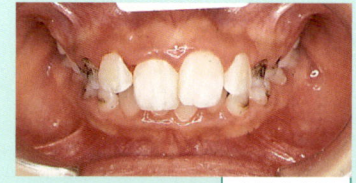

9歳0か月　初診時
被蓋は深く、著しい歯列弓の狭窄とともに、すでに萌出した永久切歯は叢生になっている。顎の位置関係は、Ⅱ級である。

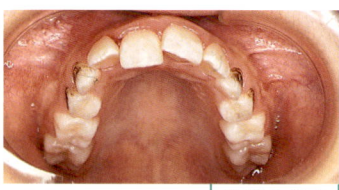

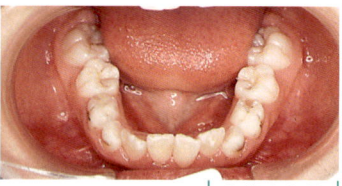

9歳6か月
上顎に前段階プレート装着した後、急いで側方拡大しなければならないので、下顎も早めにプレートを装着した。1| に圧下ポイントをつけてある。

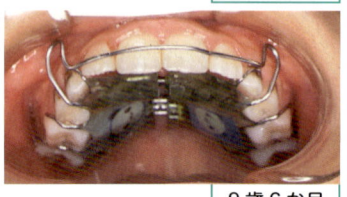

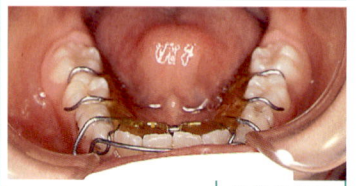

9歳8か月
1|1 を圧下ポイントで圧下。
スペース獲得のため、6| を遠心移動した。

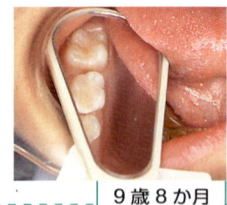

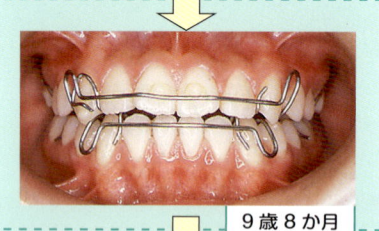

スペース獲得のため、|6 を遠心移動した。

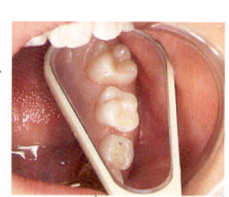

10歳7か月
開始時期が遅かったので、標準経過態の時期も遅かった。アクロススプリングで遠心傾斜している 2| を治している。

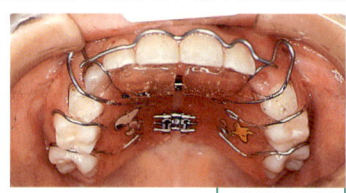

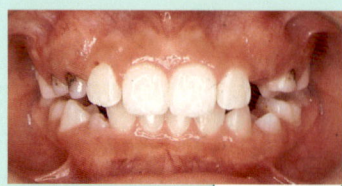

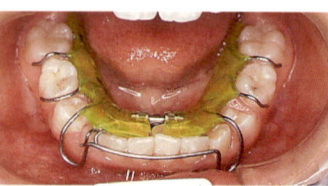

12歳10か月
3|3 を舌側に傾斜させている。

13歳1か月
大体よい配列であるが、|34 付近の咬頭嵌合がしっかりしていないのが気になる。

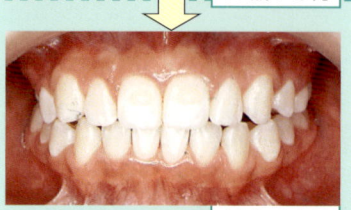

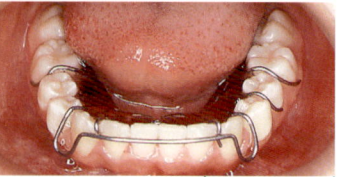

15歳2か月
微調節をしている。7|7 の舌側傾斜を治さなければならない。この後、この患者さんは米国に転居してしまった。

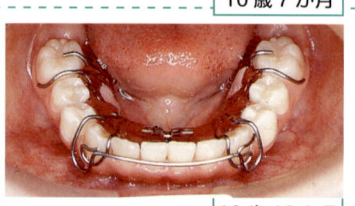

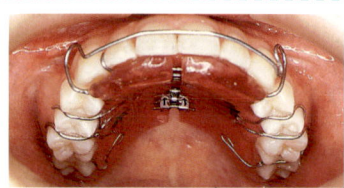

CASE 24 萌出した永久切歯が叢生になった：C～C間距離を拡げる。その後の継続管理

混合歯列前期（ⅢA）→ 永久歯列期（ⅢC）

初診時の主な所見
年齢：7歳10か月　女子
乳歯列弓形態：上下狭窄、萌出した永久歯叢生
discrepancy（スペース不足分）：右 2.0/3.0 | 2.0/3.5 左
咬合状態：わずか乳歯列Ⅲ級傾向（ほとんど生理的近心移動）
主な処置方針：C～C間拡大、6|6/6|6歯列周長縮小防止（わずかな遠心移動）

★ 萌出した永久切歯が叢生となるのは、よくあるケースである。これと同じような症例がCASE17に掲載してあるが、以下に述べるこのCASE24はやや年齢が高く、下顎切歯はほとんど萌出完了した状態となっている。

● 乳歯列を側方拡大し、歯槽基底まで変化（P175　図Ⅶ-18参照）を与えることができるのは、乳側方歯群の骨植がしっかりしているうちに行わなければならない。交換期が近づいてくると、乳側方歯群の動揺が始まり、側方拡大する意味がなくなってしまうからである。この患者さんには昼4時間以上と夜は必ずプレートを使用していただき、目的を達することができた。

★ このような乳側方歯群の側方拡大については、否定的な文献[34]もある。これによると「拡大後の後戻りは不可避で、将来の正常永久歯列が保証されるわけでない」としている。事実この文献では、以下のCASE24と同様の配列の混合歯列を、同じ頃の年齢7歳5か月から治療開始、9歳3か月で一期治療完了したが、12歳3か月で完全ともいえる程の後戻りを掲載している。

★ 歯列育形成ではこのようなことはまったくない。側方拡大された状態からも継続管理を行い、プレートを継続するからである。この症例もC|C間にスペースが獲得された状態で発育が行われている。

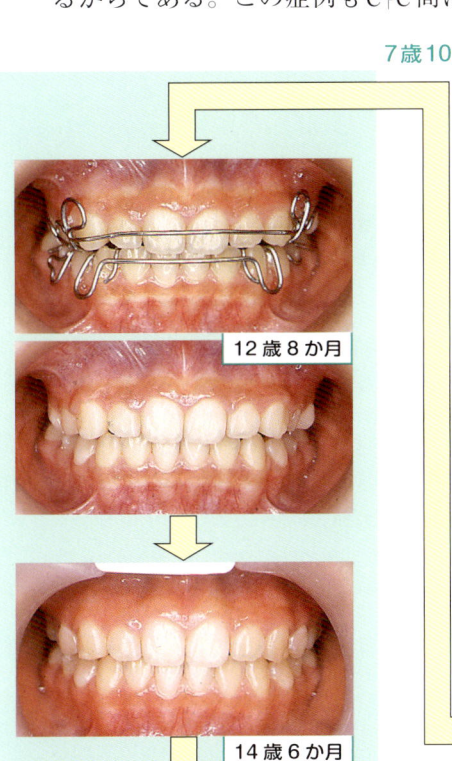

7歳10か月　初診時　21|12叢生になっている。

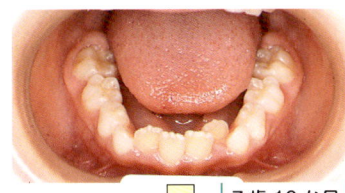

7歳10か月　E|E関係はわずか乳歯列Ⅲ級傾向であったが、側貌をみると、下顎過成長ではない。

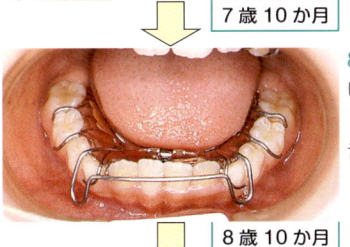

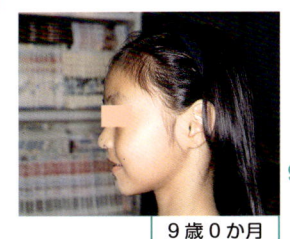

8歳10か月　プレート装着。特にC|C間を拡げている。2|2の遠心傾斜を直すため、アクロススプリングを使用したが、スプリングの形を21|12の舌面に接触させ、21|12の圧下も行った。

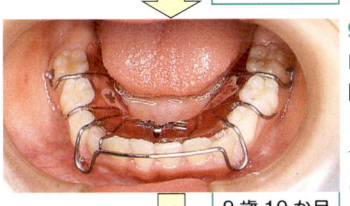

9歳10か月　C|C間のスペース獲得ができた。乳臼歯は頬側に傾斜移動されている。乳歯列期から開始すれば、このように傾斜移動することはない。しかし、乳臼歯が傾斜しても、後続歯はこれよりやや舌側に萌出し、自然のトルクを形成させることができる。

9歳0か月　顎関係は良好である。

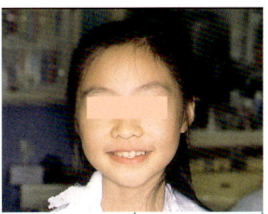

12歳8か月～18歳8か月
継続管理を行っているので後戻りはまったくない。
左の一連の永久前歯の口腔内写真は、すべて継続管理途中である、プレートは継続している。来院間隔はおおよそ数か月ごとである。
プレートをはずした状態も見ていただくために、プレートのない写真も掲載した。

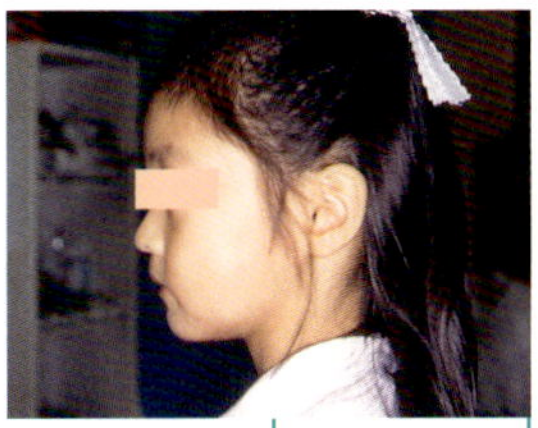

10歳4か月　歯だけでなく唇もさらにきれいには発育した。

12歳8か月
14歳6か月
16歳6か月
18歳8か月

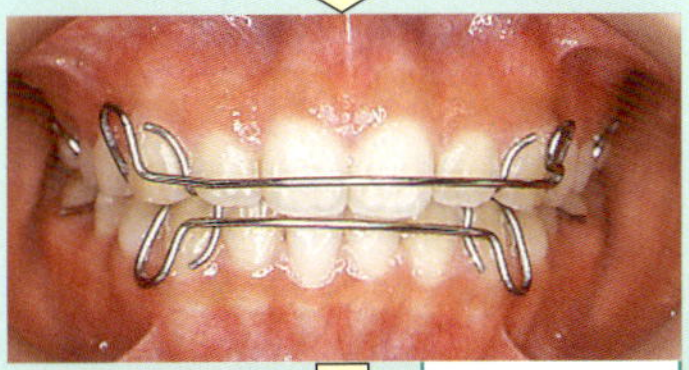

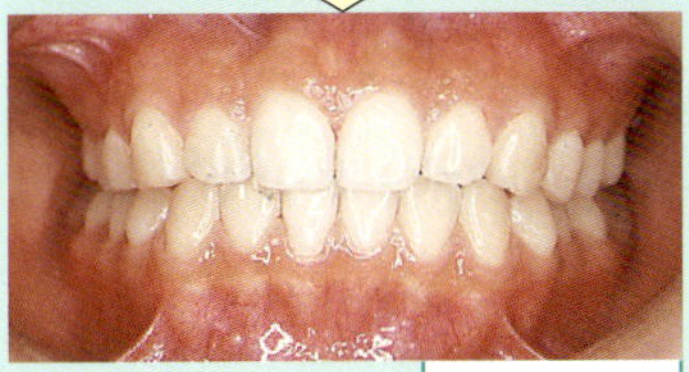

VII 歯列・咬合の継続管理の実際

CASE 25-1〜3 低位小臼歯

CASE 25　混合歯列後期（ⅢB）→永久歯列期（ⅢC）
低位小臼歯：挙上ポイントと挙上スプリングで挙上

★ 永久歯列が完成に近づくころ、小臼歯が低位または落ち込みになることがある。
● この場合は、小臼歯頬面に付着した挙上ポイントと挙上スプリングによって、小臼歯を挙上することができる。
★ 一般に6-3│間のスペースが不足していると、4│または5│の落ち込みができやすい。6-3│間のスペース不足は、ED│のう蝕や、乳側方歯群がしっかりしている間の側方拡大などが遅れたことが原因で、C┼C間のスペース不足が解消できなかったことによる。つまり、標準経過態にするのが間にあわなかったことによるわけである。反対側│3-6についても同様である。一般に乳歯列期・混合歯列前期など早期から歯列育形成を始めた場合には、6-3│間または│3-6間にスペース不足はおきにくい。
★ 4│または5│の落ち込みを治すには、6│の遠心移動が必要である。6│の遠心移動と4│または5│の挙上は同時に行ってよい（図Ⅶ-34）。
★ この3症例の4│挙上スプリングは、それぞれ形が異なっている。CASE25-2は、25-1の設計の先端半分を反転させたものである。CASE25-3は、25-1の把柄を遠心にもっていったものである。

CASE 25-1　混合歯列後期（ⅢB）→永久歯列期（ⅢC）
低位小臼歯：4│4の低位と捻転を治す

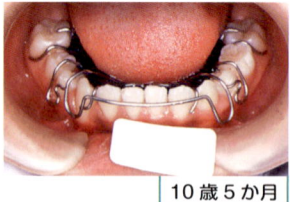

10歳5か月
4│4の落ち込み（低位）を治すため、挙上ポイントと挙上スプリングをつけた。
頬面の挙上ポイントと挙上スプリングが、遠心に向かう回転力も加えている（右図参照）。

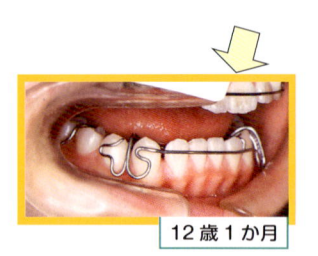

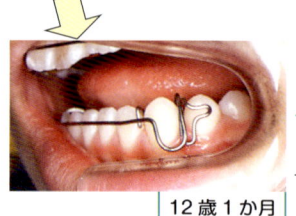

12歳1か月
4│4は咬合平面の高さまで挙上された。

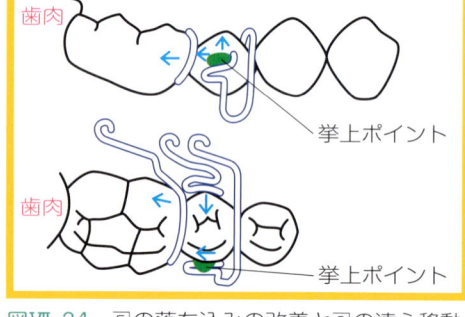

図Ⅶ-34　5│の落ち込みの改善と6│の遠心移動。挙上ポイントと挙上スプリングをつけたとき、歯牙の舌側移動を防ぐため舌側に弾線があったほうがよい（左の症例は4│の場合を掲載した）。

CASE 25-2　混合歯列後期（ⅢB）→永久歯列期（ⅢC）
低位小臼歯：4│の挙上ポイントと挙上スプリング

9歳8か月
D│D が低位にある。

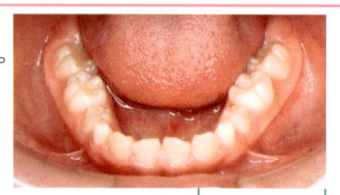

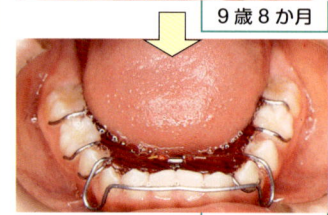

12歳11か月
4│頬面に挙上ポイント付着、プレートには挙上スプリングをつけてある。反対側も同じ。

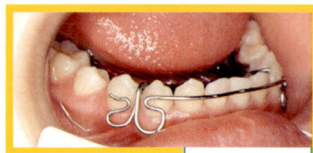

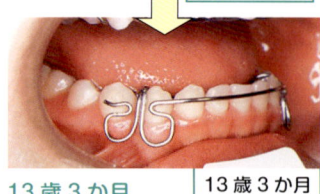

11歳7か月
4│4に交換後もやや低位にある。

13歳3か月
4│挙上された。

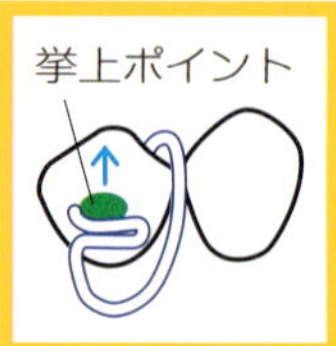

図Ⅶ-35　4│の挙上ポイントと挙上スプリング。

CASE 25-3　永久歯列期（ⅢC）
低位小臼歯：4│の挙上ポイントと挙上スプリング

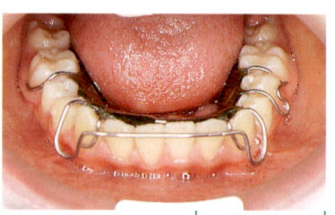

12歳11か月
4│の落ち込みがある。

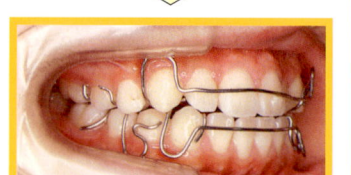

14歳9か月
4│挙上された。

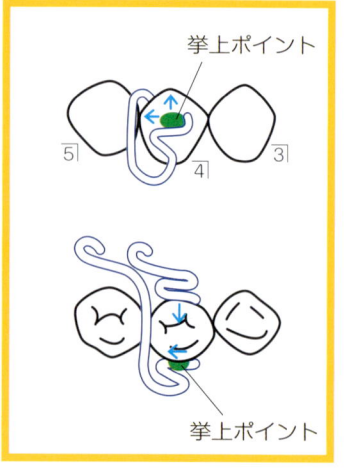

図Ⅶ-36　4│の挙上ポイントと挙上スプリング。

CASE 26

混合歯列前期（ⅡC）
→ 永久歯列期（ⅢBよりの移行期）

萌出してきた 1|1 / 1|1 の離開：正中離開を閉鎖

初診時の主な所見

年齢：6歳5か月　男子
乳歯列弓形態：上下狭窄、1|1 離開、2|2 萌出スペースがない
咬合状態：E/E 関係かすかに乳歯列Ⅲ級傾向
主な処置方針：上下顎側方拡大、1|1 閉鎖、萌出してきた 1|1 閉鎖、上下切歯揃える

★永久切歯萌出の様態は、乳歯列の時にすでにパノラマエックス線像で大体推測できる。パノラマエックス線像からの未萌出永久切歯の様相は、これとまったく一致するわけではないが、総体的な様相をパノラマエックス線像から推察することができる。たとえば未萌出の 1|1 がパノラマエックス線像でやや離開していれば、萌出時にはやはりその傾向があるとみなければならない。

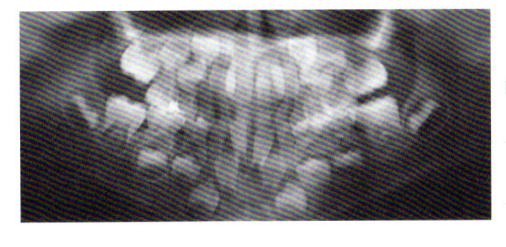

6歳5か月　初診時
上下乳歯列狭窄、1|1 萌出したが離開、2|2 の萌出スペースはまったくない。片側約4.5mmのスペース不足。

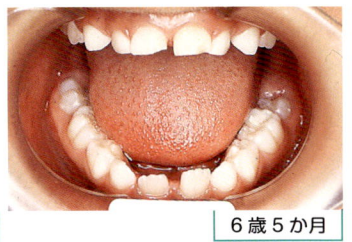

図Ⅶ-37　この症例のパノラマエックス線像。1|1 はすでに離開萌出、未萌出 1|1 はわずかに水平離開した状態がみられる。

6歳5か月

7歳2か月
下顎は側方拡大とともに 1|1 アクロススプリングで閉鎖。
1|1 萌出したが、やはり離開して萌出、アクロススプリングのついたプレートを装着。

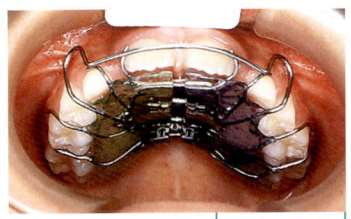

7歳2か月 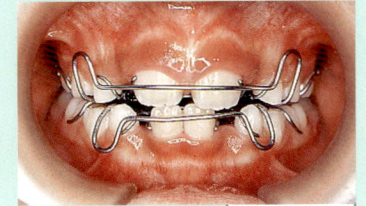　　7歳2か月

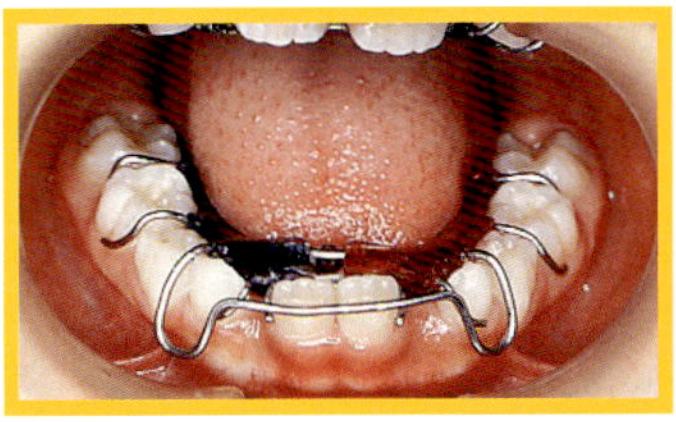

7歳6か月
アクロススプリングで 1|1 は閉鎖された。
側方拡大によって、下顎は 2|2 の萌出スペースがかなり獲得されている。

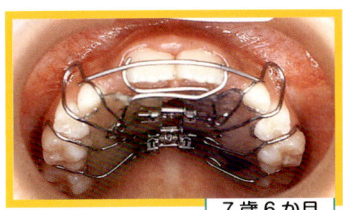

（この装置の図は次頁）　7歳6か月　　7歳6か月

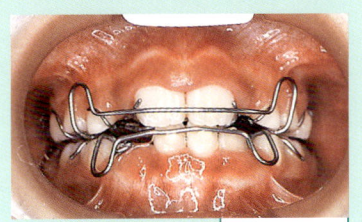

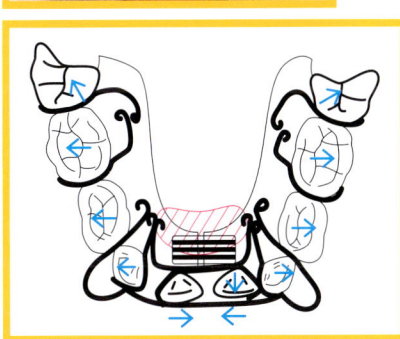

図Ⅶ-38　1|1 正中離開に対するアクロススプリング。

10歳6か月
2| および |2 に片側のアクロススプリングがついている。
1|1 / 2|1|1|2 の被蓋が深くなりかかったので、圧下ポイントがついている。|2 は被蓋が浅かったので、挙上兼保持ポイントがついている。

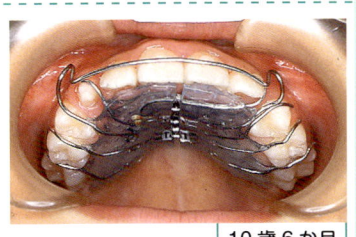

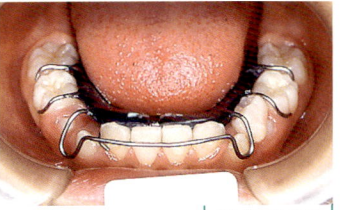

10歳6か月

13歳2か月
2|1|1|2 に圧下ポイント。3| に保持ポイント。3|3 はフック。

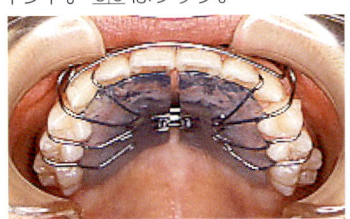

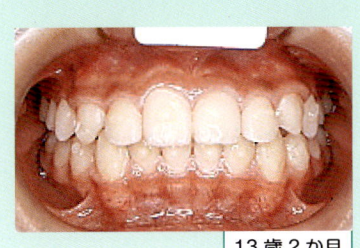

13歳2か月　　13歳2か月

再度 1|1 にアクロススプリングでとじるのとともに圧下。2|2 にも圧下ポイント。4|4 挙上兼回転ポイントと挙上スプリング。

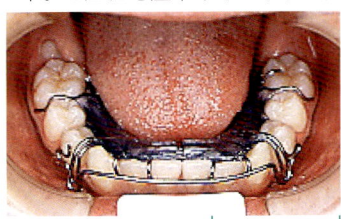

13歳2か月

★ 1|1 の正中離開および 21|12 の離開の閉鎖にアクロススプリングは確実な効果を現わす。1|あるいは|2、または 1|、|2 を単独で近心移動させたい場合には、片側のアクロススプリングが用いられる。下顎についても同様である。歯列弓の側方拡大とともに、このように切歯の閉鎖または近心移動が行われるが、部位的に側方拡大したくない歯牙があったら、そこだけスペーサーをおけばよい。

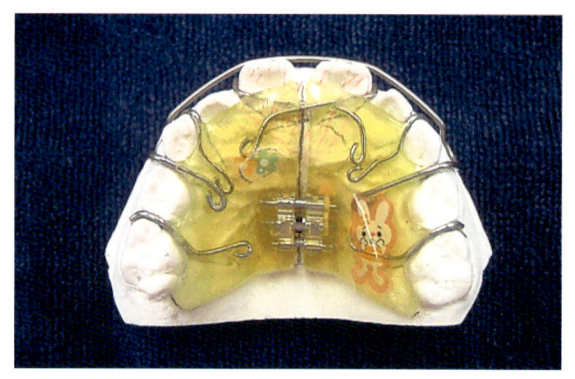

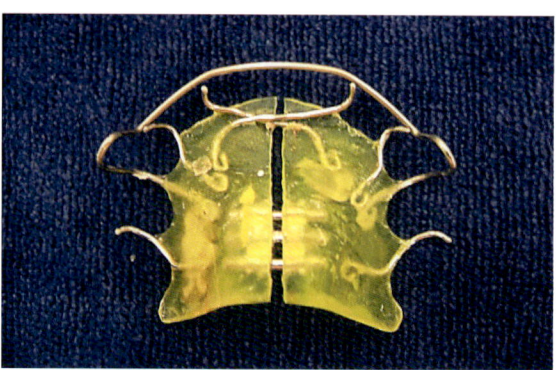

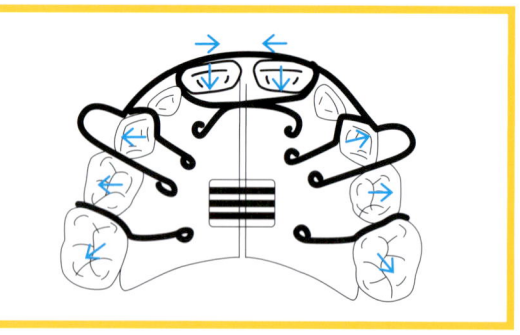

図Ⅶ-39　1|1 正中離開に対するアクロススプリング。（この装置を装着した口腔内写真は、前頁）

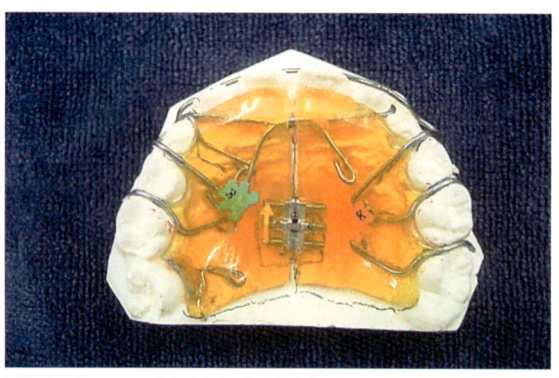

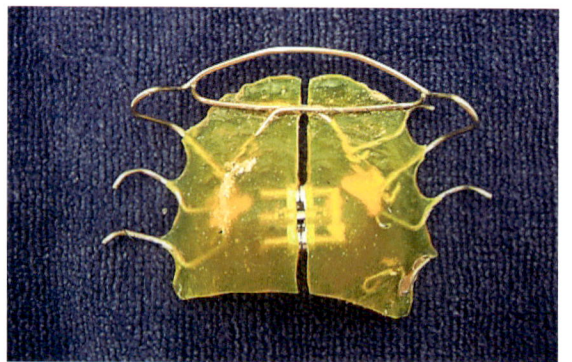

図Ⅶ-40　2|2 を正中によせるためのアクロススプリング。

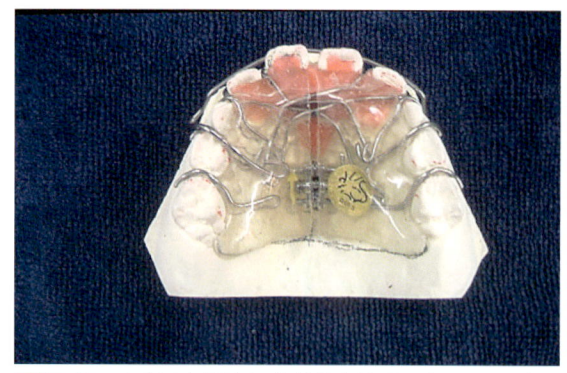

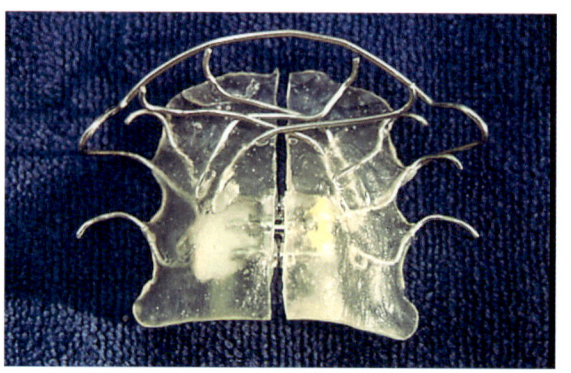

図Ⅶ-41　21|12 を正中によせるためのアクロススプリング。
　このタイプは、製作上やや煩雑になる。上記の装置でまず1|1を閉鎖、次のプレートで2|2を閉鎖することが多い。

CASE 27

永久歯列期(ⅢBからの移行期)
永久歯列期(ⅢC)

3|3 がわずか近心転位、頬側に傾斜萌出：挙上、遠心移動、舌側に傾斜させる

初診時の主な所見

年齢：11歳2か月　女子
乳歯列弓形態：3|3 の萌出スペース不足、4| 舌側転位萌出、まだ狭窄が残っている
咬合状態：Ⅰ級
主な処置方針：側方拡大、6|6 遠心移動、3|3 の挙上、遠心移動、舌側へ傾斜、4| 頬側移動

★ discrepancyのある症例を側方拡大、$\frac{21|12}{21|12}$ がよい形に配列し、標準経過態になった。それから後、永久歯咬合完成前に通常よくこの状態になることが多い。

★ 標準経過態の後は乳側方歯群は永久歯に交換するが、このとき 3|3 より 4|4 が先に萌出することが多い。標準経過態から移行した症例でも、3|3 が萌出時はスペース不足が生ずる。C|C より 3|3 のほうが幅径が大きいからである。

★ E|E の脱落でこのスペース不足は解消する。E|E より 5|5 のほうが幅径が小さいからである。

● 乳側方歯群交換の時期は、6|6 が近心移動しないように、プレートの継続使用が大切である。下顎の 6|6 は特に近心移動しやすいので注意が必要である。

> **参考** 通常 leeway space は上顎 1mm、下顎 3mm として、継続管理・処置を行う。標準経過態になれば乳側方歯群交換後、理論的には、上顎は leeway space分 1mm、下顎は 3mm 余るはずであるが、6|6/6|6 の生理的近心移動のためスペースが不足することもある。

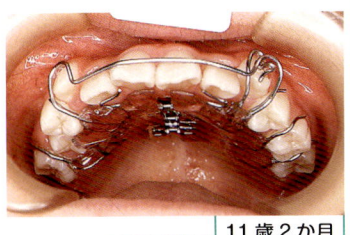

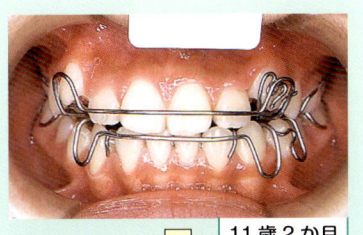

11歳2か月
|3 がわずか近心転位、頬側に傾斜して萌出してきた。
|3 変形クラスプで、遠心に押しながら、舌側に傾ける力を加えた。
2|2 は舌側弾線で唇側移動。
全体的にスペース不足しているので側方拡大を急ぐ。
|5 が舌側転位して萌出始めた。

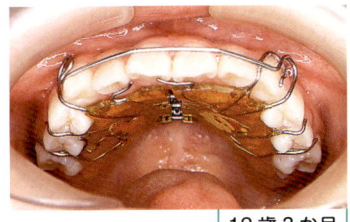

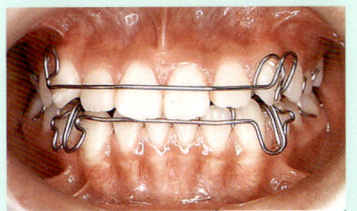

12歳3か月
ほぼ |3 はよい配列になった。
3| は挙上ポイントと唇側誘導線によって挙上、舌側移動した。21|12 の位置と配列修正も唇側誘導線と舌側弾線で行った。
|5 の舌側転位は、舌側弾線で頬側移動した。

14歳7か月
前歯部は大体よい配列となった。上顎は全体としてスペース不足ぎみなので、萌出した 7|7 をフックで遠心移動している。

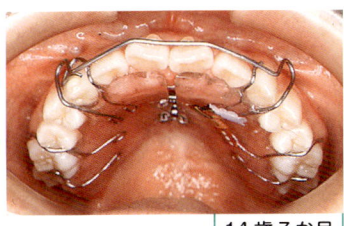

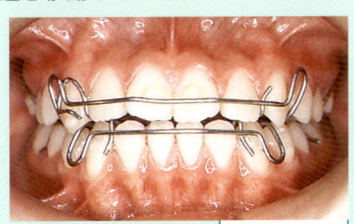

14歳7か月
顔のシルエットと口唇の形は美しい。

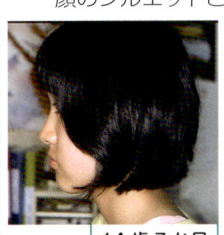

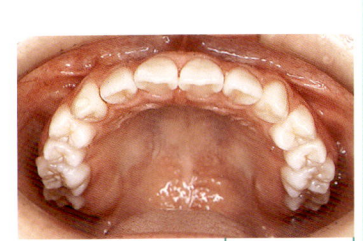

15歳11か月
永久歯咬合はほぼ完成したが、6|6/6|6 関係がわずかⅢ級傾向であることが気になるところである。まだ保定的に、プレートを使用して、継続管理を続けている。

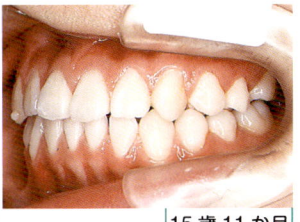

VII 歯列・咬合の継続管理の実際

CASE 28 下顎切歯正中のズレ

CASE 28　混合歯列中期(ⅢA)→混合歯列後期(ⅢB)

下顎切歯正中のズレ：上顎プレートにスライディングブロックを作り、わずかな下顎正中のズレを治す

★歯列育形成では、顎の偏位は絶えず厳密に見て対処していく方法をとる。すなわちわずかな顎のズレでも、なるべく早期に正しい位置にして、その状態から発育するようにする。しかしごくわずかなズレの場合は、$\frac{6|6}{6|6}$の位置修正や遠心移動の後、咬頭嵌合すると自然に解消することも多い。

● この症例は残念ながら、混合歯列中期になって、わずかな正中のズレが残ってしまった。わずかな正中のズレを治す場合、下顎の切歯の遠心隅角や犬歯の遠心切縁を利用して、それに当たるように上顎プレートにレジンの隆起（スライディングブロック）を作り、下顎を側方にわずか移動させる方法をとる。

● この場合、利用される下顎は下顎切歯または犬歯であり、スライディングブロック斜面が下顎切歯の遠心隅角または下顎犬歯の遠心切縁に当たるように調節する。スライディングブロックを設定するのは、これらの下顎歯牙の次の遠心にある歯牙が未萌出または萌出始めで低位の状態でなければ、利用できない。（図Ⅶ-42a.b.c）

★このスライディングブロックは、下顎骨を側方に移動および水平的な回転も期待するためのもので、主に下顎骨の機能性の側方への偏位に対処するためのものである。前後的な偏位もあった場合、それが機能性のものだけでなく、またいくぶんか骨格性のものに由来するところがあっても、スライディングブロックの斜面の作り方によって、下顎を側方に移動させるとともに、前後的にも移動の力をわずかではあるが加えることもできる。

★もし正中のズレが、歯性の要因によるものであったら、ズレを治すのには、歯牙の移動だけで解決できる。

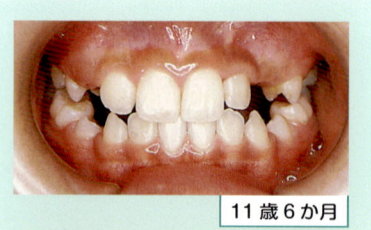

上顎プレートにレジンの隆起（スライディングブロック）を作り、そしてその近心側の斜面が下顎の|3遠心切縁に当たるように調節してある。

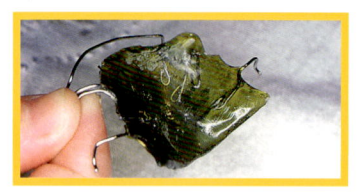

上顎プレートのスライディングブロック斜面。|3遠心切縁に接触するように作られている。

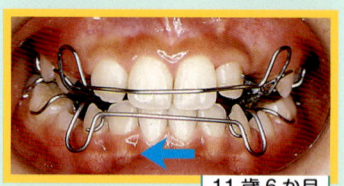

11歳6か月
下顎正中が左へわずかにズレている。この原因は右側がわずかのⅢ級傾向、左側がわずかのⅡ級傾向であるためである。

11歳6か月
上顎プレートのスライディングブロックが|3の遠心切縁に当たり、咬合時下顎全体が右側へ移動している。そのため正中が合っている状態になった。
このスライディングブロックは、|2萌出前、または萌出中の時は、|1遠心隅角に当ててもよい。また|3未萌出中の時は|2遠心隅角に当ててもよい。
これらについては図Ⅶ-42b,cに図示した。

スライディングブロックで咬合時下顎骨は、右側（←方向）に移動している。

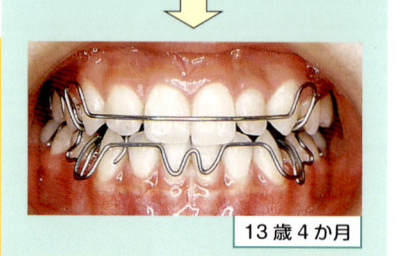

13歳4か月
正中はあったまま経過している。1|1だけ臨床的歯冠長が長くなっていたので、1|1歯冠長を短くするため、1|1歯頸部誘導線で1|1の歯頸部を舌側に押している。

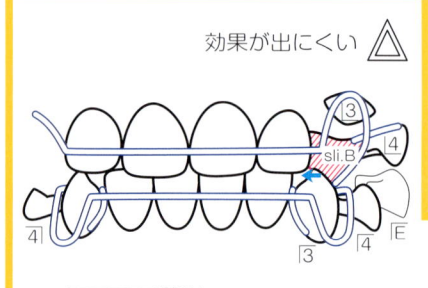

効果が出にくい △

a. 321|123萌出。
|3の遠心切縁に当てた場合。
上記口腔内写真（11歳6か月オレンジ枠内）のプレートを装着した状態を図示したもの。

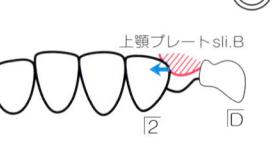

効果あり ○

b. 21|12萌出時。
|2の遠心隅角に当てた場合。

効果あり ○

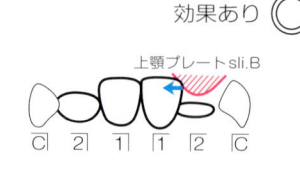

c. 1|1萌出時。
|1の遠心隅角に当てた場合。

図Ⅶ-42a.b.c.　上顎プレートにつけたスライディングブロック（sli.Bで表示）。

★上図スライディングブロックは、aがもっとも歯牙年齢が高い場合である。スライディングブロックの難易度からみると、aの時期に行った場合には、設計が難しく、効果がはっきり出ないこともある。これより年齢が低いcおよびbの時期を逃さないように、切歯萌出期にスライディングブロックを用いたほうがよい。ここで示した口腔内写真は、難しい時期のaの場合を掲載した。

CASE 29 よくあるタイプの乳歯列

CASE 29 乳歯萌出期（ⅠA～ⅠC）→永久歯列期（ⅢC）

よくあるタイプの乳歯列：乳歯咬合完成前よりプレート使用、側方拡大、下顎骨前方移動、乳切歯の圧下、6|6/6|6 歯列周長縮小防止（遠心移動）

初診時の主な所見

年齢：1歳8か月　男子
乳歯列弓形態：閉鎖型乳歯列（下顎は叢生）、上下狭窄、過蓋咬合の傾向、A|B 癒合歯
discrepancy（スペース不足分）：右 4.0/4.0 | 4.0/4.0 左
咬合状態：乳歯列Ⅱ級
主な処置方針：乳側方群側方拡大、下顎骨の前方移動、2 1|1 2 / 2 1|1 2 萌出時の位置修正、6|6/6|6 歯列周長の縮小防止（わずかな遠心移動）、その他。

★ 乳歯列期では、顎の位置関係の不正を治すだけでなく、乳歯列弓の形を整える処置を行う。乳歯列弓の形を整えるということはdiscrepancyの解消も含まれる。

★ 早期治療の最大のメリットは、早い時期にスペースの不足を解消することができ、これがきわめて確実性があるということである。その理由は乳歯列を側方拡大すると、歯槽基底まで変化を与えることができるからである（P32 図Ⅰ-20　P52 図Ⅱ-2参照）。すなわち顎骨体部まで変化を与えることになる。

★ 当然ながら乳歯列期に著しく狭窄された症例は、そのことが顎骨の体部まで影響を与え、顔面は縦に細長くなる傾向がある。このことは幼児の顔貌を観察することで容易に推定できる。

この症例の母親の口腔内写真

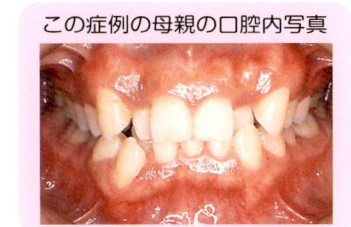

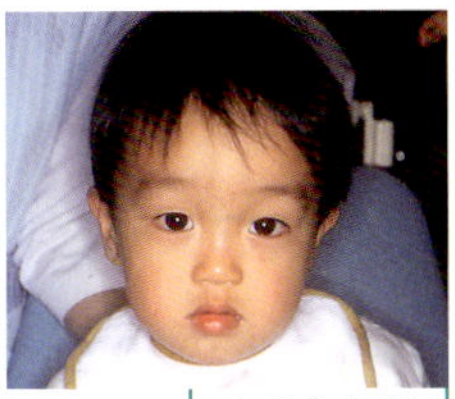

★ 乳歯列期に狭窄を治し、乳歯列弓の形を整えて、そして顎の位置関係の不正を正しい乳歯咬合に近づける。その状態から発育するようにすることは大きな意味がある。それにはもっとも自然に近い咬合を作ることだけでなく、顔面高の増加を抑制することができるからである。

1歳8か月

母親は、永久歯列になった時に叢生になることを心配している。
顔貌からも乳歯列の狭窄を推測できる。上下的発育成分は多いほうである。A|B 癒合歯であるが、パノラマエックス線像で永久歯歯胚の数には異常はなかった。A|A がやや過蓋咬合の傾向がある。

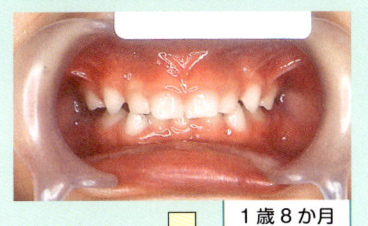

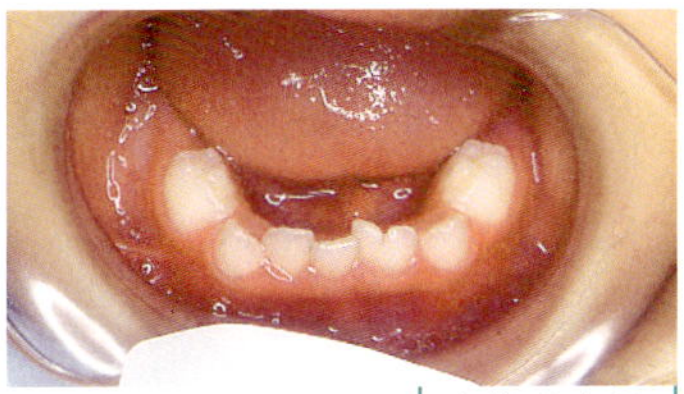

1歳8か月

1歳10か月

まず上顎に前段階プレート（慣らしプレート）をいれる。このプレートでも少し側方拡大を行う。

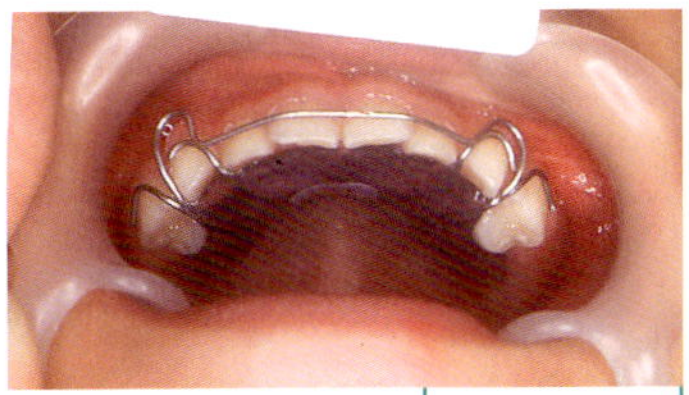

1歳10か月

2歳5か月

乳歯列Ⅱ級をⅠ級の状態にするために、Advancing plateの形にした。
側方拡大によって、C|C 間距離はいくぶん拡がったので、A|A 舌側にはスペーサーをおき、A|A に舌側移動の弱い力を加えている。
乳臼歯の咬合ができたことと、わずかな A|A 舌側移動により、A|A が対合歯と接触することで、深かった被蓋は改善した。少しでも顔面高の増加を防ぐ意味からは、A|A に圧下ポイントをつけ、強制的に被蓋を浅くすべきであったかもしれない。

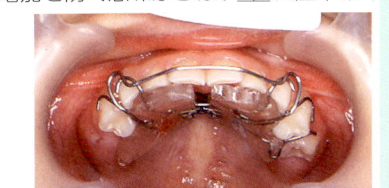

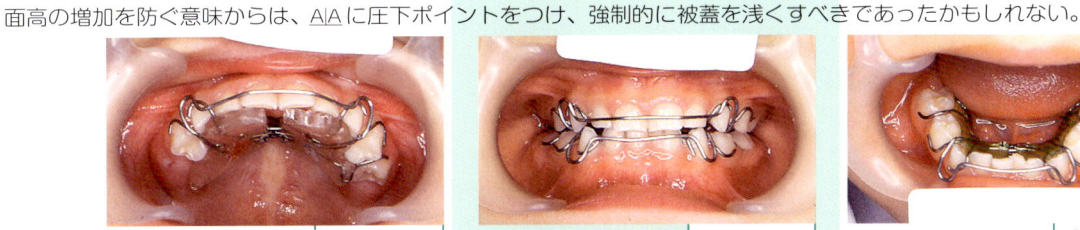

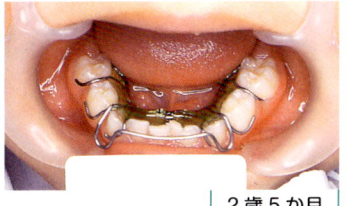

2歳5か月

2歳6か月

初診時から見れば乳歯列弓の形は整ってきている。

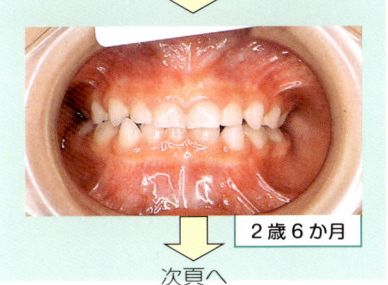

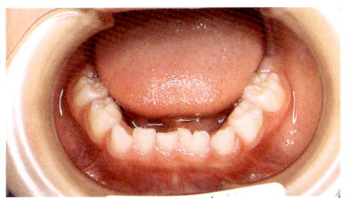

2歳6か月

次頁へ

191

VII 歯列・咬合の継続管理の実際

7歳8か月

萌出中の永久切歯は、なるべく萌出完了までに位置を修正する。萌出中・萌出直後の方が移動が容易※であるからである。萌出中の歯牙を移動させても歯根吸収がおきることはない※※。

乳側方歯群はしっかりしていて、それぞれクラスプは乳歯に十分な保持が求められ、プレート全体の維持はよい。すなわち乳側方歯群が固定源※※※になって 21|12 の細かい修正を行っている。

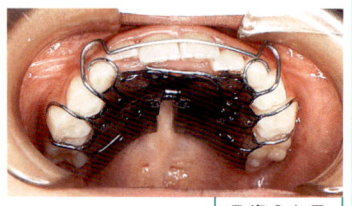

7歳8か月 （3枚）

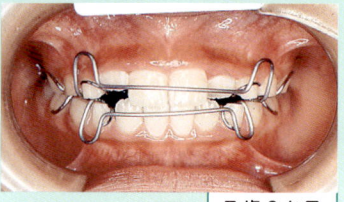

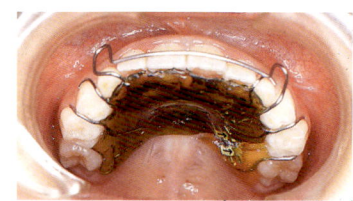

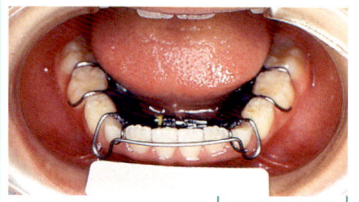

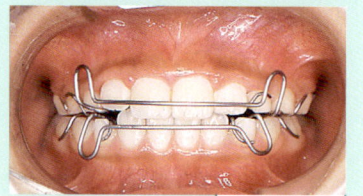

8歳2か月

E|E 関係・E|E 関係は乳歯列Ⅰ級となっている。このとき 6|6 関係・6|6 関係は咬頭対咬頭となる（P57参照）。

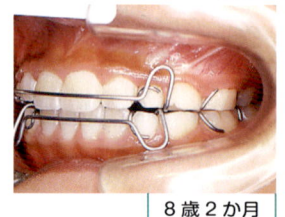

8歳2か月 （上顎・正面）

21|12 の細かい修正を行っている。21| の遠心を舌側に入れる力を誘導線に与えてある。もちろんこれも乳歯アンカレッジ※※※による永久歯の移動である。

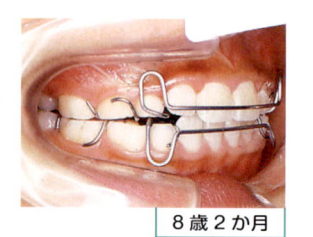

8歳2か月 （下顎・側方2枚）

詳説 ※ 萌出中・萌出直後の移動容易性については、拙著『歯列育形成』（クインテッセンス出版、P55）参照されたい。

詳説 ※※ 萌出中の永久前歯を移動させた場合、極端に強い力を加えたり、咬合時反復ゆさぶられる（jiggling）時期が長いと歯根吸収がおきるが、通常の切歯の位置を修正するための移動では、歯根吸収はおきない。この場合の切歯の移動とは、乳側方歯群を固定源にした乳歯アンカレッジ※※※による永久歯の移動を指しており、固定源の骨植がしっかりしていなければならない。永久切歯の移動量が多くても、パノラマエックス線写真で歯根吸収がまったく見られなかったいくつかの症例について、文献[53]に掲載した。

歯の移動を行えば、組織学的にみると、実際には歯根吸収は避けられない。しかし小さな歯根吸収は、セメント質に限局しており、歯根吸収が行われても組織学的に規模が大きいものでなければ、すぐ新しいセメント質で修復される。もし長時間の吸収が行われれば、歯根吸収がエックス線像上に現われる。

注意 歯根吸収を生じるような、強い力では歯牙はどのようになるかというと、その歯牙に触れると、幼小児はとび上がるように痛がる、あるいは著しい動揺をおこす状態にならないよう厳重に注意しなければならない。

また固定源となる乳歯がなく、永久側方歯群に歯根未完成歯が多い時期に固定式装置を装着した時、切歯にトルクをつけた時など、咬合時に反復動かされることが多く、わずかな動きでも長時間継続すると、歯根吸収の誘因となる。

詳説 ※※※ 乳歯アンカレッジ：乳歯を固定源にして、萌出中・萌出直後の永久歯を動かすことを乳歯アンカレッジといい表わしている。通常しっかりした乳側方歯群が固定源となる。萌出中・萌出直後の永久歯よりも、乳歯の方が抵抗力があり、反作用によって乳歯はほとんど動かない。

詳細は拙著『歯列育形成』（クインテッセンス出版、P50）を参照されたい。

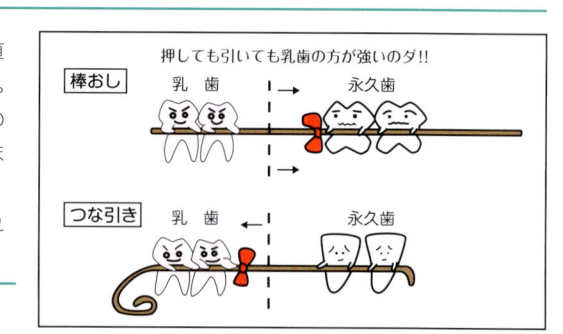

押しても引いても乳歯の方が強いのダ!!
棒おし　乳歯　→　永久歯
つな引き　乳歯　←　永久歯

CASE 29 **よくあるタイプの乳歯列**

8歳7か月
　上顎は 21|12 が、下顎は 21|12 がそれぞれの顎についてよい配列となっており、標準経過態となった。もちろん上下顎の位置関係も正しくなっている。
　この症例は乳歯列咬合完成時は乳歯列Ⅱ級であったが、現在は乳歯列Ⅰ級になっている（8歳2か月時参照）。

標準経過態

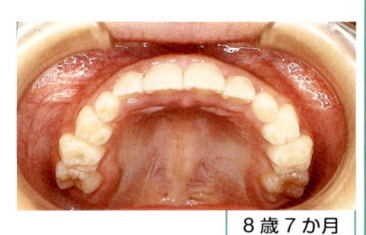

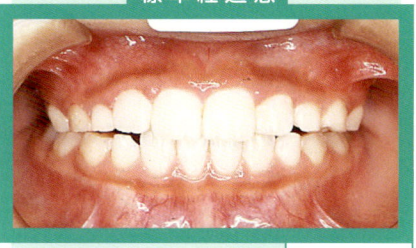

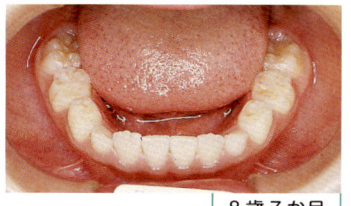

8歳7か月

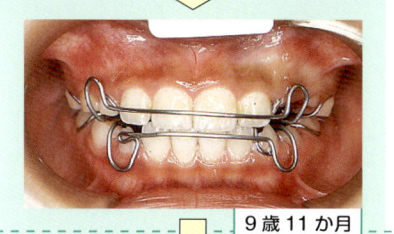

9歳11か月
c|c / c|c 脱落。側方歯群交換期では、プレートの作り換えが多くなることもある。

11歳1か月
ほとんど永久歯が萌出。上下ともプレートは継続している。

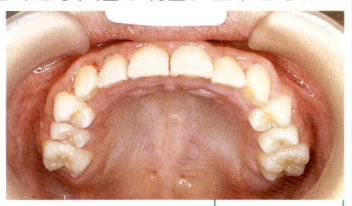

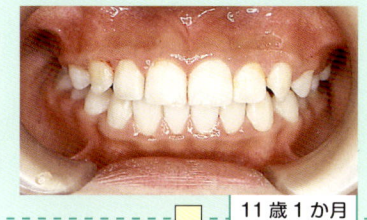

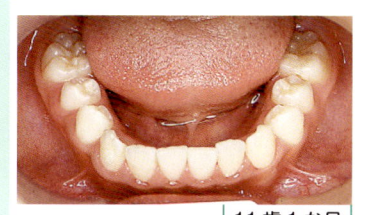

12歳10か月
さらに継続管理、微調節を行っていく。

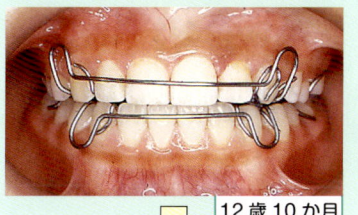

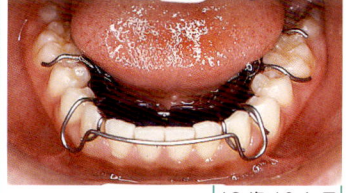

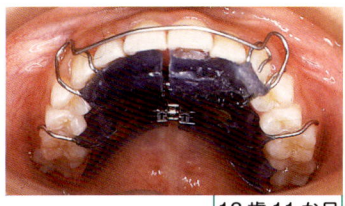

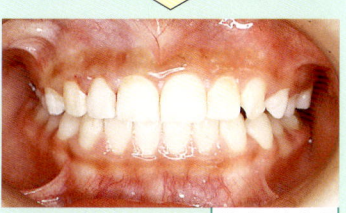

12歳11か月
　自然でよい咬合が形成されている。ほとんど定期診査に近い継続管理となった。|3 の犬歯誘導がまだ不完全であるので変形クラスプで微調節を行っている。

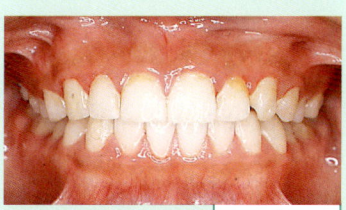

14歳6か月
　1歳10か月の時からプレートを使用しているので、上下のプレートは生活習慣の中へ入っている。

15歳5か月
　咬合嵌合がしっかり行われ、咬合が安定していくに従い、側方歯群の状態で下顎正中が変化することがある。この症例はこれで安定しているので、今後も経過を見ていくことにした。

Ⅶ 歯列・咬合の継続管理の実際

CASE 30　乳歯列期（ⅢA）→永久歯列期（ⅢC）

よくあるタイプの乳歯列：永久歯列咬合完成まで継続管理・処置を行った

初診時の主な所見

年齢：3歳9か月　男子
乳歯列弓形態：上下狭窄、特に乳歯列弓の前方部分が狭窄し乳歯列弓の形はV字型。A|A 前突。
discrepancy（スペース不足分）：右 $\frac{3.5}{2.5}$|$\frac{3.5}{2.5}$ 左
咬合状態：乳歯列Ⅲ級傾向
主な処置方針：乳歯列側方拡大、$\frac{BA|AB}{BA|AB}$ 舌側移動、$\frac{21|12}{21|12}$ の配列修正、Chin cap による下顎骨の後方移動、$\frac{6|6}{6|6}$ の歯列周長縮小防止（わずかな遠心移動）。

★ 日本によくあるタイプの乳歯列である。一見空隙もあり、一部乳前歯に逆被蓋のところもあるが、これは歯性の問題とされ、かってはほとんど正常乳歯列として扱われてしまうこともあり得た症例である。これに類似の症例は一般に臨床ではかなり多く遭遇すると思われる。

★ そしてこのような症例こそ歯列育形成の真価を発揮し、その患児の優れた人間形成に一役を担っていくものである、ということを感じていただくために掲載した。

★ 一般の成人の永久歯列を眺めてみると、矯正や咬合誘導などまったく何も手を加えないで形成された永久歯列、すなわち自然にできた永久歯咬合において、きれいで正しい排列になっているだけでなく、理論的にも完全に正しい咬合になっている歯列はほとんどないといってよい。これと同様に乳歯列もよく調べると、まったく問題のない乳歯列というのはかなり少ない。乳歯列弓の形態、空隙、顎の位置関係（前後的・側方的・上下的）などが、問題がなく、またパノラマエックス線像では、永久歯萌出時の様態にまったく問題を生じない状態の症例といえるものがかなり少ないのである。継続管理を行って、わずかな問題点をも解消していき正常咬合へと形成させていくのが歯列育形成である。

★ この症例では、特に母親が著しい叢生で、$\frac{4|4}{4|4}$ 抜去の成人矯正を行い、一応は見た目は叢生ではなくなった（右の母親の口腔内写真参照）。考え方によっては、この子も永久歯に生えかわってから矯正を行っても同じではないか？　ということも言えるかもしれない。
　しかし全部永久歯になった11歳7か月頃の口腔内写真と、母親の矯正後の写真を比べてみると、大きな違いは歯槽基底の状態である。乳歯列期から歯列育形成を行った場合には、歯槽基底に安定感があるかがわかる。もちろん臨床的歯冠長の長さも短く、揃っている。この一番大きな原因は、乳側方歯群の側方拡大で歯槽基底までよい変化を与えたことと、歯列弓の形に適応して骨形成も行われたためであろう。

★ つまり成人矯正は一度できあがってしまった咬合の再構築であるが、低年齢からの継続管理による歯列育形成は、自然にできた咬合に近いものであるということができる。

★ そして現代社会における患者さんの立場からみて、もっとも大きな違いがあるところは、母親は小・中・高・大学と口元のイメージを我慢してきたが、その子どもは小学生のときにすでにきれいな口元で成長していったことである。そしてさらに重要なことは、成長発育期の初期に近いころから、乳歯列弓の形と顎の位置関係を正しくしていくことは、機能の面からも期待できるところが大きい。

この症例の母親の口腔内写真 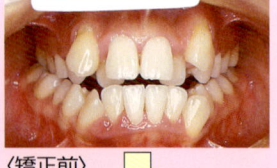
〈矯正前〉 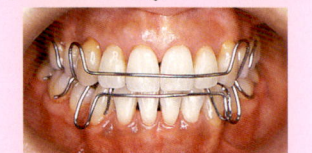
〈保定中〉 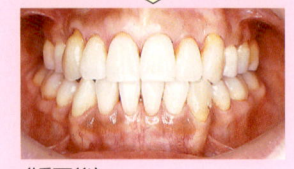
〈矯正後〉

1歳4か月　初診時
泣いている。とりあえず、歯科医院に慣れることから。

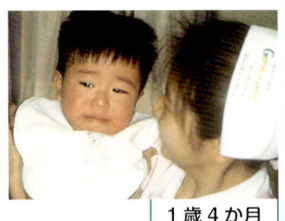

一応空隙乳歯列である。しばらく予防に関することを行った。

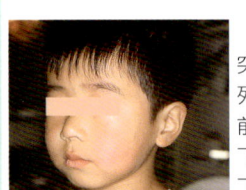

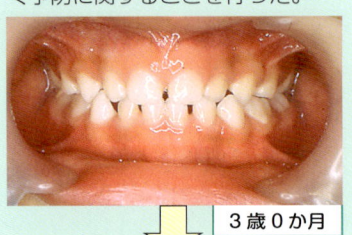

A|A 前突で上唇がやや前突ぎみである。そして乳歯列Ⅲ級傾向で、下顎全体も前方に偏位しているので、下唇も出ぎみであって、上下唇とも出ている。

1歳4か月　　3歳0か月　　3歳9か月

3歳9か月
乳歯列弓の形はV字型で、歯列弓前方部分が特に狭窄し、そのため A|A は前突している。空隙があるが、乳歯列弓をよい形にするため BA|AB を舌側に入れて半円形の型にするとほとんど空隙のない乳歯列となってしまう。すなわち本来はほとんど閉鎖型乳歯列とみるべきで、側方拡大が必要である。$\frac{E}{E}$ 関係・$\frac{E}{E}$ 関係は乳歯列Ⅲ級傾向を示し、わずかに下顎は前方に偏位しているので、$\frac{CB|B}{C|B}$ は反対咬合になっている。

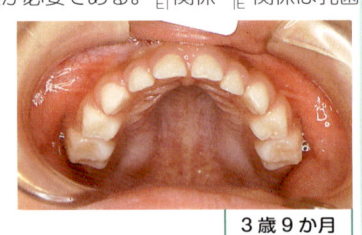

3歳9か月 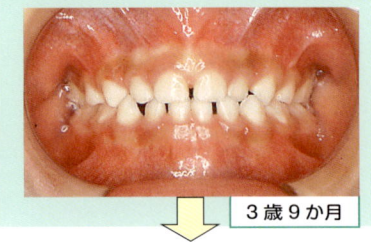　　3歳9か月 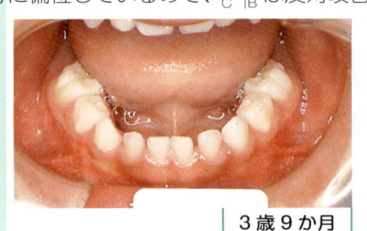　　3歳9か月

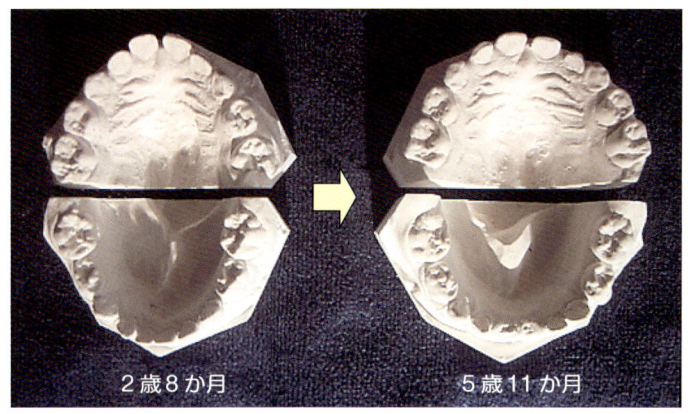

CASE 30 よくあるタイプの乳歯列

図Ⅶ-43 この症例の狭窄乳歯列を側方拡大。

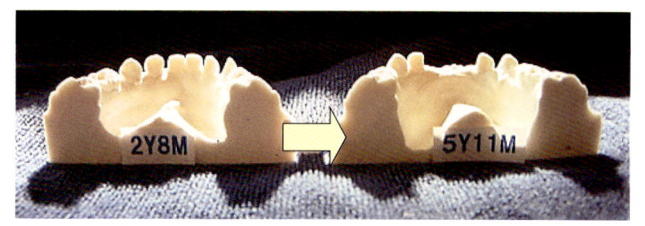

図Ⅶ-44 側方拡大する前と後の模型の前額断。
EIE の近心舌側咬頭付近で前額断した断面を示す。乳歯列の側方拡大の結果、歯槽骨だけではなく歯槽基底も拡大されているのがわかる（A|A は脱落）。
これによって、狭窄されている顎骨体部までよい変化を与えていることになる。

★早期治療の意義（P38）のひとつに乳歯列弓の形をよい形にするということがある。従来ともすると乳歯列期には乳歯列弓の形はあまり問題にしないで、顎の位置関係だけを治す、という方法がとられていたこともある。乳歯列の形を治さないで、そのまま通り過ぎてしまうのは、永久歯をよい配列にする基盤を作るチャンスを逃してしまうことになる。

●乳歯列弓の形をよい形にするということは、C|C 間および C|C 間の距離を拡げることにもなり、discrepancy の解消という意味もある。上に示した模型の写真（図Ⅶ-43）から、側方拡大によってＣ〜Ｃ間距離が増え、永久切歯萌出時のスペース獲得が行われたことがわかる。

●このＣ〜Ｃ間距離を拡げるのは、混合歯列期ⅢAの頃、乳側方歯群の骨植がよい時期まで可能であるが、乳歯列期または混合歯列期の初期ⅡCの頃までに行ったほうが、容易性がある。

参考　この乳側方歯群（EDC|CDE / EDC|CDE）を拡大すると、歯槽基底まで変化を与えるが、当然、後継永久歯の歯胚も側方拡大される。このように乳歯の位置を変化させ、永久歯胚も移動させることを歯列育形成では連体移動と言っている。

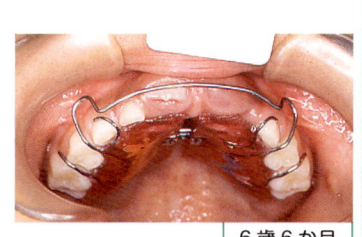

6歳6か月
乳歯列弓を側方拡大し、形を整えた後に、萌出し始めた永久切歯をただちに位置修正する。

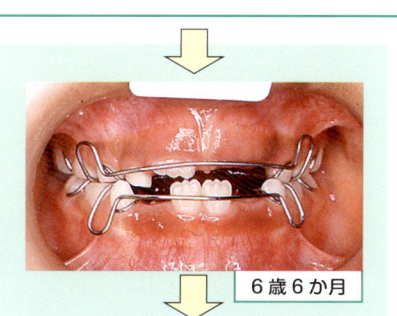

8歳0か月
21|1 / 21|12 が萌出。今後少し余分に側方拡大する予定。側方拡大をさらにゆっくりと続ける。乳臼歯は頬側に傾斜しているが、永久歯に交換してから咬合が安定してくるに従い、自然のトルクをもつようになる。乳歯列期の名残りで歯槽部が出ているので、歯頸部誘導線にした。E|E 関係は、乳歯列Ⅲ級傾向であったので、Chin cap を使用している。

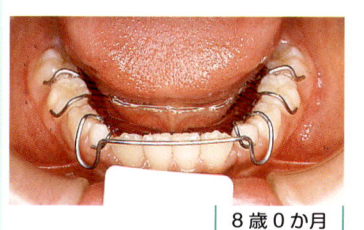

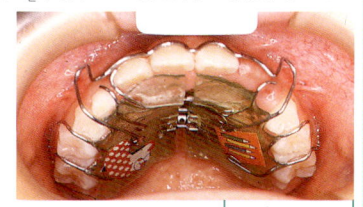

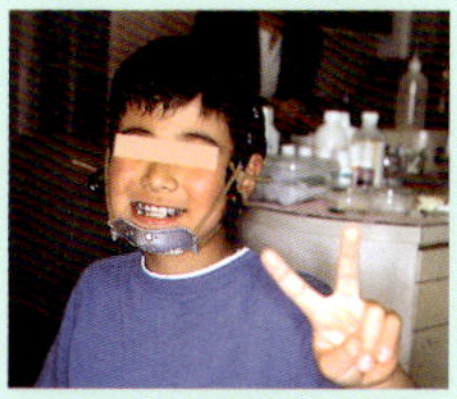

8歳7か月
C| 以外の乳犬歯は脱落してしまったが、ほぼ標準経過態の形になった。

標準経過態

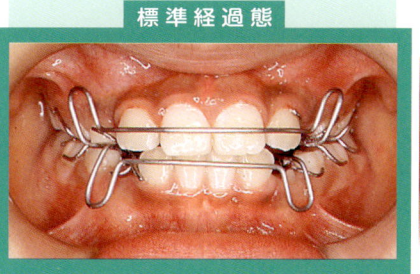

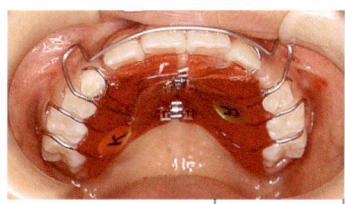

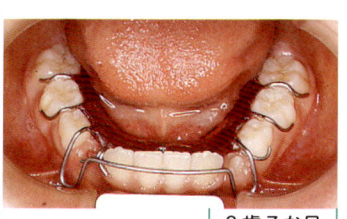

195

VII 歯列・咬合の継続管理の実際

CASE 30 よくあるタイプの乳歯列

9歳6か月
5̲4̲3̲|4 萌出。|2̲ は舌側弾線で微調節。

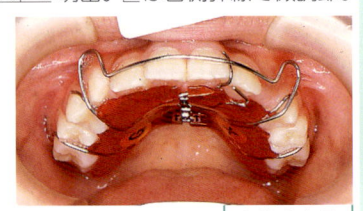

9歳6か月
4̲3̲|3̲ 萌出。

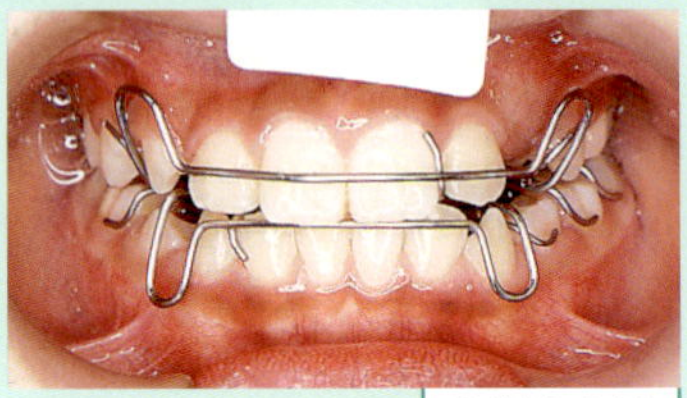

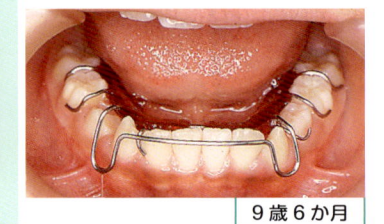

10歳0か月
乳歯は E̲ のみになった。

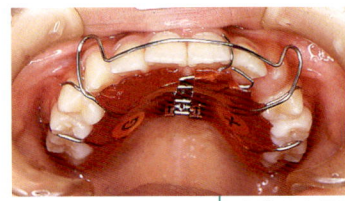

10歳0か月
|4̲5̲ 萌出中。すべて永久歯になった。

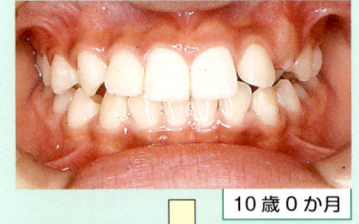

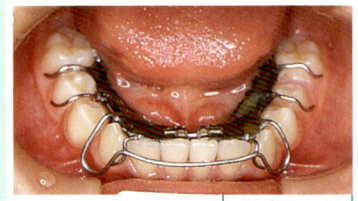

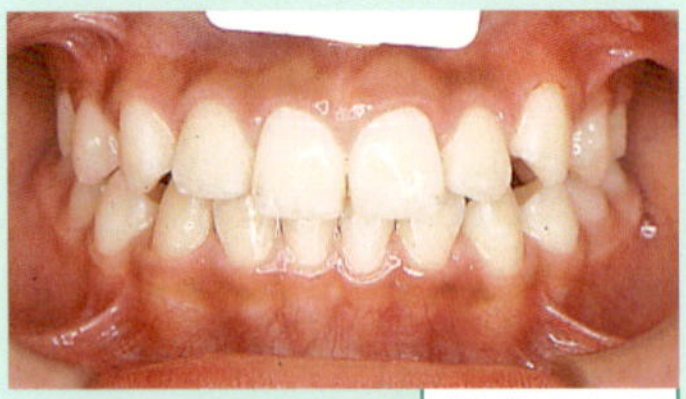

10歳7か月
歯列育形成では、3̲|3̲ / 3̲|3̲ がよい位置に萌出してくれれば、犬歯誘導は自然にできてくるもの、という考え方である。しかしこの |3̲ のように唇側に転位して萌出してくると、犬歯誘導の役目を果たすことができなくなってしまう。この場合は |3̲ を舌側に傾斜移動させる必要がある。

10歳10か月
|3̲ を舌側に傾斜移動させるために、変形クラスプのついたプレートを使用している。（変形クラスプについては、P104参照）。

|3̲ も舌側に傾斜させるために変形クラスプ使用。

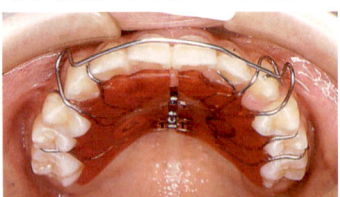

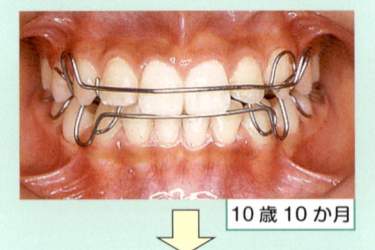

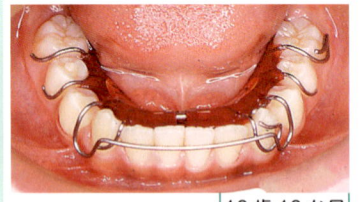

11歳7か月
まだ全体的に咬頭嵌合がしっかりしていないので、咬合不安定な状態はあるが、一応はよい配列となっている。

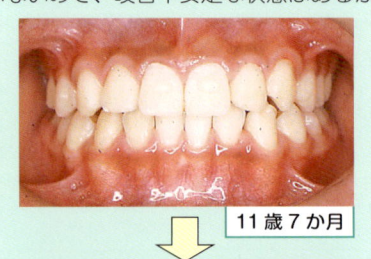

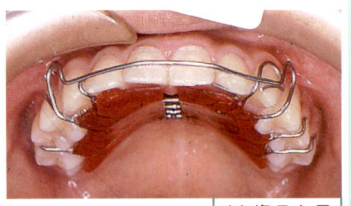

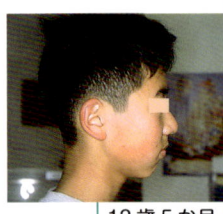

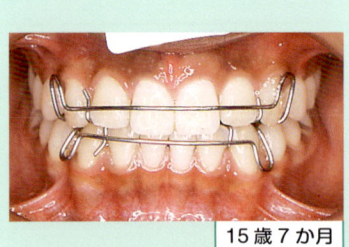

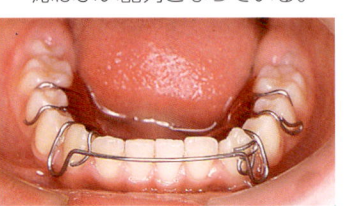

15歳7か月
さらに微調節を続けるために、プレートを就寝時と昼間は4時間使用している。乳歯列期からプレートを使用している子は、それが生活習慣になっているので、プレートを使用することにまったく違和感を感じることはない。むしろ自分が正しい咬合の持ち主で機能的に優れた人間であることに誇りを持っており、そしてプレートをいれていることをその象徴であるとしている。

Q&A

予防的処置は期間が長いほうがよい

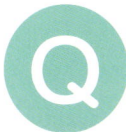

Q 幼児期から歯列育形成を始めると、期間はかなり長いことになり、これを患者さんに説明することが不利ではありませんか？

A 　矯正歯科臨床では、治療期間が短いほうがよいことになっています。一方責任を持って継続的な予防を行う場合は、その期間は長いほうがよいことになります。

　矯正歯科臨床は、一般的には永久歯にはっきり不正が現われてから治療を始めることになっています。すなわち咬合がある程度できあがってから処置に入るので、その咬合を作りなおす再構築になるわけですから、期間は短いほうがよいのです。

　歯列育形成は、永久歯がまだ萌出していない時期から、正しい永久歯咬合の形成を目的として管理処置を続けるので、予防的意味あいが強いシステムです。う蝕予防についても乳歯列期から行い、永久歯についてはすべての歯を萌出始めから予防をすることができます。第二乳臼歯が脱落する頃、第一大臼歯の近心隣接面を直視することができるなど、継続的に予防することが有利な点もあります。

　主訴だけでなく乳歯列期の咬合や排列の問題点は、早期に解決し、標準経過態（P 21）の状態から、きれいな配列でその後の発育をみていき、正しい咬合を形成させる期間は長くなります。その間う蝕予防も同時に行ってゆくので、咬合形成とむし歯予防との両方に最善を尽くすことができ、期間は長いほうがよいのです。

　従来、よい咬み合わせとむし歯なしは"健康であるため"、といわれてきましたが、これだけでなく、現代の社会では、その子どものイメージ、機能、将来の運命にも有利な影響を及ぼします。特にこれに関わるのは、乳歯列期から継続管理を行うことが、顎骨もよい形（P 20）にするという重要な事実があります。

　患者さんの立場からすれば、"小学生の時きれいでいることができる""継続管理で予防が完全に行える"、また"機能的にも優れるようになれる"ということになります。そして現代の少子化の家族では、子どもに夢を託す親として、なるべく長期間面倒を見てもらいたい、という気持ちがあります。

Q&A

年齢が低いほどプレートに慣れやすい

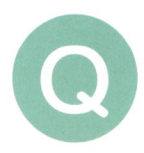

Q 低年齢幼児はプレートをいれることを嫌がりませんか？

A 　低年齢幼児に可撤式装置（プレートなど）を用いた経験がない歯科医には、幼児がプレートを入れるのを嫌がらないかという疑問があるかもしれません。しかし、この心配はほとんど無用であるといってもよいのです。術者側が幼児の対応に成功していて、幼児が身体に特別な疾患を持たない限り、どの幼児も口腔内にプレートを継続的に装着することには、成人よりも抵抗がないといえます。むしろ年齢が低いほど、生活習慣に入れることが容易です。

　しかし、低年齢幼児では、初めはプレートの着脱が上手にできないので、練習する必要があります。2歳児でも初めは、スタッフや母親が手伝ってあげると、着脱に慣れるようになってきます。

　最も最初に使用するプレートは、前段階のプレート（習慣づけプレート）と呼んでいますが、最初は診療室でプレートをいれたまま20分くらいお遊びをします。それから家庭では1日2時間くらいから、慣れてきたら4時間以上使用します。来院2〜4回目頃から夜間も入れるようにします。

　継続してプレートを使用させるためには、その幼児に適応した動機づけが必要です（Ⅵ章参照）。たとえば、その幼児が美しい青年または少女になるという誇りをもってプレートをいれてもらわなければならないので、年齢に応じた動機づけ（Ⅶ章 CASA 9-1）をするだけでなく、母親（または父親）にも幼児の顔・体・才能などに将来性のある部分を見抜き、説明してあげることも必要です。

　他の子どもの患者さんがプレートをいれているのを、これから歯列育形成をする子の母親（父親）に見せてあげ、次に子どもにも見せてあげると、説明が楽に行えます。これは母親と子どもに別々に行います。特にプレートをいれているのが歯科医の子であったら、確実な効果があります。

乳歯列の移動は傾斜移動でもよい

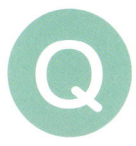

Q 乳歯列期または混合歯列前期に、乳側方歯群を側方拡大した時、頬側に傾き、傾斜移動してしまいますが、これでよいのですか？

A 　3～4歳頃の乳歯列を側方拡大すると、乳側方歯群は傾斜移動の傾向は少なく、ほとんど歯体移動となりますが、その後、乳歯列後期の6歳に近づいた頃や、混合歯列期の初めで永久切歯が萌出し始めた頃に側方拡大を行うと、傾斜移動が目立ちます。歯槽基底まで拡大されていれば、乳側方歯群は頬側傾斜にならないのですが、年齢が高くなると骨が硬くなり、歯槽基底までの変化がおこりにくいために傾斜移動となります。

　一般に乳歯列期に側方拡大を行い、傾斜移動になった場合、保定的に側方拡大された状態を保っていれば、乳歯列弓の形に応じて骨形成は行われていくので、傾斜は少なくなってきます。

　乳臼歯部が交換期に近づいた頃、まだ傾斜が残っていても、後継永久歯はほとんど傾斜がない状態で萌出する傾向がありますが、先行乳歯よりも舌側に萌出します。それでも歯槽基底まで拡大された分だけ永久歯も拡大されたと考えてよいでしょう。すなわち乳側方歯群を側方拡大した時、傾斜移動になってもかまいません。

トルクは強制的に作られたものより、自然にできた状態のほうが優れる

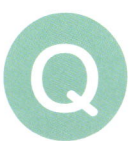

Q 使用した装置がプレートだけであった症例では、永久歯列完成が近づく時、トルクについてはどのように対処しますか？

A 　歯並びの治療を何もしなかった歯列は、自然に形成されたトルクがあります。すなわち人為的に何も手を加えなくても、それぞれの歯牙のトルクは自然に形成されます。これは歯の位置や歯の形（咬合面展開角）や顎の運動に適応して作られたものです。

　トルクに対して歯列育形成は、これに沿った考え方で対処します。その理由は、永久歯については、萌出始めから完了まで継続管理をするからです。基本的には、永久歯が萌出始めるまで歯槽基底の形を整えるようにし、顎関係も正しくするので、自然の萌出によって歯牙は、咬頭嵌合しトルクができあがります。

　この場合、永久歯萌出時、歯軸の方向や歯の位置の不正などはなるべく早く治す必要があります。これらはおおよそプレートで処置することができます。

　一方、矯正歯科治療は、不正がはっきり現われてから処置に入るので、咬合の再構築となり、歯を移動させたら、人為的にトルクを作る必要があります。

Q&A

歯列育形成を行うにあたって、セファロは絶対的に必要とされるものではない

Q この本のⅦ章の症例について、セファロ分析に関する記載がありませんが、診断にセファロ分析が必要ではありませんか？

A 乳歯列期および混合歯列前期は、人間の成長発育期間の初めのほうに近く、骨格の過成長・劣成長の出発点に近づいていることになります。骨格型の問題については、成長発育期間の初めは、通常は大きく不正が現われにくいのです。

歯列育形成では、初診時およびそれから後の継続管理を行っていくにあたり、顔貌を目で視る目視が重要視されます。その理由は、セファログラム上での骨構造と軟組織の外形は、ほとんどが目視の裏づけであるからです。

もちろん目視では診ることができないところも、セファログラム上にあります。たとえばRicketts 分析で内部構造（Internal structure）といわれる中に Cranical deflection（CD）※といわれる計測部位があります。これが規準より大きく外れていると、顔貌にも特異な変化が現れ、このような症例は治療が困難であるとみなければなりません。ですから、まだ経験が多くない歯科医は、目視を重要視し、明らかに特異な顔貌である症例は見合わせるべきです。

またたとえば、Ricketts 分析の下顔面高についても、この値が大きければ理論的には顔が長くなるはずなのですが、しばしば目視で long face でも、セファロ分析で下顔面高（Lower facial height）が高くないことがあります。下顔面高が高くなくても、目視で long face であれば、咬合が高くならないようにしなければなりません（P 47）。

以上のことなどから、通常よく見られる discrepancy の大きい症例や顎骨の過成長・劣成長の症例、すなわち仮に今治さなかった場合、将来矯正歯科臨床でも無理がなく治せるとみられるレベルの不正をもつ症例は、必ずしもセファロがなくても対処できるといえます。

しかし当医院では、セファロ分析に関して研究上の目的が生ずる可能性を考慮し、一応歯列の治療に関するすべての症例でセファロを撮っています。ところが、初診時に治療方針を立てる時、おもに模型、パントモ、顔貌の目視および肉親の状態によって方針が定められますが、今でもセファロ分析によって、これらの方針が根本的に変えられることはありませんでした。

初診以後、継続管理を行っていく経過でも、ほとんどセファログラムを診ることはありません。稀に診ることがあっても、多くは本来のセファロ分析の目的以外の目的（埋伏歯などの位置を診る）で役立っています。

参考までに次頁に２歳・３歳のセファロ※※を掲載しましたが、低年齢幼児の撮影テクニックについては、本書では省略させていただきました。

※ Cranical deflection：頭蓋の偏位といわれているが、頭蓋底の傾きのこと。
※※ Ⅶ章 CASE 4、CASE 9-7、CASE12

Q&A

〈Ⅶ章　CASE 4〉乳歯列開咬　2歳8か月

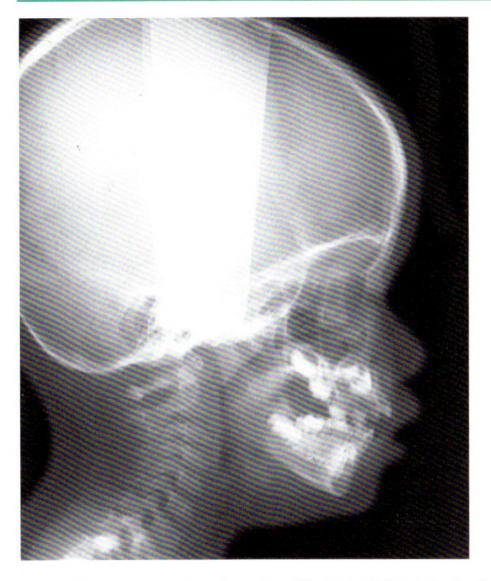

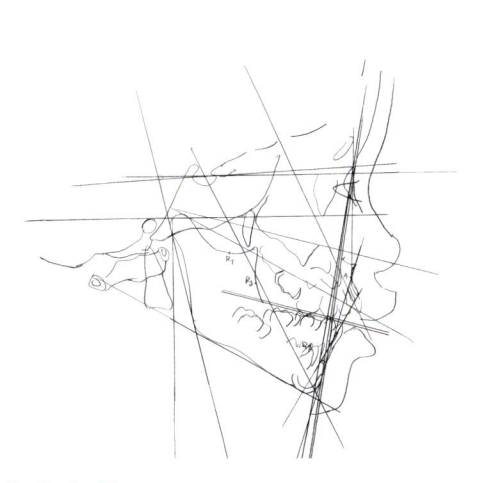

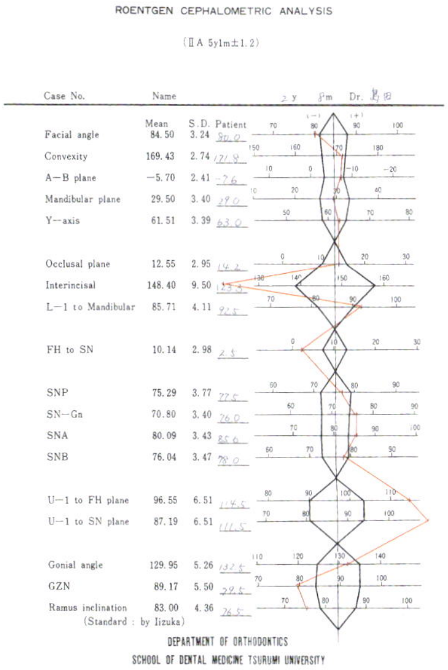

〈Ⅶ章　CASE9-7〉乳歯列反対咬合　2歳9か月

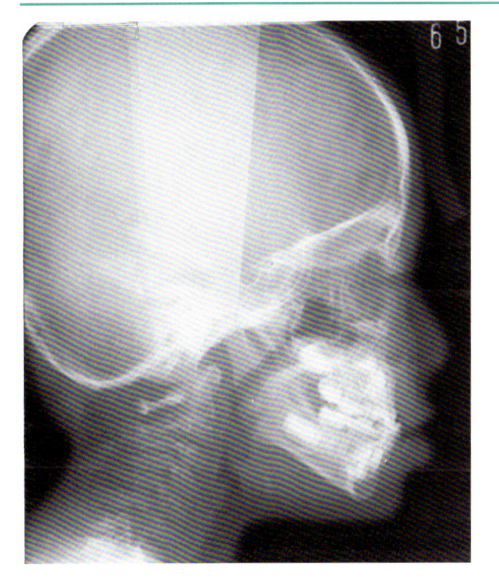

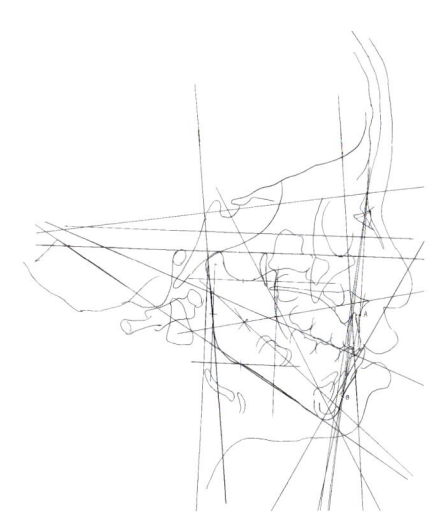

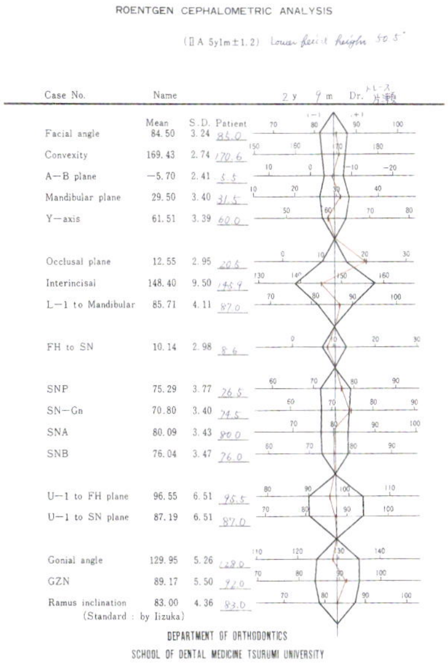

〈Ⅶ章　CASE12〉乳歯列前突　3歳9か月

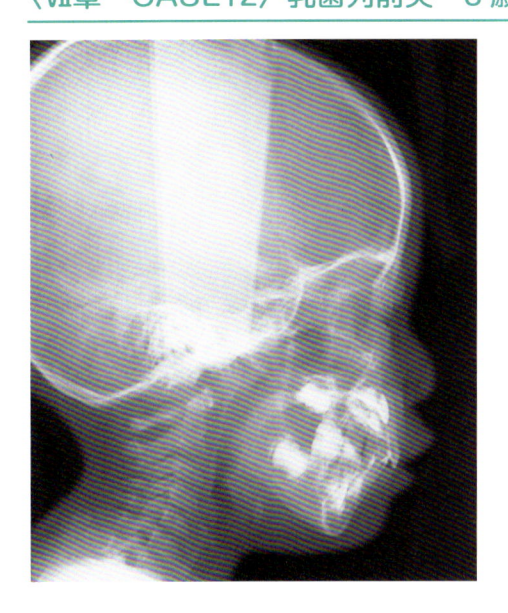

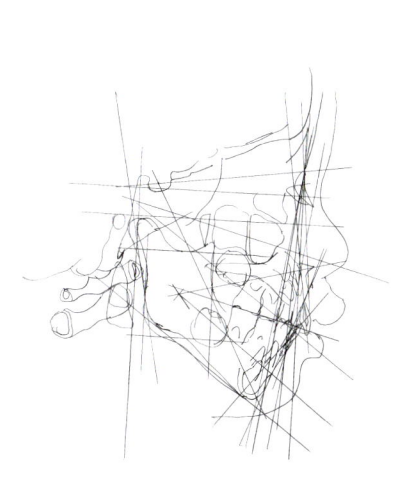

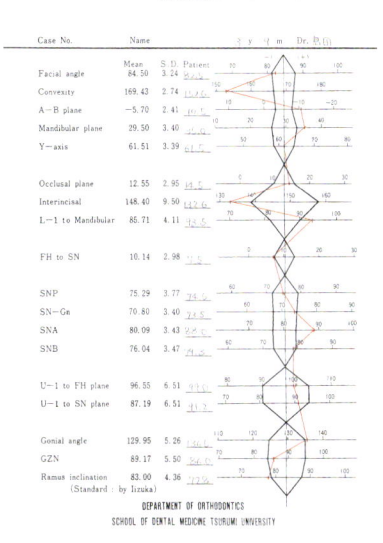

参考文献

1. 松井隆弘(監修)，島田朝晴(著)．歯列育形成．一般臨床家のための乳歯列の矯正．東京：クインテッセンス出版，1995.
2. 坂井正彦．アトラス咬合誘導の臨床．東京：医歯出版，1990.
3. 町田幸男，赤坂守人，山口敏雄ほか．咬合誘導の基礎と臨床．東京：デンタルダイヤモンド社，1991.
4. Shimada A, Hiraoka F, Kikuchi M, Shimada M. Vom Milchgebiß zu einem schönen bleibenden Gebiß. Die hauptsächlich an der Milchzahnreihe durchgeführte Zahnkorrektur（Ⅰ），（Ⅱ），（Ⅲ）. Quintessenz Zahntech 1990；16：51 - 57, 215 - 230, 319 - 323.
5. 大江規玄．歯の発生学．形態編．東京：医歯薬出版，1971.
6. 大森郁朗．骨格性反対咬合の早期治療．利点と術式．デンティスト 1992；200：57 - 64.
7. 島田朝晴．これからの時代に合った低年齢幼児の取り扱い．家庭医をめざす小規模医院のために．歯界展望 1986；67(1)，(2)：161 - 169, 369 - 380.
8. 松井隆弘．新編口腔組織学歯牙編．京都：永末書店，1968.
9. 島田朝晴．乳歯歯芽と，その発育に伴なう歯槽骨の形成に関する組織学的研究．特にそれらの位置的相互関係について．大日本歯科医学会雑誌 1960；3(2)：1 - 29.
10. Proffit WR(著)，高田健治(訳)．プロフィットの現代歯科矯正学．東京：クインテッセンス出版，2004.
11. Proffit WR. Contemporary Orthodontics. St.louis：Mosby, 1986.
12. 上條雍彦．日本人永久歯解剖学．東京：アナトーム社，1962.
13. 恩田千爾．乳歯解剖学．東京：口腔保健協会，1992.
14. 深田英朗．小児歯科ノート．診療のための資料集．東京：金原出版，1972.
15. 中川皓文．骨格型不正と機能型不正．別冊歯界展望．こどもの歯科．東京：医歯薬出版，1979：281 - 293.
16. 根津浩，永田賢司，吉田恭彦，菊地誠．バイオプログレッシブ診断学．東京：ロッキーマウンテンモリタ，1987.
17. 根津浩，永田賢司．バイオプログレッシブの臨床．東京：ロッキーマウンテンモリタ，1988.
18. 小田嶋敏夫．乳歯列期・混合歯列期および永久歯列期の歯列弓の発育に関する研究．歯科学報，1990；94：369 - 409.
19. 菊池進．小児歯科資料集．東京：医歯薬出版，1977.
20. Ahnlin JH, White GE, tasamtsouris A, Saadia M(著)，菊池進(監訳)．マキシロフェイシャルオーソペディックス．小児歯科矯正治療へのアプローチ．東京：クインテッセンス出版，1986.
21. 伊藤隆．解剖学講義．東京：南山堂，1995.
22. 岡崎好秀，下野勉．口腔習癖の発生とその原因について．歯科評論，1994；621：79 - 92.
23. Douglas Brattha11(著)，柳澤いづみ，鈴木章，眞木吉信(訳編)．カリエスリスク判定のてびき．東京：オーラルケア，1994.
24. 東昇平，小高鉄男，花井美智子．カラー写真で見る歯の構造と病気．東京：わかば出版，1983.
25. 薬師寺仁，町田幸雄，難波哲夫．乳歯列期における歯間空隙の発現率および空隙量の経年的変化に関する研究．第 1 報上顎歯列について．歯科学報，1984；84：1979 - 1990.
26. 薬師寺仁，町田幸雄，難波哲夫．乳歯列における歯間空隙の発現率及び空隙量の経年的変化に関する研究．第 2 報下顎歯列について．歯科学報，1985；85：485 - 497.
27. 阿部浩子，平戸亮司．反対咬合矯正治療に伴う咬合平面の変化に関する研究．歯科学報，1991；91：495 - 503.
28. Harry S. Orton OBE(著)，高田健治(監修)，武内健二郎(訳)．現代ヨーロッパの機能的矯正装置その設計と処方．東京：クインテッセンス出版，1994.
29. 永原邦茂．乳歯反対咬合の自然治療．自然治療する反対咬合の条件とは？．三谷英夫(監修)．反対咬合治療のコンセンサスを求めて．東京：東京臨床出版，2002：58 - 67.
30. 佐々木洋．「乳歯列期」に開始したいとする考え方．三谷英夫(監修)．反対咬合治療のコンセンサスを求めて．東京：東京臨床出版，2002：77 - 91.
31. 菅原準二．「混合歯列期」に開始したいとする考え方．三谷英夫(監修)．反対咬合治療のコンセンサスを求めて．東京：東京臨床出版，2002：92 - 100.
32. 坂井正彦，吉田昊哲，早川龍．スペシャルシンポジウム．小児歯科の現状と問題点．デンタルダイヤモンド 2001；26(9)：28 - 49.
33. 熊谷崇．クリニカルカリオロジー．東京：医歯薬出版，1996.
34. 佐々木洋，田中英一，菅原準二．口腔の成育をはかる（1 巻）．こんな問題に出会ったら．生活者とともに考える解決策．東京：医歯薬出版，2003.
35. 佐々木洋，田中英一，菅原準二．口腔の成育をはかる（2 巻）．具体例から実感する成育のマインドとストラテジー．東京：医歯薬出版，2004.
36. 佐々木洋，田中英一，菅原準二．口腔の成育をはかる（3 巻）．セカンドステージへのステップアップ．生活背景にあわせた解決策の提案．東京：医歯薬出版，2004.
37. 野間秀郎．矯正治療の疑問に答える．こんなときどう説明しますか？乳歯列期の問題．歯界展望，2005；105(1)，(2)：113 - 117, 303 - 308.
38. 早川龍．咬合誘導の臨床とその実際．治療開始時期を踏まえて．the Quintessence 2001；20(12)：173 - 184.
39. 木本茂成．乳歯列期からの咬合誘導．形態と機能の調和をめざして．小児歯誌 2009；47(2)：34 - 35.
40. 大野粛英，山口秀晴．Q&A口腔筋機能療法．Mr&Mrs. Zickefoose MFT コース．東京：ミツバオーラルサプライ，2000.
41. 萩原和彦．非抜歯・床矯正・Pooによる顎態調和法．東京：第一歯科出版，2001.
42. 丸山剛郎．かみ合わせと健康．あごのずれが病気の原因．大阪：日本デザインクリエーターズカンパニー，2003.
43. Katsuya M, Kuriyama C, Kurihara K, Fujihashi A, Ohno K, Asada Y. Longitudinal clinical study on the effect of slow maxillary expansion with removable appliances. Pediatr Dent, 2010；20(1)：78 - 83.
44. 花田晃治．咬合異常の第一期矯正治療から第二期へ．小児歯誌，1999；37(2)：38 - 39. 第 37 回日本小児歯科学会大会抄録集．
45. 亀田晃(監修)．歯科矯正学事典．東京：クインテッセンス出版，1996.
46. 井上裕子．子どもの不正咬合．一般歯科医に伝えたい考え方と早期発見のポイント39．東京：クインテッセンス出版，2009.
47. 木本茂成．乳歯列期からの咬合誘導．形態と機能の調和を目指して．小児歯誌 2010；48(1)：11 - 19.
48. 小椋正．小児期の咬合治療に関するQ&A．東京：デンタルダイヤモンド，1994.
49. Bhaskar SN(編)，尾持昌次(訳)．Orban口腔組織・発生学．東京：医歯薬出版，1977.
50. Trisha Greenhalgh(著)，斎藤清二(訳)．グリーンハル教授の物語医療学講座．東京：三輪書店，2008.
51. 町田幸雄．乳歯列期から始めよう咬合誘導．東京：一世出版，2007.
52. 島田朝晴ほか．永久歯列を正しい咬合に発育形成させるための処置として．乳歯列に与える変化（その3）．乳歯列からの側方拡大の意義．小児歯誌，2002；256. 第 40 回日本小児歯科学会大会抄録集．
53. 島田朝晴，片瀬純，禹秀司ほか．乳歯列を正しい永久歯咬合に導く「歯列育形成」3．萌出中，萌出直後の切歯の移動．歯界展望，2005；105(5)：931 - 939.
54. 平岡富美，中村雅子，鈴木倭子ほか．あなたの歯科医院を繁栄に導くためのコ・デンタルスタッフの役割（1）．継続的管理を上手に行い，そして継続するために．アポロニア21，2000；79(7)：10-15.

索 引

あ

Activator	70, 110, 145, 154
Activator の作用	148
Advancing plate	70, 108, 136
Advancing plate の作用	86
Angle	32
Angle の分類 Class Ⅰ	67
Angle の分類 Class Ⅱ	70
アクロススプリング	176, 188
アダムスのクラスプ	96
圧下	127
圧下ポイント	100, 106, 137, 144, 167

い

$\overline{1|1}$ および $1|\overline{1}$ 萌出時の配列	89
$\frac{E}{E}$ 関係	55
incisorliability	53
育成	14
維持	106
位置的関係	18
一期治療	14, 16, 64
一般的な手順	85
院内プレート	121

う

う蝕予防	117
運動機能	118

え

永久犬歯の傾斜萌出	189
永久切歯の位置修正	175
永久切歯の開咬	180
永久切歯の前突	181
永久切歯の叢生	175, 185
永久切歯の萌出時の様態	53
永久切歯萌出期の位置の修正	37

お

over correction	69, 88, 157, 160
凹型	144
おしゃぶり	26, 128
おもちゃ	28

か

開咬	54
回転スプリング	106
回転ポイント	106
介入	15
顔	45, 119, 158
顔の骨の形成	131
過蓋咬合	47, 54, 126
過蓋咬合の治療	172
下顎過成長	59
下顎斜面板プレート	68, 86, 87, 109, 144, 163
下顎切歯正中のズレ	190
下顎頭の位置	60
下顔面高	47, 200
顎間固定	44, 161, 162, 164
顎関節	42, 92
可撤式装置	198
ガミーフェイス	47, 127, 168
カムフラージュ	43
関節雑音	26, 62

き

期間	197
機能性下顎前突	43
機能性の偏位	60
機能的要因	61
機能と形態	16
吸指癖	26
矯正歯科治療	32
矯正力	45
強度の下顎過成長	44, 45
挙上スプリング	105, 186
挙上ポイント	105, 106, 107, 142, 186

く

空隙乳歯列	174, 194
クラスプ	101
クラブ活動	132

け

経過中の継続の動機づけ	115
傾斜移動	136, 199
形成	14
継続管理	14, 30
継続管理の advantage	15
継続の動機づけ	132
継続の動機づけ例	133
形態の保守性	18, 140
形態優先	16
外科的矯正歯科治療	24, 29
犬歯誘導	196

こ

$\overline{|5}$ 回転ポイント	106
後継永久歯の歯胚	76
後継歯の「連体移動」	175
咬合誘導	30
構成咬合器	110
構成咬合採得	110, 111
咬頭対咬頭	57, 67, 192
骨格性下顎前突	43
骨格性の要因	61
固定源	49
混合歯列期の強度の狭窄	184

さ

最小限の介入	14

し

$\underline{C+C}$ 間、$\overline{C+C}$ 間	120
C 〜 C 間距離	185
$\frac{C}{C}$ 関係	55
jiggling	34

203

歯科医の子	115	スペース不足の推定	53	Chin cap 併用	69
歯間空隙	66	スライディングブロック	190		
歯頸部誘導線	181			**て**	
歯頸部誘導線と圧下ポイント	169	**せ**		discrepancy	52
歯頸部誘導線の作用	168			discrepancy の解消	40
歯根吸収	34,127,192	生活習慣	121,156,196	discrepancy の推測	71
シザーズバイト	54	整形力	45	discrepancy の推定	66
歯周病	118	正常乳歯列	33	distal step type	55,58,70,124
思春期	122	精神発達	119	低位小臼歯	186
思春期性成長期	29	精神発達の段階	29	定期診査と継続管理	117
歯性反対咬合	43	正中離開	187		
歯槽基底	175	成長の一時変異	92	**と**	
歯槽基底の変化	20	成長の予測	19		
歯槽骨の高さ	53	成長パターン	67	動機づけ	114
習慣づけプレート	92	舌側弾線	103,178	動機づけの選択	116
習癖	25	説得	115	動機づけの方法	115
塾	122,132	セファロ	200	トルク	199
受験	134	全身的疾患	29		
受験勉強	122	前段階のプレート	198	**な**	
上顎過成長	43,59	前段階プレート			
上下顎の位置的関係	54		92,97,121,130,142,191	Narrative dentistry	36
上下前突	125	先天性欠如	80	内部構造	200
上下的発育	47	前突	178	習い事	132
少子化	15				
ショートクラスプ	102			**に**	
初期咬合	57,67	**そ**			
初期治療	14	早期治療	14	$\frac{21|12}{21|12}$ 萌出始め	84
初期の継続の動機づけ	114,130	早期治療の利点	116	二期治療	15,16,21,30,64
歯列育形成の対象	22	総合咀嚼器官を造型	31	乳歯アンカレッジ	32,33,49,64,164
歯列弓の形	61	側貌のシルエット	61	乳歯咬合完成前のプレート使用	191
歯列弓の形態	18			乳歯固定	44,64
歯列の変化と顔	120			乳歯の形の大きさ	66
唇側誘導線	98,100,101	**た**		乳歯列Ⅰ級	54,56,58,59
身長の伸びのスパート	69	ターミナルプレーン	55,58	乳歯列過蓋咬合	171
		第一大臼歯の遠心移動	179,182	乳歯列期の開咬	127
		第一大臼歯の萌出始め	118	乳歯列期の狭窄	52
す		唾液が飲み込めない子	130	乳歯列期の交叉咬合	26,126
Space maintainer	30	弾線	102	乳歯列期の叢生	128
Space regainer	30			乳歯列期の反対咬合	24,125
Steiner 分析	43	**ち**		乳歯列期の不正要因	65
優れた機能	133			乳歯列弓の形	52,66,84
素晴らしい未来	121	Chin cap	44,48,68,69,144,154	乳歯列弓の狭窄	23
スプリング	102	Chin cap の使用期間	44		

乳歯列交叉咬合	166	被写体が左右に動く	79	**よ**	
乳歯列Ⅲ級	43,54,56,59,147	標準経過態	17,21,23,37,137	幼児対応のイニシアティブ	28
乳歯列Ⅲ級傾向	56	標準経過態以後	91	幼児の完全管理	28
乳歯列Ⅲ級の症例	41	標準乳歯列弓	53,66,84	幼児の対応	28
乳歯列歯間空隙の不足	22			幼児の対応が成功している状態	34
乳歯列前突	136			予防医学	27
乳歯列叢生	140	**ふ**		予防処置	118
乳歯列Ⅱ級	54,56,58,59,136	フック	101		
乳歯列Ⅱ級傾向	56	フッ素ジェル	118		
乳歯列Ⅱ級の症例	41	プレートの基本設計	98	**り**	
乳歯列の顎間固定	33,44	プレートの中止	93	leeway space	189
乳歯列の固定式装置	161,162			両側性交叉咬合	54
乳歯列の前突	124			臨床的歯冠	21
乳歯列反対咬合の治療の一般的手順	87	**へ**			
		閉鎖型乳歯列	128,191	**れ**	
乳歯を利用する	48	ヘッドギア	43	連体移動	32,48
乳前歯の開咬	26	変形クラスプ	101,104,169,177		
乳前歯の過蓋咬合	25	変形ループ	100	**ろ**	
乳前歯の前突	25	片側性交叉咬合	54	long face	128
ね		**ほ**		**わ**	
年齢に応じた動機づけ	121	萌出中・萌出直後の永久切歯	127	わずかな捻転	91
年齢補正	76	保持	106		
		保持ポイント	96,106,107		
の		本来の成長パターン	36		
残された成長量	42				
		む			
は		むし歯予防	197		
Bionator	70,111				
ハーフクラスプ	96,98,102	**め**			
発達障害児	28	mesial step type	55		
パノラマエックス線像	27,71				
パノラマエックス線像からの discrepancyの推測の基本	72	**も**			
パノラマエックス線像の原理	79	目視による側貌の分類	61		
		模型を比較	60		
ひ		**ゆ**			
被蓋改善	166	指しゃぶり	25,124		
鼻呼吸練習	123				

挿絵について

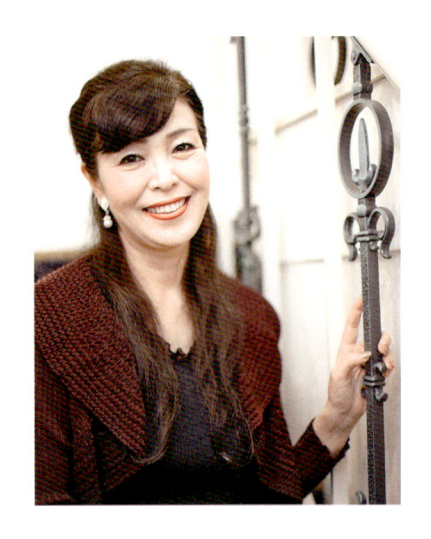

池田理代子プロフィール

劇画家・声楽家＝ソプラノ。東京教育大学（現・筑波大）哲学科在学中より劇画を描き始め、『ベルサイユのばら』は社会現象ともいえる大ヒットとなり、今もなお国際的な人気を博する。『オルフェウスの窓』で日本漫画家協会優秀賞受賞。また2009年に、フランス政府よりレジオン・ドヌール勲章を贈られる。1999年東京音楽大学声楽科を卒業、現在はソプラノ歌手としてオペラ『愛の妙薬』（アディーナ）、『フィガロの結婚』（伯爵夫人）、オペレッタ『こうもり』（ロザリンデ）などに出演の他、ミュージカル（『赤毛のアン』）、コンサート、ディナーショー、『第九』『レクイエム』のソリストとしても活躍する傍ら、朝日新聞be紙上に4コマ漫画『ベルばら kids』を連載中。故・東敦子、宮副芳通、本宮寛子の各氏に師事。http//www.ikeda-riyoko-pro.com

　歯列育形成によって、幼児の頃から美しい歯列、正しい咬合で成長する素晴らしさをイメージで表現するには、文章と図だけでは読者に伝えることが不十分なのではないだろうか。幼児・母親と歯科医との間の微妙な心の交流や、歯列育形成にどうしても必要な歯科医から母親と幼児へのmotivationについては、言葉に加えて視覚にも訴えるのが読者に強く伝わるのではないか、ということを以前から考えていました。

　現在ソプラノ歌手としても有名な池田理代子氏に、私の家内の交友関係知人を通して挿絵をお願いすることにしました。いろいろな公演や執筆活動が続いてご多忙の中、快くお引き受けていただいたことを感謝いたします。

　小児歯科の咬合誘導の学術に、斬新な風を吹き込むことができ、歯列育形成の関係者の諸氏も喜びを感じております。

島田　朝晴

あとがき

　私は常日頃、歯科医療に関する研究や学術書は、直接的あるいは間接的にも役に立つものでなければ意味がないと思っています。私は基礎系出身ですが、臨床における方法・技術は、基礎医学の裏づけによっても進歩していきます。

　臨床に役に立つことに関しては、歯列育形成研究会が、私たちにとって有用な指示や方向づけを与えてくれました。研究会の運営については、会長の禹秀司先生の特別な頭脳による速い判断、文章作成は、何時も手の遅い著者として、最大の助けとなっています。そして研究会のいろいろな行事については、理事の先生がたの力添えによって行ってきています。

　本書は小児歯科臨床に少しでも早く利用していただけるように、いろいろ工夫をいたしました。私の手が遅く、出版まで遅れに遅れてしまいましたが、小児歯科界の新しいひとつの道づくりの一端を担ってくれればと思います。

　本書の内容を整理製作するにあたっては、ジャーミィデント歯科主任衛生士の平岡富美君をはじめスタッフ一同が、力をあわせて日夜努力したことを称えます。本書の口腔内写真は、すべてジャーミィデント歯科の患者さんです。

　本書の形式が今までにない形をとっているために、クインテッセンス出版の江森かおりさんに数倍以上の手間をかけて編集していただいたことに感謝します。最後に本書の出版の機会を与えていただいた佐々木一高社長に厚くお礼申し上げます。

2012年5月

著　者

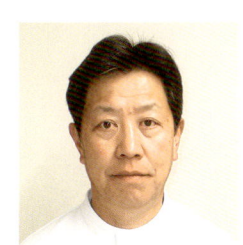

禹　秀司
Hideshi Woo
歯科医師 歯列育形成研究会 会長
岐阜県坂祝町開業
「育研発足から14年、新しい風が吹きます！」

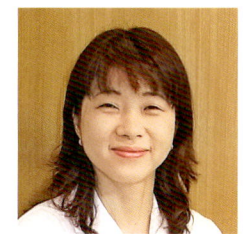

大木淳子
Atsuko Ooki
歯科医師 歯列育形成研究会 理事（技術）
東京都荒川区開業
「帰宅時に愛犬（ラック♂）が熱烈に出迎えてくれて、すごく癒されています」

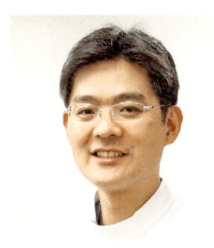

片瀬　純
Jun Katase
歯科医師 歯列育形成研究会 理事（技術）
神奈川県横浜市開業
「多くの子どもたちから学んだことを、今後の臨床に生かして行きたいと思います」

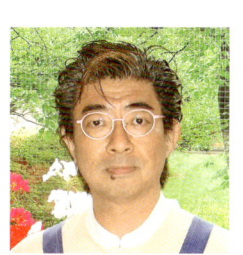

神谷　誠
Makoto Kamiya
歯科医師 歯列育形成研究会 理事（企画）
長野県松本市開業
「育形 笑顔あふれて 育としつき」stage name スマイルアート

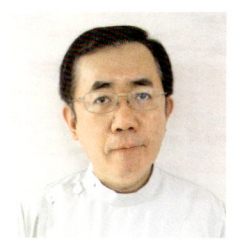

久保寺　司
Tsukasa Kubodera
歯科医師 歯列育形成研究会 理事（広報）
東京都八王子市開業
「『歯列育形成』は基礎医学と臨床の集大成。先生も体現者になりませんか」

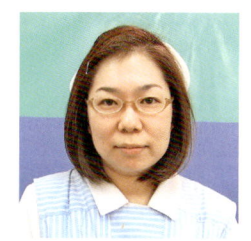

鈴木倭子
Wako Suzuki
歯科技工士 歯列育形成研究会 理事（技術）
ジャーミィデント歯科勤務
「プレート製作スピードは世界一と自負しています」

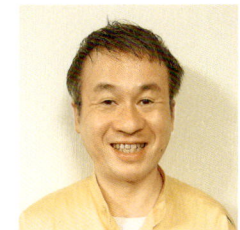

島田昌也
Masanari Shimada
歯科医師 歯列育形成研究会 理事（技術）
東京都大田区開業
「小児のむし歯のない、きれいな歯並びを量産中」

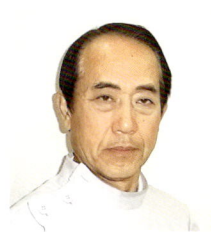

高橋　努
Tsutomu Takahashi
歯科医師 歯列育形成研究会 副会長
神奈川県伊勢原市開業
「日々、歯列育形成治療マジックをしています」

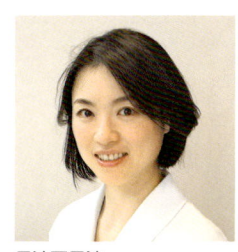

長池亜里沙
Arisa Nagaike
歯科医師 歯列育形成研究会 理事（技術）
ジャーミィデント歯科勤務
「歯並び治療を通して、子どもの成長の喜びをご家族と共有できて嬉しく思います」

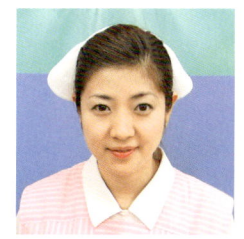

中村雅子
Masako Nakamura
歯科衛生士 歯列育形成研究会 理事（運営）
ジャーミィデント歯科勤務
「子どもと仲良し、ジャーミィデントの写真はすべて管理しています」

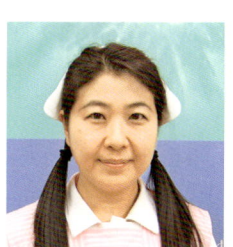

平岡富美
Fumi Hiraoka
歯科衛生士 歯列育形成研究会 理事（運営）
ジャーミィデント歯科勤務
「毎日が、Narrative Based Medicine（Dentistry）の月日を重ねています」

（50音順、敬称略）

著者略歴

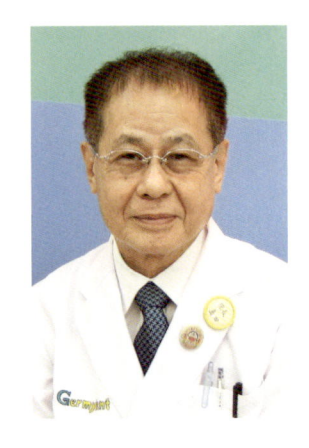

島田朝晴（しまだ　あさはる）

1930 年	東京に生まれる
1954 年	東京歯科大学卒業
1956 年	東京歯科大学研究科入学（組織学・口腔組織学教室専攻）
1957 年	東京歯科大学組織学教室助手
1960 年	東京歯科大学組織学教室講師，歯の発生の研究に携わる
1961 年	医学博士受領（福島医大）
1968 年	東京都品川区大井町に開業
1978 年	東京都港区北青山に開業

歯列育形成研究会 学術担当理事，日本小児歯科学会 認定専門医

著　書：『歯科衛生士のための組織学』（松井隆弘，島田朝晴 共著，東京歯科大学歯科衛生士学校，1963）
　　　　『歯列育形成　一般臨床家のための乳歯列の矯正』（クインテッセンス出版，1995）

連絡先：〒107-0061　東京都港区北青山 3-12-9　花の館ビル 7 F
　　　　ジャーミィデント歯科　http://www.germydent.com/

歯列育形成の実際
プレートによる乳歯列期からの咬合誘導

2012年7月10日　第1版第1刷発行

著　　者　島田　朝晴
挿　　絵　池田　理代子
発 行 人　佐々木　一高
発 行 所　クインテッセンス出版株式会社
　　　　　東京都文京区本郷3丁目2番6号　〒113-0033
　　　　　クイントハウスビル　電話 (03)5842-2270(代表)
　　　　　　　　　　　　　　　　　 (03)5842-2272(営業部)
　　　　　　　　　　　　　　　　　 (03)5842-2275(the Quintessence 編集部)
　　　　　web page address　http://www.quint-j.co.jp/

印刷・製本　サン美術印刷株式会社

©2012　クインテッセンス出版株式会社　　　禁無断転載・複写
Printed in Japan　　　　　　　　　　　　　落丁本・乱丁本はお取り替えします
　　　　　　　　　　　　　　　　　　　　 ISBN978-4-7812-0266-2　C3047

定価はカバーに表示してあります

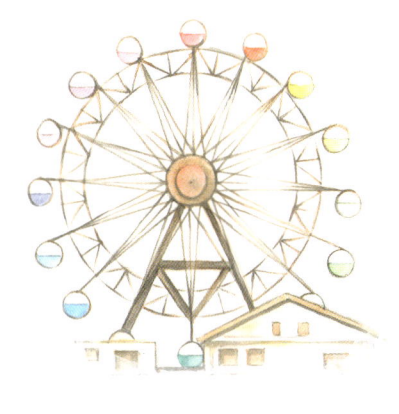

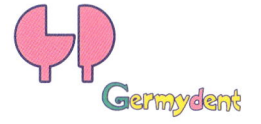